C3R4

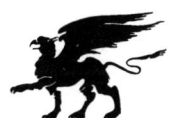

MARTIN BLEIF

KREBS
Die unsterbliche Krankheit

KLETT-COTTA

Der Verlag Klett-Cotta, Stuttgart, bedankt sich bei Dr. Martin Bleif für die
Überlassung der Abbildungen und die freundliche Abdruckgenehmigung.
Abbildung Seite 78: thinkstock/iStockphoto.

Sollten wider Erwarten Rechteinhaber nicht ermittelt worden sein, bittet der
Verlag um Kontaktaufnahme, um die entsprechenden Rechte abzugelten.

Klett-Cotta
www.klett-cotta.de
© 2013 by J. G. Cotta'sche Buchhandlung
Nachfolger GmbH, gegr. 1659, Stuttgart
Alle Rechte vorbehalten
Printed in Germany
Schutzumschlag: Rothfoß & Gabler, Hamburg
Unter Verwendung eines Fotos von © Marijan Murat
Gesetzt von Dörlemann Satz, Lemförde
Gedruckt und gebunden von GGP Media GmbH, Pößneck
ISBN 978-3-608-94594-2

Bibliografische Information der Deutschen Nationalbibliothek
Die Deutsche Nationalbibliothek verzeichnet diese Publikation in der
Deutschen Nationalbibliografie; detaillierte bibliografische Daten
sind im Internet über <http://dnb.d-nb.de> abrufbar.

FÜR IMOGEN

... vor allen Anderen

FÜR ALLE VOM KREBS BETROFFENEN

... in der Hoffnung, dass Phantome der Nacht
im Licht etwas von ihrem Schrecken verlieren

INHALT

Dieses Buch wollte ich nie schreiben … 13

1. Kapitel: Nur Indizien und Verdächtige – Wer oder was ist Krebs? 21
Die zähe Geburt der Medizin als Wissenschaft 24
Eine erste Spur: Gift? 29
Die nächste Spur: Strahlen 43
Eine dritte Spur: Viren, Bakterien und andere Mikroorganismen 51
Eine vierte Spur: Krebs als Bürde der Vergangenheit? 59
Fazit – Vier Hauptverdächtige: Gift, Strahlung, Infektion, Vererbung 69

**2. Kapitel: Der Kern des unheimlichen Phänomens –
Wie und wo entsteht Krebs?** 72
Die Atome des Lebens 74
Im Atomkern des Lebens 83
Darwins Dilemma: Warum sind Gene nicht perfekt? 96
Fazit – Alles mündet in den Genen 105

3. Kapitel: Zurück zum Egoismus – Was läuft schief in Krebszellen? 108
Die src-Story oder eine Geschichte von Henne und Ei 110
Die ras-Story – kleine Unterschiede, große Wirkungen 115
Die Multi-Mutationen-Theorie oder:
Wie viele Schritte sind es bis zur Grenze? 120
Defekte Bremsen und schlafende Torwächter 122
Krebs ist nicht gleich Krebs 126
Das Handicap-Rennen: Aufpasser-Gene und die genetische
Instabilität 128
Die Grenzen des Wachstums: Erstens, die Notbremse 136
Die Grenzen des Wachstums: Zweitens, der Nachschub 137
Die Evolution zellulärer Vagabunden 141
Die treibenden Kräfte eines unseligen Fortschritts 145
Über die Metastasen 148
Kollaboration oder Widerstand? 152
Fazit – Krebs entsteht nicht über Nacht 156

4. Kapitel: Wettrüsten –
Wie setzt sich ein Körper gegen Krebs zur Wehr? 158
Welche Rolle spielt das Immunsystem? 160
Was ist das Immunsystem? 161
Wie funktioniert das Immunsystem? 163
Aus grauer Vorzeit: Die erste Linie der Verteidigung 163
Die zweite Linie der Verteidigung und das Gedächtnis 166
Eine Theorie über Stärken und Schwächen 175
Das Immunsystem in der Praxis 177
Der Wettlauf der Darwin-Maschinen 183
Gibt es eine Krebspersönlichkeit? Was Fehldeutungen anrichten 185
Fazit – Hilft das den Betroffenen? 188

5. Kapitel: Unseres Glückes Schmied ... –
Können wir unser Krebsrisiko beeinflussen? 190
Was sollten wir meiden? 192
Genuss mit Reue? 195
Leidige Pfunde 202
Gefährliche Kost 204
Alkohol 210
Ein Diner als Medikament in zwölf Gängen 212
Leben »like a rolling stone« 230
Fazit – Prävention oder vom passiven Patienten
zum mündigen Akteur 233

6. Kapitel: Die Jagd auf ein Chamäleon –
Wie tritt Krebs in Erscheinung und wie wird er entdeckt? 236
Wie tritt Krebs in Erscheinung? 237
Manchmal sehen wir den Wald vor lauter Bäumen nicht 241
Warnsignale tief aus dem Körperinnern 246
An einem anderen Ort: Metastasen 249
Scharlatanerien: Die paraneoplastischen Syndrome 251
Der weiße, unbehauste Krebs – die Leukämien 254
Wie wird Krebs entdeckt? 257
Krebs ist eine Erkrankung der Zelle – die Wichtigkeit der Pathologie 274
Fazit – Lassen Sie sich nicht verunsichern 276

7. Kapitel: Fluch und Segen – Nützen Screening und Krebsvorsorge? 279
Brustkrebsvorsorge und die vertrackte Zahlenpsychologie 281
Darmkrebs-Vorsorge – vier Gründe 288
Die ungeliebte Darmspiegelung –
tabuisiert, umständlich, aussagekräftig 290
Gebärmutterhalskrebs-Vorsorge 292
Hautkrebs-Vorsorge 294
Prostatakrebs-Vorsorge und die vertrackte Zahlenpsychologie –
zweiter Teil 298
Fazit – Könnte Ahnungslosigkeit ein Segen sein?
Und Wissen zum Fluch werden? 305

**8. Kapitel: »Früh, hart, schnell: Stahl oder Strahl?« –
Wann kann man Krebs heilen?** 308
Glanz und Elend der Krebschirurgie 309
»In God we trust, all other must have data« –
das fragwürdige Dogma der Radikalität 318
Vom Stahl zum Strahl 324
Denn sie wussten nicht, was sie tun … 326
Katalog der drängendsten Probleme 330
Strahlenbiologie 331
Der Krieg als Vater vieler, aber nicht aller Dinge 335
Denn endlich wissen sie, was sie tun 337
Die Strahlentherapie wird erwachsen 339
Nahdistanz 345
Von der Konfektion zum Maßanzug 347
Skulpturen aus Licht 351
Fazit – Das Fenster der Gelegenheit optimal nutzen:
Stahl und Strahl müssen kooperieren 352

**9. Kapitel: Die Jagd auf eine lernäische Schlange –
Warum gibt es nicht die Pille gegen den Krebs?** 357
Unter dem Lindenblatt – auf der unendlichen Suche nach der
verwundbaren Stelle der Krebsarten 358
Der weiße Tod und die große Dunkelheit –
akute lymphatische Leukämie 362

Eine fatale Senfgas-Katastrophe und einige Analogieschlüsse 364
Intuition, Querdenken, Analogien, Hartnäckigkeit und Glück 368
Der schmale Spalt – Variationen eines immer gleichen Themas 370
Saboteure und trojanische Pferde: Die Antimetabolite 372
Breitseite und Blutgrätsche: Alkylantien und DNA-Interkalation 374
Aus der grünen Küche der Natur: Spindelgifte 375
Mit den Waffen des Darwinismus 378
»Es war ein Desaster ...« von der Dosis-Eskalation
zu den ersten Erfolgen 379
Das Beste aus mehreren Welten: Multimodale Krebstherapie 385
Lindernde Gifte? 393
Segen und Fluch der evolutionären Fitness 396
Fazit – Chemotherapie im Dilemma:
Wenn Krebs zum Problem des ganzen Körpers geworden ist 400

10. Kapitel: Sanfte Träume –
Gibt es eine Hoffnung auf alternative Krebstherapien? 401
Trügerische Alternativen oder: Träume wie Schäume 402
Realität und handfestere Utopien 408
Die magische Kugel? 413
Der magische Schrotschuss 422
Zurück zur Natur oder Hilfe zur Selbsthilfe 425
Fazit – trügerische Alternativen, Modus Vivendi und
Warten auf den großen Wurf 434

11. Kapitel: Dichtung und Wahrheit – Gibt es Spontanheilungen? . . . 437
Wunder gibt es – sehr sehr selten 438
Wunder unter Ockhams Messer 440
Doppeltes Pech oder: Minus × Minus = Plus? 443
Alle sind gleich, einige sind gleicher: Privilegierte Tumoren 447
Die lange Hand Gottes? Oder beeinflusst die Psyche diese Welt? 452
Fazit – Irdische Erklärungen für wundersame Ereignisse:
Mögliche Ursachen von Spontanheilungen 456

12. Kapitel: Im Intermediärorbit –
Wie kann man mit dem Krebs leben? 457
Der andere Blick: Palliativmedizin 458
Vom Umgang mit dem ungebetenen Dritten 464
Warum gerade ich? 464
Was kann ich ändern? Das Leben im Intermediärorbit 468
Über den Abschied und das Sterben 471

Anmerkungen 479

Personenregister 513

Sachregister 517

Dieses Buch wollte ich nie schreiben ...

... jedenfalls so nicht. Ein Buch über Krebs – ja gewiss. Seit Jahren hatte ich Gedanken und Ideen gesammelt, langsam reifte das Konzept. Und dann kam von einem Augenblick zum nächsten alles ganz anders ...

...

Donnerstag, 10. April 2008

*E*s begann mit einem Telefongespräch von einer knappen Minute. Am anderen Ende der Leitung war der Direktor der Pathologie. Er zögerte einen Augenblick zu lange, bevor er zu sprechen begann. Schlagartig war mir klar, dass unsere Welt gerade zerstört wurde: »Ja, ich muss Ihnen leider sagen, es ist bösartig. Ein entdifferenziertes, schnell wachsendes Mammakarzinom. Die genauere Differenzierung kann ich Ihnen erst morgen nach Abschluss der immunhistologischen Untersuchungen mitteilen.«

Schweigen. Der vorsichtige, durch die österreichische Färbung weich gedämpfte Ton seiner Stimme bemäntelte die Botschaft nicht. Imogen, meine Frau, hatte Brustkrebs!

Ich antwortete mit einem kurzen »Danke«, sagte noch den Satz: »Das muss ich erst mal verdauen«, legte auf und ließ mich in den Stuhl fallen, um die Übelkeit, die in mir aufstieg, zu unterdrücken. Zwei Minuten. Meinen Kollegen gab ich Bescheid, dass sie heute nicht mehr mit mir rechnen sollten, und fuhr nach Hause, auf einer Strecke, die ich seit Jahren in- und auswendig kannte. Diesmal fuhr ich wie durch einen langen dunklen Tunnel. Es war April, ein kalter, grauer Tag, ein letztes Aufbäumen des Winters. Es nieselte, Außen- und Innenwelt schienen übergangslos ineinanderzufließen und ununterscheidbar zu werden.

Ich schloss die Haustür auf und rannte die Treppe hinauf ins Kinderzimmer. Meine Frau hatte gerade unsere Tochter, die kaum sechs Monate alt war, in den Schlaf geschaukelt. Ich sagte nichts, als ich vor dem Bett stand, und nahm Imogen in die Arme.

Sechs Wochen zuvor, vier Monate nach der Geburt unserer Tochter, hatte Imogen einen Knoten in ihrer rechten Brust gespürt – nichts Ungewöhnliches, wenn eine Mutter stillt. Die Ultraschallkontrolle beim Frauenarzt *hatte trügerische Entwarnung signalisiert. Von einer Milchgangszyste war die Rede.*

Jede Menge Zahlen schwirrten durch meinen Kopf. Die Statistik war ganz auf unserer Seite. Brustkrebs tritt zwar häufig auf, aber selten vor dem 50. Lebensjahr. Imogen war jung, nicht einmal 36 Jahre alt. Keiner der bekannten Risikofaktoren traf auf sie zu: Ihre beiden Großmütter waren knapp 90 Jahre alt und erfreuten sich bester Gesundheit. Bei keiner der zahlreichen Frauen in ihrer unmittelbaren Verwandtschaft war Brustkrebs oder eine andere Art von Krebserkrankung aufgetreten.

Also war ich zunächst nicht sonderlich beunruhigt, als am Tag zuvor bei einer erneuten Ultraschalluntersuchung »zur Sicherheit« eine Gewebeprobe entnommen worden war. Dennoch hatte ich nachts so gut wie nicht geschlafen, im Rückblick eine Diskrepanz, die mich heute noch irritiert. Denn irgendetwas musste zwischen dem bewussten Denken und den tieferen Schichten meines Gehirns bereits in Bewegung geraten sein und mich trotzdem beunruhigt haben.

In den drei darauffolgenden Tage pendelten meine Stimmungen zwischen Hoffnung und Bangen hin und her. Jeder Krebsverdacht zieht schier unendliche Folgeuntersuchungen nach sich. Bei diesem sogenannten Staging geht es darum, den feingeweblichen Typ der Erkrankung und das Ausmaß ihrer Verbreitung im Körper so exakt wie möglich zu bestimmen. Jedes neue Ergebnis tariert die Waage zwischen Tod oder Leben neu aus. So muss sich Russisches Roulette anfühlen. Wie eine Lotterie des Todes. Wie viele tausend Male hatte ich diese Prozedur aus der Sicht und Distanz des Arztes miterlebt! Erst jetzt wurde mir klar, um welches Martyrium es sich hier handelt, wenn Menschen sich immer wieder neuen Untersuchungen unterziehen und immer neue Befunde, neue Ergebnisse, die über ihr Leben entscheiden, geduldig abwarten müssen.

Nach drei Tagen, die nicht zu enden schienen, kannten wir endlich die Fakten. Und wieder hofften und bangten wir zugleich. Imogens Brustkrebsvariante war äußerst aggressiv, aber noch hatte sich der Tumor glücklicherweise, soweit man dies auf den Röntgenbildern sehen konnte, nicht außerhalb der Brust ausgebreitet. Wir atmeten durch. Imogen hatte eine echte Chance, geheilt und wieder gesund zu werden.

Es folgten Tage des Grübelns. Und mit dem Grübeln kamen die Fragen. Meine Frau war keine Onkologin, sie war Unfallchirurgin, und sie war klug, neugierig und außerordentlich hartnäckig. Nach einem sechsjährigen Studium und knapp zwei Jahren Forschung hatte ich 13 Jahre zuvor begonnen, mich als Radioonkologe zu spezialisieren. Seither kümmerte ich mich tagein, tagaus um Patienten, die sich wegen der unterschiedlichsten Krebserkrankungen an unserer Tübinger Klinik vorstellten, die von uns Hilfe erwarteten und erhofften. Erst kürzlich war ich zum leitenden Oberarzt und stellvertretenden ärztlichen Direktor der Klinik für Radioonkologie ernannt worden. Viele tausend Stunden hatte ich also damit verbracht, mit Krebspatienten zu reden und Krebspatienten zu behandeln. Phasenweise zog ich mich immer wieder ins Labor zurück, um Stück für Stück mehr über »Krebs« herauszubekommen.

Jetzt aber war ich Imogens Mann und wich in den ersten Wochen nach dieser vernichtenden Diagnose fast 24 Stunden am Tag nicht mehr von ihrer Seite. Kurzum, ich war verwirrt, schockiert und dabei doch der ideale Adressat für ihre Fragen: Warum hat es mich erwischt?, fragte sich Imogen. Habe ich etwas falsch gemacht? Gibt es verborgene Risiken, die ich kennen muss? Was bedeutet meine Erkrankung für meine kleine Schwester oder meine Tochter?

Diese Fragen wirkten so, als ob sich immer neue Türen vor ihr und mir öffneten. Ihre Neugier führte immer tiefer und immer weiter: Was zur Hölle ist Krebs eigentlich? Was geht dabei im Körper vor? Warum und auf welche Weise entsteht Krebs? Wie funktioniert er? Ist Krebs eine Laune des Zufalls, ist er schicksalhaft, liegt er in den Genen, oder können Menschen durch ihr Verhalten Einfluss nehmen?

Daneben tauchten ganz praktische Fragen auf: Wie sähe ein optimaler Schutz vor Krebs aus? Gibt es Dinge, die sinnvoll sind und jenseits dessen liegen, was gern mit dem dummen Begriff »Schulmedizin« bezeichnet wird? Was kann ich selbst tun? Und es stellten sich auch Fragen ein, die aus der Angst geboren werden: Warum können Tumoren zurückkommen? Wie stellen sie das an? Wie und wo zeigt sich ein Rückfall? Gibt es dann noch Hoffnung?

Sie fragte, ich antwortete. Sie bohrte nach, ich ergänzte. Sie suchte nach Widersprüchen, ich erklärte alles, soweit ich es konnte. Oft trieb mich Imogen an den Rand meines Wissens und an die Grenzen medizinischen Wissens überhaupt. Noch nie zuvor hatte mich eine Patientin so herausgefordert. Sie war klug, sie war Medizinerin, sie hatte Gelegenheit, Tag und Nacht zu fragen – und sie tat es. Denn für sie waren es Fragen über Leben und

Tod. Zwischen uns entstand ein Dialog über Krebs, der sich bis in die letzten Tage der zwei Jahre währenden Geschichte ihrer Krankheit fortsetzte. Ihre Fragen wandelten sich, wechselnde Situationen rückten neue Themen in den Vordergrund. Unsere Gespräche warfen allgemeine und grundsätzliche, sachliche und emotionale, vor allem aber existentielle Fragen auf, die für alle Menschen mit Krebs von Bedeutung sind. Für mich dauert das Gespräch mit Imogen noch bis heute an. Es wirkt weiter – und Sie halten diese Gespräche als Buch in Händen, ein Buch, das ich schon immer entworfen und seit Jahren im Kopf geformt hatte, aber so, wie ich es jetzt schreiben musste, überhaupt nie schreiben wollte. Es ist mein und Imogens Buch für Sie und die vielen anderen Krebspatienten und ihre Familien und Freunde.

...

Krebs ist schrecklich. Eine Krebserkrankung wird als ein existentiell bedrohliches, außerordentliches und unwahrscheinliches Ereignis wahrgenommen. Für Gesunde gehört Krebs nicht zum Alltag, nicht zur Wirklichkeit. Glücklicherweise leben wir nicht im Gefühl ständiger Bedrohung. Erkrankt jedoch ein Mensch in unserer unmittelbaren Umgebung, verwandelt sich unser gewohnter Alltag von einer Sekunde zur anderen in einen Ausnahmezustand. Die Gesunden erwecken dagegen oft den Eindruck, als lebten sie in einem Zustand gefühlter Unsterblichkeit. Endlichkeit wird im Alltag nicht bewusst gelebt. Es scheint selbstverständlich, dass das Leben sich an Regeln hält und einer natürlichen Chronologie zu folgen hat. Krankheit, Siechtum und Tod liegen für Menschen in der Mitte des Lebens in weiter Ferne als letztes, kaum sichtbares Glied am Ende einer langen Kette von Jahren. Den Gedanken, Krebs könnte diesen natürlichen Lauf der Dinge stören und den Tod mitten ins Leben holen, blenden wir – üblicherweise – aus.

Die vorgetäuschte Gelassenheit oder Indifferenz wie auch die Unwissenheit über Krebs ist allerdings mehr als erstaunlich: Krebs ist die zweithäufigste Todesursache in den Industrienationen. Die Wahrscheinlichkeit, an Krebs zu erkranken und zu sterben, ist vielfach höher als das Risiko, Opfer eines Unfalls, eines Verbrechens oder gar eines Terroranschlags zu werden. Fast jeder dritte Mitteleuropäer erkrankt im Lauf seines Lebens an Krebs – in der Bundesrepublik Deutschland im Jahr 2012 mehr als 500000 Menschen –, und mehr als vier von zehn krebskranken Menschen sterben.

Klingt das zynisch für Sie? Aber wie zynisch muss es dann für Sie klingen, wenn man die Schlagzeilen und Titelseiten zählt, in denen von Terror und Terroranschlägen die Rede ist, obgleich im letzten Jahrzehnt beispielsweise weit mehr als 1000 Mal so viele Amerikaner an Krebs starben? Ist diese verschwiegene Katastrophe nicht die unheimlichste? Hat sie keine Öffentlichkeit verdient? Begnügen oder beruhigen wir uns mit der fatalistischen Ansicht, Krebs sei ein Ereignis, das uns schicksalhaft heimsucht und von uns nicht zu beeinflussen ist? Wir werden noch sehen, wie wenig dieser Fatalismus weiterführt, denn er führt am Leben vorbei.

Imogen zeigte mir, wie sehr Menschen, die an Krebs erkrankt sind, nach Information hungern. Sie möchten Bescheid wissen. Und schon dieses Wissen vermag heilsam zu sein. Wissen über Krebs schwächt die Tabus ab und vermindert die Unsicherheit, mit Krebskranken und ihren Angehörigen angemessen umzugehen. Wissen kann und soll zu vernünftigem Präventionsverhalten führen – ja, wir können uns gegen Krebs schützen, auch wenn wir vor ihm nie ganz sicher sein werden! Und schließlich lindert Wissen auch die diffusen, kriechenden Ängste in uns.

Kinder fürchten sich im Dunkeln, aber auch Erwachsene können sich der suggestiven Kraft der Finsternis nicht völlig entziehen. Ein Spaziergang durch ein Waldstück an einem sonnendurchfluteten Sommernachmittag lässt auf der Gefühlsklaviatur eine ganz andere Tonart anklingen als derselbe Gang zur Geisterstunde.

Obwohl auch andere Erkrankungen tödlich verlaufen, ist kaum eine andere Krankheit so sehr mit Vorurteilen und Metaphern überfrachtet wie der Krebs.[1] Krebs, so schreibt Susan Sontag, ist »die Krankheit, die nicht anklopft, bevor sie eintritt. Sie [hat] die [archetypische] Rolle einer als erbarmungslose, geheime Invasion erfahrenen Krankheit übernommen – eine Rolle, die so lange behalten wird, bis ihre Ätiologie eines Tages klar wird.«

Der scheinbar dunkle Ursprung und die Gefährlichkeit der Krankheit bilden genau jene Mischung, aus der anschließend Tabus entstehen. Ein unverstellter Blick ist fast immer leichter auszuhalten als ein alles umwabernder Nebel aus Unsicherheit und Unwissenheit, der selbst noch im Tageslicht bedrohlich wirkt.

Die Diagnose Krebs wird von Betroffenen oder Angehörigen leider immer noch viel zu oft mit einem Todesurteil gleichgesetzt. Dabei sind heute die meisten Krebserkrankungen heilbar.

Erst meine Frau führte mir vor Augen, in welchem Maß Krebs eine Suche nach Antworten auf bohrende und existentielle Fragen über die Natur und die Folgen dieser Erkrankung auslöst. Wissen über den Krebs ist, davon bin ich fest überzeugt, hilfreich und erleichtert fast immer den Umgang mit der Krankheit und mit den Ärzten.

Die Motivation, dieses Buch zu schreiben, entspringt bis zu einem gewissen Grad meinem schlechten Gewissen gegenüber all den Patienten, bei denen ich das Gefühl haben musste, ihre Wissbegier sei zu kurz gekommen. Dieses Buch ist auch ein Versuch, nachzuholen, was ich und viele andere Ärzte, die in der Krebstherapie tätig sind, im Tagesgeschäft versäumen und leider versäumen müssen, denn der Alltag in einer Klinik oder einer Praxis hat etwas Unerbittliches: Er setzt unserer Zeit ständig Grenzen.

Krebs ist kompliziert, aber kein Mysterium, jedenfalls kein prinzipiell undurchschaubares und dunkles. In diesem Buch versuche ich, Krebs in all seinen Aspekten und Facetten zu benennen, zu erklären und verstehbar zu machen. Sie brauchen für dieses Buch kein Medizin- oder Biologiestudium absolviert zu haben. Einige Erinnerungen an den Biologieunterricht der Schule mögen hilfreich sein, sind aber nicht unbedingt notwendig. Ich glaube, dass Sie nach aufmerksamer Lektüre mehr über die Prinzipien von Krebserkrankungen wissen als viele tätige Mediziner, die nicht auf die Krebsforschung und Krebstherapie, die sogenannte Onkologie,[2] spezialisiert sind. Sie werden außerdem – so hoffe ich – Ihren Körper viel besser kennen und ihn hoffentlich auch wieder bewundern lernen.

Der Weg zum Verständnis der Krebserkrankung führt über drei ganz zentrale Konzepte der Biologie: das Konzept des Gens, das Konzept der Zelle und das der Evolution, der Geheimnisse alles Lebendigen.

Die Fragen meiner Frau führen durch das Buch. Jedes Kapitel antwortet auf eine Frage, die sie mir im Lauf ihrer Krankheit gestellt hat. Ich bin überzeugt, dass viele tausend andere Krebskranke sich genau diese oder ähnliche Fragen auch gestellt haben und täglich neu stellen. Für sie und ihre Freunde und Angehörigen ist dieses Buch in erster Linie geschrieben.

Vielleicht birgt es aber auch die eine oder andere Überraschung für die »Profis«, die beruflich jeden Tag mit Krebskranken zu tun haben. Ich war – und bin es immer noch – schließlich auch so ein »Profi«. Trotzdem musste und durfte ich durch die Krankheit meiner Frau Erfahrungen machen, die mir der »objektive« Blick von außen, aus der Distanz, nicht ermöglicht hat. Diese Erfahrungen gaben den letzten und entscheidenden Anstoß zu diesem Buch.

Die Gespräche mit meiner Frau folgten nicht irgendeiner Rollenverteilung. Keineswegs war sie immer die Fragende und Lernende und ich der Dozierende. Im Gegenteil, unsere Rollen wechselten ständig. Das war eine Überraschung für mich. Obwohl die Situation uns oft grausam vorkam, bereicherten mich doch gerade diese Erfahrungen, weil ich ständig meine Perspektive als Arzt oder Wissenschaftler verlassen musste. In diesen Augenblicken war ich betroffen. Plötzlich sah ich hinter oder in die Krankheit hinein, ich sah, erkannte und fühlte die dunkle Seite des Mondes. Mein Wissen über den Krebs war damit nicht unwichtig geworden oder ausgelöscht. Aber der Blick auf die dunkle Seite veränderte mich. Das war eine der entscheidenden Lektionen, die mir Imogen beibrachte. Kein Außenstehender, auch kein Arzt mit langjähriger Erfahrung, kann die Totalität und das Ausmaß der Verwüstung nachvollziehen, das Krebs oft genug im Leben von Betroffenen, ihren Familien und Freunden anrichtet.

Mit dem Krebs tritt plötzlich der Tod als reale Bedrohung mitten ins Leben. Wird Krebs nicht behandelt, führt er unaufhaltsam zum Tod. Krebs stellt alles, was das Leben ausmacht, unter Vorbehalt. Alles, was bisher zweifelsfrei war, muss nun überprüft werden. Ziele, Wünsche und Pläne werden obsolet oder auf unbestimmte Zeit eingefroren. Die Krankheit führt zur Umwertung wenn nicht aller, so doch vieler Werte. Die Prioritäten geraten völlig durcheinander. Kein Lebensbereich bleibt ausgeklammert, alles, vor allem die sozialen Beziehungen, sind plötzlich einem Selektionsdruck ausgesetzt. Ganz extrem betrifft dies Menschen, die nicht geheilt werden (können) und deren Tod abzusehen ist.

Nicht einmal eine erfolgreiche Behandlung gibt einem Patienten seinen Alltag, die Normalität seines Lebens, unversehrt wieder zurück. Der Weg zur Heilung ist wie ein zögerlicher Gang über brüchiges Eis. Jede Routineuntersuchung stellt aufs Neue die Frage nach Leben und Tod. Das Zutrauen mag mit der Zeit wieder wachsen, aber es dauert oft unendlich lang, bis Betroffene wieder tragfähigen Grund unter den Füßen spüren und erneut Vertrauen zum Leben fassen.

Die »Innensicht« bringt aber auch die größte Überraschung hervor: Was furchtbar klingt und furchtbar ist, kann gleichwohl zur Quelle des Glücks werden. Hierin war Imogen meine Lehrmeisterin. Krebs schärft den Blick für die Dinge, die dem Leben seine wirkliche Bedeutung, seinen Sinn geben. »Krankheit ist die Nachtseite des Lebens. [...] Jeder, der geboren wird, besitzt zwei Staatsbürgerschaften, eine im Reich der Gesunden und eine im Reich der Kranken.«[3] Die meisten von uns kennen das zweite, ungeliebte Land der Krankheit nur vom Hörensagen oder allenfalls von kurzen Stippvisiten.

Und so ist dieses Buch auch ein Bericht über eine unfreiwillige Reise tief in den schier unendlichen Kontinent der unheimlichsten aller Krankheiten: Krebs. Unsere – Imogens und meine – Reise führte in den Tod. Auf dem Weg dorthin erlebten wir aber auch Momente tiefen Glücks und Augenblicke nie gespürter Nähe, wie sie keiner von uns vorher ermessen konnte. Auf dieser Reise erfuhr ich Facetten dieser Erkrankung, die ich vorher, beim Flug über diesen Archipel, aus der Vogelperspektive eines Onkologen, niemals erahnt hätte. Diese Erfahrungen scheinen im Schlusskapitel auf. Das Buch beruht auf ungezählten Gesprächen mit Imogen und ist im Grunde nur mein Versuch, diese Gespräche zu ordnen und in eine lesbare Form zu bringen.

Noch ein Wort zum Schluss: Dieses Buch ist eine Gratwanderung, die mich etwas beklommen macht. Imogen machte mir immer Mut, es zu schreiben. Allzu Privates vor einem großen Publikum auszubreiten befremdet mich. Noch mehr befremdet mich die mediale Gier nach solchen Geschichten aus dem menschlichen Gefühls- und Innenleben. Daher schildere ich die Geschichte von Imogens Krankheit nicht ausführlich, und unsere Liebe soll nur in Fragmenten und Andeutungen aufleuchten. Jedes dieser Fragmente wurde unter einem einzigen Gesichtspunkt ausgewählt: Es sind, davon bin ich überzeugt, typische, ja fast beispielhafte Szenen, die sich zwischen uns abspielten und die sich bei Krebserkrankungen jeden Tag auf der ganzen Welt wiederholen. Was wir erlebten und das, was Imogen wieder und wieder umtrieb, ist, so fühlte ich, in ähnlicher Form vielen Betroffenen und ihren Partnern widerfahren oder wird ihnen noch widerfahren.

Dieses Buch wollte ich so nie schreiben. Ich schreibe es nun doch in der tiefen Hoffnung, dass mehr Verständnis und weniger Vorurteile den Umgang mit Krebs erleichtern. Dass der Blick auf die hellen Seiten des Lebens den Betroffenen Mut macht. Dass Krebs auch den abgebrühten »Profis« zeigt, wie machtvoll diese Krankheit Perspektiven eröffnet oder erzwingt, die ärztliche Kunst und ärztliches Handeln weit übersteigen. Ein guter Arzt sollte wissen, wann er zu reden und wann er zu schweigen hat.

1. Kapitel

Nur Indizien und Verdächtige – Wer oder was ist Krebs?

Mittwoch, 14. Mai 2008

Die flachen Granitsteine der alten Kapelle strahlen noch die Wärme ab, die sie in der Mittagssonne gespeichert haben. Viele hundert Meter unter mir breitet sich die gleißende Fläche des Luganer Sees aus. Wie ein gewaltiger alter Krake lässt er seine Arme zwischen die steilen Hänge der Tessiner Alpen vortasten. Nichts ist hier oben von der geschäftigen Diesseitigkeit im mondänen Lugano zu spüren.

Ich ließ meine Gedanken baumeln und war ganz versunken in die herzzerreißende Schönheit des Ausblicks, als meine Frau mich in die Wirklichkeit zurückholte: »Ich muss etwas übersehen haben.« Imogen saß mir gegenüber auf einem Mäuerchen, den Rücken gegen eine mächtige Steinsäule gelehnt. »Es muss doch Spuren geben, irgendeinen Grund, warum gerade ich mit 35 Jahren Brustkrebs bekomme. Wann habe ich die entscheidenden Fehler gemacht?«

Ich muss gestehen, dieser Moment erwischte mich kalt, und ich lavierte. »Nein, nein – niemand kann im Einzelfall die Ursache benennen. Es ist vielleicht auch nicht so wichtig. Wichtiger ist der Blick nach vorn.« Und so weiter, und so weiter ... Imogen war unzufrieden – mit Recht. »Wisst ihr Onkologen überhaupt genug vom Krebs?«, fuhr sie fort. »Drückt ihr euch deswegen? Und vor allem, woher wollt ihr denn das alles so genau wissen? Bewegt ihr euch, wenn ihr überhaupt mal die Zähne auseinander bekommt, nicht auf ziemlich dünnem Eis?«

Ihre Brustkrebsdiagnose war gerade vier Wochen alt, und Imogen hatte die erste Behandlung einer Chemotherapie hinter sich gebracht. In der Therapiepause vor der zweiten Behandlung fuhren wir mit unserer kleinen Tochter in ein Haus von Freunden am Luganer See. Wir wollten und mussten durchatmen. Diese Weltecke war idyllisch und tat uns gut. Für Augenblicke schien es ein üblicher Sommerurlaub zu sein. Imogen aber war aufgewühlt; in ihr arbeitete es: Was ist überhaupt Krebs? Hat die Biographie eines Menschen *etwas mit der Erkrankung zu tun? Wenn ja, wie? Und vor allem: Wissen wir überhaupt genug, um solche Fragen sinnvoll zu beantworten?*

Zu viel für eine Antwort in drei Sätzen. Also setzten wir uns abends auf die Terrasse, den Blick auf den See und die Berge, der sternklare Himmel verwandelte die Nacht in eine großartige Kulisse, und ich begann zu erzählen. Diese Geschichte sollte uns während Imogens Krankheit immer begleiten, und noch heute spüre ich, dass es gut ist, diese Geschichte zu erzählen.

...

Wer oder was ist Krebs? Die Frage lässt den Onkologen, also den Wissenschaftlern, die sich professionell mit dem Krebs auseinandersetzen, seit vielen Jahrhunderten keine Ruhe. Ist Krebs *ein* Täter, oder sind es *viele*? Ist Krebs überhaupt *eine* Krankheit, oder handelt es sich um viele, ganz verschiedene Krankheitsbilder, denen ein Name, ein Begriff gegeben wurde? Dieses Bündel wichtiger grundlegender Fragen möchte ich hier aufrollen, Ihnen zunächst nur Indizien vorlegen und bestimmt werde ich Sie verwirren.

Warum? Weil sich die Geschichte des Krebses und seiner Erforschung wie ein Krimi liest, und hier wie bei Agatha Christie kann man die Lösung des Rätsels – soweit wir heute von einer Lösung in Bezug auf Krebs sprechen können – erst nach und nach in den weiteren Kapiteln präsentieren. Haben Sie zunächst noch ein wenig Geduld. Sie lernen in diesem Kapitel das ganze Panoptikum der Verdächtigen kennen. Wir werden vielen Spuren folgen; etliche scheinen das Rätsel zu lösen. Sie werden aber feststellen, dass viele Täter infrage kommen und gegen jeden Verdächtigen bezwingende Indizien ins Feld geführt werden können. Sie werden mit all den faszinierenden, aber widersprüchlichen Fakten konfrontiert, die Mediziner seit der Mitte des 18. Jahrhunderts zusammengetragen haben. Und bald werden Sie zweifeln, ob es sich bei Krebs überhaupt um eine einheitliche Erkrankung handeln kann, die auf ein einziges pathogenetisches Prinzip zurückzuführen ist.

Die älteste uns bekannte Beschreibung einer Krebserkrankung verfasste Imhotep, ein angesehener ägyptischer Arzt, um das Jahr 2650 v. Chr.[1] Es sollte noch über 2000 Jahre dauern, bis Hippokrates (ca. 460–377 v. Chr.), der berühmteste Arzt der Antike, dieser Krankheit ihren Namen gab. Er beschrieb ein Krankheitsbild, das besonders dadurch auffiel, dass im menschlichen Körper unaufhaltsam Knoten wuchsen oder sich Geschwulste (Tumoren) bildeten. Scheinbar aus dem Nichts, ohne erkennbare Ursache, entstanden Knoten, die sich nicht behandeln ließen und nach und nach das gesamte umliegende Gewebe zerstörten. Durchbrachen sie die Haut, bildeten sich abscheuliche Wunden, die nicht mehr heilten. Menschen mit derartigen Symptomen waren in der Regel zu Siechtum und Tod verdammt.

Dieser Krankheit gab Hippokrates den Namen *karkinos*, im Griechischen das Wort für *Krebs*. Vermutlich war Hippokrates der Erste, der solche Geschwüre, die in ganz unterschiedlichen Organen und an den unterschiedlichsten Stellen des Körpers auftraten, mit einem einheitlichen Begriff bezeichnete. Außerdem beschrieb er bereits verschiedene Arten von Krebs: Tumoren in der Brust, im Nasen-Rachen-Raum und im Magen, auf der Haut wie im Gebärmutterhals oder im Enddarm. Diese Tumoren, ihre Herkunft und ihre Ursache, blieben allerdings eher ein Rätsel, das als umso unheimlicher empfunden wurde, je länger es nicht gelüftet werden konnte.

Eine wirksame Behandlung schien es für diese Tumoren nicht zu geben. Chirurgisch konnten hin und wieder oberflächlich gelegene Tumoren mit dem Skalpell entfernt werden, und ganz selten führte dies zu einer Linderung oder sogar zu einer Heilung. Ansonsten aber galt für eine Krebserkrankung – und daran sollte sich in den über 2000 Jahren danach nichts ändern –, was Hippokrates in einem Aphorismus riet: »… es ist besser, die verborgen liegenden Tumoren nicht zu behandeln; denn werden sie behandelt, sterben die Patienten sehr bald, bleiben sie unbehandelt, so leben sie längere Zeit.«

Etwa 500 Jahre nach Hippokrates führte Claudius Galenus, genannt Galen (129–216 n. Chr.), der zweite Übervater der antiken Medizin, den Begriff »Krebs« auf das Erscheinungsbild der Erkrankung zurück: Der Tumor throne wie ein Krebspanzer in der Mitte, und ein Geflecht von Blutgefäßen laufe auf ihn zu, das den Scheren und Beinen eines Krebses zum Verwechseln ähnlich sehe. Auch wenn seine Erklärung des sprechenden Namens spekulativ klingt – die Bezeichnung »Krebs« hat sich gehalten und trägt bis heute entscheidend zur Mystifizierung der Krankheit bei.

Galen dürfte einer der ersten Mediziner gewesen sein, der eine umfassende Theorie aufstellte, wie Krebs entsteht. Die antike Medizin war seit Hippokrates und seinen Schülern von der Vorstellung geprägt, Krankheit entstehe durch die Dysbalance normaler Körperfunktionen. Hippokrates hatte eine Art von Universaltheorie der Krankheit aufgestellt, die ebenso ambitioniert wie erfolgreich war. Er war damit vielleicht der Erste, der sich von magischen

Krankheitsvorstellungen verabschiedete und den menschlichen Körper als Teil eines Systems betrachtete, in dem universelle Naturgesetze gelten. Nach Hippokrates' Humoraltheorie entwickelt sich ein gesunder Körper aus der wohl ausgewogenen Balance der vier Körpersäfte Blut, gelbe Galle, schwarze Galle und Lymphe. Krankheiten entstehen durch eine Störung dieser wohlgeordneten, präformierten Balance.[2]

Diese Lehre hat Galen im Hinblick auf den Krebs weiter ausgearbeitet. Seiner Ansicht nach entsteht Krebs durch die Unausgeglichenheit der Körpersäfte, der Dysbalance aufgrund eines Überschusses an schwarzer Galle *(melancholia)*. Seine einprägsame Vorstellungen über die Ursachen des Krebses verfehlten ihre Wirkung nicht, dominierten fortan die Medizin und die medizinischen Lehrbücher über 1500 Jahre lang. Nur in einer Hinsicht waren sie unzulänglich: Sie waren falsch!

Die zähe Geburt der Medizin als Wissenschaft

Die Gründe für das hartnäckige, jahrhundertelange Festhalten an einem Irrtum sind merkwürdig, weil sie so offensichtlich sind. Bis weit ins 18. Jahrhundert hinein war die Medizin nahezu ›blind‹ und ›taub‹, weil sie durch und durch autoritätsgläubig war.

Die Autorität der Klassiker wurde für wichtiger erachtet und höher geschätzt als Erfahrung, Beobachtung und Experiment. Daher hatte die damalige Medizin kein wissenschaftliches Instrumentarium entwickelt, womit medizinische Theorien hätten ausgearbeitet und überprüft werden können.

Die Idee, dass Tatsachenwahrheiten über die Natur durch Beobachtung und Experiment zu suchen sind und auch gefunden werden können, ferner, dass sich eine Wissenschaft nicht in erster Linie auf die Meinung von Autoritäten oder auf kanonische Werke verlassen darf, leitete eine fundamentale Umwälzung des abendländischen Denkens an der Schwelle zur Neuzeit ein. Diese Revolution der Wissensaneignung setzte sich im 16. Jahrhundert durch, überwand das späte Mittelalter in wissenschaftlicher Hinsicht endgültig und mündete später am Ende des 18. und Anfang des 19. Jahrhunderts in die modernen Wissenschaften. Die Geburtshelfer dieser modernen Auffassung von Wissenschaft als einer rationalen Methode, Erkenntnisse zu gewinnen, waren Nikolaus Kopernikus, Johannes Kepler, Galileo Galilei, René Descartes, Leonardo da Vinci, Francis Bacon, Isaac Newton und Gottfried Wilhelm Leibniz. Die Grundlagen wurden im späten 16. und im 17. Jahrhundert gelegt.

Im Kielwasser von Astronomie und von Physik – den Flaggschiffen der wissenschaftlichen Revolution – dümpelten Biologie und Medizin, die Lebenswissenschaften. In der Medizin ereignete sich die wissenschaftliche Revolution erst im 19. Jahrhundert, danach setzte dann die Evolution des medizinischen Wissens ein. Damals erwuchs aus einem Gestrüpp unendlich vieler, vereinzelter medizinischer Fakten der gewaltige Baum der modernen Medizin: Diesem Baum verdanken wir heute unsere Kenntnisse über unseren Körper und seine Krankheiten.

Das erste Instrument wissenschaftlicher Beobachtung war das menschliche Auge. Der ärztliche Blick war schon seit der Antike beides, ein Instrument der Diagnostik wie der Forschung. Bis weit in die Renaissance hinein, über eine Zeitspanne über 2000 Jahren, drang er allerdings kaum unter die Oberfläche des Körpers. Aus vorwiegend religiösen Motiven war die Obduktion von Toten über Jahrhunderte hinweg offiziell verboten, aber auch gesellschaftlich tabuisiert; es war also nicht möglich, gesicherte Kenntnisse über das Körperinnere zu erlangen. Unter der Haut lagen weitgehend unbekannte Kontinente.

Erst Andreas Vesalius veröffentlichte 1543 seinen sehr zuverlässigen Atlas der menschlichen Anatomie *De humani corporis fabrica* und verscheuchte über Nacht jahrhundertealte Mythen über das Innere des menschlichen Körpers. Dieser berühmte Atlas folgte einem damals völlig neuen Prinzip, das uns heute vollkommen selbstverständlich ist: Alle anatomischen Behauptungen mussten durch Sektion und Beobachtung überprüft werden.

Mit der Entwicklung des Mikroskops war es seit dem späten 18. und frühen 19. Jahrhundert möglich, die Welt zu beobachten, die für das bloße menschliche Auge nicht mehr zu erfassen war. Nachdem man schon jahrhundertelang für die Schifffahrt und die Astronomie den Sternenhimmel, den Makrokosmos, beobachten gelernt und durch das Teleskop unendlich verfeinert hatte, öffnete sich mit einem Mal eine weitere, zweite Beobachtungsdimension: der *Mikrokosmos*, die Welt der Zellen und Gewebe.

Dieser scheinbar einfachen technischen Entwicklung verdankt die Medizin unendlich viel, unter anderem zwei zentrale Erkenntnisse: Zum einen ermöglichte das Mikroskop die Entdeckung von Bakterien, wodurch viele verheerende Geißeln der Menschheit aufgespürt, erklärt und überwunden werden konnten – Pest, Cholera, Tuberkulose oder Syphilis, denen ganze Generationen zum Opfer fielen. Die zweite, noch grundlegendere Einsicht markierte die Entdeckung der Zellen, der »Atome des Lebens«.

Beide Ebenen, die *makroskopische* und die *mikroskopische Anatomie*, geben in erster Linie Aufschlüsse über die *Morphologie des Körpers* und darüber, wie er sich verändert, wenn er erkrankt. Manchmal erschloss sich aus Gestalt und Struktur auch, wie ein Organ oder ein Organsystem funktioniert. Als William Harvey im 17. Jahrhundert die Anatomie des Blutkreislaufs entschlüsselte, erlaubte sein Coup viele Rückschlüsse auf die Rolle des Herzens, der Arterien, der Venen und der Lungen. Trotzdem glich dieser Blick William Harveys dem eines Ingenieurs auf das Räderwerk einer Maschine. Von dieser Faszination getrieben, erschlossen die Physiologen der damaligen Zeit vor allem *mechanische Zusammenhänge des menschlichen Körpers* und veränderten langsam, aber nachhaltig das (Selbst-)Bild des Menschen. Julien Offray de la Mettrie, französischer Arzt, Philosoph und Enfant terrible der Aufklärung, trieb das für seine Zeit typische mechanistische Menschenbild auf die Spitze, indem er die Anatomie des Menschen mit einer wohlgeordneten Maschine verglich.[3]

Das Besondere alles Lebendigen liegt aber viel tiefer, geborgen im Inneren winziger Zellen. Diese Dimension jenseits des Mikroskopischen eröffnet sich der Medizin, Biologie und Genetik erst seit ungefähr 100 Jahren. Denn erst auf dieser dritten, äußerst abstrakten Beobachtungsebene erschließen sich die Geheimnisse des Lebens. Der wichtigste Zugang ist das Experiment. Wir Mediziner möchten die Funktionen im Zellinneren verstehen und die ›Sprache‹ entziffern, in der Zellen miteinander kommunizieren. Diese ›Dinge‹ lassen sich im herkömmlichen Sinne des Wortes nicht mehr ›beobachten‹. Wie vermehren sich Zellen, wie differenzieren sie sich? Wie kontrollieren sie ihr Wachstum, und wie versorgen sie sich mit Energie, um sich ständig zu erneuern? Wie statten sie sich mit allen notwendigen Bausteinen des Lebens aus? Und wie ›entsorgen‹ sie ihren Müll und Zellschrott, um unseren Körper hoffentlich über viele Jahrzehnte bei bester Gesundheit zu erhalten?

Um sich die unglaubliche Leistung auch nur einer einzigen menschlichen Zelle von einem hundertstel Millimeter Durchmesser zu vergegenwärtigen, muss man sich vorstellen, dass diese eine Zelle mehr chemische Prozesse reguliert und eine weit größere Vielfalt an Substanzen synthetisiert als die mehrere Quadratkilometer große Anlage der BASF in Ludwigshafen, der derzeit weltweit größte Chemiekonzern.

Vieles, was in den Zellen passiert, ist immer noch rätselhaft, aber das Wissen über diese Vorgänge wächst rasant. Dem menschlichen Auge ist diese Ebene auch nach vielfacher Vergrößerung weitgehend entzogen. Selbst die leistungsfähigsten Mikroskope sind nicht ohne Weiteres in der Lage, solche Vorgänge visuell darzustellen. Dafür verfügen Biochemie, Zell- und Molekularbiologie mittlerweile über ein atemberaubend schnell wachsendes Instrumentarium, um der Zelle ihre Geheimnisse auf andere Art und Weise zu entlocken.

Zwei Hauptinteressen verfolgt die Medizin: Sie möchte verstehen, wie Krankheiten entstehen, und sie möchte lernen, wie Krankheiten behandelt werden können. Oft setzt das Hauptinteresse der Medizin, die Behandlung von Krankheit, notwendig das Verständnis der Entstehung voraus. Als die Bakterien und Viren entdeckt waren, verwandelten sich mysteriöse schlagartig in real fassbare Krankheiten, die sich sogar heilen ließen. Plötzlich besaßen die Ärzte ein Konzept und vermochten zu erklären, wie so unterschiedliche Phänomene wie Schnupfen, Lungenentzündung, Pest, Cholera, Tuberkulose oder AIDS entstehen. Auf der Grundlage dieses Konzepts konnten wirksame antibakterielle oder antivirale Medikamente entwickelt werden.

Ein anderes Beispiel ist die Aufdeckung der Mechanismen, wie jugendlicher Diabetes mellitus (die Zuckerkrankheit) oder Asthma bronchiale entstehen. Eine Überreaktion des eigenen Immunsystems zerstört die Insulin-bildenden Zellen der Bauchspeicheldrüse oder entzündet die Wände der Lungenbälkchen. Als klar wurde, dass Asthma durch Allergene ausgelöst wird, was zu einer Überreaktion des Immunsystems führt, folgte logisch der nächste Schritt, immunsupprimierende und antientzündliche Medikamente in der Asthmatherapie versuchsweise einzusetzen. Die Pathogenese einer Krankheit, also das Verständnis für die Ursachen und die Entstehungsmechanismen einer Krankheit, ist die Voraussetzung, um eine erfolgreiche Behandlungsstrategie entwerfen zu können.

Aber nicht immer geht der Weg zur Therapie diesen geordneten Gang vom Labor ans Krankenbett. Manchmal ist die Medizin gezwungen, Abkürzungen zu nehmen. Krankheiten warten nicht, und die Kranken auch nicht. Über Jahrhunderte zwang die Not die Medizin zum Handeln, ohne dass sie über subtile Einblicke in die molekularen Mechanismen einer Krankheit verfügte, und dies ist vielfach auch heute noch der Fall.

Darüber hinaus ist der menschliche Körper viel zu kompliziert, als dass es eine Gewähr dafür gäbe, ein im Labor entwickeltes Konzept oder Präparat auch erfolgreich am Krankenbett einsetzen zu können. Manipulationen von Menschen zum ausschließlichen Zweck der Forschung verbieten sich. Experimentelle Forschung ist daher immer auf Modelle angewiesen, und es gehört zur Natur eines Modells, die Wirklichkeit nur ausschnittweise und vereinfacht abzubilden. Aus den Mechanismen einer Krankheit können wir den Erfolg einer Behandlung nicht vollständig ableiten oder garantieren.

Unbekannte Faktoren und Randbedingungen können eine Behandlung, die man in der Theorie stimmig entwirft oder im Laborversuch vielversprechend weiterentwickelt, in einem Debakel enden lassen. Die erhoffte Wirkung fällt wesentlich schwächer aus als erwartet, oder die Therapie führt zu unkalkulierbaren Nebenwirkungen, die den erwarteten Nutzen eines Medikaments unterlaufen und in sein Gegenteil verkehren.

Neben dem *Experiment* ist daher die *klinische Studie* das zweite unentbehrliche Instrument medizinischer Forschung. Wenn ein neues Therapiekonzept entwickelt wird, muss es am Patienten kontrolliert und erprobt werden. Gibt es keine hinreichende Theorie über die Grundlage einer Erkrankung, dann kann eine solche klinische Studie auch einmal eine legitime Abkürzung zur Erkenntnis sein.

Das Flaggschiff der klinischen Forschung ist die sogenannte prospektive, randomisierte und kontrollierte Studie. Nahezu alle wirklich verlässlichen Erkenntnisse, die wir über die Wirksamkeit, die Erfolgsaussichten, aber auch die Risiken von Therapien haben, beruhen auf diesem Studienprinzip. Worum handelt es sich dabei?

Das Prinzip der randomisierten Studie ist denkbar einfach, mag auch die korrekte und praktische Umsetzung oft außerordentlich kompliziert sein, sie ist bereits im Alten Testament beschrieben: Daniel stritt mit dem Chef-Eunuchen von König Nebukadnezar über die Essensrationen der Gefangenen aus Judäa. Ihre Mahlzeiten bestanden aus üppigen Speisen und Wein, aber Daniel wollte seine Soldaten mit Gemüse ernähren. Der Eunuch war besorgt, dass die spartanische Diät sich nachteilig auf ihre Leistungsfähigkeit in der Schlacht auswirken könnte. Daniel schlug daher ein Experiment vor, mit dem das Problem ein für allemal zu lösen wäre:

Da sagte Daniel zu dem Mann, der den Oberkämmerer als Aufseher (...) eingesetzt hatte: Versuch es doch einmal zehn Tage lang mit deinen Knechten! Lass uns nur pflanzliche Nahrung zu essen und Wasser zu trinken geben! Dann vergleiche unser Aussehen mit dem der jungen Leute, die von den Speisen des Königs essen. Je nachdem, was du dann siehst, verfahr' weiter mit deinen Knechten! Der Aufseher nahm ihren Vorschlag an und machte mit ihnen die zehntägige Probe. Am Ende der zehn Tage sahen sie besser und wohlgenährter aus als all die jungen Leute, die von den Speisen des Königs aßen. Da ließ der Aufseher ihre Speisen beiseite und gab ihnen Pflanzenkost.[4]

Es scheint naheliegend und verblüffend einfach, Patienten willkürlich in zwei Gruppen zu unterteilen, diese unterschiedlich zu behandeln und dann nach vorher genau festgelegten Kriterien auszuwerten, welche Behandlung die besseren Resultate erzielt hat. Daher verwundert es umso mehr, dass man diese Strategie lange Zeit nicht genutzt hat, um Therapien auf ihre Wirksamkeit zu überprüfen. Bis weit ins 18. Jahrhundert entschied in erster Linie die Autorität des Lehrers oder der Schule über die Wertschätzung und den Einsatz einer Behandlung; eine empirische Überprüfung fand so gut wie nicht statt.[5] Bezeichnenderweise hatte die Medizin bis ins 18. Jahrhundert einen höchst zweifelhaften Ruf. Ärzte wurden gern und oft zu Recht als sogenannte Quacksalber zur Zielscheibe von Spöttern. Sich einer Therapie zu unterziehen barg nicht selten größere Risiken als die Krankheit.[6]

Lange Zeit fehlten der Medizin also die geeigneten Instrumente, sich dem Phänomen Krebs in anderer als bloß spekulativer Weise zu nähern. Das begann sich erst Ende des 18. Jahrhunderts zu ändern. Wo finden wir nun die Spuren, die uns weiterführen könnten?

Eine erste Spur: Gift?

Eine erste zuverlässige Spur stammt aus England, genauer aus der Boomtown des späten 18. Jahrhunderts: London war damals das Herz des britischen Empire und die modernste Stadt der Welt. Das Empire war nach der Niederlage der spanischen Armada 1588 zur führenden Welt- und Seemacht aufgestiegen. Großbritannien löste die industrielle Revolution aus und führte sie an,[7] und wie so oft in Perioden fieberhaften Wachstums lagen Glanz und Elend, Luxus und bittere Armut dicht nebeneinander. Der Reichtum war dem Leid zahlloser Unglücklicher zu verdanken.

Tausende rauchende Schlote der expandierenden Metropole mussten instand gehalten und gereinigt werden. Wer eignete sich besser, in die dunklen, schmutzigen und vor allem engen Löcher zu kriechen, als die Kinder der Armen? Meistens mussten Waisenkinder diese furchtbare Arbeit als *chimney sweepers* verrichten und bereits als Kleinkinder die rußigen Kamine unter Lebensgefahr reinigen. Ihre Arbeits- und Lebensbedingungen waren grauenhaft. Hunger und Kälte, Hitze und Schmutz waren sie in den Kaminen schutzlos ausgesetzt. Wegen der großen Hitze wurde diese Arbeit in den Kaminen oft nackt erledigt; unablässig beschmierten Teer und Ruß die Haut. Erst 1788 setzte man das Mindestalter für die *chimney sweepers* gesetzlich auf acht Jahre fest; vor dieser Regelung arbeiteten die winzigen Schornsteinfeger, noch bevor sie das Schulalter erreicht hatten.

Viele litten an einem nicht heilenden Geschwür im Genitalbereich, das im Volksmund »Ruß-Warze« genannt wurde. Medizinisch versorgt wurden sie fast nie, oder sie gerieten in die Fänge von Kurpfuschern. Wenige von ihnen hatten das Glück, von Koryphäen unter den Medizinern Londons behandelt zu werden. Mancher Chirurg, der in seiner Privatpraxis die Privilegierten der Hauptstadt empfing, kümmerte sich in öffentlichen Hospitälern um das Elend der Armen, ein Geschäft, das sich für Arzt und Arme als nützlich erwies. Die Ärzte erwarben den noblen Ruf der Nächstenliebe und eigneten sich bei dieser Gelegenheit ein umfassendes Praxiswissen an.

Eines der renommiertesten Mitglieder der medizinischen Royal Society Englands war Sir Percivall Pott (1714–1788), ein bedeutender Chirurg am Londoner St. Bartholomew's Hospital. Er hatte zwar den Zenit seiner überaus erfolgreichen Laufbahn bereits überschritten, aber es gelang ihm 1775 mit der Veröffentlichung eines Aufsatzes mit einem langen, umständlichen Titel[8] eine Sensation für die Krebsforschung, deren Bedeutung die Fachwelt erst später erkannte.

Bis dahin diagnostizierten Ärzte die »Ruß-Warze« als Geschlechtskrankheit. Pott aber schlug als einzige Möglichkeit, diese Wucherung erfolgreich zu behandeln, vor, sie mit einem raschen chirurgischen Eingriff zu entfernen. Andernfalls breite sich die Erkrankung über die Lymphbahnen im ganzen Körper aus. Wenn auch etwas verklausuliert, so hielt Pott diese ominöse Warze doch eindeutig für Krebs, und er war auch der erste, der den Ruß als Ursache für die Wucherung richtig erkannte. Dabei dürfte ihm kaum bewusst gewesen sein, dass er vermutlich zum ersten Mal die Hypothese vertreten, begründet und nachgewiesen hatte, Krebs könne durch eine schädigende Substanz von außen hervorgerufen werden, im weitesten Sinn also durch ein Gift. Hätte er sonst seine Theorie in einem großen Gemischtwarenladen weiterer medizinischer Beobachtungen versteckt?

Krebs des Hodensacks war im 19. Jahrhundert unter englischen Schornsteinfegern weit verbreitet. Seltsamerweise schien dieser Krebs in Deutschland und in den USA deutlich seltener als in England aufzutreten. Sir Henry Butlin, ein Kollege Potts, schickte seine Assistenten aufs Festland, sie sollten sich vor Ort kundig machen. Die Schornsteinfeger auf dem Kontinent und in den Vereinigten Staaten waren älter, trugen bessere Schutzkleidung und wuschen sich häufiger. Teer und Ruß schienen etwas zu enthalten, das bei Hautkontakt Krebs auslöste. Offensichtlich bestand eine enge Beziehung zwischen Dosis und Wirkung. Je ausgeprägter nämlich die britischen Schornsteinfeger Teer und Ruß ausgesetzt waren – medizinisch gesprochen: je höher die Exposition war –, desto größer war das Risiko, zu erkranken. Und tatsächlich bewiesen Mediziner um 1875, dass Teer und Paraffinöl aus Substanzen bestehen, die Krebs hervorrufen können. Die Beweisführung erfolgte diesmal jedoch genau umgekehrt: Versuchstiere, hauptsächlich Ratten, wurden an vorher bestimmten Hautstellen mit Teer bestrichen, und anschließend wurde beobachtet, ob Hauttumoren entstehen oder nicht. Dieses Experiment lieferte in der Tat das passende komplementäre Ergebnis zu den Alltagsbeobachtungen bei Schornsteinfegern. Viele Tiere entwickelten Tumoren an exponierten Stellen. Das Verfahren war so effizient, dass es zu einem der ersten Modelle weiterentwickelt wurde, mit denen man Krebs experimentell »produzieren«, also unter Laborbedingungen erzeugen konnte. Erstmals konnten Versuche mit Tumoren durchgeführt werden, die speziell dafür gezüchtet wurden.

Im Jahr 1907 war der Zusammenhang schließlich so weit anerkannt, dass die Hautkrebserkrankung in England im sogenannten *Workmans Compensation Act* als Berufskrankheit bei Schornsteinfegern anerkannt wurde.[9] Mehr kann man kaum verlangen, um eine Theorie zu stützen: Eine gut dokumentierte Beobachtung liefert die Hypothese, die im Experiment schließlich vielfach bestätigt wurde.

Ist Krebs also tatsächlich eine »Vergiftung«? Entsteht er durch die Aufnahme von krebsverursachenden Substanzen *(Kanzerogenen)* aus der Umwelt? Obwohl Potts Kanzerogen-Hypothese die erste ernstzunehmende Theorie zur Krebsentstehung war, wurde es nach Potts Tod bis ins frühe 20. Jahrhundert merkwürdig still um die »Vergiftungs-Theorie«. Eindeutige Beweise für die Gefährlichkeit weiterer Substanzen oder für die Rolle von »Giften« bei der Entstehung anderer Formen von Krebs ließen auf sich warten.

In den zwanziger und dreißiger Jahren des 20. Jahrhunderts rückte Krebs immer mehr ins Zentrum des medizinischen Interesses. Durch Hygiene und bessere Lebensbedingungen verloren in Europa und Nordamerika die Infektionskrankheiten ihren Schrecken, aber parallel dazu stiegen die Krebserkrankungen sprunghaft an. 1924 übertraf Krebs in den USA die Tuberkulose als Todesursache, 1934 war er nach den Herz-Kreislauf-Erkrankungen die zweithäufigste Todesursache überhaupt, und mittlerweile ist der Krebs in den USA dabei, auf Platz eins vorzurücken.

Dieser Befund ist eindeutig. Aber die Ursachen der »Krebsepidemie« lagen noch vollkommen im Dunkeln. Lässt man die damals kursierenden Hypothesen Revue passieren, springt sofort ins Auge, wie hilflos die Medizin im frühen 20. Jahrhunderts im Trüben stocherte. Manche Wissenschaftler vertraten den Standpunkt, es handele sich um eine Spätfolge der schweren Influenza-Pandemie kurz nach dem Ersten Weltkrieg. Damals starben weltweit mehr Menschen an der Spanischen Grippe als während der gesamten Kriegszeit. Andere meinten, das rasch wachsende Netz asphaltierter Straßen sei schuld. Auch seriöse Mediziner schrecken nicht davor zurück, die Übervölkerung der Gewässer mit Forellen, die Übersäuerung des Blutes oder den zunehmenden Verzehr von Tomaten als Ursache für die Häufung der Krebserkrankungen verantwortlich zu machen. Keine auch nur annäherungsweise konsistente allgemeine Theorie des Krebses kristallisierte sich aus diesen Spekulationen heraus.

Ganz offensichtlich änderten sich zwischen 1850 und 1930 die Lebensbedingungen vor allem für die Bevölkerung der Groß- und Megastädte rapid. Binnen weniger Jahrzehnte katapultierte diese Periode viele Menschen vom Agrar- ins Industriezeitalter mit all seinen Vor- und Nachteilen. Die chemische Industrie wuchs rasant und ihr gelang es, viele neue Substanzen zu synthetisieren, die im vorindustriellen Zeitalter vollkommen unbekannt und 1930 überall in den Haushalten oder am Arbeitsplatz verbreitet waren. Aus heutiger Sicht kaum zu fassen, aber die These, Industriechemikalien könnten krebserregend sein, stieß bei den meisten Medizinern damals auf Unglauben. Inzwischen besteht im Gegenzug zu dieser Naivität eher die Neigung, alles, was in chemischen Anlagen an künstlichen Stoffen entwickelt wird, von vornherein unter Generalverdacht zu stellen.

An einem Spätnachmittag 1930 tauchte, aufgeregt und ohne Voranmeldung, Dr. George Gehrman im Büro von Wilhelm Hueper auf. Hueper war der damalige Direktor der Abteilung für Umweltmedizin am nationalen Krebsinstitut der USA. George Gehrman war der ärztliche Direktor des großen amerikanischen Chemiekonzerns Du Pont und musste Abbitte leisten. Schon Anfang 1930 hatte Hueper, als er das große Chemiewerk in Deepwater, New Jersey, besichtigte, darauf hingewiesen, es gebe aus Europa Hinweise, Anilinfarbstoffe könnten Krebs auslösen. Dr. Ellice McDonald, die Leiterin des Du Pont-Laboratoriums, hatte damals energisch bestritten, dass bei Du Pont jemals ein Problem mit Anilinfarbstoffen aufgefallen oder dass in den Werken eine auffällige Häufung von Krebsfällen beobachtet worden wäre.

Jetzt allerdings musste Gehrman eingestehen, dass von ein paar hundert von ihm untersuchten Arbeitern, die in der Farbenproduktion des Unternehmens tätig waren, immerhin 23 an Blasenkrebs erkrankt waren. Blasenkrebs ist keine allzu häufige Erkrankung; diese 23 Fälle konnten kein Zufall sein. Du Pont hatte im Jahr 1917 mit der Herstellung von Farben auf der Basis von sogenannten aromatischen Aminen (Anilinen) begonnen. Jetzt, nach über zehn Jahren Latenzzeit, schienen ungeahnte Folgen ans Tageslicht zu kommen. Das war umso peinlicher, als der Frankfurter Chirurg Ludwig Rehn einen möglichen Zusammenhang zwischen Blasenkrebs und Anilinfarbstoffen schon in den 1890er Jahren vermutet und beschrieben hatte. Drei Fälle von Blasenkrebs in einer Fabrik mit lediglich 45 Mitarbeitern hatten Rehns Aufmerksamkeit auf sich gezogen. Diese Fälle waren dort etwa 20 Jahre nach Beginn der Produktion von Anilinfarbstoffen aufgetreten.

Wilhelm Hueper war überzeugt, dass hier ein völlig neues Forschungsfeld eröffnet werden müsse. Im großen Stil wollte er sämtliche Industriechemikalien daraufhin überprüfen, ob auch andere Substanzen das Potential haben, Krebs auszulösen. Doch die Weltwirtschaftskrise in den Vereinigten Staaten verhinderte Huepers großes Projekt. Kein Industrieunternehmen wollte unter solch schwierigen Umständen ein Forschungsprojekt finanzieren, das nicht nur Geld kosten würde, sondern auch den Absatz der eigenen Produkte ins Stocken bringen oder sogar verhindern könnte. Der zweite Grund, warum Hueper sich zunächst ins wissenschaftliche Abseits manövrierte, war 1934 seine Entscheidung, den Atlantik in der falschen Richtung zu überqueren, nachdem sein Projekt in den USA auf wenig Gegenliebe gestoßen war. Ausgerechnet in dieser Zeit, in der die Nationalsozialisten einem wesentlichen Teil der wissenschaftlichen Elite Deutschlands die Forschung und das eigene Überleben systematisch unmöglich machten und tausende Intellektuelle, Wissenschaftler und Künstler in die USA, nach Großbritannien, in die Schweiz, nach Frankreich und in andere Länder emigrierten, kam Hueper nach Deutschland. Bald ernüchtert kehrte er in die USA zurück und veröffentlichte 1942 sein Opus magnum, einen fast 1000 Seiten starken Katalog mit dem Titel »Occupational Tumor and allied Diseases«, in dem er Krebserkrankungen umfassend dokumentierte, die nach seiner Ansicht auf Industriechemikalien zurückgeführt werden konnten. Das Buch wurde von der internationalen Fachpresse entweder ignoriert oder verrissen.

Mittlerweile ist der Zusammenhang zwischen Anilinfarbstoffen und Blasenkrebs gut belegt, wissenschaftlich anerkannt und hat zu entsprechenden Vorschriften im Arbeitsschutz geführt. Industriechemikalien scheinen nicht der entscheidende Auslöser für die »Krebsepidemie« des 20. Jahrhunderts zu sein. Trotzdem scheint sich diese These inzwischen im kollektiven Bewusstsein festgesetzt zu haben.

Wie wir noch sehen werden, ist die Realität komplizierter. In der Praxis ist es ungemein schwierig, belastbare Hinweise zu finden, dass Industriechemikalien das Krebsrisiko erhöhen. Eindeutig nachgewiesen ist das Gefährdungspotential bei Substanzen wie Asbest, Vinylchlorid, Nitrosaminen oder Benzol. Daher dürften diese Stoffe nicht mehr produziert werden oder sind entsprechend strengen Grenzwerten unterworfen.

Paradoxerweise beruht aber gerade das stärkste Argument *für* die Vergiftungs-Hypothese nicht auf einem finsteren Erzeugnis der modernen chemischen Industrie. Es ist vollkommen unnötig und überflüssig, sich in unzählige weitere ermüdende Beweisverfahren gegen hunderte Industriechemikalien, die gefährlich sein könnten, zu verstricken. Der überzeugendste Beweis für die »Gift-Hypothese« und zumindest eine Teilerklärung für die geheimnisvolle Krebsepidemie im 20. Jahrhundert kommt aus einer ganz anderen Richtung. Bei diesem Hauptverdächtigen handelt es sich um ein Jahrhunderte altes und rein pflanzliches Genussmittel, das wir uns aktiv, bewusst und zumindest anfangs auch freiwillig zuführen – auch wenn mir scheint, dass die meisten Erstkonsumenten zumindest Opfer pubertärer peer-pressure sind. Viele gingen wohl auch den Trug- und Wunschbildern und dem kulturellen Überbau auf den Leim, den die Werbeindustrie mit unvorstellbaren Werbesummen ausgedacht, inszeniert und um dieses Produkt herum aufgebaut hat. Den bei Weitem überzeugendsten Kandidaten für die Gift-Hypothese kennt jeder. Es handelt sich um die Zigarette.

1,2 Milliarden Menschen, also mehr als ein Fünftel der Menschheit, setzen sich dieser Gefahr aktiv aus. Mittlerweile steht überall, wo es Zigaretten gibt, in jedem Supermarkt, in jedem Kiosk, an jeder Tankstelle, zu lesen: *Rauchen verursacht Krebs!* Und tatsächlich trifft diese Behauptung zu. Tabakrauch ist ein Gift-Cocktail, der sich aus mehreren tausend Einzelsubstanzen zusammensetzt, von denen mindestens 40 krebserregend sind.

Der Zigarettenkonsum (und in geringerem Maß auch alle anderen Formen des Tabakkonsums) fordern weltweit Millionen Tote. 1,2 Millionen Menschen sterben jedes Jahr allein an Lungenkrebs. 9 von 10 Lungenkrebsfällen werden durch Rauchen verursacht. Kein anderer Einzelfaktor trägt ähnlich signifikant zur Entstehung von Krebserkrankungen bei. Vermutlich sind sogar 30 Prozent aller Krebskrankheiten weltweit auf das Rauchen zurückzuführen. Rauchen erhöht nicht nur das Lungenkrebsrisiko, sondern auch das Risiko, an Tumoren des Mund- und Rachenraums, der Speiseröhre, des Magens, der Bauchspeicheldrüse, der Leber, der Nieren, des Harnleiters, der Blase, sogar an akuter myeloischer Leukämie zu erkranken.

Perfiderweise leiden nicht nur die Raucher. Schätzungen zufolge ging man bis zu dem Rauchverbot, das heute in allen öffentlichen Räumen inklusive der Gaststätten – bis auf wenige Ausnahmen – gilt, in der Bundesrepublik von 3000 Krebstoten pro Jahr durch Passivrauchen aus. Betroffen sind heute noch vor allem die Lebenspartner von Rauchern.[10]

Wie erfolgte die Beweisführung im Falle des Rauchens? Dieser aufschlussreiche Nachweis zeigt, wie wichtig und richtig die Vergiftungs-Hypothese ist, obwohl sie nicht ausreicht, um den grundlegenden Mechanismus zu verstehen, wie Krebs entsteht. Im 19. Jahrhundert trat der Lungenkrebs selten auf, nahm aber zwischen den Weltkriegen und in den vierziger und fünfziger Jahren des 20. Jahrhunderts rasant zu. Der Befund war nicht von der Hand zu weisen, aber über die Ursachen für diese Epidemie wurde wild spekuliert.

Diesmal gelang es zwei Briten und einem Amerikaner, Licht ins Dunkel zu bringen. 1948 wurde der damals 36-jährige Richard Doll (1912–2005) aufgefordert, sich an einem Forschungsprojekt von Austin Bradford Hill (1897–1991), einem der führenden Medizinstatistiker der damaligen Zeit, zu beteiligen. Beide wollten herausfinden, warum sich in Großbritannien die Zahl der Lungenkrebsfälle zwischen 1927 und 1947 nahezu versechsfacht hatte. Verdächtige gab es Dutzende: Der wachsende Individualverkehr mit Autos und der Ausbau des asphaltierten Straßennetzes galten als die Kandidaten, die man rasch und sicher nachweisen zu können glaubte. Kein seriöser Wissenschaftler verschwendete auch nur einen Gedanken an das Rauchen.

Die Tabakpflanze ist seit Kolumbus in Europa bekannt. Die Seefahrer des 16. und 17. Jahrhunderts brachten sie in die Alte Welt mit. Bezeichnenderweise waren es die großen Kriege, vom Dreißigjährigen Krieg über die Feldzüge Napoleons bis hin zum Ersten Weltkrieg, die zur Verbreitung des Rauchens führten. Die Generäle schätzten Tabak, weil er Angst und Hunger unterdrückt. Lange Zeit sprach man dem Tabak sogar heilende Wirkungen zu; er schützte angeblich vor Infektionen, ja sogar Syphilis sollte sich damit heilen lassen.

Erst das industrialisierte Europa gab dem Tabak mit der Zigarette die Form, in der das Rauchen seit dem Ersten Weltkrieg seinen unseligen Siegeszug über den Globus antrat. Die Zigarette bringt zwei fatale Fakten mit sich: Sie ist billig, und sie wird (meistens) auf Lunge geraucht. Tabakrauch gelangte so erstmals in hoher Dosierung in die feinsten Verästelungen des menschlichen Bronchialbaums.

Als Richard Doll sich an die Arbeit machte, gab es in der medizinischen Fachliteratur nur äußerst spärliche Hinweise auf die Möglichkeit, dass Zigarettenrauch eine Rolle bei der Krebsentstehung spielen könnte. Er kannte wohl nur eine einzige Publikation zu diesem Thema. Diese Arbeit war 1939 von einem 25-jährigen Medizinstudenten namens Franz Hermann Müller in Köln veröffentlicht worden. Müller übersah zwar nur eine Gruppe von 86 Patienten, hatte aber mit dem ihm zur Verfügung stehenden »Material« etwas Neues versucht. Jedem der 86 an Lungenkrebs erkrankten Männer ordnete Müller einen gesunden Mann zu, der hinsichtlich aller wesentlichen Merkmale dem Erkrankten möglichst ähnlich war. Als er die Gruppe der Erkrankten mit der Kontrollgruppe der Gesunden verglich, stellte er fest, dass sich unter den Lungenkrebskranken 6 Mal so viele starke Raucher befanden als in der Gruppe der Gesunden. Ein solches Verfahren nennt man in der Statistik Matched-Pair-Analyse.

Tatsächlich wurde Müllers Arbeit zu einer der wissenschaftlichen Grundlagen der Anti-Raucher-Kampagne im NS-Deutschland. Die Abneigung der Nationalsozialisten gegen das Rauchen war vorwiegend ideologisch bedingt, aber nicht von harten Fakten getragen; tatsächlich war ausgerechnet das nationalsozialistische Deutschland das erste Land der Welt, das systematische Antiraucherkampagnen startete. Der Zweite Weltkrieg und die Nationalsozialisten selbst trugen dazu bei, dass die Ergebnisse der Kampagne außerhalb Deutschlands weder bekannt noch anerkannt noch populär wurden.[11]

So startete Doll seine Arbeit mit der idealen Gemütsverfassung für korrektes wissenschaftliches Arbeiten, nämlich ausgesprochen skeptisch gegenüber der eigenen Hypothese. Dass Rauchen irgendetwas mit der Lungenkrebsepidemie zu tun haben könnte, glaubte er nicht. Die nackten Zahlen seiner Forschungen belehrten ihn nach und nach eines Besseren.

Im Rahmen ihrer ersten Arbeit untersuchten Doll und Hill die Geschichte von 649 Patienten mit Lungenkrebs. Sie analysierten diese Gruppe mit Hilfe einer Strategie, die der von Müller sehr ähnlich war; allerdings bedienten sie sich eines deutlich raffinierteren statistischen Handwerkszeugs und waren von ihren Ergebnissen schlicht verblüfft. Wer unter den Patienten mehr als 25 Zigaretten am Tag rauchte, hatte ein 25 Mal höheres Risiko, an Lungenkrebs zu erkranken, als die Nichtraucher, lautete das Fazit der Untersuchung. Kurz zuvor, im Mai 1950, hatte auf der anderen Seite des Atlantiks ein amerikanischer Arzt namens Ernst Wynder eine sehr ähnliche Studie mit 684 Patienten veröffentlicht, die zu demselben Ergebnis gelangte.[12] Beide Arbeiten hinterließen im Bewusstsein der Öffentlichkeit seltsamerweise kaum Spuren. Sogar in den Kreisen der Spezialisten stießen sie zunächst vorwiegend auf Unglauben und Skepsis.

Ob eine Substanz krebsauslösend wirkt, kann man von zwei vollkommen unterschiedlichen Perspektiven zu beantworten versuchen: Man stellt die Situation im Labor experimentell nach oder überprüft die Wirklichkeit mit Hilfe der epidemiologischen Statistik.[13] Experimentelle Strategien der Beweisführung gegen das Rauchen gab es zum Zeitpunkt der ersten Veröffentlichungen von Doll, Hill und Wynder noch nicht. Sie gingen das Problem daher anders an, nicht aus der Froschperspektive des Labors, sondern aus der Vogelperspektive der Feldstudie. Solche Untersuchungen sind das Geschäft der Epidemiologen. Sie beobachten echte Menschen im wirklichen Leben und versuchen mit statistischen Mitteln, das komplexe Geflecht von Ursachen, Kofaktoren, Epiphänomenen und Wirkungen zu entwirren.

Eine rückblickende Untersuchung von Menschen, die tatsächlich an Lungenkrebs erkrankt sind, in der Art, wie sie schon Franz Herrmann Müller und dann auch Doll, Hill und Wynder durchgeführt haben, birgt Tücken. Auch wenn Raucher viel häufiger an Lungenkrebs erkranken als Nichtraucher, ist damit nicht bewiesen, dass der Tabakkonsum tatsächlich die Ursache der Erkrankung ist. Das Mantra kluger und vorsichtiger Epidemiologien lautet: Koinzidenz ist nicht gleich Kausalität! Es wäre denkbar, dass eine vom Rauchen abhängige Co-Variable der wahre Schuldige ist. Es wäre möglich, dass sich Raucher im Durchschnitt schlechter ernähren, weniger bewegen, einen niedrigen sozio-ökonomischen Status haben ... Eine solche versteckte Co-Variable könnte dem wahren Schuldigen durchaus als Tarnung und Mimikry dienen. Die Gefahr der Kontamination eines Ergebnisses durch versteckte Co-Variablen kann nie grundsätzlich ausgeschlossen werden. Sie kann aber minimiert werden, wenn man die Kriterien intelligent auswählt, die der Paarbildung einer retrospektiven Analyse zugrunde liegen, wodurch die schiere Größe der untersuchten Gruppen erheblich sinkt.

Nicht nur innerhalb der wissenschaftlichen Gemeinschaft herrschte zunächst Skepsis gegenüber den Schlussfolgerungen von Hill, Doll und Wynder. Auch außerhalb der Wissenschaft blies ihnen der Wind hart ins Gesicht, denn es ging schon damals um extrem viel Geld. Die Tabakindustrie fürchtete Milliardenverluste.

Um ihre Kritiker zu überzeugen, planten Doll und Hill daher einen völlig neuen und sehr aufwendigen Typ von Studie. Statt sich Erkrankte anzuschauen und zu versuchen, in deren Vergangenheit Spuren zu finden, planten sie eine große Bevölkerungsgruppe (noch) Gesunder *prospektiv,* das heißt in die Zukunft hinein, zu beobachten. Man wollte klären, ob starke Raucher im geplanten Beobachtungszeitraum häufiger an Krebs erkranken als vergleichbare Nichtraucher. Auch hier steckt noch ein kleiner Fehlerteufel in dem Wörtchen vergleichbar. Weil die beiden Wissenschaftler bei dieser Feldstudie eine ungleich größere Gruppe von Menschen beobachten wollten, stieg ihre Chance, zufällige Fehler durch versteckte systematische Unterschiede zwischen den Gruppen allein aufgrund der großen Zahl der Beobachteten eliminieren zu können.

Außerdem wählten sie ihre Untersuchungsgruppe äußerst geschickt. Sie planten, alle in Großbritannien praktizierenden Ärzte zu beobachten. Ärzte waren nicht nur gut zugänglich, sie waren in Bezug auf ihre Lebensbedingungen auch eine vergleichsweise homogene Gruppe von Personen, was die Gefahr von systematischen Fehlern zusätzlich verringerte. Über 40000 Ärzte nahmen an dieser Studie teil. Jede Krebserkrankung, jeder Todesfall und, soweit möglich, jede Todesursache wurden registriert. Eine erste Zwischenauswertung wurde bereits 1954 nach zweieinhalb Jahren vorgenommen. Zu diesem Zeitpunkt waren von den 40000 Ärzten bereits 36 Männer im Alter von über 35 Jahren an Lungenkrebs verstorben. Schon dieses erste Ergebnis war verblüffend: Alle Toten waren Raucher gewesen.

Kurze Zeit später wurde in den USA eine noch größere Untersuchung mit über 100000 Freiwilligen aus allen Bevölkerungsschichten gestartet. Das ist eine der größten Studien, die in der Geschichte der Medizin je durchgeführt wurden. Diese Studie bestätigte die britischen Ergebnisse. Das Risiko der Raucher, an Lungenkrebs zu erkranken, ist ungleich höher als das der Nichtraucher. Die Unterschiede wurden immer deutlicher, je länger die beiden Gruppen beobachtet wurden. Die britische Studie läuft immer noch und umfasst inzwischen einen Nachbeobachtungszeitraum von über 50 Jahren.[14] Auch das ist rekordverdächtig, was medizinische Studien betrifft!

Die epidemiologischen Indizien gegen das Rauchen sind überwältigend. Inzwischen wurde die Beweiskette aber auch durch die komplementäre Beweisführung endgültig geschlossen. Der Amerikaner Ernst Wynder hatte aus vielen Packungen der Marken *Lucky Strike* Teerextrakte isoliert und sie auf die Haut von Versuchsmäusen aufgetragen.[15] Ziemlich rasch entwickelten sich bei vielen dieser Tiere in den exponierten Regionen bösartige Tumoren der Haut. Diese solide und sorgfältig durchgeführte Untersuchung sollte der erste Stein sein, der eine ganze Lawine von Experimenten ins Rollen brachte. Alle Experimente kamen zu demselben Ergebnis: Die Inhaltsstoffe des Tabakrauchs führen zur Entstehung bösartiger Tumoren.

Schon Mitte der fünfziger Jahre war die Beweislage gegen die Zigarette eigentlich erdrückend. Allerdings klaffte zwischen Wissen und Handeln immer noch eine riesige Lücke. Als der britische Gesundheitsminister Ian McLeod 1954 auf einer Pressekonferenz die Beweise für den Zusammenhang zwischen Lungenkrebs und Rauchen vorstellte, konsumierte er im Verlauf der Konferenz eine Zigarette nach der anderen.

Alle Gegenargumente, insbesondere von Seiten der Tabakindustrie und von Wissenschaftlern, deren Studien von der Tabakindustrie finanziert wurden, muten von diesem Zeitpunkt alles in allem nur noch wie Rückzugsgefechte an. Allerdings folgte erst im Jahr 1964 nach weiteren Zwischenauswertungen der beiden großen Studien und durch den anwachsenden Berg experimenteller Belege gegen das Rauchen der Abschlussbericht einer unabhängigen Expertenkommission, die 1962 ins Leben gerufen wurde. Darin wird unumwunden festgestellt: Das Rauchen vervielfacht wie kein anderer Einzelfaktor das Risiko, an Krebs zu erkranken. Das gilt insbesondere für Lungenkrebs, aber auch für viele weitere Arten von Tumoren.[16] Richard Doll veröffentlichte in den 1980er Jahren eine Arbeit mit dem Titel *Causes of Cancer*, in der er fast ein Drittel aller Krebserkrankungen den Folgen des Rauchens zuschrieb.[17]

Haben wir damit das Rätsel des Krebses gelöst? Ist eine Krebserkrankung die Folge der Aufnahme schädlicher, krebserregender Stoffe aus unserer Umgebung? Ist Krebs also als eine Art Vergiftung unseres Körpers? Vieles scheint auf den ersten Blick für die »Vergiftungs-Hypothese« zu sprechen. Rauchen kann Krebs auslösen. Daran kann kein Zweifel bestehen.

Bevor wir aber voreilige Schlüsse ziehen, sollten wir uns die näheren Umstände einer solchen »Vergiftung« ansehen. Die Schwierigkeiten der »Vergiftungs-Hypothese« werden deutlich, wenn wir uns vor Augen führen, was eine Vergiftung im klassischen Sinn eigentlich ausmacht: »All Ding' sind Gift und nichts ohn' Gift; allein die Dosis macht, das ein Ding kein Gift ist.«[18] Damit beschrieb Paracelsus vor fast 500 Jahren zwei wichtige Charakteristika einer Vergiftung. In eine modernere Diktion übersetzt, sagt Paracelsus nichts anderes, als dass allein die Dosis über die Giftigkeit einer Substanz entscheidet. In sehr großen Mengen aufgenommen, kann selbst gewöhnliches Leitungswasser eine tödliche Wirkung entfalten. Manche Stoffe sind janusköpfig: Vitamine sind Substanzen, die gering dosiert lebensnotwendig sind und hochdosiert schaden können.[19]

Jedes Gift hat seine kritische Schwellendosis; wird sie überschritten, entfaltet es seine schädigende (toxische) Wirkung. Jenseits dieser Schwellendosis gibt es eine eindeutige Beziehung zwischen Dosis und Wirkung des Gifts. Zwischen den Individuen bestehen zwar graduelle Unterschiede, die von ihren Körpermaßen und von Faktoren wie Alter, Geschlecht, genetischer Ausstattung oder einer eventuellen Gewöhnung an die Substanz abhängen, aber diese Unterschiede sind in der Regel nicht gravierend.

Die Wirkung eines Gifts ist also deterministisch, was in diesem Zusammenhang bedeutet, dass die Wirkung des Giftes bei ausreichender Dosierung zwangsläufig eintritt.

Damit kommen wir zu einem letzten Aspekt der typischen Eigenschaften von Giften: Sie wirken in der Regel rasch und akut. Zwischen der Giftaufnahme und dem Beginn der Beschwerden liegen meist nur wenige Stunden. Andererseits lässt die Giftwirkung meist unverzüglich nach, wenn die Gifte den Körper wieder verlassen haben, vorausgesetzt, sie haben keine irreversiblen Schäden verursacht.

Chronische Vergiftungen, zum Beispiel durch Schwermetalle, beruhen meist darauf, dass giftige Substanzen nicht verstoffwechselt oder in ausreichendem Maß wieder ausgeschieden werden können; sie häufen sich dann, wenn sie über längere Zeit in kleinen Dosen aufgenommen werden, langsam im Körper an. Ist die kritische Schwellendosis im Körper überschritten, wirken auch diese Gifte rasch und akut.

Ein typisches Gift ist also durch vier Eigenschaften gekennzeichnet: Es wirkt als Gift erst, nachdem eine kritische Schwellendosis überschritten wurde. Jenseits dieser Schwelle besteht eine klare Beziehung zwischen Dosis und Wirkung. Die Wirkung des Gifts ist deterministisch – sie tritt folglich in jedem Fall ein, wenn zu viel Gift verabreicht wurde. Die Folgen einer Vergiftung werden meist schnell und akut erlebt. Nichts von dem trifft auf die Beziehung zwischen Krebs und karzinogenen Substanzen zu. Niemand würde auf die Idee kommen, die karzinogene Wirkung von Teer oder Tabak zu nutzen, um einen Giftmord zu verüben.

Wer Paracelsus' Definition von Gift ernst nimmt, koppelt den Begriff der Giftigkeit stärker an die Dosierung eines Stoffs als an seine biochemischen Eigenschaften. Im Gegensatz dazu scheint das Attribut »krebsauslösend« auf einer sehr spezifischen chemischen Eigenschaft zu beruhen. Aus gutem Grund reden wir nicht von Giften, sondern von Kanzerogenen oder von Karzinogenen, wenn wir im Umgang mit bestimmten Stoffen auf potentielle Krebsgefahren hinweisen wollen. Viele Stoffe sind giftig, die wenigsten krebsauslösend.

Es bestehen weitere eklatante Unterschiede zu den gewöhnlichen Giften. Jeder kennt die gerne von Rauchern kolportierte Anekdote vom 90-jährigen Großvater, der zeit seines Lebens geraucht hat wie ein Schlot und sich unverändert bester Gesundheit erfreut.

Das karzinogene Potential eines Stoffes lässt sich nie am Einzelfall beweisen. Die Wirkung von Kanzerogenen ist nicht deterministisch, sondern stochastisch. Nicht jeder Raucher erkrankt an Lungenkrebs, egal wie hoch sein Zigarettenkonsum ist. Kanzerogene verursachen nie zwangsläufig Krebs, sondern sie erhöhen lediglich das *statistische* Risiko zu erkranken. Im Einzelfall ist die Entstehung von Krebs einer starken Zufallskomponente unterworfen. Daher gibt es bezogen auf den Einzelfall auch keine Dosis-Wirkungs-Beziehung wie bei klassischen Giften. Der Krebs tritt eben entweder auf oder auch nicht, egal ob der Betroffene vorher 5000, 50000 oder 200000 Zigaretten geraucht hat. Betrachten wir aber größere Gruppen, lässt sich auch bei den Kanzerogenen eindeutig ein Zusammenhang zwischen Dosis und Effekt beobachten. Je mehr Zigaretten im Laufe eines Lebens konsumiert werden, desto höher ist das Krebsrisiko.[20]

Ein weiterer fundamentaler Unterschied zu üblichen Vergiftungen ist die große Latenzzeit zwischen der Exposition und dem Auftreten der Krankheit. Es vergehen viele Jahre, oft Jahrzehnte, bis eine Krebskrankheit manifest wird. Auch diese Latenz weist deutlich darauf hin, dass der Entstehung von Krebs ganz andere Mechanismen zugrunde liegen als den klassischen Vergiftungen.

Fassen wir die Indizien zusammen. Ohne Zweifel gibt es chemische Stoffe in unserer Umwelt, die das Potenzial haben, eine Krebserkrankung auszulösen. Immerhin gewinnen krebskranke Raucher inzwischen auch den einen oder anderen millionenschweren Prozess gegen die Zigarettenindustrie. Trotzdem ist Krebs alles andere als eine typische Vergiftung.

Was uns weiterbringen könnte, ist der Blick auf die gar nicht so feinen Unterschiede zwischen den Kanzerogenen und den klassischen Giften. Die Zufallskomponente, die fehlende Dosis-Wirkungs-Beziehung im Einzelfall und auch die Latenz zwischen Ursache und Wirkung weisen darauf hin, dass es zwischen Gift und Krankheit einen Mittler geben muss. Gifte schädigen unmittelbar. Kanzerogene dagegen sind vermutlich wie Steinchen, die unter entsprechend unglücklichen Umständen tief in uns etwas ins Rollen bringt, das den Körper in eine Krebserkrankung treibt.

Viele Menschen erkranken an Krebs, ohne dass ihre Biographie irgendeinen Hinweis auf einen Kontakt mit Kanzerogenen liefert. Nicht einmal strikte Nichtraucher sind immun gegen Lungenkrebs. Selbst bei Neugeborenen finden sich, wenn auch selten, bösartige Tumoren. Wir beobachteten im 20. Jahrhundert zwar eine Krebsepidemie – und dennoch ist Krebs keine Erkrankung der Moderne. Manche Krebskrankheiten werden sogar seltener. Krebs ist darüber hinaus eine Krankheit, die die Menschheit seit ihren Anfängen begleitet, wie steinzeitliche Funde von Metastasen in Menschenknochen belegen. Fast alle Wirbeltiere, so sie denn lange genug leben, können an Krebs erkranken. Der bisher älteste Hinweis auf eine Krebserkrankung stammt aus den Knochen eines Dinosauriers, der vor über 135 Millionen Jahren starb. Schwer vorstellbar, dass dabei immer chemische Kanzerogene ihre Hand im Spiel hatten. Im Übrigen gibt es Spuren, die in eine ganz andere Richtung deuten: die Strahlen, denen wir uns jetzt zuwenden.

Die nächste Spur: Strahlen

Madame Curie war erschöpft. Nach zweiwöchiger Überfahrt legte die SS Olympic Mitte Mai 1921 im Hafen von New York an. Marie Curie wurde triumphal empfangen. Tausende säumten die Quais und schwenkten rote und weiße Rosen. Zwei Blaskapellen intonierten die Marseillaise. Aber sie zog es vor, unter Deck zu bleiben. Marie Curie war die populärste Wissenschaftlerin der damaligen Zeit, eine lebende Ikone, eine Art Popstar der Wissenschaften. Bis heute gehört sie zu den ganz wenigen Nobelpreisträgern, denen es gelang, zweimal ausgezeichnet zu werden: 1903 erhielt sie den Nobelpreis für Physik und 1911 den Nobelpreis für Chemie. Marie Curie mochte keinen Medienrummel. Unter anderen Umständen hätte sie bestimmt die Selbstdisziplin aufgebracht, ihre öffentlichen Termine wahrzunehmen, damit ihr die amerikanische Öffentlichkeit doch jenes Gramm Radium finanzierte, das sie für ihre Forschungspläne dringend brauchte, das aber fast unerschwinglich teuer war. Marie Meloney, die umtriebige Chefredakteurin der Frauenzeitschrift Everybody's, hatte heftig die Werbetrommel für Marie Curie gerührt. Die Reise durch die Vereinigten Staaten war eher eine Art Tournee als eine Forschungsreise. Ihr Terminkalender war übervoll, ein Galadiner jagte das nächste, und Madame Curie wurde herumgereicht wie ein Filmstar. Diese Agenda durchzuhalten fiel ihr sichtlich zunehmend schwer, denn hinter ihrer Müdigkeit steckte mehr, als sie sich eingestehen mochte.

Insbesondere der Nobelpreis für Physik, den sie für ihre Arbeiten über die Radioaktivität erhalten hatte, war das Ergebnis einer wahren Sisyphusarbeit. Sie hatte in jahrelanger mühevoller Kleinarbeit aus Tonnen von Pechblende, einem Uransalz, winzige Spuren eines neuen geheimnisvollen Elements isoliert. Dieses Element leuchtete im Dunkeln und hinterließ auf Fotopapier seltsame schwarze Spuren. Es sandte drei Arten unsichtbarer Strahlung aus. Die Substanz war nicht stabil, sondern zerfiel spontan in andere Elemente und sandte beständig Heliumatome aus. Folgerichtig hatten Marie Curie und ihr

Mann Pierre aufgrund dieser Strahlung das neue Element *Radium* getauft und damit auch den Begriff *Radioaktivität* geprägt.

Nach der Reise durch die Vereinigten Staaten ging es Madame Curie gesundheitlich immer schlechter. Sie litt unter Blutarmut (Anämie). Ihre Ärzte rätselten über die Ursachen. Sie selbst äußerte im privaten Kreis zwar vorsichtig den Verdacht, ihre Blutarmut könnte etwas mit der jahrelangen Arbeit in den Laboratorien zu tun haben, aber ein direkter Zusammenhang mit der Strahlung wurde von den Ärzten ausgeschlossen. Dr. E. H. Rogers, den Marie Curie konsultiert hatte, äußerte noch Anfang der zwanziger Jahre in einem Interview mit der *New York Times*: »Es gibt keinen dokumentierten Fall eines Menschen, der durch Strahlung geschädigt worden ist.«[21] Die Anämie verschlimmerte sich weiter. Im Juli 1934 starb Marie Curie an einer Lungenentzündung in Folge der sogenannten aplastischen Anämie, einer seltenen Erkrankung des Knochenmarks.

Marie Curie war bei ihrer Arbeit sehr hohen Dosen von Radioaktivität ausgesetzt. Sogar ihre Briefe müssten eigentlich noch heute als radioaktiver Sondermüll entsorgt werden.[22] Ihre Tochter Irène Joliot-Curie war eine hochdekorierte Wissenschaftlerin. Auch sie hatte viel mit radioaktiven Isotopen gearbeitet. Sie starb mit nicht einmal 60 Jahren am 17. März 1956 an Leukämie. Beruht das Schicksal von Marie und Irène Curie einfach auf tragischen Zufällen, oder sollten beide tatsächlich der Strahlung zum Opfer gefallen sein?

Knapp 25 Jahre vor Marie Curies Reise in die Vereinigten Staaten hatte die Welt durch die Arbeit eines scheuen und bis dahin weitgehend unbekannten Würzburger Professors von der Existenz einer neuen Art von Strahlung erfahren. Beinahe zufällig bemerkte Wilhelm Conrad Röntgen ein schwaches Glimmen auf einem mit Bariumplatincyanid behandelten Leuchtschirm, als er mit Gasentladungsröhren experimentierte. Röntgen stellte fest, dass diese neue Strahlung, anders als beim Licht, den Schirm selbst dann zum Leuchten anregte, wenn der Weg zwischen Röhre und Schirm durch optisch dichte Materialien wie geschwärztes Papier verstellt wurde. Röntgen versuchte die Strahlungsquelle in der Röhre näher zu lokalisieren und stellte fest, dass sich die Strahlen auch mit zunehmender Entfernung von der Quelle kaum abschwächten. Er experimentierte weiter und führte verschiedene Materialien zwischen Strahlenquelle und Fotoplatte ein. Relativ mühelos durchdrang die neue Strahlung auch Festkörper und wurde dabei nur von dichteren Materialien wie Metall oder Knochen teilweise absorbiert. Bei einem dieser Versuche entstand das berühmte erste Röntgenbild der Welt, eine Aufnahme der Hand des Anatomen Geheimrath von Kölliker mit Ehering am Finger. Röntgen beschrieb zwar schon recht präzise einige Eigenschaften dieser von ihm sogenannten X-Strahlen. Erst 20 Jahre später gelang es Max von Laue, Walter Friedrich und Paul Kipling, die wahre Natur der Strahlung zu klären.

X- oder Röntgenstrahlen[23] sind, wie wir heute wissen, ein bestimmter Ausschnitt aus dem breiten Spektrum elektromagnetischer Wellen. Bei Radio- und Mikrowellen, Infrarotstrahlung, sichtbarem oder ultraviolettem Licht handelt es sich – je nach Betrachtungsweise – immer um eine Variation elektromagnetischer Wellen oder masseloser Teilchen, die wir Lichtquanten oder Photonen nennen. Lediglich durch ihre Wellenlänge und ihre Frequenz, mit der sie schwingen, unterscheiden sie sich.

Im Physikunterricht haben wir gelernt, dass die Strahlungsenergie beziehungsweise die Energie eines Photons wächst, wenn seine Wellenlänge ab- und die Frequenz zunimmt. Röntgenstrahlung ist sehr kurzwellig (< 240 Nanometer[24]) und besitzt genügend Energie, um Elektronen aus der Atomhülle herauszuschlagen. Auf diese Weise kann sie Moleküle ionisieren und chemische Bindungen zwischen Atomen aufbrechen, weshalb man sie auch ionisierende Strahlung nennt.

1896, ein Jahr nachdem Röntgens Entdeckung mit dem lapidaren Titel *Über eine neue Art von Strahlen*[25] veröffentlicht worden war, entdeckte der Franzose Antoine Henri Becquerel, dass die geheimnisvollen Strahlen kein Artefakt, also nicht maschinell erzeugt sind, sondern dass diese auch in der Natur vorkommen. Als er versuchte, die neuen Strahlen durch Fluoreszenzphänomene besser zu erklären, stieß er auf ein Mineral, das Fotoplatten in ähnlicher Weise schwärzte wie die X-Strahlen. Ursprünglich vermutete er, dass die Uransalze, mit denen er experimentierte, fluoreszierten, indem sie, durch Sonnenlicht angeregt, Licht wieder emittierten und so die Schwärzung der Fotoplatte auslösten. Wie es der Zufall will, ließ Becquerel 1902 aber ein wenig Uransalz gut verpackt auf einem Paket Fotoplatten liegen und beobachtete zu seinem großen Erstaunen eine deutliche Schwärzung der Platten. Die Uransalze sandten offensichtlich eine Strahlung aus, die identische Eigenschaften wie Röntgens X-Strahlen zu haben schien und optisch dichtes Material durchdrang.

Anders als die Röntgenstrahlen stieß Becquerels Entdeckung auf geringe Resonanz, weder in der Öffentlichkeit noch bei den Wissenschaftlern. Becquerel forschte zäh weiter, bis das Ehepaar Curie von seiner phänomenalen Entdeckung erfuhr und geradezu elektrisiert war. Das Rätsel um die radioaktiven Elemente ist inzwischen gelöst. Beim Zerfall vieler instabiler Elemente (Isotope) wird Energie in Form von Gammastrahlung freigesetzt, wobei es sich um energiereiche Photonen handelt, ähnlich der Kathodenstrahlung, die aus den Röhren Wilhelm Conrad Röntgens freigesetzt wird.

Die Anfangsjahre der neuen Wissenschaft von der Strahlung waren geprägt von Optimismus und Euphorie. In der Medizin glaubten viele Wissenschaftler und Laien, eine neue Ära sei angebrochen. Mit Röntgenstrahlen konnte man Körper durchleuchten, und zum ersten Mal waren Blicke ins Innere eines lebenden Menschen möglich, ohne dass man ihn operieren oder obduzieren musste; das Röntgen war gewissermaßen eine Art unblutige Autopsie.[26] Den Strahlen wurden in der Folge fast magische Heilwirkungen zugesprochen. Ohne zu wissen, wie die Strahlung auf Gewebe wirkt, betrachtete man sie in diesen ersten Jahren als ein neues Allheilmittel. Ihre Wirkungen wurden bei einem bunten Strauß der verschiedenartigsten Erkrankungen, vom Hautfurunkel über die Schuppenflechte bis hin zur Syphilis oder zur Tuberkulose ausgetestet.

Allerdings galt auch hier der Satz: keine Wirkung ohne Nebenwirkung. Auch gesundes Gewebe litt unter der Bestrahlung, und verbrennungsartige Hautveränderungen bei hohen Strahlendosen entdeckte der deutsche Mediziner Otto Walkhoff schon damals und teilte diese Beobachtung Pierre Curie mit. Curie machte daraufhin Selbstversuche und veröffentlichte schon im Jahr 1901 zusammen mit Becquerel eine Arbeit über die Gewebeschäden durch diese Strahlungsart. Bei den Schäden handelte es sich vor allem um Hautrötungen, bei höheren Dosen auch um schlecht heilende Wunden, die unmittelbar nach Strahlenexposition und in direkter Abhängigkeit von der Dauer des Kontakts (d.h. von der Dosis) entstanden waren. Nichts von diesen Befunden ließ zunächst auf die Entstehung von Krebserkrankungen schließen, weshalb man noch lange Zeit mit den Strahlen recht lax und ziemlich sorglos umging.[27]

Knapp 20 Jahr später war die Zeit der Unbefangenheit zu Ende. Im Herbst 1921 klagte Amelia Maggia, eine 22-jährige Arbeiterin aus Orange, New Jersey, über seltsame Beschwerden und massive Schmerzen im Unterkiefer. Eine Zahnbehandlung endete fatal. Die Wunde heilte nicht, ihr Kieferknochen eiterte, musste schließlich vollständig entfernt werden, ja schlimmer noch: Nach nur wenigen Monaten starb die Patientin.

Ganz in ihrer Nachbarschaft litt die 20-jährige Irene Rudolph unter ähnlichen Symptomen. Sie hatte Halsschmerzen, ihr Gesicht schwoll an, Gebiss und Gaumen schmerzten. Als auch bei Irene Rudolph die Wangen anzuschwellen begannen, zog ihr der Zahnarzt ebenfalls einen Backenzahn. Erneut trat dasselbe Problem auf: Die Wunde heilte nicht. Schon 1923 starb auch Irene Rudolph – wie ihr Cousin schrieb – an »einer geheimnisvollen Krankheit«. Waren die beiden Geschichten schreckliche Einzelfälle oder ein Indiz für eine neue Krankheit?

Hellhörig wurden die Zahnärzte in der Gegend um Orange, als sich noch mehr Frauen mit ähnlichen Beschwerden in ihren Praxen meldeten. Die Geschichten sprachen sich bald im Viertel herum. Die Frauen kamen alle aus derselben Gegend und klagten alle über dieselben ungewöhnlichen Schmerzen im Unterkiefer. Eine Gruppe betroffener Frauen traf sich schließlich in der Praxis eines Zahnarztes. Rasch fiel auf, dass sie alle in der Fertigung von Zifferblättern bei der US Radium Corporation arbeiteten. Alle betroffenen Frauen waren Zifferblattmalerinnen. Sie trugen eine Leuchtfarbe mit dem schönen Namen *Glow in the dark* auf die Zifferblätter auf, damit die Uhren auch im Dunkeln abgelesen werden konnten. Viele Frauen spitzten die feinen Pinsel immer wieder mit den Lippen an. Die intensiv leuchtende Farbe verleitete einige Frau auch dazu, *Glow in the dark* als fluoreszierenden Nagellack oder Lidschatten aufzutragen. Die Farbe leuchtete, weil sie Radium enthielt. Niemand konnte sich damals vorstellen, dass ein winziger Anteil Radium von 1:30000 so bedenkliche, ja verheerende gesundheitliche Folgen haben könnte.

Die zunehmende Häufung schwerer und ungewöhnlicher Krankheitsfälle bei den Arbeiterinnen der Uhrenfabrik hatte jedoch juristische Folgen;[28] einige Frauen zogen vor Gericht, und die Kranken, die noch lebten, erhielten nach einem langen Rechtsstreit 1928 in einem Vergleich eine einmalige Summe von etwa 10000 US-Dollar plus weitere jährliche Entschädigungen von einigen hundert Dollar zugesprochen.[29]

Die direkten, nicht krebsbedingten Strahlenschäden des Kiefers sind ein eindeutiger Hinweis auf die extrem hohen kumulativen Dosen, denen die Radiumarbeiterinnen ausgesetzt waren. Auch die Krebsfälle wurden daher im Kontext dieser sehr hohen Strahlenbelastung wahrgenommen. Kaum jemand argwöhnte jedoch, dass bereits deutlich geringere Dosen, die keinerlei direkte Strahlenschäden hervorrufen, ähnliche Risiken bergen könnten.

Im grellen Licht der spektakulären Prozesse gegen die US Radium Corporation im Lauf der zwanziger und dreißiger Jahre fiel auch eine andere Koinzidenz plötzlich auf: Bei Radiologen der ersten Stunde wie auch bei den Arbeitern, die mit den Röntgenröhren umgingen, wurde »überzufällig häufig« Haut- und Blutkrebs diagnostiziert.[30]

Langsam begann die Strahlung einigen kritischeren Wissenschaftlern unheimlich zu werden. Trotzdem blieb der Umgang mit Röntgenstrahlen noch lange Zeit überraschend sorglos. Ein furchtbares Ereignis ganz anderer Art hätte die Menschen eines Besseren belehren können. »Ich bin der Tod, der alles raubt, Erschütterer der Welten.« Sri Krishna, der Erhabene, Herr über das Schicksal der Sterblichen, hatte so gesprochen. J. Robert Oppenheimer, der Leiter des *Manhattan-Project*, schien zu ahnen, was er angerichtet hatte, als ihm diese Zeilen aus der *Bhagavadgita* bei einem Test der Atombombe im Zweiten Weltkrieg durch den Kopf schossen. Der Feuerball schien nicht aufzuhören zu wachsen, als wollte er Himmel und Erde in sich verschlingen.

Schon die erste Zündung einer Atombombe in der Wüste bei Alamogordo hatte alle Erwartungen übertroffen. Die Kernphysik hatte ihre Unschuld verloren. Nur wenigen Anwesenden war in diesem Moment bewusst, dass diese bis dahin unheimlichste aller Waffen wenige Wochen danach tatsächlich eingesetzt werden sollte.[31]

Am 6. August 1945 um 8.15 Uhr und 17 Sekunden Ortszeit klinkte der US-Bomber *Enola Gay* die Uranbombe »Little Boy« in 9450 Metern Höhe über der japanischen Großstadt Hiroshima aus. Ihre Sprengkraft entsprach etwa 12500 Tonnen des konventionellen Sprengstoffs TNT. Um 8.16 Uhr und 2 Sekunden detonierte die Bombe in 580 Metern Höhe über der Innenstadt. Durch den Atombombenabwurf auf Hiroshima starben von etwa 310000 Einwohnern 90000 bis 140000 durch die unmittelbaren Explosionswirkungen wie Druckwelle, Hitze und durch die Trümmer einstürzender Gebäude. Genauere Angaben über die Anzahl der Toten sind nicht möglich, weil keine nachprüfbaren Informationen darüber vorliegen, wie viel militärisches Personal und wie viele Zwangsarbeiter sich zum Zeitpunkt des Angriffs in der Stadt aufgehalten hatten. In den Folgewochen starben nochmals mehrere zehntausend Menschen an einem bisher unbekannten und geheimnisvollen Phänomen – der Strahlenkrankheit.[32]

Nur drei Tage später ereignete sich über der Hafenstadt Nagasaki ein ähnliches Inferno. Am 9. August 1945 explodierte dort die Plutoniumbombe »Fat

Man« mit einer Sprengkraft, die 22 000 Tonnen TNT entsprach. Auch diesem Angriff fielen über 70 000 Menschen zum Opfer. Nimmt man die Einwohnerzahl von Hiroshima und Nagasaki zusammen, wurden fast 700 000 Menschen Opfer eines Atombombenangriffs. Von denen, die das Glück hatten, sich weiter als 1500 Meter vom Einschlag entfernt aufgehalten zu haben, hatten viele die Chance, die Explosion zu überleben, ohne dabei eine akut lebensbedrohliche Dosis ionisierender Strahlung aufzunehmen. Es sollte sich allerdings herausstellen, dass auch die Überlebenden – die Hibakusha, wie die sie Japaner nennen – eine lebenslange Bürde zu tragen hatten. Nicht nur in ihren Köpfen, auch tief innen in ihrem Körper hatte der Angriff ein tückisches Engramm hinterlassen.

Die Hibakusha sind die bei Weitem größte, bestuntersuchte und am längsten nachbeobachtete Gruppe von Menschen, die jemals höheren Dosen radioaktiver Strahlung ausgesetzt worden waren. Im Jahr 1950 begannen die Untersuchungen der Radiation Effects Research Foundation, einer gemeinsam von Japan und den USA getragenen wissenschaftlichen Einrichtung mit Sitz in Hiroshima und Nagasaki. Ziel der Institution war die Erforschung potentieller Langzeitfolgen der Strahlung und ihrer Auswirkungen auf die Sterblichkeit der Atombombenüberlebenden.

Die sogenannte Life Span Study (LSS)-Untersuchungsgruppe umfasste insgesamt 120 321 Personen. Von ihnen hielten sich 93 741 Personen zum Zeitpunkt der Explosionen in Hiroshima und Nagasaki auf. Von diesen 93 741 Überlebenden konnte bei 86 611 Personen aufgrund detaillierter Angaben über ihren Aufenthaltsort eine Berechnung der Strahlendosis durchgeführt werden, der sie zum Zeitpunkt der Explosion und kurz danach ausgesetzt waren.[33] Von diesen 86 611 Personen, die die zentrale Untersuchungsgruppe für die Ermittlung der Strahlenauswirkungen darstellen, sind zwischen den Jahren 1950 und 2000 insgesamt 47 685 Personen gestorben, davon 10 127 an soliden Krebsformen und 296 Menschen an Leukämie.

Diese Zahl klingt zunächst erschreckend hoch. Man muss sich allerdings klar machen, dass innerhalb eines Zeitraums von 50 Jahren auch ohne artifizielle Bestrahlung viele Menschen an Krebs sterben. Die erwarteten Zahlen für eine vergleichbar große Gruppe von Japanern ohne künstliche Strahlenexposition liegen bei immerhin 9647 Todesfällen durch solide Tumoren und 203 Leukämie-Sterbefälle.

Damit sind in der Untersuchungsgruppe rein rechnerisch 480 Krebs- und

93 Leukämie-Sterbefälle – insgesamt also 573 Tote – auf die Strahlenspätwirkungen der Bombenabwürfe zurückzuführen. Aus den Daten ist auch zu entnehmen, dass bei den rund 38 500 Personen, die Strahlendosen unterhalb von 5 Millisievert ausgesetzt waren, keine erhöhte Krebssterblichkeit festgestellt werden konnte. Um solche Angaben einordnen zu können, sollte man wissen, dass 5 Millisievert etwa der Strahlenbelastung durch eine Computertomographie entsprechen und jeder von uns Mitteleuropäern je nach Wohnort sowieso mindestens 2 Millisievert pro Jahr aus natürlichen Strahlenquellen wie dem Radon im Boden oder kosmischer Hintergrundstrahlung ausgesetzt ist. Im Gegensatz zu anfänglichen Befürchtungen haben die Untersuchungen an den Kindern und Kindeskindern der Atombombenüberlebenden bisher keinen Hinweis auf eine strahlenbedingte Erhöhung vererbbarer Effekte ergeben.[34]

Auch wenn die Zahlen niedriger sind, als viele von uns vielleicht intuitiv erwartet hätten: Jeder Krebstote ist einer zu viel! Und die Indizienlage hinsichtlich unseres Problems ist klar: Ähnlich wie beim Rauchen spricht die Statistik auch hier eine eindeutige Sprache. Radioaktive Strahlen erhöhen auch in relativ geringen Dosen das Risiko, an Krebs zu erkranken.[35] Jede überflüssige Strahlenexposition sollte also vermieden werden.

Trotzdem ist die Radioaktivität kein Kandidat, der geeignet wäre, das Krebsrätsel zu lösen. Wir stehen im Großen und Ganzen vor ähnlichen Problemen wie bei der Vergiftungs-Hypothese. Wir können zwar der ionisierenden Strahlung im Gegensatz zu Kanzerogenen nie vollständig entgehen. Denn wir Menschen sind schon immer der Strahlung aus den natürlichen Quellen in der Erde und aus dem Weltraum ausgesetzt, scheinen uns damit aber recht gut arrangiert zu haben. Ich werde weiter unten noch erklären, wie und warum das der Fall ist. Alles, was wir an Strahlung aus künstlichen Quellen zusätzlich aufnehmen, erhöht zwar tatsächlich unser Krebsrisiko, erklärt aber keineswegs den rasanten Anstieg bestimmter Krebserkrankungen im 20. Jahrhundert. Noch weniger erklärt es den Rückgang von Tumorerkrankungen wie dem Magenkrebs. Vermutlich hat die Entstehung der meisten Krebserkrankungen nichts mit Radioaktivität zu tun.

Eine Sache ist aber höchst auffällig: Wie bei den Karzinogenen führen auch hohe Dosen ionisierender Strahlung nie zwangsläufig zum Krebs. Sie erhöhen aber das statistische Risiko, an bestimmten Krebsformen zu erkranken. Strahlung wirkt also im Hinblick auf die Entstehung von Krebs ebenfalls stochastisch. Auch hier scheint im Einzelfall der Zufall seine Hand im Spiel zu haben.

Eine dritte Spur: Viren, Bakterien und andere Mikroorganismen

Manchmal erkalten heiße Spuren, ohne jemals angemessen gewürdigt worden zu sein. Wenn ungelöste Fälle dann nach Jahren wieder aufgerollt werden oder wenn neue Erkenntnisse weitere Puzzleteile ergänzt haben, können scheinbare Nebensächlichkeiten plötzlich mitten ins Zentrum der Ermittlung geraten.

In der Wissenschaft ist die Latenzzeit für gute Ideen mitunter noch deutlich länger als in der Kriminalistik. Schon vor über 150 Jahren prägten die Franzosen den merkwürdigen Begriff *Cancer à deux*.[36] Gemeint war damit das auffällige Zusammentreffen von Krebserkrankungen des Gebärmutterhalses und des Penis bei Sexualpartnern. Diese Beobachtung nährte den schrecklichen Verdacht, Krebs könnte – ähnlich wie Syphilis oder Gonorrhöe – ansteckend sein. Dass Kleinstlebewesen, die mit bloßem Auge nicht sichtbar sind – Bakterien, Viren, Einzeller oder Pilze – Krankheiten verursachen können, ist heute so sehr Teil der Allgemeinbildung, dass die bakterielle Infektion fast zum Archetyp von Krankheit geworden ist.

Das war nicht immer so. Das Konzept Infektionserkrankung verdanken wir im Wesentlichen der Medizin des 19. Jahrhunderts. Mit Hilfe verbesserter Mikroskope und der Entwicklung und Verfeinerung mikrobiologischer Techniken zur Kultivierung von Bakterien war es den Pionieren der Mikrobiologie wie Louis Pasteur oder Robert Koch gelungen, die Ursachen von Krankheiten wie der Tuberkulose, der Pest oder der Cholera aufzudecken, die bis dahin vollkommen rätselhaft waren. Natürlich war auch vorher schon offensichtlich, dass manche Krankheiten ansteckend sind. Der Kontakt mit Erkrankten war suspekt, aber der Mechanismus der Übertragung blieb ein Rätsel.

Der deutsche Arzt Friedrich Gustav Jacob Henle (1809–1885) war einer der Ersten, die das Konzept des Krankheitserregers als einem von außen in den Organismus eindringenden »Kleinstlebewesen« verfochten. Er schrieb in seinen *Pathologischen Untersuchungen*, dass eine Gruppe von Erkrankungen, die Infektionskrankheiten, von einem lebenden Agens, einem *Contagium vivum*, hervorgerufen würde, das in den Körper eindringt und sich wie ein Parasit verhält: »… die Materie der Kontagien [ist] nicht nur eine organische, sondern auch eine belebte, und zwar mit individuellem Leben begabte.«[37]

Die meisten zeitgenössischen Fachkollegen taten diese Hypothese als spekulativ ab. Erst durch die Arbeiten von Louis Pasteur einige Jahrzehnte später wendete sich das Blatt. Am 19. Februar 1878 stellte Pasteur der französischen *Académie Nationale de Médecine* seine Keimtheorie der Infektion vor. Seine Theorie fußte auf über 20-jähriger experimenteller Arbeit. Ihm war es dabei unter anderem gelungen, die Erreger der Geflügelcholera und des Milzbrands zu identifizieren.

Robert Koch verhalf der Keimtheorie dann endgültig zum Durchbruch. Sein erster großer Triumph war die Identifikation des Mykobakteriums tuberculosis, dem Auslöser der Tuberkulose. Ein zweiter Paukenschlag sollte Koch mit der Enttarnung von *Vibrio cholerae* als Erreger der gefürchteten Cholera gelingen.

Koch legte außerdem die methodischen Regularien fest, die man befolgen musste, um einen verdächtigen Keim zweifelsfrei als Verursacher einer Erkrankung identifizieren zu können. Diese vier sogenannten Kochschen Postulate haben in der Mikrobiologie bis heute ihre Gültigkeit. Das erste Postulat besagt, dass der potentielle Erreger bei jedem erkrankten Organismus zu finden sein muss. Dem zweiten Postulat zufolge muss sich der Keim aus dem Erkrankten isolieren und außerhalb des Körpers in einer Kultur oder einem Wirtstier vermehren lassen. Drittens sollte der gezüchtete Erreger in der Lage sein, die Erkrankung auch in Versuchstieren hervorzurufen. Und nach dem vierten und letzten Postulat muss sich der Krankheitskeim aus dem infizierten Versuchstier wieder isolieren und erneut in einer Kultur anzüchten lassen.

Nach und nach wurden Erkrankungen wie Diphtherie, Tetanus, Lepra, Pest, Syphilis oder Typhus als Infektionskrankheiten enttarnt, die von entsprechenden Bakterien verursacht werden. Dieser Befund trug viel zur Entmythologisierung dieser Geißeln der Menschheit bei.[38]

Seltsamerweise schien es aber Krankheiten zu geben, die sich von Individuum zu Individuum ausbreiten, ohne dass auch der schärfste Blick durchs Mikroskop irgendeinen Hinweis auf eine sichtbare Ursache verriet. Schon im Jahr 1886 stellte Adolf Eduard Mayer (1843–1942) fest, dass die Mosaikkrankheit der Tabakpflanze aus dem Saft von Blättern erkrankter Pflanzen auf gesunde Gewächse übertragen werden kann. Der Holländer Willem Martinus Beijerinck (1851–1931) filtrierte den Pflanzensaft mit einem sogenannten Chamberlain-Filter. Charles Chamberlain hatte zwei Jahre zuvor im Jahr 1884 einen Filter aus Kaolin entwickelt, der so kleine Poren hatte, dass er Bakterien zurückhielt und daher geeignet war, Bakterien-freie, also nach damaligem Verständnis sterile Lösungen herzustellen.

War aber das Filtrat trotz Passage durch einen solchen Chamberlain-Filter immer noch infektiös, so konnte das nur eines bedeuten: Es musste infektiöse »Partikel« enthalten, die noch deutlich kleiner als die bekannten Bakterien sind. Beijerinck war überzeugt, dass er einer völlig neuen Sache auf die Spur gekommen war. Er nannte seine Kopfgeburt Contagium Vivum Fluidum.

In den folgenden Jahrzehnten stellten mehrere Wissenschaftler fest, dass verschiedene menschliche Erkrankungen wie Gelbfieber, Kinderlähmung (Poliomyelitis), Masern oder Mumps durch diese geheimnisvollen, Bakterienfreien Filtrate zu übertragen waren. Das Contagium Vivum Fluidum blieb weiterhin unsichtbar, aber immerhin gelang es, die potentiellen Erreger auch in Zellkulturen oder in befruchteten Hühnereiern zu züchten und zu vermehren. Erst die Erfindung des Elektronenmikroskops mit seiner deutlich stärkeren Vergrößerung enttarnte die geheimnisvollen Erreger und machte das Contagium Vivum Fluidum für das menschliche Auge sichtbar. Die Viren waren entdeckt.

Der Begriff Virus (abgeleitet vom lateinischen Wort für »Gift«) hat in der Medizin eine lange Geschichte. Er wurde erstmals von Cornelius Aulus Celsus im 1. Jahrhundert v. Chr. verwendet. Celsus wollte damit ausdrücken, dass Krankheiten wie die Tollwut durch ein wie auch immer geartetes »Gift« im Speichel der Tiere übertragen wurden. Bis ins 17. Jahrhundert wurde der Begriff Virus für alle übertragbaren Krankheiten verwendet, ohne dass irgendjemand eine klare Vorstellung davon hatte, was sich eigentlich dahinter verbarg.

Erst als das Lichtmikroskop die Bakterien enttarnte, blieb ein unklarer Rest von übertragbaren Krankheiten übrig, die sich zunächst jeder weiteren Aufklärung entzogen. Alles, was im Lichtmikroskop unsichtbar blieb, also kleiner als 200 Nanometer war, wurde weiterhin als Virus bezeichnet. Damals glaubte man allerdings, diese restlichen übertragbaren Erkrankungen seien durch eine Art von Giften verursacht. Der entscheidende Haken an der »Gift-Theorie« war aber, dass Gifte sich bei jeder weiteren Übertragung immer mehr verdünnen und ihre Wirkungen dadurch rasch erschöpfen würden.

Viren dagegen sind Wesen oder Gebilde an der Bruchlinie zwischen belebter und unbelebter Welt. Je nachdem, wie Leben definiert wird, sind sie entweder der belebten oder der unbelebten Hemisphäre zuzuordnen. Sie bestehen aus Paketen von Desoxyribonukleinsäuren (DNA) oder Ribonukleinsäuren (RNA) und Proteinen.[39] Einige sind zusätzlich von einer Hülle aus kleinen Fettmolekülen umgeben. Viren haben keinen eigenen Stoffwechsel. Sie können sich aber vermehren, allerdings nur, wenn sie sich schmarotzerhaft der Vervielfältigungsmaschinerie eines Wirts bedienen, sei es der von Bakterien, Pflanzen, Tieren oder auch des Menschen. Zwischen 1880 und 1920 enthüllte das Konzept Infektionskrankheiten nach und nach die wahre Natur vieler, seit über 2000 Jahren bekannter, aber bisher unverstandener Erkrankungen.[40] Sollte auch der Krebs schließlich auf diese Weise enträtselt werden?

Die Leistungen der Mikrobiologie an der Wende vom 19. zum 20. Jahrhundert waren so bahnbrechend, dass damals viele Ärzte glaubten, auch Krebs könne nichts anderes als eine Infektionskrankheit sein. In den USA entstanden die ersten Krebskliniken, weil man unter anderem überzeugt war, man müsse Tumorpatienten von den anderen Kranken trennen und der Quarantäne unterwerfen.[41]

Ein erstes Indiz für die Infektions-Hypothese beim Krebs ließ denn auch nicht lange auf sich warten. Der Texaner Francis Peyton Rous unternahm am Rockefeller Institute in New York Experimente mit Tumoren von Hühnern. Zwischen 1909 – und 1911 gelang es ihm, durch Injektionen von Ultrafiltraten aus Muskeltumoren, diese Form von Krebs von kranken auf gesunde Hühner zu übertragen. Damit waren die Kochschen Postulate zu einem Teil erfüllt. Zumindest diese Form von Krebs war im Labor wie eine Infektion zu übertragen.

Sein Erreger konnte aber kein herkömmliches Bakterium sein, weil dieses die feinen Filter nicht hätte passieren können. Rous vermutete in dem Extrakt ein Virus. Allerdings besaß er wie auch seine Zeitgenossen nur sehr unklare Vorstellungen davon, was sich hinter diesem Begriff eigentlich verbarg.[42]

Nach diesen ersten aufsehenerregenden Ergebnissen wurde es allerdings rasch wieder still um die Infektions-Hypothese. Rous selbst scheiterte daran, Mäusetumoren auf eine ähnliche Art und Weise auf gesunde Tiere zu übertragen, und wandte sich ab 1915 anderen Aufgaben zu. Seine Arbeit geriet gut 50 Jahre lang fast in Vergessenheit. In den 1930er Jahren gelang zwar am Jackson Memorial Laboratory der Nachweis, dass das Mouse Mammary Tumor Virus (MMTV) bei Mäusen Krebserkrankungen hervorrufen kann. Peyton Rous entdeckte zusammen mit J. Beard, dass das Kaninchen-Papillom-Virus bei verschiedenen Tierarten ebenfalls bösartige Tumoren auslösen konnte. Aber die meisten Wissenschaftler sahen in diesen Befunden exotische

Kuriositäten aus dem Tierreich, die keine wesentliche Bedeutung für die Erklärung von Krebserkrankungen beim Menschen hätten.

Erst in den 1960er Jahren wurde die Bedeutung der Experimente von Rous im Kontext neuer Entdeckungen wiedererkannt und schließlich im Jahr 1966 sogar mit dem Nobelpreis gewürdigt. Doch noch ein Jahr, nachdem Francis Peyton Rous den Nobelpreis erhalten hatte, war völlig offen, ob Virusinfektionen irgendeine Bedeutung für die Entstehung von menschlichen Tumoren haben. In gängigen Lehrbüchern war damals zu lesen: »... im Fokus der heutigen Forschung steht jedoch das Problem der neoplastischen Transformation (Umwandlung zu Krebszellen) durch Viren. An der Onkogenität [der Fähigkeit, Tumoren auszulösen] bestimmter Viren besteht kein Zweifel. Völlig unentschieden ist jedoch die Bedeutung der Viren für die Tumorentstehung beim Menschen.«[43] Bis weit in die 1960er Jahre hinein war es nicht gelungen, aus irgendeinem menschlichen Tumor ein Virus zu isolieren, von dem anzunehmen war, dass es diesen Tumor ausgelöst hatte.

Eine erste Spur in diese Richtung verdanken wir der Beobachtungsgabe eines irischen Chirurgen. Denis Parsons Burkitt arbeitete seit 1946 als Arzt in vielen Ländern Ostafrikas. Im Jahr 1957 wurde ihm ein Junge vorgestellt, der an einer auffallenden Schwellung im Gesichtsbereich litt. Dieser Junge starb binnen weniger Wochen. In der folgenden Zeit fielen Burkitt andere Kinder und Jugendliche mit einem ähnlichen Krankheitsbild auf. Er sammelte analoge Fälle und erkannte, dass alle diese Kinder an einer seltenen Form von Lymphdrüsenkrebs, einer besonderen Variante des B-Zell-Lymphoms, litten. Merkwürdigerweise schien ausgerechnet diese seltene Krankheit in bestimmten Regionen Afrikas geradezu endemisch zu sein.

Zurück in England berichtete Burkitt über seine Erfahrungen. Sein Vortrag wurde von den meisten Zuhörern als ein typisches tropisches Kuriosum abgetan. Immerhin weckte er aber die Neugier von Anthony Epstein – eines renommierten Londoner Pathologen. Epstein hatte schon länger darüber spekuliert, Viren könnten in die Entstehung von Lymphomen verwickelt sein. Epstein und seinen Mitarbeitern Yvonne Barr und Bert Achong gelang es, die Zellen dieser Lymphome in Kultur zu vermehren und aus diesen Zellen schließlich ein DNA-Virus zu isolieren.

Dieses Epstein-Barr-Virus konnte Schritt für Schritt als Auslöser der sogenannten Burkitt-Lymphome dingfest gemacht werden.[44] Langsam erhielt die Virus-Hypothese wieder Auftrieb. Trotz der vorherrschenden Überzeugung, dass Viren bei menschlichen Krebserkrankungen keine Rolle spielen, beschäftigte sich auch R. Palmer Beasley aus Seattle in den 1970er Jahren mit dem möglichen Zusammenhang zwischen einer chronischen Infektion mit dem Hepatitis-B-Virus und dem hepatozellulären Karzinom (HCC). Dieser Tumor ist eine Krebserkrankung, die von der Leber ausgeht und in Europa und Nordamerika relativ selten ist. In einigen Ländern Ostasiens gehört sie aber zu den häufigsten Krebstodesursachen.

Beasley näherte sich, anders als Epstein, dem Problem aus der Vogelperspektive. Genau wie seine Kollegen Hill und Doll bediente er sich der Methoden der Feldforschung und der Epidemiologie. Über viele Jahre beobachtete Beasley eine Gruppe von 22707 männlichen Staatsbeamten in Taiwan. Zu Beginn des Beobachtungszeitraums litten 3454 der 22707 Beamten an einer latenten Infektion mit dem Hepatitis-B-Virus. Mitte der 1980er Jahre zog er Bilanz. Er stellte fest, dass Männer aus der Gruppe der Virus-Infizierten ein fast 100 Mal so hohes Risiko hatten, an Leberkrebs zu erkranken, als ihre nicht infizierten Kollegen.

Kurze Zeit später entdeckte man im Süden Japans, später auch in der Karibik und auf Papua-Neuguinea, ähnlich eindeutige Zusammenhänge zwischen einer seltenen Form von Leukämie, der adulten T-Zell-Leukämie, und der Infektion mit dem menschlichen T-Zell-Leukämie-Virus HTLV-1.[45]

Das stärkste Argument für die Virus-Hypothese lieferte aber die Entschlüsselung des Geheimnisses des seltsamen Cancer à deux, der vor fast 150 Jahren von französischen Ärzten beschrieben wurde. Dabei spielte ein deutscher Forscher eine zentrale Rolle, der Tumorvirologe Harald zur Hausen, inzwischen pensionierter Leiter des Deutschen Krebsforschungsinstituts in Heidelberg.

Sein Interesse galt schon früh der potentiellen Entstehung von Krebs aus Virusinfektionen. Bereits im Jahr 1976 äußerte er die Vermutung, dass humane Papillom-Viren (HPV), Vertreter einer großen Familie von DNA-Viren, die sich bisher vor allem als Verursacher banaler Warzen hervorgetan hatten, eine Rolle bei der Entstehung von Gebärmutterhalskrebs spielen könnten.[46] Er hatte beobachtet, dass einige morphologische Veränderungen, die Krebsvorläuferzellen aus Abstrichen vom Gebärmutterhals aufwiesen, durch eine Infektion mit diesen Viren verursacht wurden.[47] Aus diesem Verdacht wurde Baustein für Baustein eine immer besser untermauerte wissenschaftliche Theorie. Die Beweisführung wurde nicht unerheblich dadurch erschwert, dass es sehr viele – mittlerweile über 140 – Subtypen von humanen Papillom-

Viren) gibt, von denen die Mehrzahl harmlos ist und nur gutartige Warzen verursacht. Anfang der 1980er Jahre isolierte er mit seiner Arbeitsgruppe erstmals die Typen HPV 16 und HPV 18 aus Karzinomen des Gebärmutterhalses.[48] Auch damals schüttelten noch viele Kollegen den Kopf. »Ich galt als exzentrisch«, kommentiert er und schildert, wie er im Jahr 1987 auf einem Kongress auf Alfred Sabin traf, einen der Überväter der Virologie, den Erfinder der Schluckimpfung gegen Kinderlähmung. »Als unumstößliche Meinung verkündete er, dass Viren und Krebs nichts miteinander zu tun haben«, erinnert sich Harald zur Hausen. In seinem nachfolgenden Vortrag versuchte zur Hausen allerdings unmissverständlich klar zu machen, dass Sabin sich irrte.[49]

In etwa 70 Prozent aller Cervixkarzinome finden sich Spuren von HPV 16 oder HPV 18, in den anderen Tumoren wurden mittlerweile fast 25 weitere Typen von Papillom-Viren entdeckt. Diese Koinzidenz ist noch lange kein Beweis. Mittlerweile ist es aber gelungen, Schritt für Schritt die verschlungenen molekularen Wege nachzuvollziehen, auf denen die Papillom-Viren gutartige Zellen der Schleimhaut des Gebärmutterhalses in die Transformation zur Krebszelle führen.[50] Vermutlich spielt dieses Virus tatsächlich bei der Entstehung von nahezu jedem bösartigen Tumor des Gebärmutterhalses eine entscheidende Rolle.

Die Entdeckung, dass Viren Krebs auslösen können, fügt nicht nur der Liste der Verdächtigen einen weiteren Kandidaten hinzu. In diesem Fall eröffnen sich dadurch auch völlig neue Perspektiven zur Vorbeugung und Behandlung der Erkrankung. Einer Viruserkrankung kann man durch Impfen vorbeugen. Impfstoffe gehören zu den größten Erfolgsgeschichten der modernen Medizin. Sie haben Millionen Menschen das Leben gerettet und viele virale Krankheiten fast oder – wie die Pocken – sogar vollständig ausgelöscht.

Weltweit erkranken jedes Jahr über 500 000 Frauen am Gebärmutterhalskrebs. Mehr als ein Drittel dieser Frauen stirbt an der Erkrankung. Wenn tatsächlich fast alle dieser Fälle durch Infektionen mit Papillom-Viren ausgelöst werden, dann wäre ein Impfstoff gegen die Viren eine äußerst verlockende Strategie zur Krebsprävention. Inzwischen haben zwei Pharmakonzerne, Merck und GlaxoSmithKline, entsprechende Impfstoffe auf den Markt gebracht. Zum ersten Mal in der Geschichte der Medizin könnte damit eine Krebserkrankung durch Impfen weitgehend zum Aussterben verurteilt werden. In Deutschland wird seit ein paar Jahren die Impfung für alle Mädchen empfohlen. Papillom-Viren werden oft durch Geschlechtsverkehr übertragen, daher sollte vor Beginn der Pubertät geimpft werden. Ob die Saat aufgeht und die Impfung das Cervixkarzinom tatsächlich zur Rarität macht, ist bisher noch unklar. Zwischen Infektion und Erkrankung liegt eine Latenzzeit von Jahrzehnten. Wir werden uns daher noch ein wenig in Geduld üben müssen.

Liefert das Konzept der Infektionskrankheit endlich den Schlüssel zur Lösung des Krebsproblems? Ohne Zweifel gibt es Krebserkrankungen wie den Gebärmutterhalskrebs, das hepato-zelluläre Karzinom oder das endemische Burkitt-Lymphom, die durch Viren ausgelöst werden.

Die Papillom-Viren verursachen nicht nur Gebärmutterhalskrebs und Peniskarzinome, sie erhöhen auch das Risiko, an Tumoren des Analkanals und an Karzinomen im Mund- und Rachenraum zu erkranken. Das Epstein-Barr-Virus wird nicht nur beim endemischen Burkitt-Lymphom, sondern auch bei vielen Patienten mit Nasopharynxkarzinom gefunden. AIDS-Patienten erkranken deutlich häufiger an dem seltenen Kaposi-Sarkom und bestimmten Formen von Lymphdrüsenkrebs als die Durchschnittsbevölkerung.

Zahlreiche weitere Infektionskrankheiten gehen ebenfalls mit einem erhöhten Risiko für ganz bestimmte Krebsarten einher. Nicht nur Viren, auch Bakterien und sogar Parasiten scheinen einen Einfluss auf die Entstehung von Tumorerkrankungen zu haben. Eine Infektion der Magenschleimhaut mit dem Bakterium Helicobacter pylori steigert die Gefahr von Magenkrebs und führt zu einem erhöhten Risiko, sogenannte MALT-Lymphome zu entwickeln, eine Krebserkrankung, die von Lymphozyten in der Magenschleimhaut ihren Ausgang nimmt. Menschen mit Blasen-Bilharziose, einer Erkrankung, die durch den Parasiten Schistosoma mansoni hervorgerufen wird, haben ein erhöhtes Risiko, an Blasenkrebs zu erkranken.[51] Die Liste könnte fortgesetzt werden.

Das sind aber zunächst einmal Beobachtungen aus der Vogelperspektive. Die Epidemiologie hat diese Zusammenhänge dokumentiert. Anders als beim Gebärmutterhalskrebs wissen wir aber bei vielen beobachteten Koinzidenzen nicht, auf welche Weise die Infektion die Entstehung der betreffenden Krebskrankheit fördert. Der Nachweis einer unmittelbar kanzerogenen Wirkung des Erregers liegt nur für wenige dieser Krankheitskeime auf dem Tisch.

Erreger wie die Bakterien und Parasiten scheinen die Entstehung von Krebs eher auf indirekte Weise zu begünstigen. Die Beziehung zwischen Ursache und Wirkung ist bei den Mikroorganismen vielschichtiger, verschlungener und komplexer als bei der Strahlung oder den chemischen Karzinogenen. Aber auch hier gibt es durchaus bezeichnende Gemeinsamkeiten zwischen den Viren und den anderen Tatverdächtigen. Eine Infektion mit kanzerogenen Viren erhöht lediglich das Risiko zu erkranken. Keine Infektion führt zwangsläufig zum Krebs. Nur 3 – 5 Prozent der Träger von HTLV-1 erkranken tatsächlich an der T-Zell-Leukämie. Fast 25 Prozent aller Frauen in den USA sind mit Papillom-Viren vom Typ 16 oder Typ 18 infiziert. Glücklicherweise entwickelt nur ein Bruchteil der Infizierten tatsächlich ein Cervixkarzinom.

Andererseits entstehen viele Krebsformen völlig ohne Zutun eines infektiösen Erregers. Gerade bei den häufigsten Krebsformen wie dem Darmkrebs, dem Brustkrebs, dem Krebs der Prostata und dem Lungenkrebs scheinen Viren oder Bakterien keine Rolle zu spielen. Auffallend ist – ähnlich wie bei der Strahlung und bei den chemischen Karzinogenen – wieder die lange Latenzzeit zwischen Infektion und der Entwicklung eines bösartigen Tumors. Sie kann bei einer Infektion mit HTLV-1 zwischen 30 und 50 Jahren liegen.[52] Bevor wir aber jetzt bereits Bilanz ziehen können, sollten wir noch einer letzten, durchaus ernstzunehmenden Spur nachgehen.

Eine vierte Spur: Krebs als Bürde der Vergangenheit?

Nature or nurture? Natur oder Erziehung? Falls Frauen tatsächlich schlechter einparken, liegt das an ihren Genen? Oder fahren sie – statistisch betrachtet – einfach seltener Auto? Ist das Y-Chromosom schuld, wenn Männer schlechter zuhören, oder liegt das am über Generationen trainierten Kampf um die Lufthoheit am Stammtisch?

Die Frage nach den genetischen (soll heißen vererbten) Komponenten menschlicher Fähigkeiten oder Eigenschaften ist alles andere als harmlos. Sie ist ein Politikum und birgt viel Potential für Konflikte, Missverständnisse und Fehlinterpretationen. Unstrittig ist die Bedeutung der Vererbung für vergleichsweise unproblematische Eigenschaften wie die Farbe unserer Haare oder unserer Augen. Geht es aber um genuin menschliche Fähigkeiten im weiteren Sinn, kann *nature or nurture* zur Gretchenfrage werden. Sie merken vielleicht, wir betreten ein gesellschaftspolitisches Minenfeld. Was bei Debatten über die Ursachen von Geschlechterunterschieden unter Umständen noch spielerischen Charakter haben kann und für den einen oder anderen Gemeinplatz am Stammtisch oder beim Stehempfang taugt, wurde nur zu oft zur Quelle blutiger Konflikte, wenn es um die Frage nach den Wurzeln scheinba-

rer, vermuteter oder tatsächlicher Unterschiede zwischen Rassen, Ethnien, sozialen Schichten oder Nationalitäten ging.
Diese Büchse der Pandora soll hier nicht geöffnet werden. Aber wenn wir schon diskutieren, ob Fähigkeiten wie Bälle fangen, Kopfrechnen oder Aggressivität zum Teil durch unsere genetische Ausstattung festgelegt sind, so sollten wir uns erst recht fragen, ob auch das Krebsrisiko eine erbliche Komponente haben könnte.

Es ist durchaus von Bedeutung, ob eine Krankheit ausschließlich oder zum Teil eine ererbte Bürde ist oder ob sie ganz und gar als Produkt unserer Lebensumstände interpretiert werden muss. Dieses Wissen kann für Fragen wie Prävention und Früherkennung und auch für die Entwicklung geeigneter Behandlungsstrategien entscheidend sein.

Warum sollte Krebs eine Erbkrankheit sein? Um diese Frage beantworten zu können, müssen wir uns – wie bei den Vergiftungen oder den Infektionskrankheiten – erst klar machen, was mit dem Begriff Erbkrankheit überhaupt gemeint ist. Und genau an dieser Stelle beginnen die Schwierigkeiten. Wir müssen lernen zu unterscheiden, was Erbkrankheiten im engeren Sinn sind und was es bedeutet, wenn von Krankheiten mit erblicher Komponente die Rede ist.

Schürft man im Internet nach Informationen über medizinische oder biologische Themen, dann sind die großen Datenbanken der amerikanischen National Institutes of Health eine wahre Goldgrube.[53] Dort finden sich riesige Literaturdatenbanken von Fachartikeln,[54] aber auch Informationen zu unzähligen biologisch bedeutsamen Molekülen, Proteinen und ihren Genen. Beim virtuellen Schlendern über die diversen Oberflächen kann man auf eine große Datenbank mit dem seltsamen Namen OMIM stoßen. Das ist ein Akronym und steht für *Online Mendelian Inheritance in Men*. Diese Datenbank ist eine Übersicht über alle bekannten Erbkrankheiten im klassischen Sinn. Sie bietet detaillierte Informationen zu den Entstehungsmechanismen und Charakteristika von über 5000 erblichen Krankheiten oder Syndromen. Den Begriff Krebs als eigenständige Erbkrankheit werden wir dort vergeblich suchen.

Der Begriff Mendelian Inheritance (Mendelsche Vererbung) ist ein zentraler Terminus technicus der Biologie. Sie ehrt einen Mann, der gar kein »professioneller« Naturwissenschaftler, sondern Geistlicher war. Trotzdem wurde er nach Charles Darwin zur vielleicht bekanntesten Persönlichkeit in der Geschichte der Biologie.

Johann Mendel war seit 1843 Mönch und ab 1868 Abt in der Augustiner-Abtei St. Thomas in Alt Brünn. Hier erhielt er seinen Ordensnamen Gregorius. Mendel war Priester. Aber er hatte von 1851 bis 1853 an der Universität Wien unter anderem auch Experimentelle Physik bei Christian Doppler, dem Entdecker des Doppler-Effekts, und Anatomie und Physiologie der Pflanzen bei Franz Unger studiert. Er selbst lehrte allerdings nie an einer Universität, fiel durch die Lehramtsprüfung und war nur als Hilfslehrer für Naturwissenschaften tätig.

Sie haben sich vielleicht schon einmal gefragt, warum Ihre Schwestern die blauen Augen des Vaters und Sie die graugrünen der Großmutter geerbt haben? Genau diese Fragen trieben auch Johann Gregor Mendel um. Bis weit ins 19. Jahrhundert hinein waren die meisten Wissenschaftler der Meinung, dass die Merkmale der Kindergenerationen das Resultat einer Mischung der Merkmale beider Eltern sind, ähnlich wie sich Wein und Mineralwasser zu Schorle vermischen. Dieses Modell der »Vermischung« hatte aber gewaltige Haken. Es ließ viele Fragen ungeklärt und wurde allzu oft von der Realität widerlegt. Vor allem war es nur schwer mit vielen Aspekten von Darwins neuer Theorie von der Evolution in Einklang zu bringen.

Gregor Mendel entwickelte ein vollkommen anderes Modell, das erklären sollte, wie Merkmale von Generation zu Generation weitergegeben werden. Wir kennen es heute als die sogenannten Mendelschen Erbgänge. Im Jahr 1856 begann Mendel im Garten des Klosters seine systematischen Kreuzungsexperimente mit klug ausgewählten Sorten der Erbse. Diese Erbsen unterschieden sich in insgesamt sieben gut beobachtbaren Merkmalen. Mendel kreuzte sie, indem er die Pollen der einen Sorte auf die Narben der anderen Sorte brachte. Unerwünschte Selbst- und Fremdbestäubungen verhinderte er dadurch, dass er die Staubblätter entfernte und die Blüten verhüllte. Das war der Beginn einer jahrelangen Versuchsreihe mit vielen tausend Pflanzen. Die Verteilung der Merkmale in den Tochter- und Enkelgenerationen dokumentierte Mendel akribisch in Form von großen Stammbäumen. Nach und nach stellte er fest, dass die Häufigkeitsverteilung der Merkmale in den Stammbäumen bestimmte reproduzierbare Muster aufwies.

Mit Hilfe einfacher Statistik versuchte er, die Regeln hinter den Mustern der Verteilung der relativen Häufigkeiten der einzelnen Merkmale zu finden. Aus diesen Experimenten gingen schließlich zwei allgemeine Vererbungsgesetze hervor, die bis heute als Mendelsche Regeln bekannt sind.[55]

Mendel hatte einen sicheren Instinkt und sich ein denkbar geeignetes Modellsystem ausgesucht. Seine Wahl fiel auf die Erbse, weil deren Vertreter »constant differirende Merkmale besitzen (...), die Hybriden derselben (...) während der Blüthezeit vor der Einwirkung jedes fremdartigen Pollens geschützt [sind, und weil] die Hybriden und ihre Nachkommen in den aufeinander folgenden Generationen keine merkliche Störung in der Fruchtbarkeit erleiden.«[56] Aus der Häufigkeitsverteilung der Merkmale in Stammbäumen schloss er, dass jedes phänotypische Merkmal das Resultat der Kombination zweier Elemente sein musste, die unabhängig voneinander existieren: ein Element stammt vom Vater, das andere von der Mutter. Wir nennen die Mendelschen Elemente heute Gene und die Variationen, in denen ein einzelnes Gen auftreten kann, Allele.

Zu Mendels Lebzeiten war der Begriff Gen in seiner heutigen Bedeutung völlig unbekannt. Erst nach Jahrzehnten wurde den Biologen klar, was Gene sind, wie sie aussehen, wo sie im Körper zu finden sind und auf welche Weise sie wirken. Im nächsten Kapitel komme ich wieder darauf zu sprechen.

In ihrer einfachsten Form funktionieren die Mendelschen Regeln wie folgt: Von jedem vererbbaren Element, das eine bestimmtes Merkmal – zum Beispiel die Farbe der Erbsen – determiniert, existieren mehrere *Varianten* (grün, gelb, etc.). Jede Tochter erbt von jedem Elternteil genau ein Element. Die Ausprägung des Merkmals bei der Tochtererbse ist immer die Folge der speziellen Kombination der beiden von den Eltern ererbten Elemente. Wenn beide Mendelschen Elemente identisch sind – zum Beispiel, wenn beide die Erbsenfarbe Grün bedingen[57] –, dann ist das Ergebnis ebenso eindeutig wie langweilig: Die Tochtererbse ist tatsächlich und offensichtlich phänotypisch grün.

In diesem Fall spricht man von Homozygotie. Interessanter sind die Fälle, bei denen zwei unterschiedliche Varianten eines Elements (in heutiger Diktion zwei verschiedene Allele eines Gens) an ein und dasselbe Individuum vererbt werden, zum Beispiel die Varianten grün und gelb. In diesem Fall spricht man von Heterozygotie. In diesem Fall entsteht nämlich nicht, was vielleicht nahe läge, eine neue Generation gelbgrüner Erbsen.

Mendel beobachtete keine Mischung der Merkmale und schloss daraus, dass zwei unterschiedliche Kategorien von Elementen existieren müssen. Es scheint dominante und rezessive Varianten jedes Elements zu geben. Ein dominantes Element kommt in jedem Fall als Merkmal zur Ausprägung, ganz gleich, ob die Erbse homo- oder heterozygot für dieses Element ist. Rezessive

Varianten von Elementen treten nur dann als Merkmal in Erscheinung, wenn zwei identische rezessive Elemente im gleichen Individuum vorliegen, also im Fall von Homozygotie.

Über 30 Jahre lang ruhte Mendels bahnbrechende Theorie in einem Dornröschenschlaf, kaum beachtet von der Zunft der Biologen. Das lag sicher unter anderem daran, dass sie von einem Außenseiter in einer kaum bekannten Zeitschrift veröffentlicht wurde. Dann, im Jahr 1900, etwa 15 Jahre nach Mendels Tod, wurde sie von gleich drei Biologen, Carl Erich Franz Joseph Correns, Hugo De Vries und Erich Tschermak, unabhängig voneinander wiederentdeckt und in ihrer Bedeutung erkannt.

Auch die Medizin kannte das Phänomen, dass manche Krankheiten in bestimmten Familien auffällig oft und über die Generationen hinweg gehäuft auftreten, schon vor Mendels Arbeiten. Was ihr fehlte, war die Theorie, um dieses Phänomen zu interpretieren. Sir Archibald Edward Garrod, Medizinprofessor an der ehrwürdigen Universität Oxford, war vermutlich der Erste, der eine Krankheit entdeckte, die exakt in den Rahmen des Mendelschen Regelwerks zu passen schien und wie die Farben der Erbsen von Generation zu Generation weitergegeben wurde.[58] Diese Krankheit, die Alkaptonurie, ist eine seltene Stoffwechselerkrankung, die zum Modell aller klassischen Erbkrankheiten wurde.

Bevor wir uns die Frage stellen, ob es Krebserkrankungen gibt, die die Kriterien einer Erbkrankheit mit Mendelschem Erbgang erfüllen, sollten wir überlegen, wie der Stamm einer solchen »Krebsfamilie« aussehen würde. Schauen wir uns die Konsequenzen der Mendelschen Regeln an: Das Kind eines homozygoten Trägers dominanter, krebsauslösender Allele wäre in jedem Fall ebenfalls krank, weil es zwangsläufig mindestens ein dominantes Problem-Allel erbt, unabhängig davon, was der andere Elternteil beiträgt. Das Kind eines heterozygoten Trägers eines solchen dominanten Allels hat immerhin noch ein 50:50-Risiko, selbst Merkmalsträger – also krank – zu werden, auch wenn der andere Elternteil genetisch völlig gesund ist.

Wenn eine Krebserkrankung den Mendelschen Regeln folgen würde, müssten bei einer dominant vererbten Erkrankung mindestens die Hälfte, bei einem homozygoten Elternteil sogar alle Kinder an Krebs erkranken. Kinder gesunder Eltern hingegen sollten nie Opfer einer dominant vererbten Erkrankung werden.

Bei rezessiv vererbten Krebserkrankungen würden alle Kinder erkranken, bei denen beide Eltern homozygot bezüglich des kritischen Allels und damit auch phänotypisch krank sind. Wenn im Erbgut beider phänotypisch gesunder Eltern je ein krankmachendes Allel verborgen schlummert, liegt die Gefahr für Kinder zu erkranken bei einer Wahrscheinlichkeit von 0,5 × 0,5 = 0,25 (~ 25 %).

Bei phänotypisch gesunden Eltern hängt die Wahrscheinlichkeit, eine rezessiv vererbte Krebserkrankung zu bekommen, von der relativen Häufigkeit der krankmachenden Variante des Allels der betreffenden Bevölkerungsgruppe ab. Manche Allele sind relativ häufig und bei einigen Prozent der Gesamtbevölkerung vorhanden. Seltene Allele treten dagegen nur bei einem unter vielen tausend Individuen auf. Entsprechend groß oder gering ist die Gefahr, dass sich zwei Träger kritischer Allele treffen und ein Kind bekommen, dem von beiden Elternteilen die krankmachende Variante vererbt wurde (das Risiko berechnet sich wie folgt: Allelhäufigkeit^2 × 0,5 × 0,5).

Gibt es tatsächlich Krebserkrankungen, die den typischen Mustern der Mendelschen Erbgänge folgen? Die Frage kann inzwischen mit einem eindeutigen »Ja, aber ...« beantwortet werden. Seit einigen hundert Jahren gibt es immer wieder anekdotische Berichte über Familien, in denen Krebs gehäuft vorkommt.

Der erste gut dokumentierte Stammbaum einer solchen Krebsfamilie stammt von dem französischen Chirurgen Paul Broca und wurde im Jahr 1852 erstellt. Es handelt sich um den Stammbaum der Familie einer ominösen Madame Z. und ihrer Nachkommen. Bis heute wurde nicht eindeutig geklärt, wer sich hinter Madame Z. verbirgt. Es wird sogar spekuliert, dass es sich dabei um Brocas eigene Frau handeln könnte.[59]

Madame Z. war an Brustkrebs erkrankt, und der Blick auf ihren Familienstammbaum zeigt, dass die meisten ihrer weiblichen Nachkommen ihr Schicksal teilten.

Ein anderes Beispiel einer Krebsfamilie betrifft eine der prominentesten Familien des 19. Jahrhunderts. Die Todesursache des vielleicht meist gehassten und zugleich meist umjubelten Mannes des 19. Jahrhunderts ist – wie sollte es auch anders sein – Gegenstand unzähliger Gerüchte. Napoleon Bonaparte, der sich fast ganz Europa unterworfen hatte, starb einsam, am 5. Mai des Jahres 1821, mit nur 51 Jahren im Exil auf St. Helena, einer Insel im stürmischen Südatlantik. Um die Todesursache ranken sich viele Gerüchte, denn sie war ein Politikum. Schon bei der Obduktion gab es heftige Kontroversen zwi-

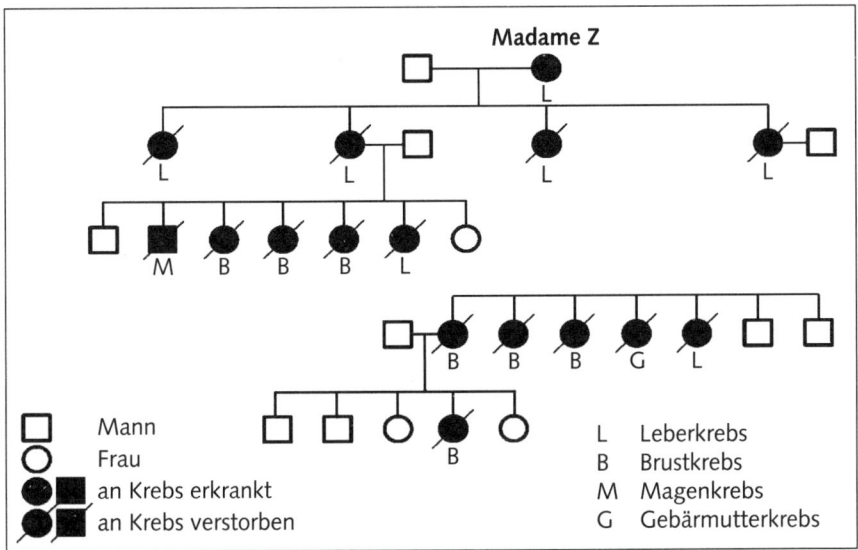

Abbildung 1: Der Stammbaum der »Madame Z.«⁶⁰

schen den beteiligten pro-britischen und pro-französischen Ärzten. Am Ende lagen fünf verschiedene Obduktionsberichte vor. Einige Franzosen vermuten bis heute, dass Napoleon von den heimtückischen Briten vergiftet wurde. Die Briten favorisierten Krebs, was schicksalhaft genug schien, um nicht dem britischen Empire angekreidet zu werden. In Wahrheit starb Bonaparte wohl an einer Leberinfektion.⁶¹ Napoleons Familiengeschichte spielte allerdings den Briten in die Hände. Denn es gab im Leben Bonapartes etwas, das er mindestens genauso fürchtete wie den russischen Winter oder die englische Flotte: den Magenkrebs.⁶² Sein Vater, vermutlich auch sein Großvater und mindestens zwei, möglicherweise sogar vier seiner sieben Geschwister starben an dieser grausamen Krankheit.⁶³ Möglicherweise litt auch Napoleon an Magenkrebs, obwohl er letztendlich wohl einer Amöbeninfektion zum Opfer fiel.

Wie kann man diese merkwürdigen Häufungen von Krebserkrankungen in bestimmten Familien erklären? Sind sie tatsächlich das Resultat Mendelscher Erbgänge? Familien teilen nicht nur ihre Erbsubstanz, sondern meistens auch ihre Gewohnheiten, ihre Umwelt, ihre Nahrung, schlichtweg alle ihre Lebensumstände. Diese gemeinsamen Lebensumstände liefern allerdings keine vernünftige Begründung für die erstaunliche Häufung relativ seltener Krebserkrankungen in bestimmten Familien. Das Krebsrisiko bleibt oft auch über

Generationen, obwohl die Umwelt sich inzwischen dramatisch verändert hat, mehr oder weniger konstant. Und es trifft auch Verwandte, die räumlich weit voneinander getrennt aufwachsen.

Die frühesten wissenschaftlich belastbaren Hinweise darauf, dass ein erhöhtes Erkrankungsrisiko erblich sein kann, stammen aus epidemiologischen Studien aus der Zeit zwischen 1940 und 1960.[64] Mittlerweile sind tatsächlich einige Krebserkrankungen bekannt, die den Mendelschen Erbgängen folgen.

Der Leidener Anatom Pieter Paus, genannt Petrus Parwis, beschrieb schon 1597 in *Observationes Anatomicae Selectiores* im Kapitel »Tumor oculorum« die Obduktion eines erst dreijährigen Knaben, der an einem merkwürdigen, großen Tumor des linken Auges gestorben war. Rudolf Virchow bezeichnete diesen außerordentlich seltenen Tumor dann fast 300 Jahre später im Jahr 1864 als »Glioma retinae«.

1872 sah sich Hilario De Gouvea, ein junger brasilianischer Augenarzt in Rio de Janeiro, mit dem Fall eines kleinen Jungen konfrontiert, der am rechten Auge an einem solchen Glioma retinae litt. De Gouvea tat das einzig Richtige. Er entfernte das befallene Auge. Der Junge überlebte, wuchs auf und heiratete eine Frau, in deren Familiengeschichte Krebs keine Rolle zu spielen schien. Das Paar hatte mehrere Kinder. Gleich zwei ihrer Töchter entwickelten denselben extrem seltenen Tumor wie ihr Vater, noch dazu auf beiden Augen gleichzeitig. Sie starben daran. Für Hilario De Gouvea blieben diese Fälle ein Rätsel.

Wenig später erkannte Albrecht von Graefe, dass es sich bei vielen Fällen dieser sehr seltenen Augentumoren um eine erbliche Krankheit handelte. Der definitive Namensgeber der Erkrankung wurde dann der Augenarzt Fredrick Herman Verhoeff. Er entdeckte im Jahr 1926, dass diese seltenen Tumoren aus unreifen Zellen der Netzhaut entstanden, aus den sogenannten Retinoblasten. Er nannte die Erkrankung deshalb das Retinoblastom. Etwa 40 Prozent aller Retinoblastome treten familiär gehäuft auf und werden nach den Mendelschen Gesetzen autosomal-dominant[65] ererbt. Ungewöhnlich ist außerdem, dass sie im Gegensatz zu fast allen anderen Tumorerkrankungen beinahe ausschließlich Kleinkinder betreffen und praktisch nie nach dem achten Lebensjahr zu beobachten sind.

Im Gegensatz zu diesem exotischen Tumor des Auges gehört der Darmkrebs zu den häufigsten Krebsformen. Bald werden mehr als 500000 Menschen jedes Jahr in Deutschland an Krebs erkranken. Bei mehr als jeder zehnten Erkrankung handelt es sich um Darmkrebs. Damit wird fast jeder 30. Mitteleuropäer im Lauf seines Lebens zum Opfer dieses Tumors. Fast immer trifft es die Menschen erst in ihrer zweiten Lebenshälfte. Allerdings kennen wir seit einigen Jahrzehnten Varianten des Darmkrebses, die sich nicht an diese Regel zu halten und auch sonst ihre Eigenheiten zu haben scheinen. Manchmal erkranken jüngere Menschen, selbst Jugendliche am Darmkrebs. Beim Blick mit dem Endoskop in den Darm dieser Erkrankten[66] zeigt sich oft nicht nur der bösartige Tumor selbst, sondern es fallen auch hunderte, manchmal tausende Krebsvorstufen im Form von kleinen Polypen, sogenannten Adenomen, auf.

Forscht man in der Familiengeschichte dieser Patienten nach, stellt man fest, dass sehr oft Verwandte und Vorfahren in gleicher Weise betroffen waren. Beim Blick auf die Stammbäume wird deutlich, dass sich diese Erkrankung an Mendels Regeln zu halten scheint und das typische Muster eines autosomal-dominanten Erbgangs aufweist.

Diese spezielle Variante des Darmkrebses wird deshalb auch familiäre adenomatöse Polypose (FAP) genannt. Die familiäre adenomatöse Polypose verursacht etwa 1 Prozent aller Darmkrebs-Erkrankungen. Dieses eine Prozent verhält sich ohne Zweifel wie eine Erbkrankheit mit klassisch dominantem Mendelschen Erbgang.

Mittlerweile sind über 50 weitere erbliche Syndrome bekannt, die zu erhöhtem Krebsrisiko oder manchmal auch fast zwangsläufig zu Krebserkrankungen führen und die sich mehr oder weniger an die Mendelschen Regeln zu halten scheinen.[67]

Selbst wenn Merkmale nach den Mendelschen Regeln vererbt werden, entspricht die Häufigkeitsverteilung der unterschiedlichen Phänotypen in den Folgegenerationen nicht immer den Voraussagen der Theorie. Die Wirklichkeit ist komplizierter als Mendels Gedankengebäude. So können Allele trotz Dominanz unvollständig »penetrant« sein. Das bedeutet, dass nicht 100 Prozent aller Träger des jeweiligen Allels den entsprechenden Phänotyp aufweisen, obwohl es dominant vererbt wird. Dies ist nur eines der Phänomene, die die Realität komplizierter gestalten, als von Mendels Theorie vorhergesagt. Trotz der genannten Beispiele und der besagten 50 Krebssyndrome sind Krebserkrankungen, die den Mendelschen Regeln gehorchen, eine recht seltene Ausnahme.

Allerdings werden viele Eigenschaften vererbt oder weisen zumindest eine erbliche Komponente auf, ohne dass sie den Mendelschen Vererbungsregeln gehorchen. Das liegt unter anderem daran, dass der Begriff Merkmal im Grunde eine vollkommen willkürliche Kategorie ist. Das Merkmal entsteht im Auge des Betrachters. Wir definieren Eigenschaften, die uns interessieren, als Merkmale. Damit wird klar, dass viele Merkmale nicht das Produkt eines einzelnen Mendelschen Elements oder – in moderner Diktion – eines Gens sein können. Viele Merkmale beruhen auf spezifischen Konstellationen mehrerer Gene, oder sie sind wie ein Orchesterstück, das aus dem Zusammenspiel vielfältiger Umweltfaktoren vor einem komplexen genetischen Hintergrundgeräusch entsteht.

Neben den Erbkrankheiten im engeren Sinn, wie sie die OMIM-Datenbank auflistet, gibt es viele Erkrankungen, die eine erbliche Komponente haben. Nicht die Erkrankung selbst, sondern nur die Disposition zur Erkrankung oder umgekehrt die relative Resistenz gegen eine Krankheit wird vererbt. Es handelt sich meistens um Erbgänge, bei denen viele Mendelsche Elemente (Gene) zusammenwirken. Der Ausbruch der Erkrankung ist dann das Resultat der Interaktion von genetischer Ausstattung und den individuellen Lebensumständen.

Es ist im konkreten Fall alles andere als trivial herauszufinden, wie hoch die relative Bedeutung der erblichen Komponente ist. Die Untersuchung von Familienstammbäumen kann zwar Hinweise auf erhöhte Erkrankungsrisiken in bestimmten Familien liefern, sie lässt aber keine verlässliche Aussage über den relativen Beitrag der einzelnen Komponenten zu.

Glücklicherweise hat die Natur selbst Experimente gemacht, die uns helfen, der Lösung dieses Problems ein Stückchen näher zu kommen. In knapp einem von 100 Fällen kommen Kinder als Zwillinge zur Welt. Zwillinge entstehen entweder durch gleichzeitige Befruchtung zweier unterschiedlicher Eizellen mit zwei verschiedenen Spermien (zweieiige Zwillinge) oder durch sehr frühe Teilung einer einzigen Frucht (eineiige Zwillinge). Eineiige Zwillinge haben also ein vollständig identisches Erbgut, während zweieiige Zwillinge sich genetisch nicht stärker ähneln als normale Geschwister. Im Gegensatz zu normalen Geschwistern sollten aber zwischen ein- und zweieiigen Zwillingen kaum systematische Unterschiede bezüglich der Einflüsse ihrer Umwelt innerhalb wie auch nach Verlassen der Gebärmutter bestehen.

Damit ist dieses Experiment der Natur ein ziemlich gutes Modell, um die relative Bedeutung vererbbarer Faktoren bei der Entstehung von Krebserkrankungen zu untersuchen.[68] Wenn die Hälfte der Geschwister erkrankter eineiiger Zwillinge ebenfalls erkrankt, aber nur ein Zehntel der zweieiigen Geschwister, wäre das ein deutlicher Hinweis darauf, dass vererbbare Faktoren einen bedeutenden Einfluss haben. Je mehr sich die Raten der Erkrankungen von ein- und zweieiigen Zwillingsgeschwistern aber angleichen, desto geringer muss der genetische Einfluss auf das Erkrankungsrisiko sein.

Eine der wenigen verlässlichen Untersuchungen dieser Art hat Paul Lichtenstein in Skandinavien durchgeführt. Seine Arbeitsgruppe erfasste die Häufigkeit der 28 gängigsten Tumorerkrankungen bei 44 788 Zwillingspaaren in Dänemark, Finnland und Schweden.[69] Seine Ergebnisse sind ausgesprochen interessant.

Über alle Krebskrankheiten gemittelt, ist das Risiko der Geschwister von Erkrankten nicht sonderlich hoch, das Schicksal ihres Bruders oder ihrer Schwester zu teilen, ganz gleich, ob es sich dabei um ein- oder zweieiige Zwillinge handelt. Bei vielen Krebsarten wie dem Lymphdrüsenkrebs, den Karzinomen im Mund- und Rachenbereich, den Schilddrüsenkarzinomen, den Tumoren der Gebärmutter, dem Nierenzellkrebs, den Tumoren des Bindegewebes oder des Knochens scheinen erbliche Faktoren kaum eine Rolle zu spielen.

Bei bestimmten Krebsformen wie dem Darmkrebs, dem Prostatakrebs oder auch dem Brustkrebs waren allerdings zum Teil erhebliche Unterschiede zwischen dem Erkrankungsrisiko ein- oder zweieiiger Zwillinge zu beobachten. Lichtenstein und seine Kollegen errechneten aus ihren Daten, dass beim Brust-, Darm und Prostatakrebs bei der Entstehung von 27–41 Prozent aller Erkrankungen ererbte Faktoren ihre Hand mit im Spiel haben.

Fassen wir zusammen: In seltenen Fällen verhält sich Krebs wie eine typische Erbkrankheit. Darüber hinaus scheint es Krebsformen zu geben, die häufiger bei Personen auftreten, die von ihren Vorfahren eine entsprechende Bürde ererbt haben. Trotzdem ist Krebs genauso wenig eine Erbkrankheit wie eine Vergiftung oder eine Infektionskrankheit.

Fazit – Vier Hauptverdächtige:
Gift, Strahlung, Infektion, Vererbung

Ich fürchte, am Ende dieses weit ausgreifenden Kapitels werden Sie etwas ratlos sein. Alles andere wäre ein Wunder. Verdächtig sind irgendwie alle, und nichts passt zusammen.

Ohne Zweifel leben wir in einer gefahrvollen Welt. Energiereiche Strahlung, einige chemische Substanzen und manche Viren erhöhen unser Risiko, an bestimmten Krebsarten zu erkranken. Für jeden dieser Faktoren haben Krebsforscher mittlerweile unwiderlegbar Beweise geliefert, dass sie Krebs auslösen können – so weit die schlechte Nachricht.

Die gute Nachricht lautet: Allen Gefahren zum Trotz triff Krebs tritt nie zwangsläufig auf. Auch das in dieser Hinsicht denkbar liederlichste und riskanteste Leben muss nicht mit Krebs enden. Auch wenn Viren, Chemikalien und Strahlung Krebs auslösen können, ist Krebs weder eine Infektionskrankheit noch eine Vergiftung im klassischen Sinn. Krebs ist auch keine Erbkrankheit, auch wenn seltene Ausnahmen diese Regel bestätigen. Alle Faktoren – Viren, Chemikalien, Strahlung und Vererbung – sind Teilstücke eines Puzzles, die sich noch nicht zu einem stimmigen Bild fügen. Entscheidende Teile scheinen zu fehlen. Das Gefühl trügt nicht, dass es auch Krebserkrankungen gibt, die keinem der genannten Verdächtigen angekreidet werden können.

In dieser vertrackten Situation können wir zwei vollkommen konträre Schlussfolgerungen ziehen. Eine resignative Lösung des Dilemmas könnte lauten, das es *den* Krebs gar nicht gibt! Der Begriff würde uns ein Trugbild vorgaukeln. In Wahrheit gäbe es dann Tumorerkrankungen, die durch Karzinogene ausgelöst werden, es gäbe strahleninduzierte Tumoren und Infektionen, die bösartige Geschwüre hervorrufen. Letztendlich aber würde es sich um vollkommen unterschiedliche Erkrankungen handeln, die lediglich »zufällig« eine sehr ähnliche Erscheinungsform haben.

Die Evolutionsbiologen haben den Begriff Koevolution geprägt. Unter dem Einfluss vergleichbarer Umweltbedingungen können sich aus völlig unterschiedlichen Vorfahren Arten entwickeln, die sich äußerlich sehr ähnlich sind, ohne biologisch miteinander verwandt zu sein. Der trügerische Schein des ersten Blicks führte tatsächlich zu zahlreichen irreführenden Art- und Gattungsbezeichnungen. Beutelratten haben mit Ratten weniger gemeinsam als Hunde mit Katzen, und der tasmanische Beutelwolf steht dem Känguru sehr viel näher als seinem Namensvetter, dem europäischen Wolf.

Sind etwa der Lungenkrebs des Rauchers und der Schilddrüsenkrebs der Kinder von Tschernobyl genau so wenig verwandt wie Haifisch und Delphin? Hätte der Darmkrebs einer erblich vorbelasteten Frau mit dem Gebärmutterhalskrebs, den Papillom-Viren auslösen, so viel zu tun wie ein Aal mit einer Seeschlange? Träfe diese resignative Schlussfolgerung zu, so sollten wir den

Begriff Krebserkrankung am besten schnell beerdigen, weil er Dinge zusammenführt, die nicht zusammengehören.

So verlockend diese Schlussfolgerung vielleicht klingt, so wenig plausibel ist sie beim Blick auf die klinischen Ähnlichkeiten zwischen den Erkrankungen. Es gibt auch eine konstruktivere Interpretation der verwirrenden Gemengelage. Diese Interpretation geht von der Existenz einer tiefer liegenden Erklärungsebene aus. Auf dieser Ebene sollten sämtliche disparaten Befunde zu einer kohärenten Theorie des Krebses zusammenkommen. Dort würden alle potentiellen Auslöser in ein übergeordnetes kausales Prinzip münden.

Auch wenn die oben genannten Verdächtigen (Gift, Strahlung, Infektion, Vererbung) unterschiedlicher kaum sein könnten, weist der Tathergang bei allen vieren erstaunliche Ähnlichkeiten auf: Allen Faktoren ist gemeinsam, dass sie weder unbedingt notwendig noch in jedem Fall hinreichend sind, um eine Krebserkrankung auszulösen. Es gibt unzählige Individuen, die den entsprechenden Risikofaktoren ausgesetzt sind, ohne zu erkranken. Sollte eine Art individueller Zufallsgenerator zwischen Ursache und Wirkung geschaltet sein? Verfügen manche Individuen über effektivere Mechanismen zur Kompensation der genannten Risikofaktoren als andere? Beides könnte der Fall sein.

Auch die lange Latenzzeit zwischen Ursache und Wirkung ist ein Hinweis darauf, dass zwischen der entsprechenden Noxe (Schädigung) und der Entstehung einer Krebserkrankung eine Art biologischer Integrator existieren muss, der die Einflüsse der unterschiedlichsten externen und internen Risikofaktoren auf sich vereint und seinerseits noch moduliert.

Das folgende Kapitel berichtet von der Jagd nach diesem *missing link*. Wir suchen in unserem Körper nach einer Struktur, in der sich vererbbare Eigenschaften mit der Wirkung von chemischen Substanzen, Viren und physikalischen Faktoren kreuzen und dort fatale Fußabdrücke hinterlassen.

2. Kapitel

Der Kern des unheimlichen Phänomens – Wie und wo entsteht Krebs?

Mittwoch, 11. Juni 2008

»Martin, was glaubst du, wann es losging? War es damals in den vielen durchwachten Nächten in der Charité, wenn mir seit mehr als 14 Stunden immer noch die gleichen OP-Klamotten am Körper klebten, weil Berlin, der Moloch, seit dem Morgen eine endlose Kette immer neuer Unglücksraben in meine Notaufnahme gespült hat? War es im Hamsterrad der ständigen Wochenenddienste, als die Welt mit den Stunden in der Klinik immer mehr zum Tunnel wurde, verengt auf die Flure der Unfallchirurgie und ausgeleuchtet mit Neon? Oder war es schon viel früher, als ich Hightime hatte? Hat das kleine böse Rattentier schon genagt und gewühlt, als ich noch auf den Wellen des Snake River oder im Pulverschnee von Wyoming getanzt habe?«

Wir saßen bei einer Tasse grünem Tee auf dem Balkon unserer Tübinger Wohnung. Die schwarze Silhouette der Schwäbischen Alb verschmolz immer mehr mit dem verglimmenden Abendrot.

»Vor nicht mal einem Jahr sind wir hier eingezogen, unsere erste gemeinsame Wohnung. Mir wird fast schwindlig, wenn ich daran denke, wie viele zufällige kleine Fetzen miteinander zu dem Faden verknotet werden mussten, der mich hierher geführt hat. Vor drei Jahren saß ich noch in Berlin, kannte weder dich noch Tübingen noch das kleine blonde Wesen, das da oben in seinem Bett liegt und endlich eingeschlafen ist. Dazwischen lagen so viele Gabelungen und Abzweigungen, und wenn ich nur einmal rechts statt links gegangen wäre, würde ich jetzt vielleicht in Zürich, Toronto oder Denver sitzen – mit wem auch immer.«

Imogen zögerte. »Was meinst du, hat auch Krebs so eine Biographie? Es kann doch nicht einfach nur ein einziger Schalter umgelegt worden sein, um aus mir einen potentiellen Todeskandidaten zu machen. Wenn mein Krebs auch eine Biographie hat, wie viel Zufall und wie viel Notwendigkeit stecken dann in seiner Geschichte? War ich schon ein Krebskind, dem die

Veranlagung von Anfang an in den Knochen steckte? Oder waren es drei fehlgeleitete Strahlenquanten tief aus dem Weltall, die mich damals, in bester Stimmung, im Flugzeug zwischen New York und Denver an der falschen Stelle getroffen haben? Oder irgendein Giftzeug in der Klinikplörre aus den elenden Plastikbechern oder den Tonnen von Junkfood während der unzähligen Nachtdienste – vielleicht zusammen mit ein paar von den finstern Gedanken, die man in der sechzigsten Stunde einer Siebzig-Stunden-Woche so haben kann? Wie viele Steinchen mussten in die Waagschale gelegt werden, damit sie zu meinem Verhängnis ausschlägt?«

Imogen sah mich an und sagte leise: »Hätte der Idiot nicht vorher abbiegen können?« Ich stand auf, holte Tee und eine Flasche Rotwein. Es sollte ein langer Abend auf dem Balkon werden.

...

Wir werden in diesem Kapitel zu des Pudels Kern vordringen. Aber Vorsicht! Auf der Suche nach dem Geheimnis der Krebserkrankung werden wir ein gewaltiges Gebäude durchqueren, das nach den Regeln der Biologie konstruiert ist. Um uns dort zurechtzufinden, müssen wir drei der wesentlichen Konzepte der Biologie kennenlernen. Wir müssen wissen, wie eine Zelle aufgebaut ist, um zu erfassen, was Krebs eigentlich ist. Um zu begreifen, wie Krebs entsteht, müssen wir wissen, was ein Gen ist und wie es funktioniert. Und wir sollten die Grundprinzipien der Evolution erfasst haben, um verstehen zu können, warum es Krebserkrankungen gibt.

Aber keine Angst, wir frischen dazu unsere Kenntnisse aus dem Biologieunterricht auf, und schon haben wir einen ziemlich verlässlichen Kompass. Im Übrigen lohnt dieser Exkurs. Er führt nicht nur dorthin, wo eine Krebserkrankung entsteht. Er verrät auch einiges über das Geheimnis des Lebens selbst. Obwohl das, was wir über die Biologie der Zellen und der großen Moleküle wissen, größtenteils erst im letzten halben Jahrhundert entschlüsselt wurde und der menschliche Organismus das bei Weitem komplizierteste Gebilde ist, das wir im Universum kennen, sind die Grundprinzipien des Lebens doch oft von beeindruckender eleganter Einfachheit. Am Kapitelende wird aus den verwirrenden Puzzle-Teilen, die scheinbar nicht zueinanderpassen, hoffentlich ein schlüssiges Bild entstanden sein.

Die Atome des Lebens

In den Stunden nach dem Liebesakt, wenn die Partner erschöpft zurücksinken und vollkommen entspannt eindämmern, spielt sich im Körper der Frau ein dramatisches Rennen ab. Millionen von Spermien liefern sich einen rücksichtslosen Wettlauf durch die Scheide hinauf, den Gebärmutterhals, in die Gebärmutter und weiter in die Eileiter. War der Zeitpunkt glücklich (oder unglücklich) gewählt, dann eilt ihnen von oben aus den Eierstöcken eine Eizelle entgegen (oder tut dies gerade nicht). Das schnellste Spermium trifft schließlich auf die Eizelle, und beide verschmelzen zu einer neuen Zelle, der Zygote.

Was dann geschieht, kann mit Fug und Recht als Wunder bezeichnet werden, dessen Wirkung wir auch heute noch kaum ermessen können, obgleich wir viele Nuancen dieses Wunders bereits entschlüsselt haben: Die befruchtete Eizelle beginnt, sich zu teilen. Es entstehen zwei Tochterzellen, bei der nächsten Zellteilung sind es dann schon vier Zellen, dann acht, 16, 32 und so weiter und so fort. In nur 40 Wochen entsteht aus einer winzigen, Bruchteile eines Millimeters messenden Zygote ein kompletter und lebensfähiger Mensch. Der fertige menschliche Organismus besteht aus über 30 Billionen (30000000000000) einzelner Zellen, die alle Töchter dieser einen Zygote sind.

Aber das Wunder wirkt weiter, denn bei dieser unglaublichen Zellvermehrung entsteht keineswegs ein unförmiger, undifferenzierter 4 Kilogramm-Zellklumpen langweiliger Gleichförmigkeit, sondern ein hochkomplexer und sehr differenzierter Organismus. Das bedeutet, die Zellen müssen sich während der Entwicklung von Embryo und Fetus nicht nur unausgesetzt vermehren, sie müssen sich auch zum richtigen Zeitpunkt verändern und in unterschiedliche Zelltypen ausdifferenzieren. Aus zellulären Alleskönnern (totipotenten Stammzellen) entstehen Spezialisten für verschiedenste Aufgaben: Nervenzellen, Muskelzellen, Drüsenzellen, Schleimhautzellen oder Zellen, die Binde- und Stützgewebe wie Knorpel, Knochen, Sehnen und Bänder bilden. Über 200 unterschiedliche Zelltypen bilden schließlich das unglaublich komplizierte Funktionsgefüge unseres Organismus.

Die Fähigkeit zur Zellteilung und zur Differenzierung ist weder mit der Geburt noch mit der Volljährigkeit abgeschlossen. Viele Zelltypen behalten diese Fähigkeit lebenslang. Sie ist die Bedingung für das Überleben unseres Körpers. Manche Zelltypen münden zwar tatsächlich in ein nicht mehr teilungsfähiges Endstadium, die Postmitose; die meisten anderen bilden jedoch einen Pool ständiger Selbsterneuerung, eine Art von permanentem Jungbrunnen. Die Fähigkeit zur Selbsterneuerung ist lebenswichtig. Das menschliche Herz schlägt im Lauf eines Lebens grob geschätzt 80 × 60 × 24 × 365 × 75 = 3 153 600 000 Mal. Versuchen Sie einmal auszurechnen, wie oft Ihr Kniegelenkknorpel oder Ihre Bandscheiben im Lauf Ihres Lebens verdreht, gestaucht oder sonstwie deformiert werden; oder versuchen Sie sich vorzustellen, welchem Abrieb Ihre Handflächen und Fußsohlen über die Jahre hinweg ausgesetzt sind. Kein totes Material, weder Stahl noch Stein, und schon gar kein Material organischer Herkunft wäre in der Lage, diese Belastungen über 80 oder gar 100 Jahre unbeschadet zu überstehen. Viele Gewebe regenerieren, in dem sie alternde Zellen absterben lassen und durch neu heranwachsende ersetzen. Der Zellumsatz ist oft gewaltig. Die Schleimhautzellen des menschlichen Darms werden zum Beispiel alle zwei Tage nahezu komplett ausgetauscht.

Was unterscheidet belebte Wesen von unbelebten Dingen? Auf der Ebene der Atome besteht alles aus demselben Rohmaterial, den Elementen des Periodensystems.[1] So betrachtet sind wir Sternenstaub. Lebewesen bestehen hauptsächlich aus den Elementen Kohlenstoff, Sauerstoff, Wasserstoff und Stickstoff. Das Geheimnis des Lebendigen ist also keine Frage des Materials, sondern eher seiner Organisation. Die Suche nach diesem Geheimnis ist eines der ältesten und spannendsten Rätsel der Menschheit, so alt wie die frühesten Wurzeln wissenschaftlichen Denkens. Bis heute ist es niemandem gelungen, die Materialien der unbelebten Welt wie Bausteine so zusammenzusetzen, dass auf diese Weise Leben neu erschaffen wird. Trotzdem ist das Geheimnis des Lebendigen in seinen Grundzügen enträtselt. Das Leben entstand vermutlich nur ein einziges Mal vor sehr, sehr langer Zeit.

Nach diesem Schlüsselereignis ist mit hoher Wahrscheinlichkeit niemals wieder ein Lebewesen, egal ob Einzeller oder Elefant, aus anorganischem, totem Material neu erstanden. Wesen wie Mary Shelleys Frankenstein oder der geheimnisvolle, von Rabbi Löw aus einer Mixtur aus Lehm und kabbalistischer Zauberei erschaffene Golem sind Phantasmagorien, die nur in einer Welt der Mythen und Romane vorkommen. Wir sind alle Glieder in einer schier unendlichen Kette von Lebewesen, die bis zu jener ersten Struktur in der Ursuppe zurückreicht, die in der Lage war, Kopien ihrer selbst anzufertigen. Dies geschah vor über 3,5 Milliarden Jahren. Die letzten Rätsel um dieses Ereignis sind noch zu lösen. Sämtliche Nachkommen dieser ersten Replikanten sind ihre Kinder und Kindeskinder und bilden ein über Milliarden Jahre erhaltenes Kontinuum des Lebendigen. Kein geheimnisvolles *fluidum vivum* durchdringt sie. Niemand musste ihnen bei ihrer Zeugung das Leben neu einhauchen. Ihr Geheimnis beruht auf etwas anderem. Seit der Zeit der ersten Einzeller war es das Atom des Lebens, die Zelle, die kleinstmögliche Einheit des Lebendigen, die über diese gesamte Zeit ohne eine einzige Unterbrechung tradiert wurde.

Im 1. Kapitel habe ich erklärt, dass die Zelle ein Teil des Mikrokosmos ist. Sie ist zu klein, um sie mit bloßem Auge wahrzunehmen. Aus diesem Grund blieb sie den Ärzten und Naturforschern über die Jahrtausende verborgen. Erst als der Niederländer Antoni Leuwenhoeck (1632–1723) aus Linsen, die er selbst geschliffen hatte, einfache Mikroskope baute, öffnete er die Tür zu diesem Mikrokosmos. In diesem Moment erschloss sich der Medizin die zweite Beobachtungsebene hinter den augenfällig sichtbaren Dingen.[2] Es dauert nicht lange, bis Robert Hooke mit Hilfe des neuen Mikroskops feststellte, dass Kork aus unzähligen, regelmäßig angeordneten kleinen Hohlräumen besteht. Diese Hohlräume erinnerten ihn an die kleinen kargen Zellen der Mönche.[3] So fand der Begriff Zelle Eingang in die Biologie. Aber erst 200 Jahre später wurde die grundlegende Bedeutung der Zellen als Atome des Lebens verstanden.

Der Botaniker Matthias Schleiden (1804–1881) stellte die Behauptung auf, der Organismus sei »ein Aggregat von völlig individualisierten, in sich abgeschlossenen Einzelwesen, den Zellen«. Er bezog seine Erkenntnis allerdings zunächst nur auf Pflanzen und war sich noch nicht bewusst, dass er damit auf ein grundlegendes Organisationsprinzip aller Lebewesen gestoßen war. Schon ein Jahr später dehnte der Zoologe Theodor Schwann (1810–1881) in seinen *Mikroskopischen Untersuchungen über die Übereinstimmung in der Struktur und dem Wachstum der Thiere und Pflanzen* Schleidens Postulat auf alles aus, was unter der Sonne kreucht und fleucht. Er stellte fest: Das Leben besteht aus Zellen! Der Berliner Arzt und Philosoph Rudolf Virchow kleidete diese Erkenntnis in die griffige Formel *omnis cellula e cellula*. Das Leben und die Fortpflanzung beruhen auf der Teilung von Zellen.

Damit war das Rätsel des Lebens natürlich nicht gelöst. Die Suche nach dem Geheimnis wechselte aber den Schauplatz. Der Schlüssel zur Lösung musste im Innern dieser winzigen Gebilde zu finden sein. Unter dem Mikroskop sieht eine Zelle denkbar unspektakulär aus. Der Blick durch das Okular zeigt ein mehr oder weniger scharf begrenztes, meist kugeliges oder spindelförmiges Gebilde, das eine weitere Kugel oder einen bohnenförmigen Kern zu enthalten scheint. Mehr Details gibt das Lichtmikroskop auch bei höchster Auflösung kaum preis. Was im Innern der Zellen vor sich geht, blieb bis tief ins 20. Jahrhundert hinein verborgen. Die Zelle war für die Biologie eine *Black Box*.

Zu Beginn des 19. Jahrhunderts glaubten viele an die Präformationstheorie der Fortpflanzung. Nach dieser Vorstellung entsteht ein neuer Mensch durch bloßes Wachstum eines bereits vollständig vorgefertigten, winzigen Menschleins tief in der Eizelle. Schon bei oberflächlicherem Nachdenken ist diese Theorie ziemlich unhaltbar. Ihr zufolge hätten schließlich alle Generationen der Menschheit bereits vorgefertigt im ersten Ur-Ei angelegt sein müssen, ineinander geschachtelt wie eine schier endlose Serie winziger russischer Matroschkas. Die Präformationstheorie hatte keinerlei empirische Basis. Sie birgt so viele Widersprüche, dass sie kaum mehr ist als ein Dokument der Ratlosigkeit damaliger Wissenschaftler. Der Biologie und der Medizin des 19. Jahrhunderts fehlten die Instrumente, um ins Innere der Zelle zu blicken. Was sich dort abspielt, kann man auch mit guten Mikroskopen nicht direkt visualisieren. Erst die neuen Wissenschaften der Zell- und der Molekularbiologie stellten die Techniken zur Verfügung, die uns ins Funktionsgefüge einer Zelle blicken lassen und der Medizin die dritte Beobachtungsebene erschließen:[4] Zellen sind je nach Zelltyp und Umgebung kugelige, kuboide, flache, spindelförmige oder sogar spinnenartig verzweigte Gebilde mit einem Durchmesser von etwa 10 Mikrometern (µm), also dem tausendsten Teil eines Millimeters. Die größte menschliche Zelle ist die Eizelle. Sie ist ungefähr 30 µm groß.

Das Zellinnere ist ein Kosmos für sich. Die Zelle ist mit einer zähen Flüssigkeit angefüllt, dem Zytoplasma. Es enthält ein unglaublich komplexes Gemisch hunderttausender unterschiedlicher Substanzen. Darunter sind chemisch einfach aufgebaute Stoffe, die auch in der unbelebten Natur zu finden sind. Typische Vertreter dieser anorganischen Moleküle sind gelöste Gase wie Sauerstoff, Stickstoff oder Kohlendioxid und gelöste Salze wie Natrium-, Kalium- oder Kalzium-Salze, und natürlich Wasser, der Hauptbestandteil aller Zellen. In dieser Lösung schwimmen aber auch unzählige kleine organische Moleküle, also chemische Verbindungen, die nur in Lebewesen vorkommen.

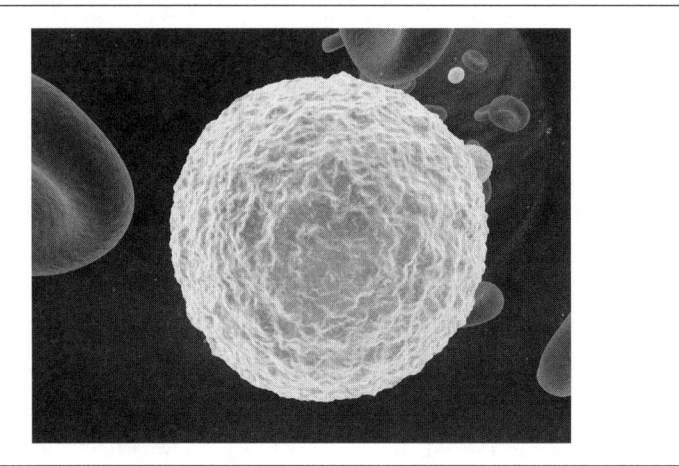

Abbildung 2: Eine unter dem Lichtmikroskop stark vergrößerte weiße Blutzelle.

Diese kleinen organischen Verbindungen werden zum Teil in den Zellen hergestellt und weiter modifiziert. Manche davon, die sogenannten essentiellen Verbindungen, vor allem Vitamine und essentielle Fettsäuren, müssen aber mit der Nahrung aufgenommen werden. Zu diesen kleinen organischen Molekülen zählen Zucker wie Milch-, Trauben- oder Fruchtzucker; Fettsäuren, Aminosäuren, Vitamine und Hormone.

Die interessantesten Substanzen scheinen aber die Riesenmoleküle[5] zu sein, die sich die Zellen selbst zusammenbauen. Man kann sie in vier Klassen einteilen. Die beiden schlichteren sind die großen Kohlehydrate und die Fette. Große Kohlehydrate wie das Glykogen, aber auch Fette dienen in erster Linie als Energiespeicher.

Die dritte Klasse von Makromolekülen bilden die Eiweiße, auch Proteine genannt. Sie sind die bei Weitem vielfältigste und schillerndste Stoffklasse. Proteine bestehen aus langen Ketten von 20 unterschiedlichen Bausteinen, den Aminosäuren. In Abhängigkeit von der Sequenz der Aminosäuren und dem umgebenden Milieu falten sich diese Ketten spontan zu großen, aber räumlich genau definierten dreidimensionalen Gebilden. Die möglichen Permutationen der Anordnung von 20 unterschiedlichen Bausteinen in einer Kette von hunderten oder sogar tausenden Elementen lassen unzählige Kombinationsmöglichkeiten zu. In einer einzigen Zelle finden sich weit über 100 000 unterschiedliche Arten von Eiweißen mit ganz verschiedenen Funktionen. Manche sind Strukturproteine. Sie bilden das Gerüst einer Zelle und verankern sie in ihrer Umgebung. Andere steuern als Katalysatoren biochemische Reaktionen, wieder andere sind für Materialtransport oder für die Übertragung von Signalen zuständig.

Die letzte Klasse der Makromoleküle bilden die größten Moleküle der Zelle, die Nukleinsäuren. Nukleinsäuren sind lange Ketten aus kleinen basischen Molekülen, die Nukleotide genannt werden. Die Nukleotide sind wiederum aus drei Komponenten zusammensetzt, einem Nukleosid, einem Zucker (Ribose oder Desoxyribose) und einer Phosphatgruppe. Diese Phosphatgruppe bildet dabei das Bindeglied zwischen den Zuckerresten der Nukleotide.[6] Im Gegensatz zur Anzahl der Aminosäuren gibt es aber nur fünf unterschiedliche Nukleoside: Adenin (A), Guanin (G), Cytosin (C), Thymin (T) oder Uracil (U). Eine lange Perlenkette aus alternierend angeordneten Zuckern, miteinander verbunden durch die Phosphatgruppen, bildet das Rückgrat der Nukleinsäuren. An jedem der Zucker hängt eines der Nukleoside. Die langen Ketten bestehen immer aus Kombinationen von vier unterschiedlichen Nukleotiden. Aus der Kombination von A+G+C+T mit den entsprechenden Phosphatgruppen und Desoxyribose entstehen die Desoxyribonukleinsäuren (DNA). Kombinationen von A+G+C+U, Phosphatgruppen und Ribose bilden die Ribonukleinsäuren (RNA). Diese unendlich langen Molekülketten haben die Besonderheit, eng zusammengeknäuelt fast ausschließlich im Kern der Zelle vorzukommen.

Die Zelle wird nach außen begrenzt durch eine Zellmembran. Ohne diese Membran wäre sie keine eigenständige Einheit. Die Membran bildet die Außenhaut der Zelle. Sie besteht aus einer Doppelschicht kleiner Fettsäuren, die wie eine doppelte Reihe von Zaunpfählen übereinander angeordnet sind. Die Struktur der Membran ist chemisch mit der Hülle einer Seifenblase zu vergleichen. Sie ist aber weit mehr als eine schlichte Hülle. In der Membran sind viele verschiedene, kompliziert aufgebaute Moleküle verankert, die Membranproteine. Diese großen Eiweißmoleküle haben unterschiedlichste Funktionen. Manche bilden Kontakte zu Nachbarzellen und verankern damit die Zellen in einem Gewebegefüge. Andere sind wie Tunnel oder Röhren aufgebaut und bilden Poren, die Stoffe in die Zelle ein- und ausschleusen können. Einige dieser Poren können sogar von den Zellen je nach Bedarf aktiv geöffnet oder geschlossen werden.

An der Membran herrscht reger Verkehr. Überflüssige Moleküle, Abfallprodukte des Stoffwechsels und Zellschrott werden ausgeschleust; notwendige Bausteine, Moleküle, die die Zelle nicht selbst produzieren kann, sowie Brennstoff – vor allem Traubenzucker – werden aufgenommen. An der Membran werden allerdings nicht nur Güter und Waren, sondern auch Nachrichten und Informationen umgeschlagen. Manche Membranproteine sind Rezeptoren. Sie sind gestaltet wie Schlösser und warten auf Schlüssel verschiedenster Art. Diese Schlüssel können Botenstoffe sein, entweder kleine Moleküle wie Hormone oder Transmitter, oder aber selbst Eiweiße, die von außen an den Rezeptor andocken. Die Interaktion von Schlüssel und Schloss löst in der Regel eine ganze Kaskade von chemischen Signalen von der Membran ins Zellinnere hinein aus und veranlasst die Zellen zu ganz bestimmten Reaktionsmustern. Solche Botschaften können eine Zelle veranlassen, die Produktion von bestimmten Stoffen hochzufahren oder herunterzuregeln. Sie können aber auch ihr Zellwachstum anregen oder bremsen oder die Zelle zur Differenzierung oder Teilung anregen. Über solche Wege kommunizieren Zellen mit ihren Nachbarzellen (parakrin) oder durch Ausschütten von Botenstoffen in den Kreislauf auch mit weit im Körper entfernten Partnern (endokrin).

Im Zellinnern, dem Zytoplasma, finden sich ebenfalls Membranen, die Strukturen oder Kompartimente innerhalb der Zelle voneinander abtrennen. In ihrer Gesamtheit werden diese Strukturen als Zellorganellen bezeichnet. Sie können im Lichtmikroskop kaum voneinander unterschieden werden und sind meistens nur als inhomogene Körnung der Zelle wahrzunehmen. Eine neue Variante der Mikroskopie, die Elektronenmikroskopie, macht sie allerdings dem Auge zugänglich. Alles aber, was in den Organellen vor sich geht, entzieht sich jeder weiteren untermittelbar-visuellen Beobachtung. Lose im Zytoplasma verteilt finden sich hunderte bis tausende kleiner Körnchen, die Ribosomen. Das sind aus RNA und Eiweißen bestehende große Molekülkomplexe. Mit Hilfe ganz bestimmter Blaupausen werden an den Ribosomen Stück für Stück die einzelnen Aminosäuren zu den langen Eiweißketten zusammengesetzt. Diese Blaupausen, die die Information über die korrekte Abfolge der einzelnen Aminosäuren im gewünschten Protein liefern, nennen die Zellbiologen Boten- oder messenger-RNA (mRNA). Sie stammen fast immer aus dem Zellkern.

Im Zytoplasma vieler Zellen fallen glatte oder mit Ribosomen besetzte bandförmige Strukturen auf, die je nachdem als rauhes oder glattes endoplasmatisches Retikulum (ER) bezeichnet werden. Diese beiden Systeme bilden von Membranen begrenzte, vielfach gefaltete Hohlräume, die die Zelle in Kompartimente aufteilen. Die Membran des endoplasmatischen Retikulums geht kontinuierlich in die Membran des Zellkerns über. Das endoplasmatische Retikulum dient dazu, chemische Stoffe schnell innerhalb der Zelle hin und her zu transportieren, ohne dass sie im Zytoplasma ausgedünnt werden. Es ist außerdem eine Art Hexenküche der Zelle, ein abgetrenntes Kompartment, in dem chemische Reaktionen stattfinden und Stoffe produziert oder abgebaut werden können.

Im glatten endoplasmatischen Retikulum werden vor allem Membranlipide und bestimmte Klassen von Hormonen (Steroide) hergestellt. Dort werden auch Moleküle, die der Zelle gefährlich werden könnten, durch Ab- oder Umbau entgiftet. Das rauhe endoplasmatische Retikulum verdankt seine Gestalt und seinen Namen den außen auf der Membran angehefteten Ribosomen. Die dort hergestellten Proteine werden ins endoplasmatische Retikulum hinein transportiert und an Ort und Stelle gefaltet und oft noch weiter modifiziert. So entstehen dort durch Anheftung von Zuckermolekülen Glycoproteine für spezielle Aufgaben. Bei der Zellteilung wird die neue Kernmembran durch Abschnürung vom endoplasmatischen Retikulum gebildet.

Dem endoplasmatischen Retikulum schließen sich kleine Stapel diskusförmiger Organellen an, der sogenannte Golgi-Apparat. Er entsteht durch Abschnürung von Membranen des endoplasmatischen Retikulums. Wie in der Fertigungsstraße einer Fabrik werden die Proteine in den einzelnen Scheibchen des Golgi-Apparats Schritt für Schritt modifiziert, sortiert und schließlich an ihren Bestimmungsort transportiert. Die Lysosomen sind spezielle Varianten des Golgi-Apparats, in denen defekte oder nicht mehr benutzte Proteine aussortiert und abgebaut werden.

Der Blick durch das Elektronenmikroskop offenbart außerdem sehr kleine, zylinderförmige Strukturen im Ausmaß von etwa 170 × 500 Nanometern. Diese Zentriolen genannten Gebilde sind an der Zellteilung beteiligt und tragen zur Organisation und physikalischen Stabilisierung der Zelle bei.

Die auffälligste Struktur im Zytoplasma sind die Mitochondrien. Sie sind die Kraftwerke der Zelle. In den Mitochondrien findet die Oxidation organischer Stoffe durch molekularen Sauerstoff statt. Die dabei entstehende Energie wird in Form von chemischer Energie in einem kleinen Molekül namens Adenosintriphosphat (ATP) gespeichert. ATP ist das »Benzin« der Zellen.

Fast überall, wo eine Zelle Energie verbraucht, wird ATP »verbrannt«. Die Mitochondrien haben noch weitere bemerkenswerte Eigenschaften. Sie können sich selbst vermehren, und sie enthalten eigene DNA.

Eine Geschichte der Entdeckung dieses Mikrokosmos würde dicke Bände füllen. Vor 100 Jahren war das Innere der Zelle noch ein riesiger weißer Fleck auf der biologischen Landkarte. Fast alle Erkenntnisse über das Leben im Inneren der Zelle sind ein Produkt der letzten fünfzig Jahre.[7] Trotz des exponentiell wachsenden Wissens gibt es auch heute noch weiße Flecken zu kartieren. Unser Blick in die Zelle offenbart eine hochkomplizierte, wunderbar fein ziselierte Struktur auf kleinstem Raum. Aber die Frage, worin das Geheimnis des Lebendigen besteht, ist bei aller Ehrfurcht vor so viel Komplexität noch nicht beantwortet.

Die Ärzte der Antike und des Mittelalters wussten, dass ein Organismus aus Organen wie dem Gehirn, den Lungen, der Leber oder dem Herzen zusammengesetzt ist. Seit der Entdeckung des Mikroskops wissen wir, dass die Organe wiederum aus verschiedenen Gewebetypen bestehen. In jedem Organ finden sich Blut- und Lymphgefäße, Binde- und Stützgewebe und das eigentliche Funktionsgewebe des Organs. Die Gewebe sind in erster Linie aus Zellen aufgebaut, diese wiederum aus Zellorganellen wie Zellkern, Zellmembran, Mitochondrien und so weiter. In den Organellen finden sich die Makromoleküle wie Kohlehydrate, Proteine, Nukleinsäuren. Diese sind aus kleinen Molekülen wie Aminosäuren, Zuckern, Fett oder Nukleotiden zusammengesetzt, und diese bestehen wiederum aus Atomen wie Kohlenstoff, Stickstoff, Sauerstoff oder Wasserstoff. Wir könnten dieses reduktionistische Spiel noch weitertreiben, bis wir im subatomaren Teilchenzoo landen, aber auch dort werden wir die Antwort auf das Geheimnis des Lebendigen nicht finden.

Uns geht es um die Frage, warum sich irgendwo zwischen die scheinbar gleichförmig übereinander angeordneten Sprossen dieser hierarchischen Leiter eine undurchlässige Grenze schiebt. Oberhalb dieser Grenze beginnt das Leben. Dort finden sich Wesen, die Eigeninteressen verfolgen. Der obere Teil der Leiter ist der Zuständigkeitsbereich der Biologie. Unterhalb liegt die unbelebte Welt der Gegenstände. Dort finden wir die Dinge, mit denen sich Geologen, Chemiker oder Physiker beschäftigen.

Bevor wir nach einer Antwort suchen, sollten wir uns wieder einmal klarmachen, worüber wir reden, wenn wir von Lebewesen sprechen. Einen wichtigen Teilaspekt des Lebens haben wir beim Blick auf die Zelle bereits kennengelernt. Zellen nehmen aktiv Stoffe auf, formen sie um, produzieren neue Substanzen und hinterlassen dabei Abfall. Alle diese Prozesse verbrauchen Energie. Diese Vorgänge können unter dem Begriff Stoffwechsel subsumiert werden. Stoffwechsel unter Verbrauch von Energie ist ein notwendiges Kriterium alles Lebendigen. Ein irreversibler Zusammenbruch des Stoffwechsels ist gleichbedeutend mit dem Tod. Der Stoffwechsel ist notwendig, aber nicht hinreichend, um ein Lebewesen zu charakterisieren. Motorisierte Fahrzeuge wie Schiffe, Flugzeuge oder Autos, aber natürlich auch Produktionsanlagen wie Fabriken oder Werkstätten verbrauchen ebenfalls Energie und formen zu diesem Zweck chemische Substanzen um. Trotzdem würde niemand auf die Idee kommen, sie als Lebewesen zu bezeichnen.

Das wesentliche Element des Lebendigen fehlt noch. Es ist die Fähigkeit zur Reproduktion, zur Selbstverdopplung oder Selbstvervielfältigung. Neues Leben entsteht immer durch Zellteilung. Der Schlüssel zu dieser Fähigkeit findet sich im Innersten der Zelle, im Zellkern.

Im Atomkern des Lebens

Ist die Teilung einer Struktur etwas Besonderes? In meiner Kindheit hatte ich einen Traum. Ich träumte von der ewig teilbaren, immer nachwachsenden Schokolade. Die Realität sah leider anders aus. Bei jeder Teilung entstanden zwei neue Stücke, jedes nur halb so groß wie der Ursprung. Schnell wäre ich bei einem Haufen Krümel geendet, wenn die Stücke nicht vorher den natürlichen Weg aller Schokolade in Kinderhänden gegangen wären. Wenn ich gar versuchte, kompliziertere Gebilde wie Kofferradios, Uhren oder ein batteriebetriebenes Spielzeugauto zu teilen, war das Ergebnis noch enttäuschender. Ich hielt mitnichten zwei neue Kleinwagen in Händen. Vor mir lag unbrauchbarer Schrott. Anders als bei einfachen, homogenen Gebilden wie Schokolade werden kompliziertere Funktionsgefüge durch die fortgesetzte Teilung nicht nur kleiner, schon beim ersten Teilungsakt geht darüber hinaus fatalerweise ihre Funktion verloren. Sie sind kaputt. Die Teilung des Ganzen ergibt nicht einmal mehr die Summe der Teile.

Zellen sind ungleich komplizierter als Spielzeugautos. Trotzdem entstehen bei Teilung einer Zelle zwei in Form und Funktion nahezu identische Tochterzellen. Nach einer kurzen Verschnaufpause kann die Zelle das Spiel ziemlich oft, manche Zelltypen sogar unbegrenzt oft wiederholen, ohne dass sich der Prozess abnutzt. Und dafür muss niemand eine Schere in die Hand nehmen. Die Teilung einer Zelle ist ein aktiver Prozess, der in der Zelle selbst eingeleitet wird. Manchmal liefert allerdings die Umgebung Signale, die diesen Prozess anstoßen können.

Zellen teilen sich nicht nur. Bei einer Zellteilung entstehen zwei detailgetreue Reproduktionen des Originals. Das Geheimnis dieser reproduktiven Form der Teilung liegt im Zellkern. Der Zellkern ist der prominenteste Teil einer Zelle. Er ist auch unter dem Lichtmikroskop deutlich zu erkennen. Wie eine Zelle in der Zelle ist er von der Umgebung durch eine Kernmembran abgegrenzt und mit einer dicht bepackten Substanz angefüllt, die sich gut anfärben lässt und beim Blick durchs Mikroskop sofort ins Auge sticht. Diese Substanz wurde daher Chromatin genannt.

Unter dem Mikroskop zeigt sich, dass sich das scheinbar gleichförmige Chromatin kurz vor einer Zellteilung verändert. Es kondensiert und ordnet sich zu einzelnen dichten, X-förmigen Paketen, den Chromosomen. In menschlichen Zellen finden sich 23 Chromosomenpaare, also insgesamt 46 einzelne Chromosomen. Die Funktion des Zellkerns und die chemische Natur des Chromatins lagen lange im Dunkeln.

Eine erste Annäherung an den ominösen Inhalt des Zellkerns fand bemerkenswerterweise keine 300 Meter entfernt von meinem Tübinger Elternhaus statt. Dort, wo ich zu Schülerzeiten mit meinen Freunden durch verrostete Türen im Schlossgraben in die dunklen Keller und Kammern des alten Gemäuers vordrang, um mitternächtliche Feste zu feiern, war 130 Jahre zuvor eine der Keimzellen einer neuen Wissenschaft untergebracht. In der alten Schlossküche des spätmittelalterlichen Schlosses Hohentübingen befand sich in der zweiten Hälfte des 19. Jahrhunderts das Labor für Physiologische Chemie der Tübinger Universität, eine der ersten Einrichtungen dieser Art weltweit.

In diesen Laboratorien arbeitete der Schweizer Friedrich Miescher (1844–1895). Er hatte sich in den Kopf gesetzt, der Chemie des Chromatins auf den Grund zu gehen. Zu diesem Zweck besorgte er sich Massen von eitrigen Verbänden aus dem Abfall der Tübinger Kliniken. Dieses unappetitliche Ausgangsmaterial war ideal, denn es war voll mit weißen Blutkörperchen. Aus den Kernen dieser Zellen isolierte er 1869 eine Substanz, die sich durch ihren hohen Gehalt an Phosphor deutlich von den bereits bekannten Proteinen un-

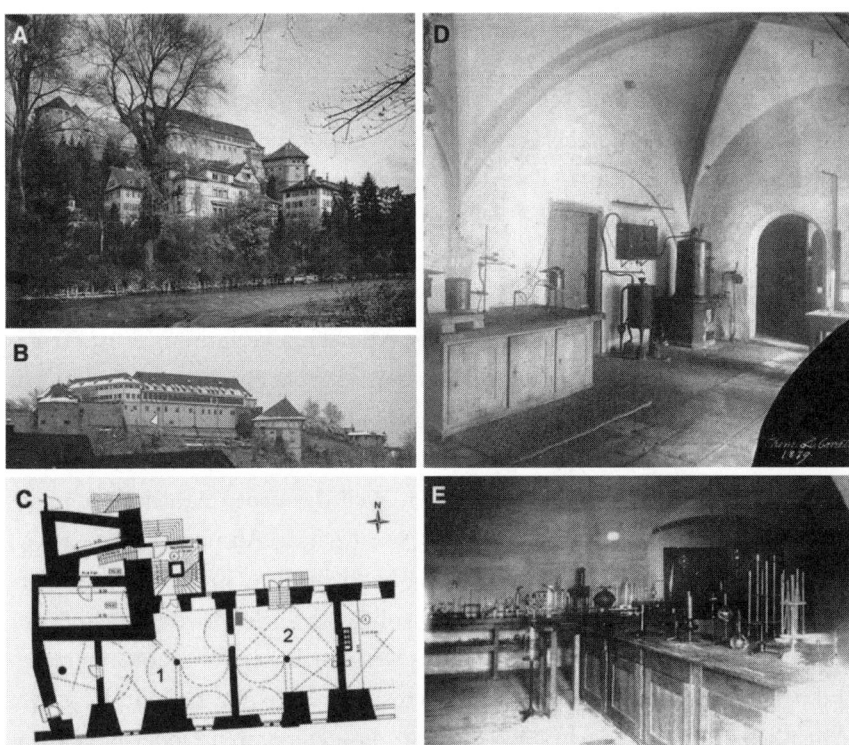

Abbildung 3: Schloss Hohentübingen mit Schlossküche und dem Labor Friedrich Mieschers.

terschied. Die Substanz überstand auch mehrere chemische Prozeduren, die Eiweiße normalerweise zerstören.

Am 26. Februar 1869 berichtete Friedrich Miescher in einem Brief an seinen Onkel Wilhelm His von seiner Entdeckung: »Bei dem Versuche mit schwach alkalischen Flüssigkeiten bekam ich aus den Lösungen durch Neutralisation Niederschläge, die weder in Wasser, noch in Essigsäure, noch in sehr verdünnter Salzsäure, noch in Kochsalzlösung löslich waren, folglich keinem der bis jetzt bekannten Eiweißstoffe angehören.«

Schon damals erkannte Miescher, dass er eine völlig neue biologische Verbindung entdeckt hatte. Er nannte sie »Nuclein« nach dem lateinischen Wort *nucleus* (Kern). Fünf Jahre später, 1874, publizierte er weitere Ergebnisse über das Vorkommen von Nuklein» in den Spermien verschiedener Wirbeltiere. Miescher schien zu ahnen, dass der neue Stoff eine wichtige Rolle bei der Vererbung spielen könnte. Er schrieb: »Sofern wir (...) annehmen wollten, dass eine einzelne Substanz (...) auf irgendeine Art (...) die spezifische Ursache der Befruchtung sei, so müsste man ohne Zweifel vor allem an das Nuklein denken.« Miescher äußert seine Vermutung sehr vorsichtig, denn er konnte sich nicht vorstellen, wie sich die gesamte Mannigfaltigkeit der Tier- und Pflanzenreiche auf die Variationen eines einzigen Molekültyps reduzieren lassen sollten. Es dauerte noch fast 100 Jahre, bis klar wurde, wie das vonstattengehen kann.[8]

Die wenigsten Wissenschaftler nahmen Mieschers Vermutung ernst. Trotzdem interessierten sich einige für die Details der chemischen Beschaffenheit der neuen Substanz. Albrecht Kossel (1853–1927) entdeckte, dass Nuklein aus den oben beschriebenen vier verschiedenen Bausteinen, den Nukleosiden, und aus Zuckermolekülen aufgebaut ist. Weil das große Molekül sich chemisch wie eine Säure verhielt, gab ihm 1889 Richard Altmann (1852–1900) schließlich die heute gültige Bezeichnung Nukleinsäure. Erst 1929 entschlüsselte Phoebus Levene (1869–1940) das vollständige chemische Alphabet der Nukleinsäure und entdeckte, dass sie aus Desoxyribose, Phosphorsäureresten und den vier Basen Adenin, Guanin, Cytosin und Thymin besteht. Er prägte schließlich auch den Begriff Nukleotid für die elementaren Dreier-Baueinheiten (Base + Zucker + Phosphorsäure), aus denen die langen Nukleinsäure-Ketten bestehen.

Im Vergleich zur den kompliziert strukturierten und vielfältigen Proteinen war der chemische Aufbau der Nukleinsäuren eher unspektakulär. Miescher hatte ein riesiges, ziemlich monoton aufgebautes Kettenmolekül mit vier unterschiedlichen Kettengliedern entdeckt und einer scheinbar regellosen Anordnung der Basen Adenin (A), Guanin (G), Cytosin (C) und Thymin (T). Die Nukleoside oder Nukleotide sind wie Perlen an einer Schnur oder wie Buchstaben in einem Text angeordnet (vgl. Abbildung 4).

Kaum jemand nahm Ende der zwanziger Jahre ernsthaft an, dass dieses zwar riesige, aber vergleichsweise einfache Molekül tatsächlich der Träger der Erbinformation war. Warum sollte ausgerechnet ein Molekül mit einem höchst begrenzten Alphabet von nur vier verschiedenen Bausteinen das lange gesuchte materielle Substrat der legendären Mendelschen Elemente sein? Noch 80 Jahre nach ihrer Entdeckung fristeten die Nukleinsäuren ein wissenschaftliches Schattendasein. Obwohl die Genetik, also die Lehre von den vererbbaren Eigenschaften von Organismen, seit der Wiederentdeckung der

Mendelschen Regeln um das Jahr 1900 einen rasanten Aufschwung erlebte, nahm kaum jemand Notiz von Mieschers Riesenmolekülen.

Ein erstes indirektes Indiz für ihre Bedeutung lieferte Anfang des 20. Jahrhunderts der berühmte Würzburger Biologe Theodor Boveri (1862–1915). Schon länger war bekannt, dass bei der Kreuzung zweier Arten die Hybride zu gleichen Teilen väterliche und mütterliche Eigenschaften aufweisen. Die Spermien, die die väterlichen Eigenschaften transportieren, bestehen aber fast nur aus Zellkernen und haben kaum Zytoplasma. Das inspirierte Boveri zu einem raffinierten Experiment. Er entfernte die Zellkerne aus den Eizellen einer bestimmten Seeigel-Art. Diese mütterlichen, kernlosen Zytoplasma-Klümpchen befruchtete er dann mit den Spermien einer anderen Seeigelart. Tatsächlich wuchsen gesunde junge Seeigel heran. Diese Kinder wiesen ausschließlich Eigenschaften ihres Vaters, nicht aber der Mutter auf – ein deutlicher Hinweis darauf, dass der Zellkern die entscheidenden Erbinformationen enthält.

Nun war Boveri sich damals nicht über die chemische Natur und Funktionsweise der Erbinformation im Klaren. Erst 40 Jahre später verdichteten sich die Hinweise, dass die Nukleinsäuren der Stoff sein könnten, aus dem die Träume der Genetiker gemacht sind. Die Fortsetzung der Geschichte spielt allerdings nicht in verträumt-verschlafenen Städtchen wie Tübingen oder Würzburg, sondern in New York, der Megastadt des 20. Jahrhunderts, und zwar im Jahr 1944. Der Zweite Weltkrieg war gerade in seiner entscheidenden Phase, die Welt schien unterzugehen als Oswald Avery (1877–1955) von einem Problem umgetrieben wurde, das in solchen Zeiten lebensfremd, ja fast transzendental anmutete. Mitten im Zweiten Weltkrieg ging Avery in seinem Labor an der New Yorker Rockefeller University der Frage nach, ob die Nukleinsauren ein Vehikel sein konnten, das Erbinformationen von einem Bakterium auf ein anderes transportiert.

Averys Experiment ist ein Klassiker der Biologie. Es zeigt, dass fundamentale und hartnäckige Fragen manchmal durch verblüffend einfache experimentelle Konzepte zu lösen sind. Allerdings scheitert oft auch ein scheinbar einfaches experimentelles Konzept an der technischen Umsetzbarkeit. Die Natur scheint ihre Geheimnisse nicht gern preiszugeben. Laborforscher müssen daher sehr frustrationstolerante Menschen sein. Avery arbeitete mit zwei unterschiedlichen Stämmen von Pneumokokken, einer recht weitverbreiteten Bakterienart. Der eine Bakterienstamm bildet auf geeignetem Nährboden rauhe, der andere glatte Kolonien aus. Das Schöne an diesen Stämmen und an dem

Kriterium der »Kolonieform« war, dass sich diese Eigenschaft – der Phänotyp, auf den es Avery ankam – leicht mit bloßem Auge zu beobachten war. Avery fand heraus, dass sich durch die Übertragung zellfreier Extrakte der »rauhen« Koloniebildner auf die glatten Varianten letztere in Bakterien verwandeln, die ebenfalls zu rauhen Kolonien heranwachsen. Der modifizierte Stamm behielt seine neue Eigenschaft bei und gab sie seinerseits von Generation zu Generation weiter.

Es blieb jetzt die Frage zu klären, welches die entscheidende Substanz war, die die Information zur Bildung rauher Kolonien transportierte. Ein Bakterienzellextrakt ist eine wilde Mischung aller Arten von Molekülen. Avery ging davon aus, dass nur einer der beiden größten und komplexesten Molekültypen als potentielle Kandidaten in Betracht kommen könnte. Er musste nur noch herausfinden, welcher es war – – die Eiweiße oder die Nukleinsäuren. Daher behandelte Avery die Extrakte entweder mit proteinspaltenden Enzymen (Proteasen) oder mit Enzymen, die Nukleinsäuren zerstören (Nukleasen). Und siehe da, die Proteasen hatten keinerlei Einfluss auf die Wirksamkeit des Extrakts. Behandelte man ihn aber mit Nukleasen, so verlor er seine Fähigkeit, Erbinformationen zu übertragen. Die Mehrheit der Forschergemeinde war überrascht. Nicht die hochkomplexen Proteine, sondern die vergleichsweise unscheinbar monotonen Nukleinsäuren schienen das Material zu sein, aus dem die Gene gemacht sind. Endlich war das materielle Korrelat der Mendelschen Elemente gefunden.

Gregor Mendel stellte seine Theorie der Vererbung auf, ohne jemals das Wort »Gen« zu verwenden. Er sprach von Elementen, die für die Ausprägung bestimmter Merkmale verantwortlich sind. Begriffe wie Gen, Genotyp oder auch Phänotyp verwendet die Biologie erst seit Anfang des 20. Jahrhunderts. Diese Begriffe wurden eingeführt, ohne dass man auch nur eine Vorstellung oder Ahnung hatte, wie ein Gen eigentlich aussieht. Gene waren zunächst eine abstrakte Idee; ihre Existenz erschloss sich nur indirekt, indem man die Verteilungsmuster bestimmter Merkmale über die Generationen hinweg beobachtete. Gene ließen sich nicht in ein Reagenzglas füllen, untersuchen oder gar manipulieren. Durch Averys spektakuläre Erfolge änderte sich die Situation grundlegend. Gene schienen plötzlich Gestalt anzunehmen. Ihre chemische Beschaffenheit war geklärt. Die DNA – der Stoff, aus dem die Gene sind – besteht aus den genannten vier Nukleosid-Bausteinen plus Zucker (Desoxyribose), verbunden durch Phosphorsäureester.

Niemand hatte allerdings eine klare Vorstellung von der räumlichen Struktur und der Funktionsweise dieses riesigen Moleküls. Einen ersten Hinweis lieferten die berühmten Chargaff-Regeln. Dem österreichischen Chemiker Erwin Chargaff (1905–2002) fiel auf, dass die Nukleoside Thymin und Adenin sowie Cytosin und Guanin in jedem Molekül jeweils immer exakt im Verhältnis 1:1 vorliegen. Daher lag es nahe, dass sie paarig angeordnet sind.

Die legendäre Doppelhelix, die tatsächliche räumliche Struktur, wurde 1953 von dem Physiker Francis Crick (1916–2004) und dem Biologen James Watson (*1928) in Cambridge aufgeklärt. Sie entwickelten ihr Modell basierend auf den röntgenkristallographischen Messungen der Chemikerin Rosalind Franklin (1920–1958). Die DNA ist in zwei eng nebeneinanderliegenden antiparallelen Ketten angeordnet. In diesem Doppelstrang liegen festgelegte Paarungen von Basen einander gegenüber. Adenin paart sich mit Thymin und Guanin mit Cytosin. Der Doppelstrang ist zu einer langen, wendeltreppenartigen Spirale aufgedreht. Diese Spirale bildet lange Ketten, die in bestimmte Eiweiße verpackt sind. Bei normalen menschlichen Zellen finden sich im Zellkern 23 Paare dieser Ketten. Sie sind das Chromatin, das den Zellkern scheinbar homogen ausfüllt. In Wahrheit handelt es sich um lange, unglaublich dünne DNA-Fäden. Zusammengenommen sind die DNA-Fäden im Kern einer einzigen menschlichen Zelle fast 2 Meter lang. Aus der Tatsache, dass dieser zwei Meter lange Faden im Zellkern zusammengerollt ist, der ein Volumen von weniger als einem Millionstel Kubikmillimeter hat, lässt sich ermessen, wie dünn ein DNA-Faden ist. Unmittelbar vor der Teilung einer Zelle kondensiert dieser Faden noch weiter und bildet die Chromosomen, die schon aus den Beobachtungen mit dem Lichtmikroskop bekannt waren.

Die Strukturkenntnis der Doppelhelix öffnete die Tür, um das Rätsel der DNA zu lösen. Watson und Crick beendeten ihren Artikel mit unnachahmlich britischem Understatement: »It has not been escaped our notice, that the specific pairing we have postulated suggests a possible copying mechanism for the genetic material.«[9]

Watson und Crick waren mit der Aufklärung der Struktur dem Problem, wie die Erbinformation von Zelle zu Zelle und von Generation zu Generation weitergegeben wird, schon fast auf die Schliche gekommen. Im Kern jeder Zelle steckt, codiert in der Sequenz der DNA, der komplette Bauplan des gesamten Organismus. Bevor eine Zelle sich teilt, muss dieser Text einmal voll-

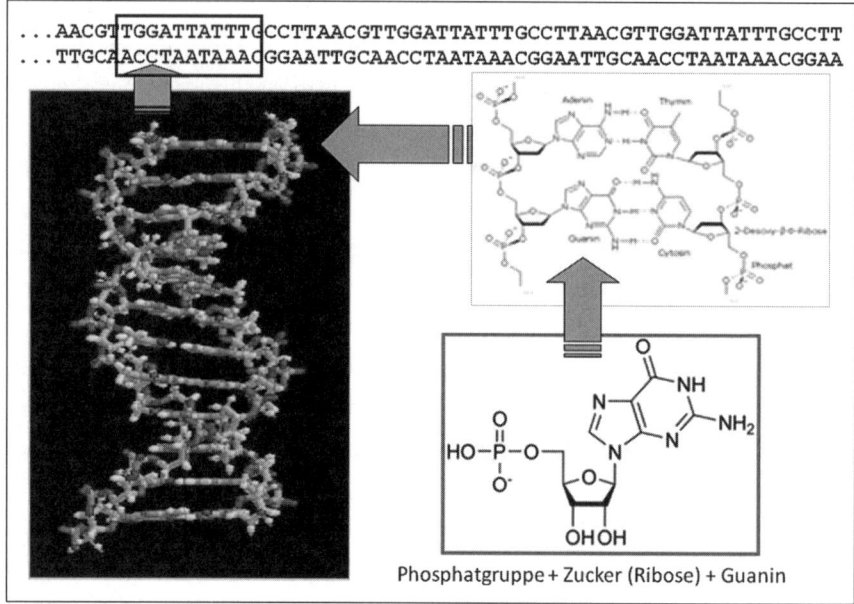

Abbildung 4: Struktur der DNA, bestehend aus Bausteinen von Nukleotiden (z. B. Guanosin), angeordnet in zwei antiparallelen, spiralig gewundenen Ketten, der Doppelhelix.

ständig verdoppelt werden. Die Nachkommen einer Zelle sind verloren, wenn wesentliche Teile der genetischen Information fehlen.

Die paarige Anordnung der DNA lieferte die Steilvorlage. Der genetische Text existiert offenbar von Vornherein in zwei Varianten, dem Originalstrang und dem antiparallel angeordneten Komplementärstrang. Diese Konstruktion bietet zwei Vorteile. Erstens macht die Existenz einer Backup-Datei das Gesamtwerk deutlich weniger anfällig für situationsbedingte oder zufällige Veränderungen und Verfälschungen. Zweitens liefern die einzelnen Stränge die ideale Matrix für die Rekonstruktion einer neuen, vollständigen Doppelhelix.

Die Vermutung von Watson und Crick sollte sich rasch bestätigen: Schon fünf Jahre später, 1958, wurden die grundlegenden Mechanismen der DNA-Verdopplung von Matthew Meselson (*1930) und Franklin Stahl (*1929) aufgeklärt. Zwei komplementär, einander gegenläufige, spiralig ineinander verdrehten Stränge bilden den Text des Lebens, eine Bauanleitung inklusive Sicherheitskopie. Vor einer Zellteilung wird der ganze Text abgelesen und verdoppelt. Diesen Vorgang nennen die Molekulargenetiker DNA-Replikation. Wir müssen diesen komplexen biochemischen Prozess nicht im Detail verstehen. Wichtig sind nur seine Grundprinzipien. Bevor eine Zelle sich teilen kann, muss sie eine Synthese-Phase durchlaufen, die sogenannte S-Phase ihres Lebenszyklus als Zelle. In dieser Phase entwinden bestimmte Enzyme die Spirale und trennen die beiden Stränge voreinander. Je ein Einzelstrang bildet jetzt die Matrize für die Synthese eines neuen vollständigen Doppelstrangs. Mit Hilfe eine weiteren Klasse von Enzymen, den DNA-Polymerasen, bindet jetzt Base für Base an ihre Matrix, bis zwei vollständige, neue Doppelstränge komplett sind.

Jede Tochterzelle enthält also einen der alten Einzelstränge und einen neuen, der an dieser Matrix synthetisiert wurde. Dieser elegante Vorgang wird ein wenig durch die Tatsache verkompliziert, dass das Entwinden nur dann reibungslos vonstattengeht, wenn die DNA in bestimmten Abständen zerschnitten und dann von sogenannten Ligasen wieder zusammengefügt wird. Dieses Detail ist wichtig, weil dabei Fehler passieren, Stücke verloren gehen oder falsch zusammengefügt werden können. Aber davon später mehr.

Das Geheimnis der Entstehung neuen Lebens beruht also auf einem genetischen Bauplan, der die vollständige Information zur Konstruktion eines Organismus enthält, und auf einem raffinierten Mechanismus, um die Baupläne zu vervielfältigen und weiterzugeben. Alle Teile einer Zelle, ihre Zellorganellen, ihr Bestand an Eiweißen und anderen Molekülen, werden ›halbiert‹ und hälftig an die Tochterzellen weitergereicht. Allein die genetische Information wird schon vor der Zellteilung verdoppelt, so dass sie an alle Folgegenerationen immer vollständig tradiert wird. Dadurch nutzt sich der Text auch nach vielen Zellteilungen nicht ab. Die anderen Elemente der Zelle sind sekundär, weil sie in den Tochterzellen dank der vollständig vorhandenen Bauanleitung nach jeder Zellteilung neu aufgefüllt werden können. Die Frage, aus welchem Material Gene bestehen und durch welchen Mechanismus genetische Informationen weitergegeben werden, und zwar von Zelle zu Zelle und von Generation zu Generation, ist damit in groben Zügen geklärt.

Wie entsteht aber aus der abstrakten Abfolge der vier Buchstaben des genetischen Texts ein braunes Auge, eine gelbe Erbse oder ein dichtes Fell? Wie wird aus dem Genotyp ein Phänotyp? Wie wirken Gene, und wie beeinflussen sie das Leben und Verhalten einer Zelle?

Schon acht Jahre nach dem Paukenschlag von Watson und Crick knackten

Robert W. Holley (1922–1993), Har Gobind Khorana (1922–2011) und Marshall W. Nirenberg (1927–2010) den genetischen Code, wofür sie 1968 den Nobelpreis erhielten – zu Recht: Denn der genetische Code erklärt, wie die Informationen zum Bau aller lebenden Organismen unseres Planeten in den Variationen eines einzigen Moleküls mit nur vier Bausteinen verschlüsselt werden können.

Jedes Gen enthält die Information für die Konstruktion eines bestimmten Eiweißmoleküls. Ein Gen entfaltet also seine Wirkung erst, wenn seine Information abgelesen und in ein Eiweiß übersetzt wird. Gene, die nicht abgelesen werden, sind ruhende Gene und haben keinen Einfluss auf Wohl und Wehe einer Zelle. Auch in diesem Sinn verhält sich ein Gen wie die Zeile eines Gedichts oder der Satz eines Buches: Es entfaltet seine Wirkung erst, wenn es gelesen wird. Das Ablesen der Gene wiederum erfolgt nach Bedarf und ist ein wohlregulierter und kontrollierter Prozess.

Dieser Prozess vollzieht sich in zwei Phasen. Die erste Phase wird Transkription genannt. Bei der Transkription wird eine Art Negativkopie des Gens aus den Bausteinen der Ribonukleinsäure hergestellt.[10] Zu diesem Zweck wird die Doppelhelix an der gewünschten Stelle aufgespleißt und entwunden. Ähnlich wie beim Vorgang der DNA-Replikation paaren sich am sogenannten Antisense-Strang komplementär zu dessen Sequenz die RNA-Nukleotide mit den DNA-Bausteinen des Einzelstrangs und bilden eine Kette aus Boten-(messenger) RNA (mRNA).

Wie im DNA-Doppelstrang paaren sich dabei C mit G, G mit C und T mit A. Nur an das A der Antisense-DNA bindet statt dem T ein U (= Uracil). Wir erinnern uns, Ribonukleinsäuren enthalten anstelle von Thymin (T) das chemisch sehr ähnliche Molekül Uracil (U).

Ist die vollständige mRNA-Kopie eines Gens fertiggestellt, löst sie sich vom Antisense-DNA-Strang ab und verlässt den Zellkern. Sie transportiert die Blaupause des Gens aus dem Kern hinaus in die Proteinfabriken der Zelle, die Ribosomen. Ähnlich wie bei einem wertvollen alten Papyrus verbleibt der Originaltext im gut geschützten Tresor der Bibliothek im Zellkern. Nur eine Kopie geht auf Reisen, um in die Hände des erweiterten Leserkreises zu geraten.

Dieser vorsichtige Umgang mit dem Originaltext ist dringend notwendig. Bestimmte Gene, zum Beispiel solche, die den Zuckerabbau steuern und die Zelle mit Energie versorgen, müssen ständig abgelesen werden. Dieses Ablesen sorgt für einen steten Nachschub an lebensnotwendigen und immer wieder neu benötigten Proteinen. Man nennt solche Gene daher auch Haushalts-Gene.[11]

Andere Gene dagegen schlummern die meiste Zeit ihres Lebens und werden nur bei Bedarf erweckt, zum Beispiel durch die Aktivierung einer bestimmten Signalkaskade.[12] Darunter sind Gene, die für Zellwachstum oder Zellteilung notwendige Proteine codieren. Andere Proteine werden produziert, wenn eine Zelle unter Stress steht. Wieder andere Gene sind nur in embryonalen und unreifen Zellen aktiv und werden in reifen Zelltypen definitiv stillgelegt. In einer Zelle herrschen strenge Regeln, welche Gene zu welcher Zeit und in welchen Mengen abgelesen werden dürfen, denn das Muster dieser Genaktivität, das Transkriptom, bestimmt ganz wesentlich den aktuellen Funktionszustand einer Zelle.

Das Alphabet der DNA (oder RNA) ist eine aus vier verschiedenen Buchstaben bestehende Schrift. Diese Buchstaben bilden Wörter. Anders als in der menschlichen Sprache bestehen alle diese Wörter immer aus einer Kombination von genau drei Buchstaben, nicht mehr und nicht weniger. Das Wörterbuch der Gene enthält also genau $4 \times 4 \times 4 = 64$ Wörter, entsprechend den Kombinationsmöglichkeiten von vier unterschiedlichen Buchstaben in drei verschiedenen Positionen. Die Sprache der Gene ist also enttäuschend wortarm. Aber alle Sätze enthalten zwar nur 64 unterschiedliche Wörter, aber die Anzahl der verschiedenen Sätze im genetischen Text ist trotzdem enorm, denn im Vergleich zur menschlichen Sprache sind diese Sätze sehr, sehr lang. Sie bestehen oft aus mehreren tausend Wörtern.

Die zweite Phase der Übersetzung der genetischen Information wird Translation genannt. Während die Transkription lediglich ein Kopiervorgang ist, um das Original für kommende Aufgaben zu schonen, ist die Translation eine Übersetzung des Wörterbuchs der Gene in das Lexikon der Proteine.

In einem Deutsch-Englisch/Englisch-Deutsch-Wörterbuch ist jedem Wort der einen Sprache ein Begriff oder auch mehrere aus der anderen zugeordnet und umgekehrt. Das Wörterbuch Gene-Proteine unterscheidet sich in zweierlei Hinsicht von den Wörterbüchern der natürlichen Sprachen. Erstens sind den Wörtern der Sprache der Gene, den Basentripletts, nicht die Wörter, sondern die Buchstaben der Proteinsprache zugeordnet. Ein Triplett codiert eine einzelne Aminosäure. Zum Beispiel steht die Kombination *GCA* für die Aminosäure Valin, das Basentriplett *CGC* codiert Arginin, TTA steht für die Ami-

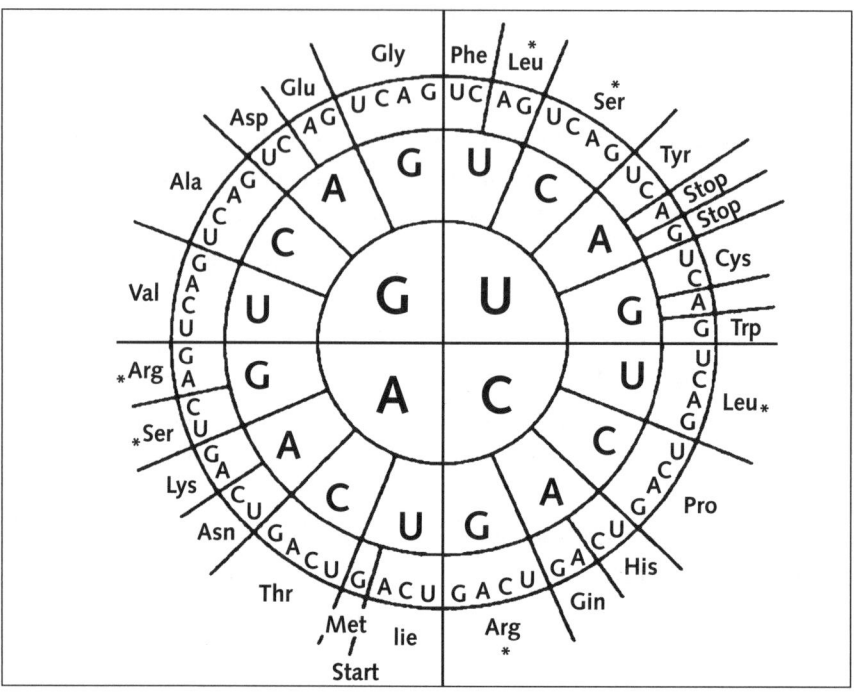

Abbildung 5: Genetischer Code – Übersetzung von Basentripletts (erster, zweiter und dritter Ring) in Aminosäuren (vierter Ring).

nosäure Leucin, *CAG* für Glutamin. Da das Alphabet der Proteine aber nur 20 verschiedene Buchstaben (=Aminosäuren) umfasst, ist das Wörterbuch der Gene dicker als eigentlich notwendig. Die Genetiker sagen, der genetische Code sei »redundant«. Das führt dazu, dass manchmal zwei unterschiedliche Tripletts wie ACA und ACG ein und dieselbe Aminosäure, in diesem Fall Threonin, codieren. Warum die Natur das so eingerichtet hat, ist nicht völlig klar. Es hat aber den Vorteil, dass Verwechslungen von einem der drei Nukleotide innerhalb der Triplett-Sequenzen manchmal folgenlos bleiben, weil sie zufällig dieselbe Aminosäure codieren.

Zweitens ist anders als in den natürlichen Sprachen die Translation in Zellen eine Einbahnstraße. Ein Gen liefert immer nur die Bauanleitung für ein Protein, nie umgekehrt. Keine Zelle kann aus der Aminosäuresequenz eines Proteins das zugehörige Gen rekonstruieren. »DNA macht RNA macht Protein« lautet ein zentrales Dogma der Molekularbiologie, das praktisch nie verletzt wird. Eine einzige exotische Ausnahme machen die sogenannten Retroviren, zu denen auch das HI-Virus – der AIDS-Erreger – gehört. Retroviren können ihre RNA auch in DNA umschreiben, aber auch sie sind nicht in der Lage, aus Proteinen die RNA oder DNA zu rekonstruieren.

Um im Bild zu bleiben, wäre ein Gen also ein Satz, der eine vollständige Handlungsanweisung zum Bau eines bestimmten Proteins liefert. Das Genom ist die Gesamtheit aller Gene eines Individuums, sein vollständiges Buch der Vererbung, eine Bauanleitung für alle Proteine des menschlichen Körpers.

Das Genom des Menschen ist ein Text, der aus etwa 3 Milliarden Buchstaben besteht,[13] die eine Sammlung von knapp 25000 Sätzen (=Genen) bilden. In diesem Text gibt es allerdings auch viele Nonsense-Wörter, die kein Eiweiß repräsentieren, und es gibt Interpunktionen. Die Punkte zwischen den Sätzen bestehen aus sogenannten Stopp-Codons. Das sind Basen-Tripletts, die nicht in eine Aminosäure übersetzt werden, sondern der Ablesemaschinerie signalisieren, dass hier ein Gen (=ein Satz) zu Ende ist.

Alle Zellen eines Individuums teilen sich denselben Text. Die Unterschiede zwischen den Zellen resultieren daraus, dass jeweils verschiedene Textstellen gelesen und in die Sprache der Eiweiße übersetzt werden. Um es weniger metaphorisch auszudrücken: Das Genom der Zellen ist identisch, aber da jeweils verschiedene Gruppen von Genen aktiv, vorübergehend außer Betrieb oder endgültig stillgelegt sind, haben unterschiedliche Zelltypen und selbst identische Zelltypen in unterschiedlichen Situationen einer unterschiedlichen Bestand an Eiweißen. Mit anderen Worten, ihr Proteom, das heißt die Gesamtheit aller in einer Zelle vorhandenen Eiweiße, unterscheidet sich teilweise erheblich. Wie eine Zelle aussieht, wie sie sich verhält und was sie leisten kann, das ist das unmittelbare Resultat ihrer Ausstattung mit Proteinen verschiedenster Funktion.

In uns ruht ein Text, der sehr viel älter ist als alle vom menschlichen Geist ersonnenen Schriften. Mittlerweile können wir unseren eigenen genetischen Text lesen und wissen, dass er zu über 95 Prozent identisch ist mit dem des Schimpansen. Das ist erstaunlich, wenn man weiß, dass unser letzter gemeinsamer Vorfahr vor über 5 Millionen Jahren gelebt haben muss. Viele Sätze unseres Buchs der Vererbung finden sich weitgehend identisch in Tieren, die uns weit fremder sind als die Schimpansen. Manche unserer Gene sind nahezu deckungsgleich mit analogen Genen in Würmern, Fliegen oder sogar in Hefepilzen. Wenn sie in die entsprechenden Organismen übertragen werden, produzieren sie dort unter Umständen menschliche Proteine, die in diesen Wesen oft genauso gut funktionieren wie die entsprechenden Gene der Fliegen oder der Würmer.

Dieses Phänomen ist nicht nur ein höchst überzeugendes Indiz für die Evolutionstheorie. Es zeigt auch, dass der genetische Text über Generationen hinweg unglaublich stabil ist. Obwohl der Text vor jeder Zellteilung einmal komplett abgeschrieben wird, scheint ihm selbst millionenfaches Kopieren fast nichts anzuhaben, obwohl – im Fall des Menschen – bei jeder Zellteilung 3 Milliarden Nukleotide abgeschrieben werden müssen.

Dem aufmerksamen Leser wird nicht entgangen sein, dass ich im letzten Abschnitt das Wörtchen *fast* verwendet habe. Auf diesem kleinen Wörtchen *fast* beruht unsere Existenz. Und es ist auch für einige Probleme verantwortlich – namentlich für die Entstehung von Krebskrankheiten.

Wie komme ich zu dieser Behauptung? Unser Genom ist sehr stabil, und das Kopieren genetischer Texte funktioniert mit bewundernswerter Präzision. Trotzdem werden, wenn auch sehr selten, Fehler gemacht und einzelne Basen vertauscht, Gene verstümmelt, und manchmal verrutschen sogar ganze Genabschnitte im Text. Diese Kopierfehler werden Mutationen genannt.

Im letzten Abschnitt dieses Kapitels werde ich zeigen, warum es Vorteile haben kann, nur *fast* perfekt zu sein, aber auch, welche Probleme wir uns dadurch eingehandelt haben. Wir stoßen damit nämlich jetzt zu den Wurzeln der Krebserkrankung vor.

Mutationen im Genom von Einzellern oder in den Keimzellen von vielzelligen Organismen treffen in der Regel die Nachwelt. Werden sie auf lebens- und fortpflanzungsfähige Individuen weitervererbt, sind sie für alle Zeiten im kollektiven genetischen Gedächtnis einer Art festgeschrieben. Geschehen solche Fehler in unseren eigenen Körperzellen, könnte es sein, dass wir selbst damit ein Problem bekommen.

Darwins Dilemma: Warum sind Gene nicht perfekt?

… gäbe es nicht die beste (optimum) aller möglichen Welten, dann hätte Gott überhaupt keine erschaffen (…) Wissen muss man, dass in jeder möglichen Welt alles miteinander in Verbindung steht: jedwedes Universum ist ein ganzes aus einem Stück, gleich dem Ozean; die geringste Bewegung breitet sich in beliebige Entfernung aus …[14]

Für keine Passage in seinem Gesamtwerk hat der Philosoph Gottfried Wilhelm Leibniz mehr Prügel bezogen als für die Behauptung, wir lebten »in der besten aller möglichen Welten«. Noch 100 Jahre nachdem Leibniz diese Sätze zu Papier gebracht hatte, klangen sie so befremdlich, dass Voltaire eine Satire auf Leibniz' Theorie verfasste und in seinem *Candide* persiflierte. Leibniz selbst wird in der Gestalt des Pangloss karikiert, der stets bemüht ist, dem leichtgläubigen Candide zu versichern, auch die schlimmsten Katastrophen hätten ihren Sinn:

»›Alle Ereignisse sind miteinander verknüpft in der besten aller möglichen Welten; denn wärt Ihr schließlich nicht aus einem schönen Schloss mit derben Fußtritten in den Hintern davongejagt worden, der Liebe zu Fräulein Kunigunde wegen, wärt Ihr nicht der Inquisition in die Hände gefallen […], dann würdet Ihr hier keine eingemachten Cedren und Pistazien essen.‹ – ›Das ist wohl gesprochen‹, antwortete Candide, ›aber wir müssen unseren Garten bestellen.‹«15

Einem krebskranken Menschen muss Leibniz' Idee doppelt absurd und nachgerade zynisch vorkommen. Aber sein Gedankengang war tiefgründiger als Voltaire ahnte. Leibniz war überzeugt, dass die Welt, ihre Phänomene und Bewohner, so beschaffen sind, dass sie keine willkürlichen oder beliebigen Zustandsformen annehmen können, weil sie sich in Systemen gegenseitiger Wechselwirkungen und Abhängigkeiten bewegen oder auch selbst solche Systeme sind. Alle Wesen und Dinge dieser Welt unterliegen unverrückbaren und allgemeingültigen Spielregeln. Daher stehen ihnen nur ein begrenzter Spielraum möglicher Realisationen, Zustandsformen und Beziehungen zueinander zur Verfügung. Dieses Weltverständnis als ein System wechselseitiger Abhängigkeiten belegt er mit dem Begriff Kontingenz.

Was hat das mit Krebs zu tun? Die Gesetze der Physik, Chemie oder Biologie sind nichts anderes als eine modernere und spezifischere Formulierung der Kontingenzidee. Alle Naturwissenschaften beruhen auf so etwas wie einer Wette. Sie behaupten, es gäbe Naturgesetze, die allgemeingültig seien, keine Ausnahmen zuließen und im gesamten Universum an jedem Ort und zu jeder Zeit gälten. Diese Gesetze unterwerfen alle Vorgänge, Systeme, Maschinen und natürlich auch Lebewesen ganz bestimmten Spielregeln. Einfache Beispiele für solche Spielregeln sind die Gleichungen der Newtonschen Mechanik wie: *Arbeit = Kraft × Weg* oder *Masse = Dichte × Volumen* oder *Impuls = Masse × Geschwindigkeit*.

Solche Gesetze setzen der Konstruktion von Maschinen, etwa eines Automobils, ganz bestimmte Grenzen. Ein Konstrukteur befindet sich immer im Zwiespalt, denn er kann nie alles gleichzeitig haben. Baut er das Auto größer, wird es geräumiger, aber auch schwerer. Macht er es schneller, muss er die Bremsen aufwendiger gestalten, um es wieder zum Stehen zu bringen. Kein Auto kann die Vorzüge eines Formel-1-Wagens und eines Familienautos in sich vereinigen. Die Optimierung in Richtung Höchstgeschwindigkeit oder Beschleunigung geht immer auf Kosten anderer Eigenschaften wie Verbrauch und begrenzt Parameter wie Gewicht oder Sitzplätze. Die Ursache dieses Dilemmas findet sich in den Naturgesetzen.

Lebende Organismen, selbst Einzeller, sind unendlich viel komplizierter als Automobile. Trotzdem sind sie natürlich den Naturgesetzen unterworfen. Eine spezielle Variante des Optimierungsproblems ist die Stabilität ihres genetischen Textes. Ohne ein gewisses Maß an genetischer Instabilität gäbe es keine Evolution. Andernfalls wäre die Erde immer noch von denselben winzigen Bakterien bevölkert, die schon vor über 3 Milliarden Jahren in der Ursuppe schwammen.

Wäre jede DNA-Kopie perfekt, gäbe es keine Mutationen, und es entstünde keine genetische Varianz zwischen den Individuen. Erst wiederholte kleine Fehler lassen Variationen in einer Population entstehen. Mit den Varianten entwickeln sich Gruppen erfolgreicherer und weniger erfolgreicher Individuen, aus denen schließlich auch neue Arten hervorgehen können.

Kurz zusammengefasst benötigt die Evolution drei Zutaten: Die Gene einer Population müssen Mutationen unterworfen sein. Diese Mutationen lassen eine Vielzahl unterschiedlicher genetischer Varianten entstehen. Alle diese Varianten konkurrieren in einem Lebensraum, der seine Bewohner unter Selektionsdruck stellt. Erfolg in solcher Umgebung bedeutet Überleben und Fortpflanzung.

Die weitaus längste Periode der belebten Erdgeschichte gehörte ausschließlich den Einzellern. Über 3 Milliarden Jahre waren die Protozoen[16], mikroskopisch kleine Lebewesen, die einzig existierende Lebensform auf unserem Planeten. Also waren drei Milliarden Jahre lang die Begriffe »Zelle« und »Lebewesen« praktisch deckungsgleich.

Unter dieser trügerisch ruhigen Oberfläche scheinbarer Stagnation tobte aber diese ganze Zeit das Drama der Evolution. Bei einzelligen Lebewesen wird jede Mutation, die vor der Teilung einer Zelle nicht bereinigt wurde, auf die nächste Generation weitervererbt. Das kann unter Umständen erhebliche Folgen für die Nachkommenschaft haben. Manchmal optimieren Mutationen den Phänotyp, so dass er dadurch besser an die Erfordernisse seines aktuellen Lebensraums angepasst ist.

Diese Fälle sind allerdings die Ausnahme. Mit der Zeit kumulieren aber solche positiven Ausnahmen, weil ihre Träger eher überleben und mehr Nachkommen zeugen als die Konkurrenz. Langsam verändert und diversifiziert sich aus diesem Grund das Erbgut einer Population. Neue Arten entstehen beispielsweise durch die Verschiebung der Einwirkungen des Selektionsdrucks, zum Beispiel aufgrund räumlicher Abtrennung einzelner Gruppen oder durch Spezialisierung auf bestimmte Nischen innerhalb eines Lebensraums. Bezogen auf den langfristigen Erfolg einer größeren Gruppe ist daher eine gewisse Fehlertoleranz sogar nützlich, weil es die Variationsbreite der Gene innerhalb einer Bevölkerung vergrößert und so Anpassungen an neue Erfordernisse der Umwelt erleichtert.

Die genetische Instabilität hat aber ihre Kehrseite. Mutationen treffen das Genom absolut zufällig. In vielen Fällen sind Mutationen folgenlos, weil sie DNA-Abschnitte betreffen, die gar nicht in Eiweiße übersetzt werden, oder weil sie sogenannte konservative Mutationen sind, die die Aminosäuresequenz nicht verändern. Wenn sie aber Folgen haben, dann sind diese meistens negativ. Sie führen oft zur Funktionseinschränkung oder gar zum Funktionsverlust des entsprechenden Proteins. Je nach der Bedeutung des entsprechenden Proteins kann das für die Zelle oder ihre Nachkommen im Extremfall Unfruchtbarkeit oder gar Tod bedeuten.

Vor etwa 600 Millionen Jahren kam es zu einer Revolution in der Biosphäre. Eine völlig neuartige Form von Lebewesen entstand. Einige Zellen schlossen sich zu Zweckverbänden mit gemeinsamen Interessen zusammen. Die Evolution überschritt damit eine entscheidende Schwelle und betrat das Land der vielzelligen Organismen. Diese Metabionten und insbesondere die Metazoen, die vielzelligen Tiere, begannen die Erde zu bevölkern und ihr Gesicht zu prägen. Von diesem Zeitpunkt an liefen die Interessen von Zelle und Individuum auseinander. Da jetzt der komplette Organismus und nicht mehr die einzelne Zelle das Objekt der Selektion war, hing das Schicksal aller Beteiligten auf Gedeih und Verderb am Erfolg des großen Kollektivs, des Organismus.

Die meisten vielzelligen Organismen vermehren sich sexuell. Sie entstehen aus der Verschmelzung der Ei- und der Spermienzelle zur befruchteten Eizelle, der Zygote. In erstaunlich kurzer Zeit entwickelt sich daraus ein differenzierter Organismus mit Tausenden, Millionen oder auch vielen Milliarden Zellen.[17] Zu Beginn der Ontogenese, der Entwicklung dieses neuen Organismus, sind alle Zellen Generalisten. Diese potentiellen Alleskönner nennen die Biologen totipotente Stammzellen. Der Organismus entsteht durch Differenzierung dieser Stammzellen in unterschiedlichste Zelltypen mit jeweils eigenen Spezialaufgaben.

Alle Zellen eines Körpers teilen sich dasselbe Erbgut. Die verschiedenartige Struktur und die unterschiedlichen Fähigkeiten der einzelnen Zelltypen resultieren aus dem Muster der aktuell aktiven Gene. Diese produzieren die Eiweiße, die Zellteilung, Differenzierung und Spezialisierung steuern.[18] Im Rahmen der Differenzierung und Spezialisierung sind manche Gene nur während bestimmter Phasen der Embryonalentwicklung aktiv und werden dann stillgelegt, andere wiederum erwachen erst bei spezialisierten Zellen zu vollem Leben. Wenn Zellen sich zu roten Blutkörperchen entwickeln, produzieren sie plötzlich massenweise Hämoglobin, das Eiweiß, das den Sauerstoff im Blut transportiert und dem Blut seine tiefrote Farbe verleiht. Im Stammzellpool, aus dem sich die roten Blutzellen entwickeln, ist das Hämoglobin-Gen dagegen abgeschaltet. Im fertigen Organismus haben manche Zelltypen wie Leberzellen oder Nervenzellen die Fähigkeit zur Zellteilung (Mitose) verloren. Man nennt sie daher postmitotisch. Dieser Verlust der Zellteilungsfähigkeit beruht ebenfalls darauf, dass die entsprechenden Gene abgeschaltet wurden und nicht mehr abgelesen werden.[19]

Entscheidend für uns ist ein anderes Problem. Durch das Leben im Verbund wird eine Zelle mit vollkommen neuen Aufgaben und Problemen konfrontiert. Jetzt sind Zellen der Metazoen keine Generalisten mehr, sondern auf bestimmte Aufgaben konzentriert. Je nachdem, welche ihrer Gene aktiv sind, dienen sie dem Organismus als Muskel-, Nerven-, Nieren- oder Leberzellen. Ähnlich wie die Mitglieder in einer komplexen arbeitsteiligen Gesellschaft haben sie die Fähigkeit verloren, auf sich allein gestellt zu überleben. Der Preis der Spezialisierung ist der Zwang zur Zusammenarbeit. Daher müssen sich die Zellen eines vielzelligen Organismus – ganz anders als die Einzeller – in Bescheidenheit, Demut und Kooperationsfähigkeit üben.

Bei den Metazoen steht nicht mehr die individuelle Fitness der Zelle, sondern die Fitness des Organismus an oberster Stelle. Zellen in vielzelligen Organismen sind bedingungslose Altruisten. Im Laufe der letzten 600 Millionen Jahre hat die Evolution eine präzis arbeitende und fein justierte biochemische »Fabrik« herausselektiert, die über vielgestaltige Strategien zur Kontrolle des Zellzyklus und zur Begrenzung der Zellteilung verfügt.

Solange Zellen sich teilen, durchlaufen sie einen ganz bestimmten Zellzyklus. Dieser Lebenszyklus einer Zelle beginnt und endet mit der Zellteilung, der Mitose. Der Teilungsprozess selbst wird daher auch M-Phase[20] genannt. Die M-Phase ist sehr kurz. Sie dauert bei menschlichen Zellen kaum mehr als 30 bis 60 Minuten.

Zwischen den Teilungen liegt das Leben einer Zelle, die sogenannte Interphase. Die Zelle muss in dieser Zeit einige interne Angelegenheiten regeln, bevor sie sich erneut teilen kann. Die Interphase ist in mindestens drei, meistens jedoch vier Abschnitte gegliedert: Nach der Mitose beginnt die G_1-Phase. In diesem ersten Lebensabschnitt wächst die Zelle wieder zu ursprünglicher Größe heran und ergänzt ihren Bestand an Zellorganellen. Am Ende der G_1-Phase werden bereits Vorräte für die nächste Phase angelegt. In dieser Zeit werden vor allem Histone produziert. Diese Eiweiße verpacken und stabilisieren die DNA im Zellkern. Außerdem stockt die Zelle kurz vor Eintritt in die nächste Phase des Zellzyklus ihren Bestand an Enzymen wie DNA-Polymerasen und Ligasen auf, die sie zum Kopieren ihres genetischen Materials benötigt. Sie deckt sich in dieser Phase auch mit einem ausreichenden Vorrat an Nukleotid-Bausteinen ein.

Schreitet die Zelle im Zyklus weiter voran, tritt sie jetzt in die S-Phase (Synthesephase) ein. Die Synthesephase ist die Zeit der DNA-Replikation. In diesem Lebensabschnitt wird die komplette genetische Information der Zelle abgeschrieben; anschließend liegt der komplette Doppelstrang in zwei Kopien bereit.

Den letzten Abschnitt der Interphase bildet schließlich die G_2-Phase. In diesem Lebensabschnitt wird das endoplasmatische Retikulum eingeschmolzen, und die Zelle bereitet sich auf die Mitose vor. In Geweberbänden löst die Zelle ihre Kontakte zu den Nachbarzellen, sie rundet sich ab, nimmt etwas Flüssigkeit auf und wird dadurch größer. In der G_2-Phase werden verstärkt RNA-Moleküle und zellteilungsspezifische Proteine produziert, die im Verlauf der sich unmittelbar anschließenden Mitose benötigt werden.

Wenn die Zelle alle internen Kontrollen besteht, kann die Interphase, bestehend aus G_1-, S- und G_2-Phase, rasch durchlaufen werden. Manche Zelltypen können sich schon nach 12–24 Stunden erneut teilen. Auch im Körper eines Erwachsenen gibt es solche Regionen permanenter zellulärer Geschäftigkeit. Wo ständig Zellen nachgeliefert werden müssen, etwa in der Haut, in den Schleimhäuten oder in den blutbildenden Organen, führen die Zellen ein schnelles und rastloses Leben – wie ihre archaischen Vorgänger, die Einzeller.

Die meisten Zelltypen aber lassen es ruhiger angehen. Sie differenzieren sich und spezialisieren sich auf ganz bestimmte Aufgaben. An der ihnen zugedachten Position angekommen, stellen sie die Produktion von Nachwuchs weitgehend ein. Im Verlauf der späten G_1-Phase haben sie Gelegenheit, aus dem hektischen Zyklus auszuscheren und in die G_0-Phase abzubiegen, eine Art Nebengleis des Zellzyklus. Diese vierte Phase ist das Ruhekissen der Zellen. Viele Zelltypen verharren dort für Wochen, Monate, Jahre oder gar für den Rest ihres Lebens. Beispiele sind reife Nervenzellen oder Muskelzellen, die ihre Teilungsfähigkeit komplett verloren haben.

Schon wenige Wochen nach der Befruchtung endet auch im Embryo die Zeit ungebremster Expansion. In vielen Zellen beginnen gegenläufige Mechanismen das Wachstum zu bremsen, zu lenken und zu kanalisieren. Im Zellzyklus gibt es Kontrollpunkte (Checkpoints), die den Übertritt in die nächste Phase des Zellzyklus nur gestatten, wenn die vorhergehende Phase korrekt abgeschlossen wurde.

Solche Kontrollmechanismen begrenzen ungehemmtes Wachstum und dienen einem einzigen Ziel: der Homöostase der Gewebe. Sie waren die Voraussetzung für die Entwicklung komplexer Vielzeller wie etwa des Menschen. Für unseren Organismus ist eine fein austarierte Balance zwischen Zellverlust und Nachschub lebenswichtig.

Zellen, die irreversibel geschädigt oder überzählig sind, werden in den Selbstmord getrieben. Diesen Prozess aktiver Selbstaufopferung nennen die Zellbiologen programmierten Zelltod oder Apoptose. Ursprünglich wurden beide Begriffe fast deckungsgleich verwendet, inzwischen wurden neben den klassischen Formen der Apoptose weitere Varianten des programmierten Zelltods entdeckt. Das Leben vieler Zellen wird außerdem durch biochemisch genau definierte Alterungsprozesse begrenzt, die wir Seneszenz nennen. Oft werden Zellen durch ihre Umgebung domestiziert. Sobald sie sich in einen Gewebeverbund einfügt haben, erhalten sie aus der Nachbarschaft entsprechende Signale, die sie in eine Ruheposition in der G_0-Phase manövrieren. Solche Prozesse nennt man Kontaktinhibition. Daneben gibt es weitere fein austarierte Kommunikationssysteme zwischen Zellen, die alle zur Homöostase der Gewebe beitragen. Botenstoffe (Wachstumsfaktoren) regen Nachbarzellen zur Teilung an. Bricht diese Zufuhr ab, verharrt die Zelle in der G_0-Phase. Umgekehrt kann die Teilung auch aktiv durch Wachstums-inhibierende Faktoren blockiert werden.

Es ist wichtig zu wissen, dass dieses komplexe System der Checks und Balances im Wesentlichen durch Proteine gesteuert wird. Diese Proteine sind wiederum der verlängerte Arm der Gene, die für Wachstumskontrolle zuständig sind. Weit über 300 der geschätzt knapp 23 000 Gene des menschlichen Organismus sind hauptberuflich damit beschäftigt, die Zellen an die Leine zu legen, das Zellwachstum zu bremsen, zu koordinieren, wo nötig, zu stoppen, oder ungebärdige Zellen in den Selbstmord zu treiben.

Wir sind jetzt an einem ganz entscheidenden Punkt angelangt. Die DNA hat ein sehr spezielles Optimierungsproblem: Sie steht im Spannungsfeld zwischen *Stabilität* und *Variation*. Ohne eine gewisse Fehlerquote bei der Weitergabe der genetischen Texte – ohne Mutationen – hätten sich aus Einzellern nie Wesen wie wir Menschen entwickeln können. Andererseits ist es für alle komplexeren Lebewesen überlebensnotwendig, ihr Genom fehlerfrei an die Nachkommen zu übermitteln. Vielzeller benötigen außerdem wirksame Instrumente, um die vielen unterschiedlichen Zellen des Organismus einzubinden und in den Dienst des großen Ganzen zu stellen.

Mutieren Gene in den Keimzellen, kann das dazu führen, dass die Nachkommen erkranken oder nicht überlebensfähig sind. Verursachen Mutationen Gendefekte in Körperzellen, ist das oft belanglos und hat keinerlei Folgen. Einzelne defekte Zellen können leicht ersetzt werden.

Es gibt aber eine wichtige Ausnahme! Wenn solche somatischen Mutationen der betreffenden Zelle nicht Nachteile, sondern im Gegenteil Wachstumsvorteile verschaffen, können sie für den Organismus äußerst problematisch werden. Sobald Defekte in den Genen auftreten, die zum Apparat der Wachstumskontrolle gehören, können die Folgen fatal sein. Solche Defekte lassen die Zellen unter Umständen ihre über Generationen antrainierte Selbstlosigkeit vergessen. Die betroffenen Zellen entwickeln sich wieder zu den zellulären Egoisten zurück, die ihre einzelligen Vorfahren einmal waren. Sie fangen an, sich unkontrolliert und ohne Rücksicht auf Verluste zu teilen.

Krebs ist die Wiedergeburt des zellulären Egoismus. Damit sind wir also bei der Definition der Krebserkrankung gelandet. Krebserkrankungen sind

Krankheiten, die durch Mutationen kritischer Gene verursacht werden. Diese Mutationen betreffen Gene, die für die Wachstumskontrolle zuständig sind, und sie führen zur unkontrollierten Vermehrung der betroffenen Zelle. Die Erkrankung nimmt ihren Ausgang (fast) immer von einer einzigen Zelle, wenn diese hinreichend viele kritische Mutationen akkumuliert hat. Tief im Innern der Zelle, im Zellkern, haben wir die Ebene gefunden, auf der alle Fäden zusammenlaufen. Die Mutation kritischer Gene ist der Mechanismus, der hinter jeder Krebserkrankung steckt. In den Genen vereinigen sich die vielen scheinbar widersprüchlichen Auslöser von Krebs in einem einzigen, gemeinsamen Prinzip.

Im darwinistischen Zwiespalt zwischen Veränderung und Stabilität neigt sich die Waagschale weit zugunsten der Stabilität. Wir haben gesehen, dass wir mit den Schimpansen über 95 Prozent des genetischen Textes teilen. Von unseren Mitmenschen, ganz gleich ob sie aus der Nachbarschaft oder aus Sizilien, Norwegen oder Papua-Neuguinea stammen, unterscheiden wir uns in gerade nur 0,1 Prozent aller DNA-Bausteine. Diese lächerlichen 0,1 Prozent sind also für sämtliche genetischen Unterschiede zwischen den Menschen auf unserem Planeten verantwortlich.

Das Wunder der genetischen Stabilität scheint umso größer, wenn wir uns die schiere Masse des kopierten Materials und die Geschwindigkeit des Kopiervorgangs vor Augen führen. In jeder Zelle werden über 3 Milliarden Basenpaare verdoppelt. Wenn ein Nukleotid pro Sekunde abgelesen und kopiert würde, wäre der Vorgang der DNA-Replikation in etwa 203 Jahren abgeschlossen. Tatsächlich braucht die Zelle dafür nur knapp eine halbe Stunde. Zu jeder Minute unseres Lebens wird in vielen Milliarden Zellen gleichzeitig der komplette genetische Text einmal abgeschrieben. Im Lauf eines Menschenlebens werden in unserem Körper viele Billionen Mal 3 Milliarden Basenpaare kopiert. Mit diesen Zahlen vor Augen kann es einen nur wundern, dass so selten Fehler entstehen.

Dabei liegt unser Genom im Zellkern keineswegs sicher wie in einem Schweizer Tresor – im Gegenteil. Das Innere der Zelle ist ein chemisch hoch aggressives Milieu. Ständig werden äußerst reaktionsfähige Moleküle, freie Radikale, sogenannte reaktive Sauerstoffspezies, Säuren und Basen produziert. Alle diese Substanzen sind Stoffe, die Nukleotide oxidieren oder reduzieren und dabei Teile des Moleküls entfernen oder andere Teile anhängen können.

Eine Veränderung der chemischen Gestalt eines DNA-Bausteins kann Lesefehler provozieren und Fehlpaarungen von Nukleotiden begünstigen. So können sogar Strangbrüche und Abbrüche der Kette entstehen. Auch ohne jedes Zutun von außen ist die Struktur der DNA also nicht auf ewig in Marmor gemeißelt. Experimente zeigen, dass bei einer Milliarde kopierter Basen etwa einmal ein Fehler unterläuft. Die aggressive chemische Umgebung der DNA lässt eigentlich noch eine deutlich höhere Fehlerquote erwarten. Die meisten entstandenen Fehler werden aber repariert, bevor sie vererbt werden können. Ohne die Fähigkeit zur ständigen Reparatur der DNA wären wir gar nicht in der Lage, unsere genetische Integrität über längere Zeit zu konservieren. Die Evolution hat daher im Lauf der Zeit mehrere hocheffektive Systeme zur Reparatur der verschiedenen Arten von DNA-Schäden entwickelt.[21]

Trotz all dieser Bemühungen und ohne jedes Zutun von außen können Mutationen durch die Maschen der Kontrollsysteme schlüpfen. Krebs kann also völlig ohne die Beihilfe der im letzten Kapitel genannten Verdächtigen entstehen. Trotzdem kann natürlich keiner der Kandidaten, weder die Viren noch die chemischen Karzinogene noch die ionisierende Strahlung oder gar die ererbten »Krebsgene«, freigesprochen werden. Alle diese Faktoren steigern die »natürliche« Mutationsrate zum Teil dramatisch. Sie können daher das Risiko, das jeder von uns in sich trägt, unter Umständen drastisch vergrößern. Vergessen wir nicht, dass starke Raucher zehnmal häufiger an Lungenkrebs leiden als Nichtraucher.

Fazit – Alles mündet in den Genen

Im 1. Kapitel habe ich erklärt, dass es in unserer Umwelt sehr unterschiedliche Faktoren gibt, die Krebserkrankungen auslösen *können*, und überlegt, ob und wie die verschiedenen potentiellen Auslöser (Chemikalien, ionisierende Strahlung, Viren, Vererbung) in ein übergeordnetes kausales Prinzip münden.

Dieses Prinzip ist jetzt gefunden. All diese Faktoren sind potentielle Mutagene, sie können die DNA verändern und damit die Fehlerquote beim Kopieren unseres genetischen Textes vergrößern. Knapp 5 – 10 Prozent aller Krebserkrankungen sind nach Ansicht der beiden Epidemiologen Richard Doll und Richard Peto Mutationen geschuldet, die als genetische Bürde bereits über die Keimbahn vererbt und uns auf den Weg mitgegeben wurden.

Darüber hinaus gibt es verlässliche Schätzungen darüber, welchen Anteil die unterschiedlichen exogenen Faktoren an der Gesamtzahl aller Krebserkrankungen haben.[22]

Der weitaus bedeutsamste äußere Faktor ist das Rauchen. Fast ein Drittel aller Krebserkrankungen weltweit können auf den Einfluss des Rauchens zurückgeführt werden. Knapp ein weiteres Drittel scheint durch andere chemische Faktoren inklusive unserer Ernährung verursacht zu sein. Bei dieser Gruppe sind die Zusammenhänge zwischen Ursache und Wirkung allerdings außerordentlich komplex. Nur ein kleinerer Teil dieser Fälle wird durch eindeutig identifizierte Kanzerogene wie die Anilinfarbstoffe verursacht. Vor allem über die Nahrung führen wir uns einen unüberschaubaren Cocktail unterschiedlichster Substanzen in großen Mengen zu, von denen einige das Krebsrisiko erhöhen können, andere hingegen sogar protektiv gegen Krebs zu wirken scheinen. Davon später mehr.[23]

Weitere 10–15 Prozent aller Krebserkrankungen sind den Infektionen mit onkogenen Viren zuzuschreiben. Die letzte Gruppe von Krebserkrankungen sind die strahleninduzierten Tumoren und Leukämien. Ein Teil der Strahlung stammt dabei aus natürlichen Strahlenquellen, der Rest aus Strahlenquellen, die von Menschenhand erschaffen wurden, wovon aber weder Kernkraftwerke noch Atomwaffenexperimente, sondern die medizinischen Strahlenquellen quantitativ die größte Rolle spielen. Es bleibt ein kleiner Rest von Krebserkrankungen, die vermutlich ausschließlich durch endogene Mutationen, ohne Zutun äußerer Einflüsse, verursacht werden.

Die »Tathergänge« weisen wie gesagt Ähnlichkeiten auf, ganz gleich, was eine Krebserkrankung auslöst. Faktoren wie das Rauchen erhöhen das Krebsrisiko immens. Aber weder das Rauchen noch andere Umweltfaktoren – seien es Chemikalien, Strahlen oder Viren – sind notwendig oder hinreichend, um zwangsläufig die Krankheit auszulösen.

Tief im Prozesskern muss es eine Zufallskomponente geben, die bei der Metamorphose von der Zelle in eine Krebszelle ihre Hand im Spiel hat. Alle diese Vorgänge münden in unseren Genen. Gene steuern und regulieren das Zellwachstum. Aber Gene sind für Gestalt- und Funktionalitätsveränderungen anfällig. Die Gesetze der Chemie fordern unerbittlich ihren Tribut und schmuggeln immer wieder kleinere Fehler in unsere genetischen Texte. Diese Fehler, die Mutationen, sind im Einzelfall immer zufälliger (stochastischer) Natur. Ganz gleich wie stark die DNA unter Beschuss genommen wird, bezogen auf die einzelne Zelle führen Mutationen nicht zwangsläufig zum Krebs. Aber das Risiko der Verwandlung in eine Krebszelle steigt mit der Anzahl der Mutationen in einer Zelle.[24]

Noch eine weitere Komponente erschwert Voraussagen im Einzelfall. Jeder Mensch scheint Systeme in sich zu tragen, die Mutationen teilweise kompensieren können.[25] Die individuelle Leistungsfähigkeit dieser individuellen Systeme schwankt, so wie die Menschen unterschiedlich groß, kräftig oder flink sind. Der 100-jährige Urgroßvater, der sein Leben lang Kette rauchte, mag tatsächlich nicht nur individuelles Glück gehabt haben. Vielleicht verfügte er über eine genetische Ausstattung, die Fehler in der DNA überdurchschnittlich effektiv wieder ausbügeln konnte. Solange wir aber die funktionelle Bedeutung unserer individuellen genetischen Ausstattung nicht kennen – was vielleicht auch so bleiben sollte –, sollten sich andere Raucher den glücklichen Urgroßvater nicht zum Vorbild nehmen. Sie spielen Russisches Roulette.

Beim Russischen Roulette bekommt der Spieler die Folgen seines Tuns allerdings unmittelbar zu spüren. Der Raucher wird mit den Konsequenzen seiner Sucht erst mit einer Verzögerung von 20–40 Jahren konfrontiert. Die lange Latenzzeit zwischen der Einwirkung eines Schadstoffs (einer Noxe) und dem Ausbruch der Erkrankung charakterisiert sämtliche Krebserkrankungen ganz allgemein.

Um dieses Phänomen der Latenz zu verstehen, müssen wir genauer hinsehen, was onkogene Mutationen in einer Zelle eigentlich anrichten. Im nächsten Kapitel wird es deshalb um Gaspedale und Bremsen gehen und darum, wie die Produkte der mutierten Gene das Leben einer Zelle verändern. Es geht um die Mechanismen, die eine Zelle, die über Jahrmillionen zum loyalen Diener des Körpers erzogen wurde, in wenigen Jahren wieder in einen rücksichtslosen Egoisten zurückverwandeln. Die Suche nach diesen Mechanismen ist kein akademisches Glasperlenspiel. Sie hilft abzuschätzen, wie sich Krebszellen im Körper verhalten. Vor allem aber ist die Erforschung dieser Mechanismen getrieben von dem Wunsch, endlich die Achillesferse des Krebses zu finden, um ihn wirkungsvoller als bisher bekämpfen zu können.

3. Kapitel

Zurück zum Egoismus –
Was läuft schief in Krebszellen?

Donnerstag, 1. Juli 2008

Ich würde mich gern kleinmachen und hineinkriechen können, um zu schauen, was da vor sich geht. Habt ihr in der Schule auch Effi Briest gelesen?«

Mir war nicht ganz klar, worauf Imogen hinaus wollte. »Na, die Geschichte mit dem Chinesen. Erinnerst du dich noch? Als Effi nach ihrem ersten Ehekrach mit ihrem Baron auf Kutschfahrt war. Als sie ihn drängte, endlich damit rauszurücken, was es mit dem unheimlichen Kerl auf sich hatte: › ... und es wird am Ende das Beste sein, dass ich höre, was es ist. Solange ich es nicht weiß, bin ich trotz aller guten Vorsätze immer das Opfer meiner Vorstellungen. Erzähle mir das Wirkliche. Die Wirklichkeit kann mich nicht so quälen wie meine Phantasie ...‹«.[1]

Imogen lehnte sich zurück auf die wollene Picknickdecke und schaute durch die eng gepflanzte Reihe der Weinstöcke in den Himmel: »Weißt du, ich will wissen, was in diesen Scheißzellen vor sich geht! Warum sind sie, wie sie sind? Wieso haben sie vor nichts Respekt und wachsen rein, wo sie wollen? Warum streuen die einen, die andern nicht? Wie schaffen sie es, sich in mir auszubreiten, wo ich sie dort nicht haben möchte – und mein Körper ja wohl auch nicht? Und die Krebszellen, sterben sie nicht auch irgendwann?«

Ich schluckte den letzten Bissen Bergkäse hinunter: »Vor 30 Jahren hätte dir niemand auch nur auf eine deiner Fragen etwas Vernünftiges antworten können. Inzwischen wissen wir ein bisschen mehr, sogar viel mehr, obwohl die Dinger manchmal immer noch ziemlich schwarze Kästen sind ...«

...

Das Cancer Genome Project des Wellcome Trust Sanger Institute in Cambridge führt eine schwarze Liste: die Liste der Überführten. Sie wird beständig gepflegt, und immer wieder kommen neue Namen dazu. Im Jahr 2009 enthielt sie insgesamt 367 Gene. Diesen Genen konnte nachgewiesen werden, dass sie an der Entstehung von Krebs beteiligt sind.[2] Seit 2009 sind schon wieder zahlreiche neue Gene hinzugekommen.[3]

Im 2. Kapitel habe ich Krebs als eine Erkrankung beschrieben, die durch Mutation kritischer Gene ausgelöst wird. Aber die Geschichte der Jagd auf die Krebsgene habe ich bisher noch nicht erzählt. Woher wissen wir, dass eine Genmutation krebsauslösend wirkt? Warum und auf welche Weise werden bestimmte Typen von Genen zu Krebsgenen? Was machen die Krebsgene mit einer Zelle? Um diese Fragen werden die folgenden Überlegungen kreisen.

Die Geschichte von den Krebsgenen konnte erst geschrieben werden, als sich die Medizin das Instrumentarium verschafft hatte, Gene zu lesen und zu manipulieren. Doch damit war es nicht getan. Es galt, die kritischen Gene aus dem Ozean harmloser DNA herauszufischen. Bevor die Funktion eines Gens oder des von ihm codierten Proteins untersucht werden kann, muss das kritische Gen erst einmal gefunden werden. Diese Forschung ist noch langwieriger, noch quälender als die sprichwörtliche Suche nach der Stecknadel im Heuhaufen, denn es müssen dafür verdächtige Abschnitte von wenigen hundert bis einigen tausend Basenpaaren aus der schier endlosen Kette von über 3 Milliarden Bausteinen herausgepickt werden.

Genau aus diesem Grund ist die Geschichte der Krebsgene gerade erst 30 Jahre alt. Die Wurzeln dieser Forschung reichen aber zurück bis zum Anfang des 20. Jahrhunderts. Der erste Hinweis stammt von Theodor Boveri (1862–1915), dessen Arbeiten über Seeigel-Chromosomen wir schon kennengelernt haben. Eine Fehlverteilung von Chromosomen in der Seeigelzelle, stellte Boveri fest, führt zu anomaler Entwicklung der Tiere. Daher interessierte er sich auch für Chromosomen in menschlichen Zellen und warf die Frage auf, ob nicht auch das anomale Wachstum von Tumorzellen die Folge von Chromosomenveränderungen sein könnte. Gene waren für Boveri noch ein völlig abstrakter Begriff. Die Chromosomen hingegen waren etwas Handfestes und direkt zu beobachten.

Ihm gelang es, Beziehungen herzustellen, und zwar zwischen dem Verteilungsmuster von Chromosomen auf die Tochterzellen, der Gestalt der Chromosomen und möglichen phänotypischen Konsequenzen. Ein tieferer Blick in den Zellkern war ihm noch verwehrt. Vielleicht ahnte er, dass Gene – was auch immer das sein mochte – irgendwie in den Chromosomen verborgen sein könnten. Eine Ahnung vom molekularen Aufbau der Chromosomen oder von der Organisation der DNA hatte Boveri jedoch noch nicht.[4]

Immerhin 56 Jahre dauerte es noch, bis tatsächlich eine chromosomale Veränderung entdeckt wurde, die konstant in Krebszellen zu beobachten war und auch umgehend verdächtigt wurde, etwas mit der Entstehung dieser Art von Krebserkrankung zu tun zu haben. 1960 stießen Peter C. Nowell (*1928) von der University of Pennsylvania und David A. Hungerford (1927–1993) vom Fox Chase Cancer Center bei Patienten mit chronischer myeloischer Leukämie auf ein merkwürdig verformtes Chromosom.[5] Es handelte sich um ein sehr kurzes Chromosom, das sie daher erst für das männliche Y-Chromosom hielten. Später stellte sich heraus, dass es sich um das verkürzte Chromosom 22 handelte, welches nach dem Ort seiner Entdeckung als Philadelphia-Chromosom bezeichnet wurde. 12 Jahre später gelang der Nachweis, dass dieses Chromosom durch einen Austausch von genetischem Material zwischen den langen Armen von Chromosom 9 und Chromosom 22 entsteht.[6]

Die src-Story oder eine Geschichte von Henne und Ei

Der Weg zur Entdeckung der ersten krebsauslösenden Genveränderung war lang und verzweigt. Ein zweiter Anfang reicht zurück zu Francis Peyton Rous, zu seinen lange belächelten Hühnertumoren und dem später nach ihm benannten Rous-Sarkom-Virus (RSV).[7]

Nach seiner Entdeckung wurde dieses Virus jahrzehntelang von der Krebsforschung kaum beachtet. In dieser Zeit mäanderte es dennoch durch viele Labore dieser Welt. Nach und nach entstanden Virusstämme, die immer effektiver Tumoren in Hühnern und schließlich auch in anderen Tierarten hervorzurufen vermochten. Zunächst wurden Stämme des Rous-Sarkom-Virus entdeckt, die bei Tauben oder Enten Tumoren produzierten, später auch in neugeborenen Ratten und Mäusen, wie bei den Varianten russischer Laboratorien in den späten 1950er-Jahren. Bis dahin hatte man das Virus für eine exotische Eigenart von Vögeln betrachtet, jetzt aber löste diese Beobachtung eine beträchtliche Überraschung aus.

Mit neuen Techniken gelang es in den 1960er-Jahren, Viren nach ihren Einzelkomponenten aufzuschlüsseln und dadurch die einzelnen Bestandteile eines Virus besser zu charakterisieren. Ende der 1960er-Jahre häuften sich

Nachrichten über die Entdeckung viraler Gene in Wirbeltieren. Das Virus-Thema war wieder mitten in der Onkologie angekommen.

Im Jahr 1969 stellten Robert Huebner und George Todaro ihre Onkogen-Hypothese der Krebsentstehung vor. Sie spekulierten, dass vermutlich alle Wirbeltiere Träger von Genen aus RNA-Viren sind. Sie postulierten, dass »die virale Information (das Virogen) einschließlich des Anteils, der verantwortlich ist für die Transformation einer normalen Zelle in eine Tumorzelle, im Wirtstier von Zelle zu Zelle und auch von einer Wirtstiergeneration zur nächsten weitergegeben wird (...) In diesem Sinn verhielten sich diese Virusgene eher wie ein zelluläres Gen und nicht wie ein infektiöses Virus.« Strahlen, chemische Karzinogene, aber auch normale Alterungsprozesse trügen dazu bei, diese viralen krebsauslösenden Gene (Onkogene) wieder zu aktivieren.[8]

Zu dieser Zeit zirkulierten in den Laboren viele unterschiedliche Varianten des Rous-Sarkom-Virus. Erstaunlicherweise waren einige davon krebsauslösend, andere dagegen nicht. Damit lag ein ganz bestimmtes Experiment auf der Hand: Eigentlich musste man nur die genetischen Texte beider Virus-Varianten vergleichen, um herauszufinden, welche Gensequenz für die Transformation der Wirtszelle zur Tumorzelle verantwortlich ist. Im Gegensatz zum Menschen besteht das Genom von Viren nicht aus über 3 Milliarden Bausteinen, sondern nur aus wenigen tausend Basen oder Basenpaaren. Was aus heutiger Sicht relativ trivial erscheint, war mit den damaligen gentechnischen Mitteln ein Problem, das kaum zu bewältigen war.

Neben diesen technischen Schwierigkeiten gab es auch noch einen prinzipiellen Einwand gegen die These von Huebner und Todaro. Der Haken an ihrer Vermutung war, dass die genetischen Texte der RNA-Viren einschließlich des Rous-Sarkom-Virus in einer ›Sprache‹ verfasst sind, die weder Tier- noch Menschenzellen als Gene lesen können. Die Gene der RNA-Viren bestehen aus Ribonukleinsäuren (RNA) und nicht wie unsere Gene aus Desoxyribonukleinsäure (DNA). Die Gene von RNA-Viren und Tieren sind daher nicht miteinander kompatibel. Ein Gen eines RNA-Virus kann sich nicht einfach ins Genom menschlicher Zellen einschleichen. Auch unsere Zellen bedienen sich zwar der RNA, aber in Zellen von Tieren dient die RNA vor allem als Bote,[9] um die Bauanleitung der Gene in die Proteinfabriken der Zelle zu transportieren.[10] Schon ein Jahr später fand sich ein Ausweg aus der babylonischen Verwirrung zwischen DNA- und RNA-Sprache. Howard Temin und David Baltimore entdeckten in einer bestimmten Klasse von RNA-Viren, den

Retroviren (zu denen auch das Rous-Sarkom-Virus gehört), ein Enzym, das ein altes Dogma der Molekularbiologie verletzt: Es kann RNA wider Erwarten in DNA rückübersetzen.

So spannend die src-Story bis zu diesem Zeitpunkt für Insider auch war, viele hielten sie für ein akademisches Glasperlenspiel. Zum ersten Mal war es gelungen, die Entstehung einer Krebszelle bis dorthin zurückzuverfolgen, wo sich ein einzelnes Gen veränderte. Aber für die meisten Wissenschaftler handelte es sich um eine seltene Orchidee im riesigen Garten der Biologie. Sie sahen ein exotisches Gen eines exotischen Virus, das anscheinend eine exotische Krebserkrankung bei Hühnern auszulösen vermochte, und betrachteten dieses Phänomen als eine kuriose Randnotiz der Biologiegeschichte. Noch im Jahr 1974 fand sich in den *Medical World News* die beißende Bemerkung, dass von »Ufos, Yetis, dem Loch Ness und den Viren, die beim Menschen Krebs auslösen« gleichermaßen oft berichtet worden sei, bisher aber niemand eine dieser vermeintlichen Sensationen wirklich zu Gesicht bekommen habe.[11]

Eine seltsame Eigenschaft besaß das virale src-Gen dennoch. Anders als die drei anderen Gene schien es nämlich für das Virus nutzlos zu sein. Die Viren kamen auch ohne Src prächtig zurecht. Diese überraschende Beobachtung brachte Mike Bishop und Harold Varmus von der University of California in San Francisco auf eine verwegene Idee. Beim Grübeln über die evolutionären Wurzeln des v-src-Gens begannen sie sich zu fragen, ob sich die Geschichte nicht genau andersherum abgespielt haben konnte.

Bishop und Varmus meinten, die Onkogen-Hypothese von Huebner und Todaro müsse vom Kopf auf die Füße gestellt werden: Am Anfang stünden nicht die onkogenen Viren. Im Gegenteil, die Viren hätten – so Bishop und Varmus – die potentiell krebsauslösenden Gene irgendwann im Lauf der Geschichte aus dem Genbestand ihrer Wirtszellen entführt und sich selbst einverleibt. Ursprünglich wären diese Gene ganz normale zelluläre Gene gewesen. Einige der von Retroviren »entführten« Gene wären in den Viren in einer Weise mutiert, dass sie die Fähigkeit erwarben, Zellen in Krebszellen zu verwandeln. Beim Wiedereinbau in Zellen von Wirtsorganismen – in diesem Fall von Hühnern – entfalten sie ihre onkogene (krebsauslösende) Wirkung. Die Idee von Bishop und Varmus war ebenso kühn wie brillant, aber sie war zunächst nichts als wilde Spekulation. Wenn sie zutraf, dann musste das src-Gen im genetischen Text von Tieren zu finden sein, auch wenn diese niemals mit den entsprechenden Viren in Kontakt gekommen waren.

Daher begann Dominique Stehelin, der im Labor von Bishop und Varmus arbeitete, mit der naheliegendsten Tierart und durchforstete den genetischen Text mehrerer Vogelarten nach Textstellen, die Sequenzen des src-Gens entsprachen. Tatsächlich fand er im Genom verschiedenster Vögel, vom Emu bis zum Rhea, exakt komplementäre Sequenzen zur Src-Negativkopie des Virus. Offensichtlich war das Gen ohne jede Einmischung durch Viren tatsächlich schon im Genbestand der Vögel vorhanden. Schließlich gelang es, dieses zelluläre src-Gen (c-Src)[12] zu klonieren, das heißt, in Bakterien zu vermehren. Die Klonierung ist die Voraussetzung für die Möglichkeit, ein Gen genauer zu untersuchen. Dabei zeigte sich, dass das Src der Vögel typische Strukturmerkmale normaler zellulärer Gene aufwies[13] und eindeutig nicht durch ein Virus hervorgerufen wurde.[14]

Die These von Varmus und Bishop war zum ersten Mal experimentell bestätigt worden und der Begriff Proto-Onkogen war geboren. Proto-Onkogene sind normale zelluläre Gene, die zum Krebsgen werden können, wenn sie durch Mutation verändert werden. Erst wenn es durch eine kritische Mutation zur unkontrollierten Überaktivität dieser Gene kommt, verwandeln sie sich von bisher loyalen Dienern der Zelle in echte Krebsgene (Onkogene). Der Schritt vom Proto-Onkogen zum Onkogen ist immer mit einem Funktionsgewinn verbunden; das entsprechende Protein wird überaktiv.

Ein Funktionszuwachs[15] kann auf zweierlei Wegen zustande kommen. Eine Mutation kann dazu führen, dass das Gen häufiger abgelesen wird, wodurch die Konzentration des entsprechenden Proteins in der Zelle ansteigt.[16] Eine Genmutation kann aber auch zu einer qualitativen Veränderung des entsprechenden Proteins führen. Sie kann zum Beispiel eine neue Proteinvariante entstehen lassen, die eine höhere enzymatische Aktivität als das Originalprotein hat. Oder sie generiert ein Eiweiß, das nicht mehr durch bestimmte Gegenspieler antagonisiert werden kann, oder eines, das stabiler als das Original ist und in der Zelle langsamer abgebaut wird. Alle diese Varianten können bei der Entstehung von Tumorerkrankungen eine Rolle spielen.[17]

Obwohl schon Ende der 1970er-Jahre das Eiweiß entdeckt wurde, das aus der Bauanleitung des src-Gens hervorgeht, wurde seine Rolle im normalen Funktionsgefüge der Zelle erst viel später aufgeklärt. Das Src-Protein gehört zu einer großen Familie von Eiweißen, die Tyrosinkinasen genannt werden. Diese Tyrosinkinasen sind Glieder von Signalketten, die Botschaften innerhalb der Zelle übermitteln. Kinasen geben ihre Botschaft an andere Eiweiße weiter, indem sie ihnen ein kleines Phosphat-Molekül anhängen. Durch das kleine Phosphatmolekül verändert sich die Gestalt sowie der Aktivitätszustand eines Proteins. Es wird dadurch an- oder abgeschaltet. Oft stammen die Botschaften, die übermittelt und in den Zellkern weitergeleitet werden, von außerhalb der Zelle. Solche Signalketten werden zum Beispiel durch Wachstumsfaktoren angestoßen, wenn sie an ihre komplementären Rezeptoren auf der Zellmembran binden.

Das Grundprinzip einer solchen Signalkaskade ist dabei immer ähnlich. Die Bindung des Botenstoffs an einen geeigneten Rezeptor führt zu einer chemischen Veränderung des Rezeptors, die wiederum ein nachgeschaltetes Protein aktiviert. Dieses verändert das nächste Protein und so weiter. Ähnlich wie bei fallenden Dominosteinen gerät die ganze Kette in Bewegung, was schließlich damit endet, dass ein Eiweißkomplex, der sogenannter Transkriptionsfaktor, in den Zellkern wandert, dort an die Promotor-Regionen von entsprechenden Genen bindet und das Ablesen des Gens einleitet.

Die Produktion von Eiweißen ist die typische Reaktion der Zelle auf verschiedenste Arten von Signalen aus ihrer Umgebung. Diese Eiweiße sind es, die die Aufforderung durch die Botschaft an die Zelle in die Tat umsetzen. Sendet ein Wachstumsfaktor das Signal zur Zellteilung, so muss die Zelle reagieren und Eiweiße produzieren, die die Zellteilung einleiten und steuern.

Es gibt unzählige solcher Signalkaskaden innerhalb einer Zelle. Ein wesentlicher Unterschied zum Bild von den fallenden Dominosteinen besteht darin, dass diese Proteinkaskaden vielfach quervernetzt sind und sich gegenseitig aktivieren, aber auch hemmen können. Manchmal sind die Signalwege auch redundant, so dass beim Ausfall einer Signalkette die Botschaft auch auf einer Nebenstrecke übermittelt werden kann.

Es liegt nahe zu vermuten, dass Mutationen, die zu Kurzschlüssen in solchen Signalwegen führen und so die feine Balance aktivierender und hemmender Signale verschieben, eine normale Zelle in eine Tumorzelle verwandeln können. Die Entdeckung von Onkogenen, die aus Viren stammen, hat die Krebsforschung vorangebracht. Retrovirale Onkogene (v-Onc) sind zwar nur in den seltensten Fällen an der Entstehung menschlicher Krebserkrankungen direkt beteiligt, aber sie haben die Wissenschaftler auf die Fährte der Proto-Onkogene, ihrer zellulären Stammväter, gesetzt.

Im 2. Kapitel habe ich die These aufgestellt, dass Krebszellen durch kritische Veränderungen (Mutationen) bestimmter normaler Gene entstehen, die alle mit der Kontrolle und der Steuerung der Zellteilung zu tun haben. Die Beweiskette wäre fast geschlossen – aber nur fast, denn die Src-Story hatte noch einen unverkennbaren Schönheitsfehler. Ausgerechnet in menschlichen Tumoren hatte bisher niemand eine Mutation zellulärer src-Gene (c-Src) gefunden.[18]

Die ras-Story – kleine Unterschiede, große Wirkungen

Ende der 1970er-Jahre lagen zahlreiche Indizien auf dem Tisch, die alle darauf hindeuteten, dass Krebs eine Erkrankung der Gene ist. Allerdings war es noch niemandem gelungen, in menschlichen Tumoren ein körpereigenes Krebsgen nachzuweisen. Außerdem lagen die Wege, die die Genmutationen mit dem bösartigen Verhalten der Krebszelle verbinden, noch weitgehend im Nebel. Diese Fragen trieben Ende der 1970er-Jahre unzählige Krebsforscher um, darunter auch den Molekularbiologen Robert Weinberg, damals Assistant Professor am angesehenen Massachusetts Institute of Technology, dem MIT, in Boston.

Wie so oft schlenderte Weinberg am Ufer des Charles River in Boston entlang und dachte nach.[19] Kurz zuvor war es Michael Wigler gelungen, ein fremdes Gen in Mäusezellen einzuschleusen. Wigler konnte nachweisen, dass dieses Gen nicht nur in den genetischen Text der Maus eingebaut wurde, sondern auch die Funktion des entsprechenden defekten Mäuse-Gens übernehmen konnte. Diese neue Technik nannte man Gentransfektion.[20] Die Möglichkeit der Transfektion von Genen inspirierte Weinberg zu einem nur scheinbar einfachen Experiment. Wenn es gelingen würde, die Krebsgene einer Tumorzelle zu entnehmen, in eine gesunde Zelle einzubauen und damit die gesunde Zelle selbst in eine Krebszelle zu verwandeln, dann wäre die Beweiskette geschlossen und die Theorie von den körpereigenen Krebsgenen endgültig bewiesen.

In der Theorie ist der Gedanke betörend, in der Praxis ernüchternd. Das Unterfangen schien hoffnungslos. Niemand wusste, in welchem Bereich der über 3 Milliarden Bausteine des genetischen Textes einer menschlichen Krebszelle nach dem Krebsgen zu suchen war. Niemand wusste zu dieser Zeit, welche Gene für das bösartige Verhalten der Zelle verantwortlich sein könnten. Der Täter hatte kein Gesicht. Aber damit nicht genug der Probleme. Das menschliche Genom war unerforschtes Terrain. Die genetische Funktion großer Bereiche der menschlichen DNA war nicht bekannt. Außerdem war es mit den damaligen Techniken nicht möglich, einzelne Gene aus dem gewaltigen Textkorpus der menschlichen Zelle passgenau herauszupicken. Man war gezwungen, mehr oder weniger zufällige Bruchstücke des Genoms zu entnehmen, um diese dann wiederum vollkommen zufällig in die DNA der Zielzellen einzubauen.

Darüber hinaus hatte Weinbergs Idee noch einen grundsätzlichen Haken. Der damals gängigen Lehrmeinung zufolge waren potentielle Krebsgene unter normalen Umständen so etwas wie Bremsen des Zellzyklus. Man mutmaßte, dass krebsauslösende Mutationen die Funktion dieser Bremsen stören, was schlussendlich zur unkontrollierten Vermehrung der defekten Zellen führt.

Wenn aber die Verwandlung eines normalen Gens in ein Krebsgen im Verlust seiner Funktion besteht, konnte Weinbergs Konzept nicht funktionieren, so als wollte man in ein Automobil mit funktionierenden Bremsen zusätzlich eine defekte Bremse einbauen, weil man erwartet, die normalen Bremsen würden dann ihren Dienst versagen. Was auf den ersten Blick einfach und konzeptionell elegant wirkte, schien beim genaueren Hinsehen zum Scheitern verdammt. Daher verwundert es nicht, dass Weinberg zunächst niemanden fand, der seine Arbeitskraft in dieses experimentelle Himmelfahrtskommando investieren wollte.[21]

Trotzdem machte er sich schließlich zusammen mit einigen Mitarbeitern ans Werk. Sie entnahmen der Niere einer Maus Krebszellen, zerstörten sie und isolierten aus den Trümmern lange Ketten von Mäuse-DNA. Mit Hilfe von Splicing-Enzymen, einer Art chemischer Scheren, schnitten sie die DNA der Krebszellen in relativ zufällige, aber handhabbare Teilstücke und verpackten sie in kleine Kügelchen aus Kalziumphosphat, um sie in die Zellen einschleusen zu können. Sie pipettierten die Kügelchen mit den Bruchstücken der Tumor-DNA in Kulturen, in denen Millionen gesunder Zellen wuchsen. Sie hatten die vermessene Hoffnung, dass in irgendeiner gesunden Zelle Bruchstücke der Tumorzell-DNA, die den kritischen Genabschnitt mit dem potentiellen Krebsgen enthalten, ans Ziel fänden und in geeigneter Form in die DNA der normalen Zelle eingebaut würden.

Falls dieses unwahrscheinliche Ereignis tatsächlich eine normale in eine bösartige Zelle verwandeln würde, dann hätten Weinberg und seine Kollegen fast gewonnen. Sie könnten zwar den Einbau selbst nicht entdecken, aber die

Folgen eines solchen Ereignisses würden auffallen. Krebszellen wachsen in einer Zellkultur rasch und überwuchern die Konkurrenz. Außerdem sind sie aufgrund ihres veränderten Wachstumsverhaltens meist gut von den gesunden Zellen zu unterscheiden.

Nach monatelangen Fehlschlägen mit unterschiedlichsten Zelllinien glaubte Chiaho Shih, ein Post-Doktorand aus Taiwan, die lange gesuchten Tumorzell-Kolonien entdeckt zu haben. In einer der unzähligen Kulturflaschen, die mit DNA-Schrott aus menschlichen Blasenkrebszellen geimpft worden waren, fanden sich plötzlich mitten zwischen den gesunden Bindegewebszellen der Maus Grüppchen von Zellen, die alle Anzeichen krebsartigen Wachstums zeigten.

Am 22. September 1980 schickten sie die Ergebnisse ihrer Arbeit an die renommierte Fachzeitschrift *Nature*.[22] Sie stellten in ihrem Artikel fest, dass es zum ersten Mal gelungen sei, durch ein Bruchstück menschlicher Tumorzell-DNA gesunde Zellen in Krebszellen zu verwandeln. Ein weiterer bemerkenswerter Aspekt der Geschichte war, dass diese Krebsgene (oder Onkogene, wie Weinberg sie nannte) offensichtlich die Schranken zwischen den Arten überspringen konnten. Im konkreten Fall war ein menschliches Krebsgen in der Lage, eine gesunde Mäusezelle in eine Krebszelle zu verwandeln.

Das war ein Indiz dafür, dass die Funktion der nicht-mutierten (Proto-)Onkogene für die Zelle so bedeutsam ist, dass sie im Lauf der Evolution recht gut konserviert wurde. Obwohl – oder vielleicht gerade weil – die Beobachtung von Shih und Weinberg in großen Teilen der Forschergemeinde mit Skepsis aufgenommen wurde, versuchten gleich mehrere Arbeitsgruppen, aus den unzähligen Bruchstückchen der Krebszellen-DNA die tatsächlich verantwortliche Gensequenz herauszufischen. Gleich drei Teams hatten fast zur selben Zeit Erfolg. Sie konnten in Bakterien ein DNA-Bruchstück vervielfältigen (klonieren), das dem sogenannten ras-Gen entsprach. Dieser kleine Abschnitt der DNA schien für die beobachteten Effekte verantwortlich zu sein. Sobald das geklonte Gen zur Verfügung stand, konnte man darangehen, es zu lesen und die Abfolge seiner Buchstaben (A, G, C und T) zu ermitteln. Diese Technik des Lesens, die DNA-Sequenzierung[23], steckte damals noch in den Kinderschuhen. Die Entzifferung von Genen war ein langsames und mühevolles Geschäft, reichte aber aus, um Texte von einigen hundert oder tausend Buchstaben in vertretbarer Zeit zu entschlüsseln. Im Falle des ras-Gens handelte es sich um einen Satz mit einer Länge von etwa 6500 Basenpaaren.

Nun konnte der Text des normalen ras-Gens mit dem der krebserzeugenden Variante verglichen werden. Cliff Tabin aus Weinbergs Labor und Ravi Dhar von den National Institutes of Health machten sich an die Arbeit. Das Ergebnis war verblüffend. Tatsächlich unterschied sich das krebserzeugende Ras-Gen vom normalen c-ras-gen gesunder Zellen nur durch ein einziges Nukleotid. Der Austausch eines einzigen von 6500 Buchstaben reichte also aus, um aus einem gesunden Gen ein Krebsgen zu machen! Theoretisch könnte also eine einzige Punktmutation ausreichen, um eine Krebszelle entstehen zu lassen.[24] Tabins und Dhars erstaunliche Beobachtung wurde binnen kürzester Zeit bestätigt. Eine zweite Arbeitsgruppe kam fast gleichzeitig zu demselben Ergebnis.[25]

Die Identifikation des Gens und der kritischen Mutation war nur der erste Schritt. Danach ging es Schlag auf Schlag. Die Krebsforscher wollten herausfinden, welche Funktionen das normale Ras-Protein in einer Zelle hat und warum eine Punktmutation das Ras-Protein so verändert, dass das Wachstum einer Zelle dadurch komplett außer Kontrolle geraten kann.[26]

Welche Konsequenzen hat nun die unselige Punktmutation, die aus einem normalen ras-Gen ein Krebsgen macht? Ein normal funktionierender ras-Schalter hat die bemerkenswerte Eigenschaft, dass er sich selbst wieder abschaltet. In die Sprache der Biochemiker übersetzt nennt man diese Eigenschaft Auto-GTPase-Aktivität. Das Ras-Protein steuert selbst eine chemische Reaktion, die GTP durch Abspaltung einer Phosphatgruppe wieder in GDP rückverwandelt, Ras wird inaktiviert und die Signalübertragung wieder unterbrochen.

Genau diese Fähigkeit zur Selbstbeschränkung geht durch die kritische Punktmutation im ras-Gen verloren. Das ras-gebundene GTP wird nicht abgebaut, und die Signalkette unterhalb von *ras* erhält ständig neuen Input. Ein permanentes Signal zum Zellkern suggeriert der Zelle, sich fortgesetzt weiter zu teilen, ohne dass die Zelle von außen den entsprechenden Befehl dazu erhalten hätte.

Seit der Entdeckung des ras-Gens werden ständig neue menschliche Tumoren mit mutierten ras-Genen entdeckt. Sie finden sich in Tumoren wie dem Bauchspeicheldrüsenkrebs, dem Schilddrüsenkrebs, bei Krebserkrankungen der Lunge, des Darms, aber auch bei Leukämien. Mutationen im ras-Gen gehören zu den häufigsten Genveränderungen bei menschlichen Krebserkrankungen.

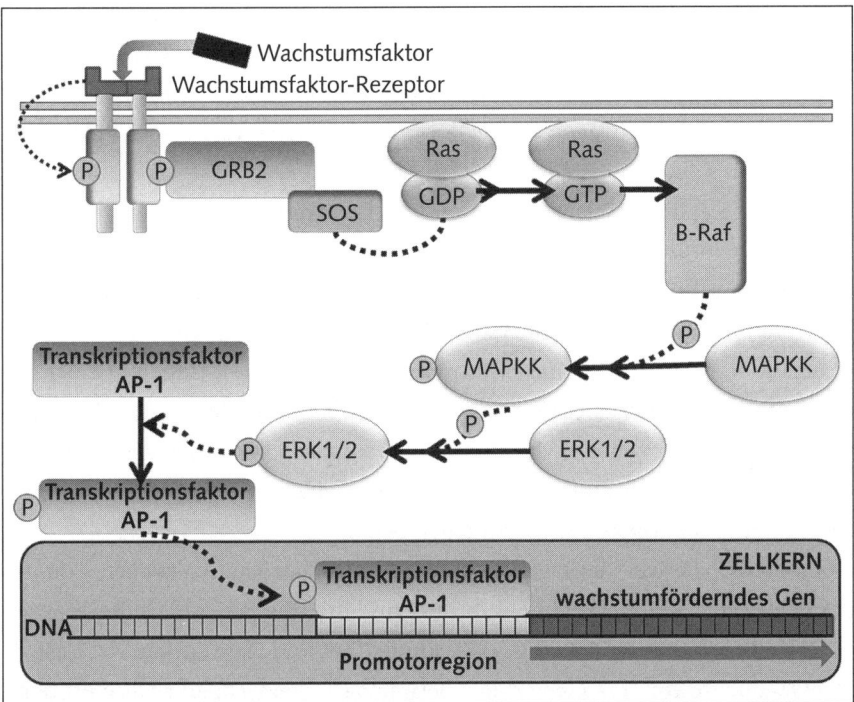

Abbildung 6: Vereinfachtes Schema eines Signalwegs vom Rezeptor an der Zellmembran bis zum Zielgen: Das Ras-Protein überträgt nach Aktivierung des Rezeptors das Signal auf eine Kette von Eiweißen im Zytoplasma der Zelle. Kinasen wie B-Raf oder MAPKK (Mito-genaktivierte-Proteinkinase-Kinase) aktvieren die nachgeschalteten Glieder der Kette durch Anhängen eines Phosphatmoleküls (P).

Die Beweisführung reicht inzwischen noch weiter. Im Labor konnte genau nachvollzogen werden, welche Buchstaben des ras-Gen von gesunden Zellen nach einer Behandlung mit chemischen Karzinogenen verändert und welche Aminosäuren dadurch im Ras-Protein ausgetauscht werden.[27]

Was auf den letzten Seiten in sehr kondensierter Form wiedergegeben wurde, ist das Ergebnis von zwei Jahrzehnten schweißtreibender Forschung unter Mitwirkung vieler kluger Köpfe. Die Wirklichkeit ist leider noch deutlich komplizierter als das gerade gezeichnete Bild, weil die Signalwege vielfach quervernetzt sind und über multiple Kreuzungspunkte durch andere Signalketten moduliert und verändert werden. Natürlich sind auch nicht in jeder Körperzelle dieselben Proteinkaskaden in derselben Weise aktiv. Im Gegenteil, vieles davon ist zelltypspezifisch. So mag ein Signalweg für bestimmte

Zellen eine große Bedeutung haben, in einem anderen Zelltyp spielt er dagegen kaum eine Rolle. Dieses Problem der Unterschiede zwischen einzelnen Zelltypen wird uns an späterer Stelle noch einmal beschäftigen. Auch heute sind noch viele Detailfragen der ras-Story ungeklärt.[28] Aber das soll nicht unser Problem sein.

Ich habe Sie, meine Leser, im letzten Abschnitt tief in das molekulare Labyrinth im Zellinnern entführt. Damit soll es jetzt genug sein! Aus zwei Gründen habe ich Ihnen diesen Parforce-Ritt zugemutet. Erstens wurde mit der Enthüllung der ras-Story zum ersten Mal der Kreis ganz geschlossen. Die Beweiskette steht: Krebs ist eine Erkrankung der Gene. Mutationen in einer bestimmten Klasse kritischer Gene verändern deren Funktion – unabhängig davon, was im Einzelfall die Mutation ausgelöst hat. Diese Veränderungen der Gene verwandeln disziplinierte und loyale Zellen in kleine selbstsüchtige Monster, die sich rücksichtslos zu teilen beginnen.

Zweitens hat, wer die Details der ras-Geschichte nachvollziehen konnte, das Prinzip der Krebserkrankung bis tief hinunter ins molekulare Räderwerk einer Zelle verstanden. Denn so oder ähnlich wirken viele andere Krebsgene. Die Geschichte vom ras-Gen erklärt beispielhaft, wie Gene über ihre Proteine das Leben einer Zelle regulieren und wie eine Genmutation dieses wunderbar fein ausbalancierte Kartenhaus plötzlich zum Einsturz bringen kann.

Vielleicht nimmt es dem Krebs etwas von seiner Aura des Dämonischen, wenn die Entstehung einer Krebszelle auf diese Weise einmal bis ins molekulare Detail seziert und dadurch auch ein Stück weit entzaubert wird. Nach so viel Biologie können wir uns jetzt zurücklehnen. Es wird Zeit, die Froschperspektive des Labors zu verlassen und wieder die Vogelperspektive einzunehmen.

Die Multi-Mutationen-Theorie oder:
Wie viele Schritte sind es bis zur Grenze?

Im Prinzip scheint das Krebsrätsel gelöst. Eine kurze Zwischenbilanz: Wir haben Gene kennengelernt, deren Produkte die Zellteilung regulieren. Wir haben gesehen, wie sie arbeiten, und wir haben gelernt, dass Mutationen eines solchen Gens zur unkontrollierten Überaktivität des Genprodukts führen können. Am Beispiel von *ras* habe ich beschrieben, wie eine solche Überaktivität zur unkontrollierten Zellteilung und letztendlich zur Krebserkrankung führen kann. Auch ohne jedes Zutun von außen besteht in jeder Zelle zu jeder Zeit eine gewisse Gefahr, dass solche kritischen Mutationen spontan entstehen.

Wir wissen, dass eine Reihe äußerer Faktoren, etwa Strahlung oder bestimmte Chemikalien, das Risiko solcher Mutationen deutlich erhöhen kann. Außerdem habe ich Viren vorgestellt, die Krebsgene in ihrem Erbgut mit sich führen und in befallene Zellen einschleusen können. Manche davon haben solche Gene vor vielen Virusgenerationen aus dem Genom ihrer Wirtstiere entführt und so verändert, dass sie zu viralen Onkogenen wurden. Wenn solche Viren einen neuen Wirt infizieren, können diese Gene unter Umständen wieder in eine Wirtszelle eingebaut werden und dort die Entstehung von Krebszellen begünstigen. Damit sind viele Fragen beantwortet, die ich im 1. und 2. Kapitel aufgeworfen habe. Trotzdem sind nicht alle Eigenschaften von Krebszellen und Krebserkrankungen durch einzelne Mutationen in Genen vom ras- oder src-Typ zu erklären.

Krebs ist eine typische Erkrankung des Alters. Karzinome treten ausgesprochen selten vor dem 40. Lebensjahr auf. Bei den meisten Krebserkrankungen steigt das Risiko zu erkranken zwischen dem 40. und 50. Lebensjahr exponentiell an. Wenn Krebs die Folge einer einzigen, zufälligen Genmutation wäre, dann wäre diese Art der Altersabhängigkeit nicht zu verstehen. Umgekehrt treten einige seltene Krebserkrankungen fast nur bei Kindern und Jugendlichen auf. Diese Beobachtungen, wie auch das Phänomen der familiären Häufung mancher Krebserkrankungen, sind allein vor dem Hintergrund der Mutation einzelner Gene nicht zu verstehen. Jeder Arzt kennt die Verwüstungen, die manche Krebserkrankungen im Körper anrichten können. Vieles davon ist nicht allein dadurch zu erklären, dass sich Tumorzellen schneller und unkontrollierter teilen als gesunde Zellen. Leider haben sie noch andere unangenehme Eigenschaften, deren genetische Grundlagen wir im letzten Teil dieses Kapitels kennenlernen werden.

Das Problem des Zusammenhangs zwischen Lebensalter und Erkrankungsrisiko beschäftigte einige mathematisch orientierte Krebsforscher lange, bevor die ersten menschlichen Krebsgene entdeckt wurden. Ohne die genetischen Mechanismen zu kennen, hegten sie schon in den 1950er Jahren einen Verdacht: Krebs muss die Folge einer Akkumulation *mehrerer* kritischer Veränderungen sein.

Übersetzt in die Vorstellungen der Genetik bedeutet das: Für die Verwandlung in eine Krebszelle reicht eine einzelne Mutation nicht aus. Eine Zelle muss mehrere Mutationen in unterschiedlichen Genen ansammeln, um sich in eine Krebszelle zu verwandeln. Diese Theorie der multiplen Treffer wurde zunächst von dem Schweden Carl O. Nordling vertreten. Nordling bemerkte Anfang der fünfziger Jahre, dass in den Industrienationen die Häufigkeit von Krebserkrankungen mit dem Lebensalter der Betroffenen nicht linear, sondern exponentiell zunimmt. Diese Beziehung verleitete ihn zu der Annahme, dass zur Entstehung eines Tumors mehrere aufeinander folgende Mutationen notwendig sind.

Ras oder src scheinen keine Einzeltäter zu sein. Damit stellt sich die Frage, welche genetischen Komplizen diesen typischen Onkogenen zur Hand gehen müssen, um loyale Körperzellen in rücksichtslose Krebszellen zu verwandeln.

Defekte Bremsen und schlafende Torwächter

Als 1914 der Erste Weltkrieg ausbrach, war Theodor Boveri mit zeitlosen Dingen beschäftigt. Er veröffentlichte in diesem Jahr ein Buch mit dem Titel *Zur Frage der Entstehung maligner Tumoren*. Darin stellte er einige überaus hellsichtige Prognosen an, die erst viele Jahrzehnte später durch die Molekularbiologie bestätigt wurden.[29] Boveri konnte noch keine Vorstellung von der tatsächlichen Natur und Gestalt der Gene haben und bezog daher die zellulären Veränderungen, die zum Krebs führten, auf das, was er beobachten konnte, die Chromosomen. Ersetzt man den Begriff Chromosomen in seinem Buch durch den modernen Begriff Gen, sind viele seiner Voraussagen nicht nur ausgesprochen visionär, sondern auch erstaunlich nah an der Realität. Unter anderem stellte Boveri die Hypothese auf, dass in Krebszellen nicht nur »teilungsfördernde Chromosomen« am Werke seien, sondern auch, dass ihnen »teilungshemmende Chromosomen« abhanden gekommen sein müssen.

Fast 65 Jahre später erhielt die Vermutung von den teilungshemmenden Genen neuen Auftrieb. Dieses Mal war es keine spektakuläre Entdeckung aus den Laboratorien, sondern eine am grünen Tisch erarbeitete Idee. Der Amerikaner Alfred Knudson führte Nordlings Theorie von den *multiplen Treffern* und Boveris Konzept von den »teilungshemmenden Chromosomen« zusammen. Knudson beschäftigte sich mit einem Exoten der Onkologie, den ich schon im 1. Kapitel beschrieben habe.[30] Im Jahr 1971 analysierte er 48 Fälle von Kindern mit Retinoblastomen, der ausgesprochen seltenen, bösartigen Tumorerkrankung der Netzhaut des Auges. Retinoblastome brechen gleich mit mehreren Regeln, die für Krebserkrankungen üblicherweise gelten. Erstens trifft das Retinoblastom fast ausschließlich Kleinkinder. Zweitens sind bei immerhin 25–30 Prozent der Erkrankungen beide Augen gleichzeitig betroffen – was schwer mit der Vorstellung in Einklang zu bringen ist, Krebs entstünde durch zufällige Akkumulation kritischer Veränderungen in einer einzigen Zelle.

Knudson analysierte die relativen Häufigkeiten von ein- oder beidseitig auftretenden Tumoren sowie die Familienstammbäume der jeweiligen Kinder. Es war schon lange bekannt, dass es sich bei einem Teil der Retinoblastome um »erbliche« Krebserkrankungen handelte.[31] Er bezog die Häufigkeitsverteilung uni- und bilateraler Tumoren auf die Fälle, die sporadisch oder familiär gehäuft auftraten, und kam mit einigen statistischen Kniffen zu der Schlussfolgerung, dass eine Mutation beider Allele (Kopien) eines Gens für die Entstehung eines Retinoblastoms notwendig sein muss. Knudson fiel außerdem auf, dass das Ersterkrankungsalter der Kinder im Falle der vererblichen Form der Erkrankung geringer war und nur diese Kinder einen Tumor an beiden Augen entwickelten. Die erblichen und dabei insbesondere die bilateralen Fälle waren nach seiner Meinung dadurch zu erklären, dass bei Kindern in Retinoblastom-Familien ein mutiertes Allel bereits über die Keimbahn vererbt wurde.

Auf Menschen, die veränderte Allele ererbt haben, lastet eine schwere genetische Bürde. Eine Keimbahnmutation stattet alle Zellen des betroffenen Organismus mit dem defekten Allel aus. Die Gefahr ist daher groß, dass in einer beliebigen der Abermilliarden Zellen der Netzhaut die Sicherheitskopie, das zweite, gesunde Allel dieses Gens, ebenfalls mutiert und ein Tumor entsteht. Bei den spontanen, nicht erblichen Fällen treten dagegen praktisch ausschließlich unilaterale Tumoren auf, weil das Risiko einer gleichzeitigen Mutation beider Allele in beiden Augen verschwindend gering ist.

Diese Mutationen unterscheiden sich von den Punktmutationen im ras- oder src-Gen darin, dass immer beide Kopien des Gens betroffen sein müssen, damit der entsprechende Phänotyp entsteht. Daraus schloss Knudson, dass diese Mutationen nicht zur Überaktivität, sondern im Gegenteil zum Ausfall des betreffenden Gens führen. Im Umkehrschluss scheint also das normale

Retinoblastom-Gen (rb-Gen) die Zelle vor der Entartung zu schützen. Damit wäre ein Gen gefunden, das den »teilungshemmenden Chromosomen« entspräche, die Boveri fast 60 Jahre zuvor vorausgesagt hatte. In der modernen Diktion der Molekulargenetik werden diese Gene deshalb auch Tumorsuppressor-Gene genannt. Mutierte Tumorsuppressor-Gene sind mit einer defekten Bremse zu vergleichen, während Onkogene wie ras oder src eher an ein Gaspedal erinnern, das ganz durchgedrückt und arretiert wird, also sich in Vollgasposition befindet.

Als Knudson seine Zwei-Treffer-Hypothese aufstellte, war das Retinoblastom-Gen (rb-Gen) noch reine Fiktion. Tatsächlich sollte es aber wenig mehr als zehn Jahre später zur Realität werden. Webster Cavennee entdeckte das Gen Anfang der 1980er-Jahre auf dem Chromosom 13.[32] Kurze Zeit danach wurde auch das entsprechende Eiweiß gefunden. Ganze Gruppen von Wissenschaftlern setzten sich auf seine Spur und wollten herausfinden, welche Aufgaben die Rb-Proteine in einer Zelle haben.

Das Retinoblastom-Protein (Rb-Protein) ist im wahrsten Sinn des Wortes mit einem Bremsklotz zu vergleichen. In ruhenden Zellen bindet es an ein Eiweiß namens E2F und blockiert damit dessen Wanderung in den Zellkern. Genau wie AP-1 ist E2F ein *Transkriptionsfaktor*. Unschwer zu erraten, das E2F vor allem Gene aktiviert, deren Produkte die Rädchen des Zellzyklus weiter vorandrehen.

Die Inaktivierung von Rb hat aber noch weitere Folgen für eine Zelle. Das Rb-Protein spielt auch bei der Differenzierung von Stammzellen in reifere Zelltypen eine Rolle. Es unterstützt die Metamorphose schnell proliferierender Generalisten in vergleichsweise träge, sich langsam teilende Spezialisten, die sich gutmütig verhalten und schwer auf eine schiefe Bahn zu bringen sind. Rb-Mutationen blockieren diese Differenzierungsprozesse. Damit kann eine Population von Zellen mit erhöhtem Entartungspotential entstehen.

Defekte Rb-Proteine setzen aber auch Teile präformierter Selbstmordprogramme außer Gefecht. Diese Selbstmordprogramme sind aktive und biochemisch sehr präzis definierte Systeme, die ähnlich aufgebaut sind wie die *ras*-Signalkaskaden. Ein kritischer Stimulus setzt eine Signalkaskade in Gang, an dessen Ende die Selbstauflösung der Zelle steht. Selbstmord- oder auch Apoptose-Programme sind eine Art *ultima ratio*, eine letzte Verteidigungslinie des Körpers, um ungebärdige, irreparabel veränderte Zellen auszuschalten, bevor sie sich im Körper unkontrolliert vermehren.

Die Geschichte der Erforschung des rb-Gens ist längst nicht abgeschlossen. Vermutlich hält dieses Protein mit den vielen Gesichtern noch einige Überraschungen bereit. Mutationen des Retinoblastom-Gens sind keine exklusive Eigenschaft der Retinoblastome. Inaktivierende Mutationen beider Allele wurden inzwischen auch beim Blasenkrebs, beim Brustkrebs, in Lungentumoren, aber auch bei Leukämien gefunden.

Wenn die 1970er-Jahre das Jahrzehnt der Onkogene waren, kann die Zeit zwischen 1980 und 1990 mit Recht als die Dekade der Tumorsuppressor-Gene bezeichnet werden. Kurz nach dem rb-Gen wurde ein zweites wichtiges Tumorsuppressor-Gen entdeckt. Dieses Gen und sein Protein sind inzwischen das vielleicht meistuntersuchte Molekülpaar der Geschichte. Das Gen trägt den unspektakulären Namen tp53, das von ihm kodierte Eiweiß wird als P53 bezeichnet. Die weltweit größte Datenbank medizinischer Artikel verzeichnete im Jahr 2010 weit über 50000 Aufsätze zu diesem Stichwort.[33]

Ähnlich wie das Retinoblastom-Protein wirkt P53 in erster Linie als Bremsklotz. Wenn die Konzentration von P53-Proteinen in der Zelle ansteigt, blockiert das Protein den Übergang der Zelle von der G1- in die S-Phase, aber auch den Eintritt der späten G2-Phase in die Mitose.[34] Die Konzentration von P53 steigt, wenn entsprechende Kontrollmechanismen eine Zunahme von DNA-Schäden melden. Die Arretierung des Zellzyklus an solchen Kontrollpunkten ist eine Art Moratorium. Die Zelle hat Gelegenheit, die Schäden ihrer DNA zu reparieren, bevor sie an die Tochtergenerationen weitergegeben werden. Das P53-Protein hat aber noch eine weitere wichtige Eigenschaft. Sind die DNA-Schäden zu ausgeprägt und misslingt die Reparatur, verwandelt sich P53 vom Bremsklotz zum Harakiri-Schwert. Es treibt irreparabel geschädigte Zellen in den Selbstmord. Auf diese Weise schützt P53 vor der fatalen Wirkung ionisierender Strahlung oder mutagener Chemikalien.

Diese Kombination von Bremsklotz und Harakiri-Schwert hat dem tp53-Gen den Beinamen »*Wächter des Genoms*« eingebracht. P53 hat noch unzählige weitere Funktionen, die zu schildern den Rahmen dieses Buches eindeutig sprengen würde. Wichtig ist aber, dass bei über der Hälfte aller menschlichen Krebserkrankungen eine Inaktivierung von tp53 zu beobachten ist.

Tumorsuppressor-Gene wie tp53 oder rb werden auch Torwächter-Gene genannt. Sie sind zentrale Schaltstellen des ungeheuer komplizierten molekularen Apparats, der die einzelnen Zellen in den Dienst des Organismus stellt und für ein wohl ausgewogenes und stets bedarfsorientiertes Gleichgewicht zwischen Produktion und Verlust von Zellen sorgt. Die Homöostase der Gewebe birgt immer noch ihre Geheimnisse. Mittlerweile sind zwar die meisten Mitspieler des Apparats der Wachstumskontrolle entdeckt, aber die Regeln des Spiels sind noch längst nicht vollständig entschlüsselt. Es handelt sich um ein riesiges Netzwerk von »Checks« und »Balances«, das durch einen einzelnen Eingriff nicht so leicht aus dem Gleichgewicht zu bringen ist. Fast immer müssen mehrere Bremsen gelockert, muss gleichzeitig an verschiedenen Stellen Gas gegeben werden, damit eine Zelle aus der Bahn geworfen wird. Hinzu kommt, dass die Maschinerie, die das Wachstum von Zellen reguliert, sich von Zelltyp zu Zelltyp im Detail durchaus unterscheidet. Nicht immer ist eine identische Kombination von Genen und Proteinen an der Entstehung einer Krebszelle beteiligt. Viele hundert Gene unseres genetischen Textes haben Einfluss auf die Homöostase der Gewebe, aber in verschieden Zelltypen sind nie alle Gene in der gleichen Konstellation aktiv. Jeder Zelltyp stellt aus dem Pool regulatorischer Proteine seine individuelle Mannschaft zusammen, die ihr ganz eigenes Interaktionsmuster entwickeln kann. Was in einer Schleimhautzelle von Bedeutung ist, mag in einer Nierenzelle oder einer Nervenzelle belanglos sein. Dieses Phänomen der Zelltypspezifität macht die Krebsforschung nicht eben einfacher.

Krebs ist nicht gleich Krebs

Wenn der Verdacht auf eine Krebserkrankung besteht, gibt es nur eine Möglichkeit, sich Klarheit zu verschaffen. Der behandelnde Arzt muss Zellen oder besser noch Gewebe aus dem suspekten Bereich entnehmen und sie dem Pathologen zur Begutachtung vorlegen. Der Pathologe muss sodann zwei Kardinalfragen beantworten. Die erste, bange Frage lautet: Ist es überhaupt Krebs? Wenn ja, muss er herausfinden, aus welchen Ursprungszellen der Krebs entstanden ist.

Diese Frage mutet auf den ersten Blick vielleicht etwas merkwürdig an, weil alle Beteiligten schließlich wissen, aus welchem Organ die Gewebeprobe entnommen wurde. Doch dieses Wissen kann trügerisch sein. Zum einen könnte es sich bei dem verdächtigen Knoten nicht um den Ursprungstumor, sondern um eine Metastase einer Krebserkrankung handeln, die an einem ganz anderen Ort entstanden ist. Zum andern bestehen Gewebe und Organe aus einer Vielzahl ganz unterschiedlicher Zelltypen. Ein Organ ist ein komplizierter Verbund aus Drüsenzellen, Schleimhautzellen, Zellen des Binde- und Stützgewebes, des Immunsystems, des Nervensystems, der Blut- und der Lymphgefäße. Fast jede dieser Zellen hat das Potential, sich zum Tumor zu entwickeln. In ein und demselben Organ können völlig unterschiedliche Krebserkrankungen entstehen. Ein Tumor aus den Zellen der Milchgänge der weiblichen Brust ist eine typische Variante des Brustkrebses. Wenn der Knoten aus einer Bindegewebszelle entstanden ist, dann handelt es sich, auch wenn die Zelle mitten in der Brust und nur Millimeter vom Milchgang entfernt lag, um ein Sarkom, eine vollkommen andere Art von Krebserkrankung, die sich anders verhält und auch ganz anders therapiert werden muss. Stammt der Tumor in der Brust aber von einem Vertreter der großen Familie der weißen Blutkörperchen ab, dann handelt es sich um ein Lymphom, das genau wie andere Vertreter des Lymphdrüsenkrebs, aber gewiss nicht wie Brustkrebs behandelt werden muss.

Natürlich gibt es für jedes Organ typische Krebserkrankungen. Die Wahrscheinlichkeit ist extrem hoch, dass es sich bei einem bösartigen Knoten in der Brust um ein typisches Mammakarzinom[35] handelt. Die beiden anderen genannten Alternativen treten in der Brust sehr selten auf. Ähnliches gilt für die Prostata. Aber nicht in allen Organen ist die Situation so eindeutig. So gibt es bei Wucherungen im Gehirn oder auch in den Lungen mehrere ähnlich wahrscheinliche Möglichkeiten, und es kommt dort sehr darauf an zu wissen, aus welcher Art von Zellen der Tumor entstanden ist.

Wenn ich im 1. Kapitel davon gesprochen habe, dass es etwa 200 unterschiedliche Formen von Krebserkrankungen gibt, dann bezieht sich diese Zahl auf die Rückverfolgung der Erkrankung auf den Zelltyp, aus dem der Krebs entstanden ist. Dieses Klassifizierungsprinzip stammt aus dem 19. Jahrhundert. Seit Virchow vor über 150 Jahren die Leukämie entdeckt hat, versuchen die Pathologen aufgrund morphologischer Kriterien herauszufinden, aus welchem Zelltyp die Krebszellen hervorgegangen sind, die vor ihnen unter dem Mikroskop liegen.[36]

Der Zelltyp, aus dem die Krebszelle hervorgegangen ist, stiftet die Identität der Erkrankung. Was im Innern den Zellen vor sich geht, bleibt heute noch größtenteils unberücksichtigt. Vermutlich werden dadurch manchmal Krankheiten zusammengeworfen, die nicht zusammengehören. Dieser Verdacht muss jeden Arzt beschleichen, der krebskranke Menschen behandelt. Wir wissen, dass sich Tumoren sehr unterschiedlich verhalten können, auch wenn sie Produkte ein und desselben Zelltyps sind und sich unter dem Mikroskop gleichen wie ein Ei dem andern. Wir müssen feststellen, dass einige Patienten sehr früh Metastasen entwickeln, andere dagegen nicht. Ebenso wenig können wir für den Einzelfall voraussagen, ob ein Krebsmedikament wirken wird oder nicht.[37]

Die Wurzeln dieses unterschiedlichen Verhaltens ein und derselben Erkrankung liegen in der individuellen genetischen Signatur jedes einzelnen Tumors begründet. Je mehr sich der Nebel über der tiefsten Beobachtungsebene der Medizin lichtet, desto klarer wird, dass die bisherige Klassifizierung der Krebskrankheiten der Realität in vielen Fällen nur unzureichend gerecht wird. Auf der Ebene der genetischen Mutationen gibt es vermutlich weit mehr unterschiedliche Typen von Krebserkrankungen, als nach einer Klassifizierung aufgrund der Ursprungszelle zu erwarten wäre.[38] Viele Wege führen nach Rom. Vielleicht müssen wir am Ende nicht hunderte, sondern tausende Erkrankungen unterscheiden, bevor wir zur Therapie schreiten. Vielleicht steht am Ende auch die komplette Individualisierung der Behandlung auf der Basis der individuellen genetischen Signatur des einzelnen Tumors. Doch davon weiter unten.[39] Dass Brustkrebs nicht gleich Brustkrebs ist, sollten Imogen und ich leider viel zu schnell erfahren.

Das Handicap-Rennen: Aufpasser-Gene und die genetische Instabilität

Montag, 14. Juli 2008

Unwissenheit kann manchmal ein Segen sein – und Wissen ein Fluch. Noch schlimmer als der Fluch der schlechten Botschaft aber ist das Leben in der Grauzone der Ungewissheit. Imogen hatte sich entschieden. Wir saßen im Wartezimmer der Abteilung für Humangenetik der Tübinger Universität.

Mittlerweile hatte sie die ersten Kurse Chemotherapie hinter sich gebracht, und immerhin schien der Tumor in ihrer rechten Brust kleiner zu werden. Jetzt wollte sie einer möglichen Ursache ihrer Krebserkrankung auf die Spur kommen. Als sie vor etwas mehr als fünf Monaten den Knoten zum ersten

Mal getastet hatte, versuchte ich sie (und mich) mit Hilfe der Statistik zu beruhigen. Brustkrebs ist zwar die häufigste Krebserkrankung der Frau. In Europa trifft es etwa jede zehnte, in den USA sogar jede achte Frau im Laufe ihres Lebens. Aber auch hier gilt die Altersregel. Bei Frauen im Alter von 35 Jahren ist Brustkrebs eine seltene Erkrankung. Das Erkrankungsrisiko ist um ein Vielfaches niedriger als jenseits des 50. Lebensjahrs. Warum sollte ausgerechnet Imogen unter den Betroffenen sein?

Während unseres Studiums hatte mir einen älterer Professor für Innere Medizin, eine gewiefter Diagnostiker, die ebenso triviale wie wichtige Regel »Was häufig ist, ist häufig – Was selten ist, ist selten« mit auf den Weg gegeben. Die Überlegung hatte aber einen Pferdefuß. Und der hatte mit einer bestimmten genetischen Untergruppe des Brustkrebses zu tun.

...

Zunächst einmal scheint die Multi-Hit-Theorie eine beruhigende Perspektive zu sein. Eine einzige Mutation reicht bei Weitem nicht aus, um eine loyale Körperzelle vollständig zu korrumpieren. Die Zahl der notwendigen Mutationen mag schwanken. Am besten untersucht ist die Frage bei häufigen Krebsarten wie dem Darmkrebs und dem Brustkrebs. In den Zellen dieser Tumoren finden sich oft über fünfzig mutierte Gene, von denen mehr als ein Dutzend mit großer Wahrscheinlichkeit ursächlich an der Entstehung des Tumors beteiligt waren.[40] Das sind deutlich mehr Veränderungen, als die Modellrechnungen aufgrund der altersspezifischen Erkrankungshäufigkeiten voraussagten.[41] Manche Wissenschaftler waren daher der Meinung, dass eine Lebenszeit gar nicht ausreichen könnte, um so viele Mutationen zu erwerben, wenn nicht auf dem Weg zur Krebszelle irgendeine Art von positivem Rückkopplungsmechanismus im Spiel wäre.

Ihr Ausweg aus dem Dilemma war die Idee, dass es eine Art von Mutator-Genen geben muss. Deren Veränderung wirke wie ein Dammbruch und ziehe eine deutlich erhöhte Anfälligkeit für weitere Genmutationen nach sich.

Die Existenz solcher Gene war zunächst nichts als Spekulation. Nach und nach wurden aber immer mehr molekulare Instrumente entdeckt, die den Zellen komplexerer Organismen zur Reparatur von DNA-Schäden zur Verfügung stehen. Damit wurde deutlich, was sich hinter dieser Vermutung verbergen könnte. Mutator-Gene sind nichts anderes als Gene, die Eiweiße bereitstellen, die die vielfältigen Elemente der DNA-Reparatursysteme konstituieren.[42] Mutationen, die solche Gene inaktivieren, erhöhen die Mutationsrate in den betroffenen Zellen. Im Grundsätzlich können solche Gene als eine sehr spezielle Variante von Tumorsuppressor-Genen betrachtet werden.

Im 2. Kapitel habe ich erwähnt, dass DNA-Schäden im Inneren einer Zelle ein im wahrsten Sinne des Wortes alltägliches Phänomen sind. Im Laufe eines einzigen Tages sind in einer einzigen Zelle zwischen 1000 und 1000000 solche Schadenereignisse zu verzeichnen.[43]

Umweltfaktoren erweitern den Katalog möglicher DNA-Schäden zusätzlich. Ionisierende Strahlen[44] können Einzel- oder Doppelstrang-Brüche verursachen. Mutagene Chemikalien (Kanzerogene) verändern die Basen durch Quervernetzung untereinander oder durch das Anhängen fremder Molekülgruppen.

Viele DNA-Schäden verändern die natürliche chemische Gestalt eines DNA-Bausteins. Übertragen auf die Text-Metapher entsteht ein Buchstabe, der in der natürlichen Sprache der DNA nicht existiert. Er wäre vergleichbar mit dem plötzlichen Auftauchen eines *ü* in einem englischen oder eines *α* in einem deutschen Text. Solche Schäden verwischen die eindeutige Kenntlichkeit der einzelnen Buchstaben und leisten Verwechslungen Vorschub.

Die Mutationen, die aus diesen Verwechslungen resultieren, bestehen in einer Veränderung der Abfolge der Buchstaben des genetischen Textes. Solange nur die Basensequenz eines einzelnen Stranges betroffen ist, kann der Fehler aufgrund der Fehlpaarung zum komplementären Strang relativ leicht erkannt und behoben werden. Wenn sich der komplementäre Strang an die Veränderung anpasst und die Fehlpaarung durch die Veränderung seiner eigenen Basensequenz »korrigiert«, dann kann die Mutation durch die »semantisch blinden« DNA-Reparaturenzyme nicht mehr erkannt werden. DNA-Reparaturenzyme können nicht wirklich »lesen«. Sie »verstehen« den Sinn der Wörter des genetischen Codes nicht. Sie können nicht beurteilen, ob die Codierung eines entsprechenden Eiweißes durch innere Sequenz oder die Abfolge der Basentripletts[45] korrekt wiedergegeben wird. Sie erkennen lediglich, ob die Gestalt eines DNA-Bausteins von der Norm abweicht oder ob die im Doppelstrang gegenüberliegenden Basen falsch verpaart sind.

Sie erinnern sich an das 2. Kapitel? Die Regeln von Watson und Crick besagen, dass sich A grundsätzlich mit T paart und G mit C. Bleiben Fehler unerkannt, dann werden sie auf die Tochterzellen vererbt. Damit wäre die Mutation festgeschrieben, und sie kann auch kaum jemals wieder aus der genetischen Bibliothek des Individuums gelöscht werden. Wenn Keimzellen – Ei- oder Samenzellen – von einer solchen Mutation betroffen sind, dann verändert sich damit sogar das genetische Repertoire der gesamten Art. Da Mutationen selten vorteilhaft sind und selbst Mutationen, die einer einzelnen Zelle Wachstumsvorteile verschaffen, in vielzelligen Organismen unerwünscht sind, hat die Evolution wirksame Instrumente zur Reparatur von DNA-Schäden entwickelt. Säugetiere verfügen über mehrere komplexe Systeme, die auf die Reparatur verschiedener Typen von DNA-Schäden spezialisiert sind. Welche Proteine oder Proteinfamilien für die Reparatur rekrutiert werden, hängt von der Art des Schadens und der Phase des Zellzyklus ab, in der das Problem erkannt wird.

Die DNA-Reparatur hat zwei Ziele: Sie soll die betroffene Zelle schützen, indem sie Schäden repariert, die wichtige biologische Funktionen blockieren oder sogar das Überleben der Zelle bedrohen. Große, vielzellige Organismen können aber den Verlust einzelner Zellen leicht verschmerzen. Bei ihnen ist es wichtiger, den Organismus vor Mutationen schützen, die den betroffenen Zellen Vorteile verschafft haben. Wir haben gesehen, dass onkogene[46] Mutationen die Zellen nicht schädigen, sondern ihnen im Gegenteil Wachstumsvorteile gegenüber den anderen Zellen verschaffen. Versagt in solchen Fällen die Reparatur, so kann ein Feind im eigenen Körper heranwachsen.

Dem Körper bleibt noch eine letzte Reißleine. Versagt die Reparatur, kann er versuchen, die ungebärdige Zelle in einen irreversiblen postmitotischen Zustand, die sogenannte Seneszenz, zu versetzen, oder er kann sie durch die Aktivierung ihrer Apoptose-Programme in den Selbstmord treiben.

Manche Reparaturen sind einfach und laufen ab, ohne dass der DNA-Strang dazu aufgebrochen werden muss. Enzyme lösen ineinander verhakte DNA-Bausteine oder spalten unerwünschte Methylgruppen einfach wieder von der betroffenen Base ab. Wenn möglich, nutzt die Zelle aber die Sicherheitskopie des noch intakten DNA-Strangs, um die Buchstabenfolge des Originaltextes wieder herzustellen. Bei vielen solchen Defekten, die nur einen der beiden DNA-Stränge betreffen, kooperieren ganze Protein-Systeme, um solche Einzelstrangbrüche oder andere Veränderungen wieder zu reparieren.[47]

Ein drittes System, das Mismatch-Reparatur-System (MMR), ist darauf spezialisiert, die bei der DNA-Replikation auftretenden Fehler an Ort und

Stelle zu erkennen und zu beheben. Das Besondere an diesen Mismatch-Fehlern ist ja, dass sie nicht auf Schäden an den Basen beruhen und deren Gestalt verändern, sondern durch die Verletzung der Watson-Crick-Regeln zustande gekommen sind. Es handelt sich also um Fehlpaarungen intakter und völlig normaler Basen im Verlauf des Prozesses der Strangverdopplung.

Schwere Schäden wie Doppelstrangbrüche sind für die Zelle selbst besonders gefährlich. Sie führen oft zum Tod der Zelle. Manchmal werden aber durch die Doppelstrangbrüche auch ganze Abschnitte im Genom umgruppiert. Bei diesen Translokationen können Genabschnitte, aber auch ganze Gene zwischen Chromosomen ausgetauscht werden und dadurch plötzlich in eine fremde Umgebung geraten. Solche Veränderungen großer Teile von Chromosomen sind unter Umständen sogar unter dem Mikroskop zu beobachten.

Sie waren es, die Theodor Boveri schon vor 100 Jahren auf seine Chromosomentheorie des Krebses brachten. Das berühmte Philadelphia-Chromosom, das bei der chronisch myeloischen Leukämie auftritt, ist durch einen solchen Austausch von Genabschnitten zwischen zwei Chromosomen ent-

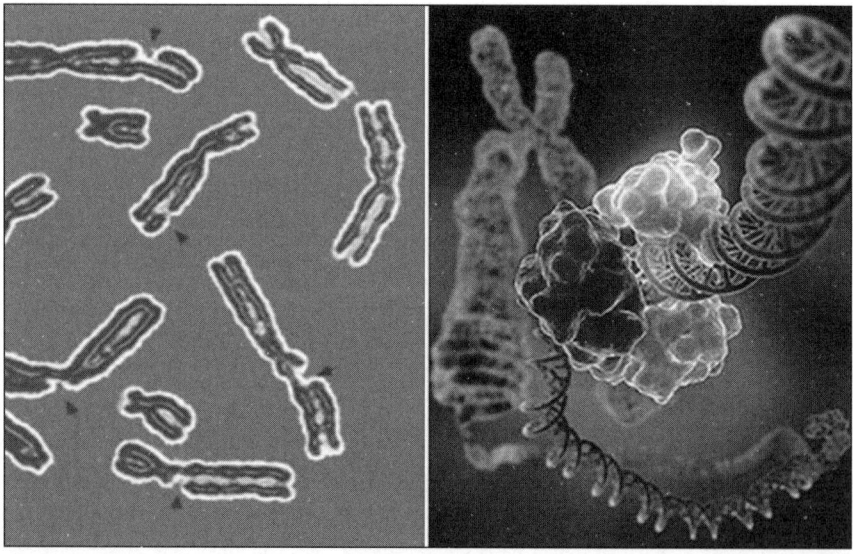

Abbildung 7: DNA-Ligase bei der Reparatur chromosomaler Schäden (Pfeile): Dieses Enzym verbindet die gerissenen Ketten, indem es die Bildung chemischer Brücken (Ester-Bindungen) zwischen den Nukleotiden fördert (links: echte Chromosomen bei max. lichtmikroskopischer Vergrößerung; rechts: Computergenerierte Darstellung der DNA + Ligase auf der Basis röntgenkristallographischer Strukturdaten).

standen. Manchmal gehen durch Doppelstrangbrüche aber auch ganze Genabschnitte einfach verloren. Dieser Vorgang wird Deletion genannt.

Im Lauf der Zeit hat die Evolution selbst zur Reparatur solcher komplexer Schäden entsprechende Proteinsysteme entwickelt. Die Zelle verfügt über Eiweiße, die die Enden entzwei gerissener Doppelstränge erkennen. Sie umschließen die nackten Enden beider Seiten und bringen sie in räumliche Nähe zueinander. Damit geben sie einer DNA-Ligase, unterstützt durch eine Reihe weiterer Proteine, die Chance, beide Enden wieder miteinander zu verknüpfen. Dieser Prozess wird End-Zu-End-Verbindung oder im international kompatiblen Jargon der Fachleute *end joining* genannt. Das *end joining* ist allerdings eine ziemlich fehlerträchtige Form der Reparatur und daher nur ein Art Notlösung.

Treten solche Schäden nach der S-Phase auf, hat die Zelle eine Alternative. Im Verlauf der S-Phase verdoppelt die Zelle ihre DNA, und es entstehen zwei Schwesterchromatiden. Diese sind während der Mitose als doppelter Chromosomensatz von zwei mal 23 Chromosomen erkennbar. Die Schwesterchromatiden sind exakt identisch und enthalten jeweils eine vollständige Doppelhelix. Man nennt Zellen in diesem Stadium auch diploid. Ab dieser Phase ihres Lebens verfügen sie über eine doppelte Sicherheitskopie ihres genetischen Textes. Sie können diesen zweiten, vollkommen identischen Doppelstrang mit Hilfe eines sehr eleganten Mechanismus nutzen, um einen Doppelstrangbruch auch ohne die Hilfe der Sequenz des komplementären Strangs der betroffenen Doppelhelix wieder zu rekonstruieren. Dabei wird die entsprechende Sequenz aus dem sogenannten Schwesterchromatid als Vorlage für die Reparatur herangezogen. Dieser Reparaturvorgang wird homologe Rekombination genannt.

Die Gene der DNA-Reparaturenzyme sind, wie gesagt, im Grunde eine besondere Klasse von Tumorsuppressor-Genen. Sie versuchen, das Übel an der Wurzel zu packen. Sie sollen dafür sorgen, dass das System der Zell-Homöostase gar nicht erst durch Mutationen aus dem Gleichgewicht geworfen wird. Sie werden daher Aufpasser- oder im Fachjargon »Caretaker-Gene« genannt. Aber die Caretaker-Gene selbst sind natürlich nicht unverwundbar. Sie sind denselben chemischen Regeln unterworfen wie alle anderen Gene auch. Ähnlich wie ein Wolfsrudel, das zuerst die Hütehunde ausschaltet, kann eine inaktivierende Mutation eines DNA-Reparaturgens große Verwüstungen in der Herde der Gene anrichten. Besonders fatale Folgen kann es haben, wenn eine defekte Variante eines solchen Caretaker-Gens bereits ererbt wurde.

Genau das ist der Fall bei einer seltenen erblichen Variante des Brustkrebs. Die Gene, um die es sich dabei handelt, heißen *BRCA1* und *BRCA2* (BRCA steht dabei für *breast cancer*). Beide Gene liefern Baupläne für wichtige Elemente der Reparatur von Doppelstrangbrüchen. Ähnlich wie bei der vererbten Form des Retinoblastoms ist bei der vererbten Form des Brustkrebses eines der beiden Allele schon in der Keimbahn inaktiviert, so dass alle Zellen des Körpers nur noch ein intaktes Allel ohne Sicherheitskopie besitzen. Die Gefahr ist daher groß, dass in irgendeiner dieser vielen Milliarden Zellen das zweite Allel auch noch ausfällt. Zellen, in denen beide Allele ausgefallen sind, weisen eine deutlich erhöhte Rate von Mutationen auf. Über diesen Zellen und allen ihren Nachkommen schwebt das Damoklesschwert der Verwandlung zur bösartigen Krebszelle.

Etwa 10 Prozent aller Brustkrebserkrankungen sind die Folge genetischer Mutationen, die nicht erst in den Zellen der Brustdrüsen entstehen, sondern bereits über die Keimbahn mitgegeben wurden. Knapp die Hälfte davon geht auf das Konto des BRCA-1- oder des BRCA-2-Gens. Bis zu 80 Prozent der Frauen, die diese genetische Bürde vererbt bekommen haben, erkranken im Laufe ihres Lebens an Brustkrebs. Ihr Krebsrisiko ist nicht nur überdurchschnittlich hoch. Sie erkranken im Durchschnitt auch bereits in deutlich jüngerem Alter,[48] und sie entwickeln oft besonders aggressiv verlaufende Varianten von Brustkrebs. Betroffene Frauen werden die Mutation mit einer Wahrscheinlichkeit von 50 Prozent an ihre Töchter weitergegeben.

Viele erbliche Krebssyndrome beruhen auf Defekten in DNA-Reparaturgenen, nicht nur die familiäre Form von Brust- oder Eierstockkrebs. Sie stecken zum Beispiel auch hinter einer zweiten erblichen Form von Darmkrebs, dem sogenannten hereditären nicht-polypösen Colon-Carcinom (HNPCC).[49] Bei dieser Erkrankung sind allerdings nicht Gene der Doppelstrangbruch-Reparatur, sondern des Mismatch-Reparatursystems betroffen.

Mutationen in DNA-Reparatursystemen werden nicht nur bei erblichen Krebssyndromen, sondern auch in vielen spontan aufgetretenen Tumoren gefunden. Sie scheinen also ein essentieller Karriereschritt sehr vieler Krebszellen zu sein und erklären vielleicht die hohe Zahl von oft 50 bis 80 Mutationen, die in Zellen fortgeschrittener Krebserkrankungen gefunden werden.

Gene sind nicht entweder intakt oder defekt. Auch von den meisten gesunden, nicht mutierten Genen existieren mehrere Varianten, Polymorphismen genannt. Nicht immer sind alle Varianten gleichwertig. Manche erfüllen ihre Aufgaben effizienter als andere. Diese Varianten bestimmen den genetischen Anteil an unserer Individualität als Person. Auch jenseits aller pathologischen Varianten sind Menschen mit unterschiedlich effizienten Systemen zur Reparatur von DNA-Schäden ausgestattet.

Damit wird die Antwort auf die Frage, wie viel unabwendbares Schicksal in einer Krebserkrankung steckt, noch ein Stückchen komplizierter. Wir modifizieren die Zufallskomponente nicht nur durch Risiko- oder Vermeidungsverhalten,[50] sondern auch durch unsere Gene. Ein Teil unseres individuellen Krebsrisikos ist tatsächlich vererbt.

In seltensten Fällen handelt es sich dabei um echte Erbkrankheiten, die – wie beim erblichen Brustkrebs – auf einer Keimbahnmutation verbunden dem Verlust einzelner Gene wie dem BRCA1-Gen beruhen. Im Übrigen gibt es selbst in solchen Extremfällen noch einen kleinen Unterschied zu vielen anderen typischen Erbkrankheiten. Auch bei den erblichen Krebssyndromen wird nicht die Krankheit selbst, sondern lediglich eine extrem hohe Disposition zur Erkrankung vererbt. Mindestens 20 Prozent der Trägerinnen von BRCA-1-Mutationen entwickeln eben keinen Brustkrebs!

Jenseits dieser Erbkrankheiten im klassischen Sinn[51] haben viele Merkmale, Fähigkeiten und natürlich auch Krankheiten der Menschen einen mehr oder weniger großen genetischen Anteil. Meistens gehorcht dieser Anteil eines Merkmals aber nicht den Mendelschen Erbgängen, sondern er ist das Resultat des Zusammenspiels vieler Gene mit den modifizierenden Einflüssen der Umwelt. Das gilt auch für unsere Fähigkeit, DNA-Schäden wieder zu reparieren.

Genau wie die Mutationen, die eine zwangsläufige Folge des chemischen Milieus in der Zelle sind, entzieht sich die genetische Ausstattung unserem Zugriff. Trotzdem sind wir dem Schicksal nicht auf Gedeih und Verderb ausgeliefert. Im Gegenteil: Der Löwenanteil des Krebsrisikos beruht bei der Mehrzahl der häufigen Krebskrankheiten auf äußeren Einflüssen.[52] Die wichtigste Gegenmaßnahme ist (relativ) einfach: Hände weg vom Rauchen!

Vielleicht wird es in Zukunft möglich sein, das Ausmaß unserer individuellen genetischen Bürde experimentell zu quantifizieren. Ich weiß nicht, wie erstrebenswert eine solche Information wäre. Sie mag in Extremfällen wie den familiären Krebssyndromen sinnvoll sein – allerdings nur unter der Voraussetzung, dass Präventionsmaßnahmen zur Verfügung stehen oder entsprechende Früherkennungsprogramme die Heilungschancen der Betroffenen tatsächlich verbessern.

Das Wissen um die eigenen genetischen Risiken kann das Lebensgefühl einer Existenz unter dem Damoklesschwert vermitteln. Der Preis des Wissens ist der Verlust der Unbefangenheit. Es ist wie bei Pandoras berühmter Büchse. Einmal losgelassen kann man die schlechte Nachricht nie wieder einfangen. Wie gesagt: Wissen kann auch ein Fluch sein!

Die Grenzen des Wachstums: Erstens, die Notbremse

Die Bremskabel sind gerissen. Gleichzeitig wird das Gaspedal bis zum Anschlag durchgedrückt. Eine Zelle ist endgültig auf die schiefe Bahn geraten. Sie teilt sich unausgesetzt, und der manifeste Krebs scheint nur noch eine Frage der Zeit zu sein. Selbst an diesem Punkt der Entwicklung verfügen die meisten Zellen noch über eine weitere Notbremse.

Am Ende der DNA-Fäden jedes Chromosoms befinden sich Abschnitte, die nicht in die Sprache der Eiweiße übersetzt werden. Diese Regionen enthalten also keine genetische Information im strengen Sinn. Es handelt sich dabei um stetige Wiederholungen der »Buchstabenkombination« TTAGGG. Diese Kombination ist im Wörterbuch DNA → Protein[53] nicht zu finden.

Bei einer Zellteilung geschieht mit diesen Enden etwas Merkwürdiges: Aufgrund bestimmter Eigenarten der Vervielfältigungsenzyme der DNA geht jedes Mal ein Stückchen am Ende der Kette verloren, und diese Enden, Telomere genannt, werden immer kürzer. Nach etwa fünfzig Zellteilungen, dem sogenannten Hayflick-Limit, sind die Telomere aufgebraucht. Die Zelle verfällt dann in eine Art Altersruhestand. In diesem Zustand der Seneszenz lebt eine Zelle zwar noch weiter und kann auch noch bestimmte Funktionen erfüllen, aber sie wurde quasi kastriert. Sie hat die Fähigkeit zu weiteren Teilungen verloren.

Leider hat auch dieser letzte Schutzwall gegen den Krebs ein oder sogar zwei Schlupflöcher. Stammzellen müssen lebenslang Zellen nachliefern können, um den Organismus 80 Jahre und länger am Leben und Laufen zu halten. Für diese Zelltypen kann das Hayflick-Limit also nicht gelten. In der Tat besitzen sie einen Komplex von Enzymen, die Telomerase, die die verkürzen

Enden wieder auffüllen und sie zu einer Art Schleife verknüpfen. In den meisten Zelltypen ist die Telomerase stillgelegt. Unglücklicherweise gibt es Genmutationen, die dieses Siegel brechen und die Telomerase wieder reaktivieren können.

Die Grenzen des Wachstums: Zweitens, der Nachschub

Ich mag Metaphern aus dem Wörterbuch des Kriegshandwerks eigentlich nicht besonders, schon gar nicht im Zusammenhang mit Krebserkrankungen. Ein Bild ist allerdings so zutreffend, dass ich es uns nicht ersparen kann: Es ist das Bild von den Nachschublinien. Auch die gefürchtetsten Armeen werden zu zahnlosen Tigern, wenn sie zu weit von ihrer Basis entfernt agieren müssen und der Nachschub ausbleibt. Auch Zellen sind Lebewesen, die mit Nahrung, Energie und Baustoffen versorgt werden müssen. Das gilt ganz besonders für die sich rasch teilenden Zellen bösartiger Tumore. Schnelles Wachstum verbraucht Baumaterial und Energie, zumal Tumorzellen ausgesprochen verschwenderisch mit Brennstoffen wie Traubenzucker umgehen.

Die wichtigsten Versorgungslinien des Körpers sind die Blutgefäße. Arterien transportieren Sauerstoff und nährstoffreiches Blut zu den Zellen, und die Venen nehmen die Abfallprodukte des Stoffwechsels wieder mit und transportieren sie zur Leber und zu den Nieren. Dort wird der Abfall weiterverwertet oder entsorgt und mit Stuhl oder Urin ausgeschieden.

Die Blutgefäße entstehen größtenteils bereits vor der Geburt. Danach sind echte Neubildungen von Gefäßen auf Ausnahmesituationen wie die Heilung von Wunden, das pubertäre Wachstum der weiblichen Brust, die Plazentabildung oder die Reifung des Gelbkörpers beschränkt. Ansonsten führen die Zellen der Gefäße, die Endothelzellen, ein beschauliches Leben. Nur eine unter 10000 Zellen verlässt jeweils ihre Ruhephase – die Go-Phase des Zellzyklus – und setzt sich in Richtung Zellteilung in Bewegung.

Leider sind Krebszellen in der Lage, die Ruhe der Endothelzellen zu stören. Schon vor fast 2000 Jahren fiel dem berühmten römischen Arzt Galen auf, dass Blutgefäße den Tumor kranzförmig umgeben, wie die Beine und Scheren bei einem Krebs.

Wenn eine Zelle ausreichend kritische Mutationen erworben hat, um alle zellulären Kontrollmechanismen zu überwinden, überschreitet sie den Rubikon. Dabei handelt es sich fast immer um einen Punkt ohne Wiederkehr.[54] Findet der Körper keine Möglichkeit, sich dieser Zellen zu entledigen, ist der Weg zur Krebserkrankung vorgezeichnet. Gerade weil die Krebszellen rasch expandieren, stößt die Population aber auf ein Hindernis, wenn sie auf eine Zahl von etwa einer Million Zellen angewachsen ist. Ein solches Knötchen hat etwas die Größe eines Kubikmillimeters. Bis zu diesem Zeitpunkt ist der Tumor ein recht homogenes Gebilde. Er verfügt im Gegensatz zu anderen Geweben kaum über Binde- oder Stützgewebe. Vor allem aber hat er keine eigenen Blutgefäße.

Jede Zelle braucht zum Überleben Nährstoffe und Sauerstoff. Normalerweise diffundiert der Sauerstoff aus den Kapillargefäßen ins Gewebe und dringt passiv durch die Zellmembran in die Zelle ein. Auf diese Weise erreicht der Sauerstoff Zellen, wenn sie nicht weiter als ein zehntel Millimeter von einer Kapillare entfernt liegen. Diese Entfernung entspricht etwa einer Lage von zehn Zellen. Jenseits dieser Distanz gehen Zellen relativ rasch durch Sauerstoffmangel (Hypoxie) zugrunde. Ohne eigenes Gefäßsystem könnte also auch der bösartigste Tumor die magische Größe von einem Kubikmillimeter nicht überschreiten. Leider haben bösartige Tumoren offensichtlich auch für dieses Problem eine Lösung gefunden. Seit einigen Jahrzehnten versuchen wir ihnen dabei in die Karten zu schauen, immer in der Hoffnung, eine Achillesferse zu finden.

Im Jahr 1939 transplantierte Gordon Ide kleine Tumorstückchen auf die reich mit Blutgefäßen versorgte Ohrmuschel von Kaninchen. Er konnte beobachten, wie der Tumor das Wachstum kleiner Blutgefäße geradezu magisch anzuziehen schien. Seiner Meinung nach bildeten die Krebszellen Substanzen, die die Neubildung von Gefäßen anregen.

Sechs Jahre später folgerte Glenn Alguire aus detaillierteren Studien zur Gefäßneubildung in transplantierten Tumoren, dass die Größenzunahme eines Tumors im Wesentlichen von seiner Fähigkeit abhängt, sich sein eigenes Gefäßnetzwerk zu schaffen. Lange blieb aber unklar, wie der Krebs das anstellt. Ende der 1960er-Jahre beobachteten Melvin Greenblatt und Philippe Shubik, dass auch dann Gefäße aus dem Wirtsgewebe zum Tumor zu sprießen begannen, wenn der Tumor komplett mit einem Filter umgehen wurde, der nur Moleküle, aber keine Zellen passieren ließ. Dieser Versuch wies darauf hin, dass es eine lösliche Substanz sein musste, die der Tumor ausschüttet und die die Gefäßzellen des Wirts zum Wachstum und zur Bildung von neuen Gefäßen anregte.

Schon drei Jahre nach diesem Experiment gelang es Judah Folkman, einem Zellbiologen der Harvard Medical School, mit einem Extrakt aus Tumorgewebe solche Gefäßneubildungen im Experiment zu provozieren. Noch ohne die leiseste Ahnung zu haben, wie die entscheidende Substanz in dem wilden Stoffgemisch eines Zellextrakts schließlich aussehen würde, gab ihr Folkman den Namen Tumor Angiogenese Faktor (TAF).

Folkman schwebte eine völlig neue und visionäre Strategie zur Krebsbekämpfung vor. Er schlug vor, das Ziel zu wechseln. Nicht die Tumorzellen selbst, sondern die neu wachsenden Gefäße sollten ins Visier der therapeutischen Anstrengungen genommen werden. Folkman dachte an Medikamente, die selektiv die Gefäßneubildung (Angiogenese) von Tumoren hemmen. Solche Medikamente sollten den Krebs einfach schlafen legen, bevor er zu einer Größe herangewachsen ist, die im Körper Schaden anrichten konnte. Mit dieser 180°-Kehrtwende stieß er zunächst auf viel Skepsis unter seinen Fachkollegen. Im 10. Kapitel schildere ich, was aus seinem Traum wurde.

Bevor das Fell verteilt werden konnte, musste aber der Bär erst erlegt werden. Es vergingen fast zwei Jahrzehnte, bis das entscheidende Molekül, das die Gefäßneubildung anregt, schließlich identifiziert werden konnte. Es handelte sich um ein Eiweiß, das als Wachstumsfaktor auf Endothelzellen wirkt. Sein Wirkmechanismus ähnelt stark den Signalwegen der Wachstumsfaktoren, die wir im Rahmen der ras-Geschichte kennengelernt haben. Dieser Wachstumsfaktor erhielt den Namen VEGF (vascular endothelial growth factor). VEGF bindet an einen speziellen Rezeptor, der vorrangig auf Gefäßzellen sitzt, und löst über eine entsprechende Signalkette zum Zellkern eine komplexe Antwort der aktivierten Zelle aus, die in der Zellteilung und der Bildung neuer Gefäße mündet. Mittlerweile wurde noch eine Reihe weiterer Eiweiße gefunden, die auf ähnliche Weise die Bildung von Blutgefäßen anregen können.

Der Stimulus, der eine Tumorzelle zur Produktion von VEGF anregt, ist schlicht der Mangel an Sauerstoff. Fast jede Zelle unseres Körpers verfügt über molekulare Messfühler, die auf einen kritischen Abfall der Sauerstoffkonzentration reagieren.[55] Leider bedient sich der Tumor hier wieder vormals sinnvoller und weitverbreiteter Mechanismen, die die Evolution angelegt hat, um Zellen vor Mangelzuständen zu schützen. Sinkt die Konzentrationen von Sauerstoff unter eine kritische Grenze, so reagieren die meisten Zellen, indem sie viele verschiedene Eiweiße mit dem Ziel produzieren, sich an den Mangel anzupassen oder ihm gegenzusteuern. Ein wichtiger Aspekt dieser vielschichtigen Reaktion ist die Produktion von VEGF, der die Sauerstoffversorgung durch Bildung neuer Nachschublinien wieder herstellen soll. Leider scheint das auch den Krebszellen oft nur allzu gut zu gelingen. Die meisten bösartigen Tumoren sind sehr gefäßreiche Gebilde, auch wenn sie immer wieder von Regionen durchsetzt werden, die vom Mangel beherrscht sind.

...

Mittwoch, 30. Juli 2008

Imogen nahm meine Hand und führte sie an ihre Brust. »Fühl mal! Ich bilde mir das nicht ein. Er ist nochmal kleiner geworden.« Sie hatte recht. Fast drei Wochen waren seit der letzten Chemotherapie vergangen. Der ursprünglich harte, gut drei Zentimeter messende Knoten war jetzt in einzelne kleine Träubchen zerfallen.

Wir lagen beide ausgestreckt auf der Baumwolldecke unseres raumfüllenden Doppelbetts. »Vielleicht hat sich die Tortur ja doch gelohnt. Die EC-Zeit[56] *war eine finstere Zeit. Nicht nur der Tag der Chemo war furchtbar, das Erbrechen ohne Ende, auch die Woche danach war gestohlene Zeit. So könnte es sich anfühlen, wenn einem Dementoren Glücksempfinden und Lebensmut aus dem Körper saugen. Du erinnerst dich an Harry Potter?«*

Und ob ich mich erinnerte. In den ersten Tagen nach den Infusionen lag Imogen oft mit geschlossenen Augen im halbdunklen Zimmer. In dieser Zeit hatte ich ihr stundenlang aus Kinder- und Jugendbüchern vorgelesen. Die einzige Reminiszenz an den Sommer, auch wenn er gerade draußen sein Bestes gab, waren die tanzenden Lichtpunkte, die die Sonne durch die Ritzen des Rollos auf die rote Bettdecke schickte.

In diesen Tagen war ich auch in den Genuss sämtlicher Bände der Harry-Potter-Reihe gekommen. Ich las und las, obwohl ich manchmal nicht genau wusste, ob Imogen nicht längst eingeschlafen war.

Es war fast wie in meiner Kindheit. Wenn ich krank war, durfte ich damals auf dem Wohnzimmersofa unter die Federdecke kriechen und aus dieser sicheren Position heraus Schallplatten mit Abenteuergeschichten hören. So lag ich mit Tom Sawyer und Huck Finn auf dem Heuboden und hielt den Atem an, als wir dem Mordkomplott des Indianers Joe lauschten. Ich spürte fast, wie die riesige Hand des geblendeten Polyphem über die Rücken seiner Schafe strich, während Odysseus und seine Gefährten am Bauch der Tiere hängend aus der Todesfalle seiner Höhle entkamen. Und ich war mit in der steinernen Zelle im Château d'If, als der sterbende Abbé Faria dem unglücklichen Mithäftling Edmond Dantès sein seltsames Geheimnis anvertraute.

Alle diese Geschichten waren gemacht, die Leser zu entführen, weg vom Hier und Jetzt, in längst vergangene Zeiten und an magische Plätze. Damals konnte ich mir sicher sein, dass ich von diesen Reisen unbeschadet in einen sicheren Hafen zurückkehren würde. Heute war das anders. Trotzdem kann auch Eskapismus manchmal funktionieren. Wenn man kaltes Eis auf eine Brandwunde legt, schwinden die Schmerzen. Ist das Eis geschmolzen, meldet sich das verbrannte Fleisch aber rasch und unmissverständlich wieder zurück.

Imogen hatte den Kopf auf meinen Bauch gelegt: »Weißt du, Martin, ein bisschen fühle ich mich wie der Hobbit Frodo und seine Gefährten, als sie den Weg durch die finsteren Minen von Moria nehmen mussten. Sie tasteten sich durch die dunklen Gänge, ohne zu wissen, ob sie der Feind nicht längst überholt hatte. Sie liefen und liefen, immer in der Angst, dass die Falle schon zugeschnappt war.«

Ich zog sie enger an mich. »Wir können es dem Krebs in deiner Brust leider nicht ansehen, ob er schon auf Wanderschaft gehen kann oder nicht. So einfach ist das nämlich auch für Krebszellen nicht. Dazu müssen sie eine ganze Menge dazulernen – zum Glück! Dieser Lernprozess hinterlässt zwar molekulare Spuren in den Zellen, und wir können diese Zeichen auch lesen, aber wir wissen noch nicht, welche Zeichen wir wie zusammensetzen müssten, um zu erkennen, ob es sich hier um zelluläre Vagabunden handelt. Wenn wir das wüssten, könnten wir vielen Menschen diese Form der Chemo ersparen.«

• • •

Die Evolution zellulärer Vagabunden

Zellen sind normalerweise ziemlich bodenständige Gebilde. Sie sind tief in ihrem angestammten Milieu verwurzelt. Diese Heimatverbundenheit ist für viele Zelltypen sogar in einem ganz konkreten Sinn überlebensnotwendig. Sie gehen zugrunde, wenn sie die direkten, oft durch Eiweißbrücken vermittelten

Kontakte zur Nachbarschaft verlieren. Dieser Verbund, in dem die meisten Zellen integriert sind, wird extrazelluläre Matrix (ECM) genannt. Diese Matrix schafft ein sehr spezifisches lokales Milieu mit vielen löslichen Substanzen, die für das Leben und Gedeihen einer Zelle essentiell sind.

Es gibt sogar eine Art Heimweh-Tod von Zellen. Diese spezielle, wohldefinierte Form des Zelltodes bezeichnen die Zellbiologen als Anoikis (vom griechischen Wort für Heimatlosigkeit). Sie tritt auf, wenn Zellen aus ihrer Verankerung gelöst werden. Alle derartigen Mechanismen sind Teil des großen Plans, der das Verhalten der einzelnen Zelle ganz den Bedürfnissen des Organismus unterordnet.

Krebs entsteht fast immer aus einer einzigen Ursprungszelle. Jeder Tumor beginnt daher als Heimspiel. Die Krebszellen wachsen in dem Milieu heran, das auch ihre Vorfahren gewohnt waren. Würden sie es dabei belassen, wäre die Onkologie einer ihrer größten Sorgen enthoben. Lokal begrenzte Tumorerkrankungen sind mit lokalen Maßnahmen wie der Chirurgie oder der Strahlentherapie in vielen Fällen zu heilen.

Mutationen, die ungebremstes parasitäres Wachstum auslösen, fördern aber oft auch die Autonomiebestrebungen von Zellen. Krebszellen emanzipieren sich von ihrer zellulären Nachbarschaft und werden von ihren Sozialkontakten und auch von der Versorgung mit Wachstumsfaktoren immer unabhängiger. Wenn Krebszellen durch die Produktion von VEGF oder ähnlichen Substanzen Blutgefäßzellen in den Tumor locken, reagieren diese nicht nur durch Vermehrung und Gefäßneubildung, sondern sie produzieren auch Eiweiß-spaltende Enzyme, sogenannte Matrix-Proteasen. Diese Protein-spaltenden Enzyme schneiden Zellen aus ihren Verankerungen und lösen den festgefügten Gewebsverbund auf. Dadurch können sowohl die neu gebildeten Gefäße in den Tumor einsprossen als auch die Krebszellen aus dem Tumor auf Wanderschaft gehen.

In den Tumoren entsteht eine permanente Baustelle oder wie es der Harvard-Pathologe Harold Dvorak ausdrückte, eine »Wunde, die nie heilt«.[57] Parallel zur Gefäßneubildung verändert sich der Tumor auch in anderer Weise. Wenn er die Fesseln seiner angestammten Heimat hinter sich lässt, ist er gezwungen, sich ein neues Milieu ganz nach seinen Bedürfnissen zu schaffen. Vermutlich sind diese Vorgänge ungefähr vergleichbar mit der Entstehung von Organen während der Entwicklung eines Embryos. Ein wachsender Tumor besteht nicht nur aus den Hauptpersonen, den Tumorzellen. Je mehr der

Tumor wächst, desto mehr andere Zelltypen werden für Nebenrollen rekrutiert. Ein Tumor gleicht mehr und mehr einem eigenständigen Organ. Auch Organe wie die Leber bestehen nicht nur aus Leberzellen, sondern auch aus den Zellen der Blut- und Lymphgefäße und vor allem aus den Zellen des Stütz- und Bindegewebes. Die wichtigsten Zellen des Bindegewebes sind die Fibroblasten und die Fibrozyten. Sie produzieren Eiweiße wie die Kollagene, die Zellen gerüstartig wie ein weitverzweigtes Gitternetz umgeben und dem Gewebe seine Festigkeit verleihen.

Tumoren lösen die althergebrachte Gewebestruktur des Wirtsorgans auf und ersetzen sie durch etwas Neues. Sie rekrutieren dabei Hilfspersonal wie die Fibroblasten und bauen sich so nach und nach ihre eigene Matrix auf. In manchen Tumoren macht dieses Stützgewebe, das Stroma des Tumors, fast 90 Prozent der gesamten Tumormasse aus.

Das Stützgewebe hat keineswegs nur passive Funktionen. Es kann die weitere Entwicklung des Tumors aktiv vorantreiben. Wie das im Einzelnen vonstatten geht, ist nicht vollständig geklärt. Im Tumor scheint ein ähnliches Milieu zu herrschen wie in einer Wunde oder einer chronischen Entzündung. Der ständige Gewebeumbau exponiert Eiweiße, die in normalen Geweben verborgen sind. Solche Kontakte aktivieren verschiedene Zelltypen zur Reaktion. Tumorzellen und Stromazellen schütten Botenstoffe aus, die den Prozess weiter unterhalten.

Sehr lange ließen die meisten Onkologen das Bindegewebe in den Tumoren links liegen. Es schien ihnen langweiliges Beiwerk. Vor etwas mehr als zehn Jahren führte eine Gruppe von Wissenschaftlern aber ein Experiment durch, das die verschmähten Zellen plötzlich in völlig neuem Licht erscheinen ließ. Die Wissenschaftler transplantierten prämaligne Zellen der menschlichen Prostata auf den Hinterlauf von Ratten. Diese Ratten hatten einen angeborenen Immundefekt und konnten daher menschliche Zellen nicht wie üblich wieder abstoßen. Prämaligne Zellen sind Zellen, die an der Schwelle zwischen normaler Zelle und Krebszelle stehen. Sie weisen bereits Eigenschaften von Tumorzellen auf, entwickeln sich aber nicht zwangsläufig ohne zusätzliche weitere Mutationen oder andere Faktoren zu einem bösartigen Tumor.

Diese Zellen wurden zusammen mit zweierlei Typen von ebenfalls menschlichen Fibroblasten in die Tiere eingepflanzt. Eine erste Gruppe von Ratten bekam Fibroblasten injiziert, die aus dem Stroma eines Tumors stammten (sogenannte cancer associated fibroblasts – CAF). Eine zweite Gruppe bekam dagegen normale menschliche Fibroblasten eingespritzt, die nie zuvor mit Tumorzellen in Kontakt gekommen waren. Tatsächlich wuchs aus der Kombination von prämalignen Prostatazellen und den Tumor-assoziierten Fibroblasten ein bösartiger Tumor heran. Das Zellgemisch aus prämalignen Prostatazellen und normalen Fibroblasten konnte sich dagegen in den Ratten nicht zu einem echten Krebs weiterentwickeln.[58]

Dieses und viele andere Experimente unterstreichen die Bedeutung des umgebenden Gewebes für die Karriere bösartiger Tumoren. Die Befunde könnten vielleicht auch erklären, warum es bei bestimmten Krankheiten mit chronischer Entzündungsreaktion wie bei chronischen virusbedingten Leberentzündungen (Hepatitis B oder Hepatitis C), bei chronischen Entzündungen der Speiseröhre, bei chronischer Entzündung der Magenschleimhaut durch das Bakterium Helicobacter pylori oder auch bei der Blasenbilharziose gehäuft zur Entstehung bösartiger Tumoren kommen kann.[59] Bei diesen Krebserkrankungen geht die chronische Entzündung der Entartung der Zellen voraus und scheint sie zu begünstigen.

In normalen Organen übt das Stützgewebe eher eine disziplinierende Wirkung auf die Zellen des Organs aus. Im Tumor scheint es unter Umständen genau umgekehrt zu sein. Tumorzellen programmieren Stützzellen für ihre Zwecke um. Solche veränderten Fibroblasten tragen wiederum zur Expansion und auch zur weiteren Veränderung der Tumorzellen bei. Viele Details dieses Prozesses sind noch unverstanden, aber Krebszellen und Stromazellen scheinen sich gegenseitig in einer fatalen Rückkopplungsschleife anzustacheln.

Stromazellen produzieren Wachstumsfaktoren, aber auch Proteine, die die Beweglichkeit der Tumorzellen erhöhen. Dabei werden auch Zellen des Immunsystems, vor allem bestimmte Typen von Fresszellen (Makrophagen), in den Tumor gelockt. Die Pathologen finden sie häufig in großer Zahl im bösartig veränderten Gewebe. Eigentlich sollte man ihnen eine domestizierende Rolle zuschreiben, leider scheint aber manchmal das Gegenteil der Fall zu sein. Bei bestimmten Tumorarten neigen die Tumoren, die Makrophagen in großer Zahl enthalten, zur schlechteren Prognose.[60] Makrophagen können Substanzen produzieren, die die Beweglichkeit von Tumorzellen erhöhen und ihnen die Invasionen in gesunde Gewebe auch über Barrieren hinweg ermöglichen. Auch die Beweglichkeit (Motilität) der Tumorzellen hängt also nicht nur von den genetischen Veränderungen in der Tumorzelle, sondern auch von den Einflüssen der Umgebung ab.

Krebszellen, die autonom sind und ohne ihre angestammten Zell-Zell- oder Zell-Matrix-Kontakte überleben, die lokal migrieren und sich über Gewebegrenzen hinwegsetzen können, sind in besonderem Maße gefährlich. Es besteht die Gefahr, dass sie in Blut- oder Lymphgefäße einbrechen und mit dem Strom des Blutes oder der Lymphe im Körper verteilt werden. Sie bleiben dann in den feinen Verästelungen des Kapillarsystems anderer Organe stecken. Treffen sie dort auf ein nicht allzu lebensfeindliches Milieu, können sie die Gefäße verlassen und Tochtergeschwülste (Metastasen) bilden. Damit wäre ein zweiter Rubikon überschritten, und der Krebs hätte sich von einem lokalen Problem in eine Erkrankung verwandelt, die den gesamten Körper betrifft.

Ähnlich wie Menschen sind auch Zellen keine genetischen Automaten. Ihr Verhalten und ihre Eigenschaften werden zum guten Teil durch das Milieu geprägt, in dem sie aufwachsen. Am Ende dieses Kapitels werde ich zeigen, dass – wie im richtigen Leben – das Milieu eine ambivalente Rolle spielen kann. Es kann Kräfte zum Bösen, aber auch zum Guten freimachen.

Die treibenden Kräfte eines unseligen Fortschritts

Ich habe im letzten Abschnitt von Tumorzellen gesprochen, als ob sie Wesen wären, die bewusst nach Plan und Ziel handeln. Das ist natürlich Unsinn. Deshalb fragt sich, was die treibende Kraft hinter den beschriebenen Veränderungen ist, die aus einer Tumorzelle eine Krebserkrankung machen. Wer steckt hinter all den Tricks und Schlichen? Die Mutationen, die eine normale Zelle in einen zellulären Egoisten verwandeln, sind Produkte des Zufalls. Sie sind weder zwangsläufig noch im Einzelfall vorhersagbar. Das statistische Risiko eines solchen Ereignisses ergibt sich aus der Summe von Spontanmutationen und dem, was wir unseren Körperzellen im Laufe des Lebens an schädlichen (mutagenen) Einflüssen von außen zumuten. Das Risiko wird zusätzlich moduliert durch einen genetischen Hintergrund mit individuell unterschiedlich leistungsfähigen DNA-Reparatur-Systemen oder gar bereits ererbten kritischen Gendefekten.

Die Onkologen wollten herausfinden, wie viele Mutationen notwendig sind, um aus einer Zelle eine Krebszelle zu machen. Robert Weinberg, der Entdecker des ras-Proto-Onkogens, versuchte Ende der neunziger Jahre, diese

Frage durch ein entsprechendes Experiment zu klären. Er nahm normale, gesunde Zellen und spielte Gott oder Natur – wie man will. Er veränderte in diesen Zellen gezielt drei ganz bestimmte Gene, von denen bekannt war, dass sie auch in menschlichen Tumoren oft mutiert sind. Tatsächlich reichten diese drei Veränderungen aus, um aus harmlosen Zellen suspekte Wesen zu machen, die zumindest in der Zellkultur alle Eigenschaften von typischen Krebszellen aufweisen. Weinberg hatte die drei Gene allerdings sehr geschickt ausgewählt. Sie repräsentierten alle ganz zentrale und nicht wesentlich überlappende Schaltstellen der Wachstumsregulation einer Zelle.[61] Da der Zufall weniger überlegt zuschlägt, sind im wirklichen Leben vermutlich mehr als nur drei Gene nötig, um den Rubikon zur unkontrollierten Vermehrung zu überschreiten.[62]

Mit der Entstehung einer solchen Krebszelle steht die Krebserkrankung allerdings ganz am Anfang. In der Regel dauert es Jahre, bis ein Tumor zu einer Größe herangewachsen ist, die Beschwerden verursacht oder auch nur mit den Mitteln der Radiologie zu entdecken wäre.[63] Auf dem Weg dorthin liegen zusätzliche Mutationen, die weitere gefährliche Eigenschaften des Tumors wie die Fähigkeit zu Migration, Invasion und Metastasierung begründen. Eine solche Karriere in Richtung zunehmender Bösartigkeit nennen die Onkologen maligne Progression. Der Tumor hat diese Fähigkeiten nicht von Anfang an. Wie alles Leben verdanken sie ihr Entstehen letztendlich den Regeln Darwins.

Würde es nicht etwas zynisch klingen, könnte man einen Tumor geradezu als ideales Labor des Darwinismus bezeichnen,[64] denn die treibende Kraft hinter der malignen Progression ist die Kraft der Evolution. Alle nötigen Zutaten sind vorhanden. Tumoren enthalten eine relativ große Population von »Individuen«. Immerhin reden wir schon bei Tumoren von wenigen Millimetern Größe über viele Millionen Zellen. Die Zahl ist umso bemerkenswerter, wenn man bedenkt, dass Paläoanthropologen davon ausgehen, dass es Momente in der Evolutionsgeschichte der Gattung *Homo sapiens* gab, in denen die gesamte Weltbevölkerung aus wenigen 100 000 Individuen bestand. Ähnlich wie bei den Individuen einer Population von Tieren oder Menschen besteht zwischen den einzelnen Tumorzellen ein gewisses Maß an genetischer Variabilität.

Genetische Instabilität ist ja geradezu ein Markenzeichen von Tumoren. Diese genetischen Variationen können sich unmittelbar auf die Fitness der einzelnen

Zellen auswirken. Der Wirt des Tumors hat ein vitales Interesse daran, es dem Tumor so ungemütlich wie möglich zu machen. Daher setzt die Umgebung die Tumorzellen von Anfang an unter hohen Selektionsdruck. Aus der Diskrepanz zwischen der Zeit, in der eine Tumorzelle einmal den kompletten Zellzyklus durchläuft, dem Prozentsatz der Zellen, die sich gerade im Zyklus befinden, und der tatsächlichen Volumenzunahme eines Tumors lässt sich berechnen, dass auch ohne den Eingriff der Medizin oft über 90 Prozent der Tumorzellen ganz von selbst zugrunde gehen. Die Therapie selbst kann als weiterer *exogener* Selektionsdruck dazukommen, wenn die Krebserkrankung erkannt ist und behandelt wird; davon weiter unten mehr.[65]

Hinzu kommt, dass die Generationszyklen von Krebszellen sehr kurz sind. Tumorzellen teilen sich permanent, und oft entsteht nach wenigen Tagen eine neue Generation. Aufgrund der genetischen Instabilität und Variabilität, der raschen Generationenfolge und dem hochkompetitiven Milieu läuft die Evolution in einem Tumor quasi im Zeitraffer ab. Die Zellen, die aufgrund ihrer Ausstattung in der Lage sind, den multiplen Bedrohungen zu entgehen, sind im Vorteil, werden erwählt und expandieren. Darunter können Zellen sein, die in der Lage sind, mit der lebensfeindlichen Umgebung umzugehen, weil sie resistenter gegen Zelltod sind oder auch weil sie besser mit knappen Ressourcen umgehen können.[66]

Es können aber auch Varianten selektiert werden, deren besondere Fähigkeit darin besteht, ihre Umgebung in ihrem Sinn umstimmen zu können. Ein Beispiel für solche zellulären Überredungskünste ist etwa die Fähigkeit, die Neubildung von Gefäßen in die Wege zu leiten, oder die Manipulation der Fibroblasten im Bindegewebe eines Tumors. Manche Zellen versuchen möglicherweise auch, sich dem Selektionsdruck durch Flucht zu entziehen und sich durch Invasion in die Nachbarorgane oder durch die Metastasierung neue Jagdgründe erschließen können.[67]

Es ist eine grundsätzliche und bittere Ironie jeder Krebserkrankung: Ausgerechnet eine Krankheit zum Tode bedient sich der mächtigen Kraft, die das Leben auf dieser Erde erst möglich gemacht hat. Die Wandelbarkeit und Anpassungsfähigkeit von Tumorzellen sind der wichtigste Grund dafür, dass viele Krebserkrankungen so außerordentlich schwierig zu behandeln sind.

Über die Metastasen

Wie ich schon erklärt habe, kann Krebs einen zweiten Rubikon überschreiten. Dieser Grenzübertritt ist vielleicht das gefürchtetste Ereignis im Verlauf einer Erkrankung. Die meisten Krebspatienten sterben nicht an den Schäden, die der Ursprungstumor anrichtet, sondern an den Folgen der Metastasierung. Es gibt zwei unterschiedliche Wege, die eine Zelle auf ihrer Reise durch den Körper nehmen kann. Der erste der beiden Wege führt durch ein Zwischenreich. Dieses Zwischenreich sind die dem Tumor benachbarten Lymphknoten. Solange die Tumorzellen dort verweilen, ist der Krebs noch eine regionale Erkrankung und keine Krankheit des gesamten Organismus.

Man muss sich das Lymphsystem als weitverzweigtes System von Röhren vorstellen, die alle Gewebe des Körpers durchziehen. Im Bereich ihrer fein verästelten Ursprünge nehmen sie die Flüssigkeit wieder auf, die zusammen mit Nähr- und Baustoffen aus den Kapillaren des Blutgefäßsystems ins Gewebe übergetreten ist. Die Lymphgefäße drainieren nicht nur die Gewebe, sie nehmen auch allerlei Zellschrott mit, der über die Mündung des lymphatischen Systems schließlich in die obere Hohlvene fließt. Auch Bakterien, die bei einer Verletzung ins Gewebe gelangt sind, werden mit der Lymphe abtransportiert. Das Lymphsystem hat nicht nur eine Transportfunktion, es ist auch ein wichtiger Bestandteil des Immunsystems.

In gewissen Abständen fließen die Lymphbahnen durch Filterstationen. Diese Filter sind die Lymphknoten, kleine ovale Körper von einigen Millimetern Durchmesser und umgeben von einer Kapsel und angefüllt mit verschiedenen Typen von Lymphozyten. Diese Zellen haben die Aufgabe, Fremdkörper wie etwa Bakterien zu erkennen und nach Möglichkeit zu eliminieren.[68] Diese Filter sollen verhindern, dass sich lokale bakterielle Infektionen ausbreiten, ins Blut gelangen und so zur Blutvergiftung,[69] der Sepsis, führen.

Tumorzellen sind wesentlich größer als Bakterien. Daher bleiben auch sie häufig in diesen Filtern hängen. Da es sich aber um Zellen des eigenen Körpers handelt, werden sie vom Immunsystem oft ignoriert und vermehren sich. Eine Lymphknoten-Metastase entsteht. Bei vielen Krebsformen wie dem Brustkrebs, dem Darmkrebs, den Tumoren der weiblichen Geschlechtsorgane oder Krebserkrankungen der Schleimhäute des Mund- und Rachenbereichs sind Lymphknoten-Metastasen typischerweise die ersten Satelliten des Ursprungstumors. Finden sich Tumorzellen in den unmittelbar dem Tumor benachbarten Lymphknotenstationen, lassen sich mit ein wenig Glück die Krebszellen noch einfangen, bevor sie sich endgültig im System des Körpers verteilen können. Daher werden je nach Tumorart und Größe bei einer Operation oft auch die angrenzenden Lymphknotenstationen mit entfernt oder im Rahmen einer Strahlentherapie in das Bestrahlungsfeld eingeschlossen.[70]

Bei vielen Arten von Tumoren ist diese Form der Ausbreitung vom Ursprungstumor über die regionären Lymphknoten bis schließlich ins Blut und dann in die Organe die Regel. Aber leider gibt es von dieser Regel viele Ausnahmen. Tumorzellen können auch durch die Kontrollposten des Lymphsystems hindurchschlüpfen und ins Blut gelangen, ohne dass vorher eine Lymphknoten-Metastase entstanden wäre. Sie können auch direkt in kleine Blutgefäße des Tumors einbrechen und von dort aus ohne Umwege über das lymphatische System im Kreislauf verteilt werden. Damit wäre der zweite, hämatogene Weg der Metastasierung beschrieben.

Wovon hängt es ab, ob und wann ein Tumor Tochtergeschwülste im Körper bildet? Diese Frage ist alles andere als akademisch, sondern eine Frage von Leben und Tod. Die meisten Krebserkrankungen sind nicht mehr heilbar, wenn die Grenze zur Systemerkrankung überschritten ist.

Zunächst einmal steckt hinter dem Risiko der Metastasierung wieder nichts als pure Statistik. Je größer die Zahl der Tumorzellen ist und je länger die Erkrankung besteht, desto größer ist natürlich auch die Wahrscheinlichkeit, dass sich eine Zelle auf Wanderschaft macht und zur Metastase wird. Wenn Lymphknoten bereits manifest befallen sind, dann ist die Gefahr, dass einzelne Tumorzellen auch alle weiteren Filter passiert und sich bereits im Körper ausgebreitet haben, natürlich entsprechend größer, auch wenn keine einzelnen vagabundierenden Tumorzellen zu entdecken sind.

Unabhängig von diesen Faktoren schwankt allerdings das Risiko, Metastasen zu entwickeln, von Krebsart zu Krebsart erheblich. Wichtiger noch als krude Statistik scheint die Biologie der Tumoren zu sein. Die Zellen, die vom Tumor abgelöst werden und durch den Körper wandern, müssen über die zur Bildung von Tochtergeschwülsten notwendige genetische Ausstattung verfügen. Wir haben gesehen, dass diese Fähigkeit von einem ganzen Bündel im Wesentlichen genetisch determinierter Eigenschaften abhängt. Auch die Präferenz der Tumorzelle für den lymphogenen oder den hämatogen Metastasierungsweg hängt von der Biologie des Tumors ab und unterscheidet sich von Tumorart zu Tumorart.

Manche Krebsarten neigen dazu, sich früh auf die Reise zu machen, andere dagegen verbleiben sehr lange an ihrem Entstehungsort. Die sogenannten kleinzelligen, neuroendokrinen Tumoren, die vor allem in der Lunge entstehen, oder auch die bösartige anaplastische Variante des Schilddrüsenkarzinoms bilden das eine Extrem. Die meisten dieser Tumoren haben sich bereits im Körper ausgebreitet, wenn sie entdeckt werden, auch wenn die Herde oft noch zu klein sind, um mit bildgebenden Verfahren bemerkt zu werden. Auch Karzinome der Bauchspeicheldrüse, der Speiseröhre und die anderen, nichtkleinzelligen Karzinome der Lunge neigen relativ früh zur Metastasierung. Daher sind die langfristigen Heilungschancen dieser Erkrankungen immer noch vergleichsweise schlecht. Häufige Krebsarten wie der Brustkrebs oder der Darmkrebs liegen irgendwo im Mittelfeld, während der häufigste Tumor des Mannes, der Prostatakrebs, oder auch manche langsam wachsende Formen von Tumoren des Bindegewebes das andere Extrem darstellen. Auch die Krebserkrankungen des Gehirns siedeln sich praktisch nie außerhalb des zentralen Nervensystems an.

Auch innerhalb einer einzelnen Tumorart gibt es Kriterien, die der Pathologe im Rahmen der feingeweblichen Untersuchung identifizieren kann und die einen Einfluss auf die Neigung zur Metastasierung haben. Die Pathologen begutachten die Struktur der Tumorzellen und die Architektur des Tumorgewebes und teilen die Tumoren nach bestimmten Kriterien in Kategorien zwischen G1 und G4 ein. Dieses Kategorisierungsprinzip wird das Grading eines Tumors genannt. Je mehr sich der Krebs morphologisch von seiner Ursprungszelle entfernt und verändert hat und je höher der Anteil der Tumorzellen ist, die sich aktuell im Stadium der Zellteilung befinden, desto höher ist das Grading und desto entdifferenzierter der Tumor. Eine höheres Grading geht einher mit schnellerem Wachstum und oft mit der Tendenz zur früheren Metastasierung. Bei manchen Tumoren, wie zum Beispiel den Sarkomen, hat das Grading neben der Tumorart und dem Tumorstadium eine wichtige Bedeutung für die Prognose und die Festlegung der geeigneten Behandlungsstrategie.

Unterschiedliche Tumorarten haben nicht nur unterschiedlich ausgeprägte Tendenzen zur Metastasierung, sie zeigen dabei auch unterschiedliche Vorlieben für die Organe, in denen sie sich vorzugsweise einnisten. Dabei spielt die Topographie des Ursprungstumors und der drainierenden Blutgefäße sicher eine wichtige Rolle. Bevor das venöse Blut ins rechte Herz mündet, um dort vom Herzen über die Arterien wieder im Körper verteilt zu werden, muss es die feinen Verästelungen der Lungenkapillaren passieren. Tumorzellen können in diesem Geäst hängen bleiben. Tatsächlich sind die Lungen einer der bevorzugten Orte für die Ansiedlung von Metastasen. Die meisten Organe des Bauchraums wie der Magen, große Abschnitte des Darms, die Milz und die Bauchspeicheldrüse schicken ihr venöses Blut zuerst durch das Kapillarsystem der Leber, bevor es weiter in die Lungen und schließlich ins Herz fließt. Daher ist die Leber der Ort, wo der Darmkrebs bevorzugt seine Metastasen bildet.

Beruht der Rest auf purem Zufall? Diese Frage trieb Stephen Paget schon vor über 120 Jahren um. Paget war damals ein junger Chirurg am West London Hospital. Auch der Suche nach Antworten auf sein Problem hatte er eine wahre Herkulesarbeit hinter sich gebracht und sich durch die Fallberichte von 735 Patientinnen gearbeitet, bei denen sich der Brustkrebs bereits im Körper ausgebreitet hatte. Paget stellte bei der Durchsicht der Fälle gewisse Regelmäßigkeiten fest, die der damals gängigen Lehrmeinungen von der zufälligen Verteilung der Krebszellen über den Körper eindeutig widersprachen.

Die Metastasen schienen deutliche Präferenzen für ganz bestimmte Organe zu haben. Daraus leitete er eine Hypothese ab, die sich lange Zeit nur geringer Zustimmung erfreuen durfte. Paget schrieb: »Wenn Pflanzen Samen verteilen, werden diese Samen in alle beliebigen Richtungen verteilt. Aber sie können nur dort überleben und gedeihen, wo sie auf den passenden Boden fallen.«[71] Genau dieses Verhalten postulierte er auch für Krebszellen. Ob und wo eine im Blutkreislauf zirkulierende Krebszelle zur Metastase wird, sei nicht nur von der Zelle, sondern auch vom Milieu des Zielorgans abhängig.

Es dauerte fast 100 Jahre, bis Ian Hart und Isaiah Fidler Pagets Vermutung experimentell bestätigen konnten. Die beiden Wissenschaftler verpflanzten Gewebe von Nieren, Eierstöcken oder Lungen unter die Haut von Mäusen. Dann injizierten sie Zellen von schwarzem Hautkrebs in den Kreislauf der Mäuse und stellten fest, dass die Krebszellen eine eindeutige Präferenz für Lungen- und Eierstock-Gewebe zeigten, während sie das Nierengewebe verschmähten.[72]

Auch beim Menschen sind die Vorlieben vieler häufiger Krebsarten wie dem Prostatakarzinom und vielen Typen von Brustkrebs nicht nur von den biologischen Eigenschaften der Tumorzellen abhängig, sondern auch von den lokalen Verhältnissen in den Geweben, in denen sich die Krebszelle einnisten möchte.

Kollaboration oder Widerstand?

Tumorzellen können ihre Nachbarschaft manipulieren. Trotzdem bleiben sie von ihr abhängig. Die Zellen des Tumorstromas sind jedoch normale Abkömmlinge des Körpers, ohne die genetischen Veränderungen, die die Tumorzelle zum hemmungslosen Egoisten gemacht haben. Damit stellt sich die Frage, ob oder unter welchen Umständen sich die Umgebung der Instrumentalisierung durch die Krebszellen widersetzen und passiven oder gar aktiven Widerstand leisten kann.

Ich habe oben beschrieben, wie aus der Kombination von prämalignen Prostatazellen und Fibroblasten aus dem Bindegewebe bösartiger Tumoren eine manifeste Tumorerkrankung entstand, während die Tiere, die eine Kombination von prämalignen Prostatazellen und normalen Fibroblasten injiziert bekamen, keinen Krebs entwickelten.[73] Man kann dieses Experiment in zwei Richtungen deuten: Einerseits wäre es denkbar, dass die Fibroblasten aus Tumorgewebe vom Krebs in irgendeiner Weise geprägt sind und aktiv Substanzen produzieren, die die maligne Progression des Tumors unterstützen und vorantreiben. Andererseits wäre es aber auch möglich, dass die normalen Zellen des Bindegewebes ohne entsprechende Prägung aktiv die Ausbreitung von Krebszellen in ihre Nachbarschaft hemmen können.

Krebszellen sind selbst am Ende der Karriereleiter nicht völlig autonom, darauf deutet die Seed-and-soil-Hypothese von Stephen Paget hin. Diese Erfahrung kann jeder Arzt bestätigen, der Umgang mit Krebspatienten hat. Auch im Endstadium einer Erkrankung, wenn die Körper der Patienten voll sind mit Metastasen, gibt es Organe, die fast immer vom Krebs verschont bleiben. Dazu gehoren insbesondere die Nieren und der Darm. Es ware also denkbar, dass manche Gewebe Substanzen produzieren oder ein Milieu generieren, das ein Wachstum von Krebszellen verhindern kann.

Anfang der siebziger Jahre spielten zwei Krebsforscher mit einem noch weit verwegeneren Gedanken. Sie überlegten, ob die zelluläre Umgebung den Tumor nicht nur bremsen, sondern die Krebszelle unter Umständen umstimmen und in gutartigere Zellen zurückverwandeln kann.[74] Ein ungewöhnliches Experiment, das Beatrice Mintz und Karl Illmensee schon in den siebziger Jahren durchführten, bringt uns auf diese Spur.[75] Mintz und Illmensee wollten wissen, was geschieht, wenn die Zellen eines embryonalen Keimzelltumors der Maus[76] nicht ins Gewebe bereits geborener Mäuse, sondern in eine embryonale Umgebung verpflanzt werden würden. Sie nahmen einzelne Tumorzellen und transplantierten sie in die Embryonen, die im Bauch trächtiger Mäuse heranwuchsen. Überraschenderweise kamen gesunde junge Mäuse ohne jeden Tumor zur Welt.

Aber damit nicht genug. Mintz und Illmensee untersuchten die neugeborenen Mäuse genauer und stellten fest, dass die Krebszellen an der Injektionsstelle nicht einfach verschwunden waren. Sie hatten sich zurückverwandelt in normale Körperzellen, die sich mittels bestimmter Tricks in verschiedenen Geweben der neugeborenen Mäuse wiederfinden ließen. Viele hatten sich in normale Spermatozoen (Samenzellen) verwandelt. Mintz und Illmensee schlossen aus diesen Ergebnissen, dass Tumorzellen – ähnlich wie Stammzellen – dazu imstande wären, sich in Abhängigkeit von der Umgebung in andere Zelltypen zu verwandeln. Damit eröffnet sich zumindest theoretisch ein neuer Therapieansatz. Anstatt Krebszellen zu vernichten, wäre es zumindest denkbar, eine Re-Programmierung zur normalen Körperzelle anzustreben. Das war ein hochinteressanter, wenn auch sehr spekulativer Gedanke.[77]

Zur Zeit dieses Experiments lagen die genetischen Grundlagen von Tumorzellen noch ziemlich im Dunkeln. Es mag sein, dass das beobachtete Phänomen vor allem der besonderen Herkunft der Teratokarzinome zu verdanken ist. Diese Art von Krebs entsteht aus Keimzellen, deren besonderes Markenzeichen die Pluripotenz ist. Keimzellen sind dafür gemacht, Töchter und Enkel zu generieren, die sich in alle denkbaren Zelltypen des Körpers verwandeln können. Das Teratokarzinom hat einen gutartigen Vetter, das Teratom. In solchen Geschwülsten machen Pathologen manchmal groteske Funde. Sie können Haare enthalten, Knochen, ja selbst fast komplette ausgebildete Zähne oder sogar Augen. Alle diese Zelltypen sind durch Differenzierung aus den Teratom-Zellen entstanden. Vielleicht waren die Schlussfolgerungen von Mintz und Illmensee aus heutiger Sicht eine Spur zu kühn. Ihr Experiment war aber ein Stein, der weitere ins Rollen brachte.

Das mysteriöse Verhalten der Keimzelltumoren fesselte auch Forscherinnen wie die Tumorbiologin Mina Bissell. Sie konzentrierte sich ganz darauf, den Einfluss des umgebenden Milieus auf die Entwicklung bösartiger Tumoren zu erforschen. Im Jahr 1984 fand sie zusammen mit ihrem Kollegen David Dolberg heraus, dass auch die transformierende Wirkung des Rous-Sarkom-Virus nicht unabhängig von der Umgebung der infizierten Zelle ist.[78] Man wusste, dass Tumoren entstehen, wenn Rous-Sarkom-Viren in die Flügel neugeborener Küken injiziert werden. Und man wusste, dass das v-src-Gen des Virus für die Transformation der Zellen verantwortlich war. Erstaunlicherweise blieb aber die Injektion von Rous-Sarkom-Viren scheinbar folgenlos, wenn nicht neugeborene Küken, sondern Hühnerembryonen infiziert wurden. Die Embryonen schienen vollkommen resistent gegen diese Art von infektiösem Krebs zu sein, obwohl sich das Virus auch in den Embryonen vermehrte und obwohl auch das v-src-Gen in den infizierten Zellen aktiv war. Und damit nicht genug: Wenn die infizierten Zellen aus den Embryonen entnommen und in einer Zellkultur vermehrt wurden, verwandelten sie sich dort in Tumorzellen. Diese Befunde lassen praktisch nur eine einzige Schlussfolgerung zu: Irgendetwas im Milieu der Embryonen scheint in der Lage zu sein, das Wachstum von Tumoren zu blockieren, obwohl die treibenden Kräfte der Krebsentstehung in Gestalt des v-src-Gens aktiv sind.

Während das Gewebe eines Embryos dem Tumor Widerstand leistet, kann Binde- und Stützgewebe unter ungünstigen Umständen auch zum Kollaborateur des Krebses werden. Solche ungünstigen Umstände scheinen vorzuliegen, wenn das Gewebe um die Krebszellen herum chronisch entzündet ist. Mina Bissell und ihren Kollegen dachten sich ein weiteres Experiment aus, um dieser Hypothese nachzugehen. Sie injizierten wieder Rous-Sarkom-Viren in die Flügel von jungen Hühnern. Bei einem Teil der Tiere setzten sie im gleichen Flügel, etwas entfernt von der Injektionsstelle der Viren, eine kleine Wunde. Diese Manipulation rief eine lokale Entzündung hervor. Tatsächlich konnten die Wissenschaftler bei diesen Tieren eine Aussaat von Krebszellen aus dem Primärherd in den Bereich der Wunde beobachten.[79]

Eine ähnliche Beobachtung machte kürzlich eine Gruppe von ras-Forschern. Sie mussten feststellen, dass sich Zellen mit einer onkogenen Mutation im ras-Gen in Mäusen nur dann zu bösartigen Tumoren der Bauchspeicheldrüse entwickelten, wenn die Drüse vor Injektion der Zellen chronisch entzündet war.[80]

Erst seit wenigen Jahren beginnen wir, das kapriziöse Wechselspiel zwischen dem Krebs und den Zellen seiner Umgebung besser zu verstehen. Es war wieder Mina Bissell, die knapp 15 Jahre nach ihrem ersten Coup herausfand, dass die Blockade von bestimmten Eiweißen, den sogenannten Integrinen, Brustkrebszellen wieder in gutartigere Varianten zurückverwandeln kann.[81] Andererseits können Eiweiße, die im Rahmen chronischer Entzündungen des Bindegewebes produziert werden, ein Milieu schaffen, das dem Wachstum von Krebszellen in die Karten spielt.[82]

Viele Aspekte des Wechselspiels zwischen den Tumorzellen und seinem Bindegewebe sind noch unverstanden. Es beginnt sich aber abzuzeichnen, dass die Zellen in der Umgebung eines Tumors eine janusköpfige Rolle spielen. Manchmal verhalten sie sich wie Widerständler. Unter ungünstigen Umständen laufen sie aber über und können zum Kollaborateur werden. Über die Faktoren, die dazu führen, dass Körperzellen dem Wachstum von Tumoren Widerstand entgegenbringen, wissen wir noch herzlich wenig.

Umstände, die aus den Wirtszellen skrupellose Kollaborateure machen, kennen wir immerhin etwas besser. Forscher wie Luis Parada oder Harold Moses wollten mehr über die Rolle der Wirtszellen herausfinden und veränderten durch genetische Manipulationen nicht die Tumorzellen selbst, sondern ihre Umgebung. Sie konnten beobachten, wie der genetische Hintergrund der Wirtszellen die Entwicklung von Tumoren in Mäusen beeinflusst, ohne dass diese Mutationen die Wirtszelle in eine Krebszelle verwandeln.[83]

Möglicherweise sind es solche Veränderungen des Gewebemilieus, über die Faktoren wie Ernährung oder Lebensstil unser Krebsrisiko beeinflussen, ohne dass sie direkt in den genetischen Text der Zellen eingreifen. Zellen sind käuflich. Sie lassen sich nicht nur durch Botenstoffe des Tumors umgarnen und umstimmen. Veränderungen des Mikro-Milieus rund um die entstehenden Tumoren können die neutralen Zellen der Umgebung auch zum Überlaufen auf die Seite der Krebszellen verleiten.[84]

Ein gutes Beispiel ist die chronische Entzündung des unteren Drittels der Speiseröhre. Wir wissen, dass übergewichtige Menschen, die vermehrt unter Entzündungen der unteren Speiseröhre durch den Rückfluss von Magensäure leiden, dort auch häufiger Krebserkrankungen entwickeln.[85] Die Milieutheorie würde auch erklären, warum chronische Infektionen der Leber durch Hepatitis-Viren vom Typ B oder C ein Risikofaktor für die Entstehung von Leberzellkrebs ist, obwohl diese Art von Viren, im Gegensatz zu den Papillom-Viren, das Genom der Leberzellen nicht unmittelbar zu verändern scheint. Auch Entzündungen durch Parasiten wie die Bilharziose der Harnblase oder die chronische Infektion der Magenschleimhaut durch das Bakterium Helicobacter pylori produzieren eine erhöhte Rate an Krebserkrankungen der betroffenen Organe, obwohl diese Erreger die Erbsubstanz der Wirtszellen nicht durch den Einbau von viralen Krebsgenen verändern können. Davon wird im 5. Kapitel noch die Rede sein, wenn es darum geht, ob und wie wir durch Verhalten und Lebensführung Einfluss auf das Erkrankungsrisiko oder den Verlauf einer Krebserkrankung nehmen können.

Fazit – Krebs entsteht nicht über Nacht

Warum Krebs als Erkrankung der Gene verstanden werden muss, habe ich dargelegt. Lange, gewundene Pfade liegen zwischen der Genmutation und dem Ausbruch einer Krebserkrankung. Mehr als nur eine Genmutation ist notwendig, um das Kontrollsystem einer Zelle auszuhebeln. Sobald aber mehrere Gene betroffen sind, die das Gleichgewicht von Zelltod und Zellteilung steuern, kann die Situation aus dem Ruder laufen.

Die relevanten Gene kann man in zwei Hauptgruppen einteilen: Die Proto-Onkogene sind normale Gene der Zellen. Sie produzieren Proteine, die Zellen zu Wachstum und Vermehrung anregen. Werden sie durch Mutationen überaktiv, nennt man sie Onkogene. Die zweite Gruppe von Genen wirkt genau antagonistisch. Sie stellen die Bremsen des Zellzyklus her. Diese Tumorsuppressor-Gene fallen fast immer erst dann aus, wenn beide Genkopien in der Zelle durch Mutationen inaktiviert werden. Da die zelluläre Homöostase ein System mit Netz und doppeltem Boden ist und über viele parallele und quervernetzte Signalketten reguliert wird, müssen immer mehrere Elemente der Regulation gleichzeitig ausfallen. Meistens werden die Gaspedale bis zum Anschlag durchgedrückt und gleichzeitig die Bremsen gelockert. Häufig finden wir Mutationen in Schlüsselgenen wie dem tp53-Gen oder dem Retinoblastom-Gen, die bei der Regulation der Zellteilung gleich mehrere Jobs gleichzeitig übernommen haben.

Ein weiterer, besonderer perfider Typus von Mutationen setzt die Wächter der genetischen Integrität außer Gefecht. Manchmal stehen solche Mutationen von Genen des DNA-Reparatur-Apparats ganz am Anfang der Erkrankung. Es gibt Menschen, die sie bereits in die Wiege gelegt bekommen. Wenn solche Mutationen in Samen- oder Eizellen auftreten und weitervererbt werden, können ganze Generationen von »Krebsfamilien« entstehen, die ein deutlich höheres Krebsrisiko tragen als die Durchschnittsbevölkerung.

Zur Jahrtausendwende haben Douglas Hannahan und Robert Weinberg eine Liste von sechs Grundeigenschaften vorgelegt, die eine voll entwickelte Tumorzelle kennzeichnen.[86] Neben der Unabhängigkeit von Wachstumssignalen, der Unempfindlichkeit gegenüber Wachstumsbremsen und den defekten Selbstmordprogrammen stehen noch drei weitere Kriterien auf der Liste. Krebszellen können selbst die Neubildung von Blutgefäßen einleiten, um sich mit Nachschub zu versorgen (d. h., sie sind fähig zur Angiogenese). Sie haben die Fähigkeit zur unbegrenzten Teilung, ohne dabei zu altern und irgendwann in das Stadium der Seneszenz überzugehen. Außerdem besitzen sie die Fähigkeit zu migrieren und sich fern ihrer angestammten Heimat neu anzusiedeln.

Wir haben gesehen, dass eine rasch wachsende Population von Krebszellen entsteht, wenn die ersten drei Kriterien erfüllt sind. Damit ist der evolutionäre Wettlauf eröffnet. Nach darwinistischen Prinzipien gehen aus diesem Wettrennen zunehmend aggressivere und besser angepasste Varianten von Tumorzellen hervor. Diese Varianten haben zusätzliche Mutationen erworben, die sie zur Angiogenese, Invasion und Metastasierung befähigen.

Am Beispiel des ras-Gens haben wir bis ins molekulare Detail durchexerziert, wie Proteine das Wachstum einer Zelle regulieren und wie Mutationen diese Regelkreise aus dem Gleichgewicht bringen können. Wer diese Prinzipien verstanden hat, weiß im Grunde, wie Krebs funktioniert. Natürlich gibt es hunderte weiterer Krebsgene. Ihre Wirkmechanismen sind aber meist mehr oder weniger freie Variationen des ras-Themas.

Auch wenn viele Details selbst für die Experten noch unklar sind, wissen wir jetzt im Prinzip ziemlich genau Bescheid. Wir wissen, was Krebs ist und wie er entsteht. Es ist jetzt Zeit, sich anderen, praktischeren Aspekten der Krebserkrankung zuzuwenden. Was stellt der Krebs mit uns und unserem Körper an? Wie können wir uns gegen Krebs wehren?

4. Kapitel

Wettrüsten –
Wie setzt sich ein Körper gegen Krebs zur Wehr?

Donnerstag, 31. Juli 2008

Ich fühle mich betrogen, verraten und verkauft. Mein Urvertrauen ist weg. Vorher war er ich, und ich er; er war meine feste Burg.« Imogen hatte recht. Auf ihren Körper konnte sie sich immer verlassen.

Dabei wurde er nicht gerade geschont. Sie hatte Medizin und gleichzeitig auch Sport studiert. Sie war eine sehr gute Hockeyspielerin, fuhr exzellent Ski, schwamm mir auf allen langen Strecken davon und hätte auch jetzt noch ohne Probleme auf ihren Händen vom Wohnzimmer in unsere Küche laufen können.

»Jetzt ist er mir fast ein wenig fremd geworden. Ich habe eine faule Stelle, einen Schimmelfleck. Wie konnte er etwas wachsen lassen, was mich umbringen wird, wenn die Behandlung versagt? Du hast mir lang und breit erzählt, was der Krebs in meinem Körper alles anstellt, aber nimmt der das einfach hin?« Imogens Stimme klang fast ein wenig empört.

Wir saßen im Schatten eines Rosenbuschs, an die mächtigen Steinquader der alten Schlossmauer[1] gelehnt. Es war das Gemäuer, in dem Friedrich Miescher knapp 140 Jahre zuvor aus eitrigen Verbänden die seltsamen, riesigen Moleküle isoliert hatte, in denen jetzt der Keim aller unserer Probleme zu stecken schien.

Ich legte meinen Kopf auf ihre Beine. »Erinnerst du dich an die Geschichte mit der Krebsbiographie und den Abzweigungen, damals vor vier Wochen, nachts auf unserm Balkon? Vielleicht wehrt sich der Körper ja ständig. Vielleicht wirft er grade jetzt wieder ein paar tausend Krebszellen raus. Es kann sein, dass wir ständig Krebszellen oder Vorläufer von Krebszellen produzieren, die das Immunsystem entdeckt und erledigt. Es kann auch sein, dass in dir oder mir schon viele solche Zellen entstanden sind, die nie die Chance hatten, zum Problem zu werden, weil sie rechtzeitig erwischt worden sind. Zumindest gibt es ein paar Immunologen, die so etwas glauben. Schließlich ist das Immunsystem ja sonst ziemlich gut darin, Eindringlinge zu entdecken und zu vernichten.«

Imogen war skeptisch: »Trotzdem scheine ich offensichtlich ein Problem zu haben.«

Ich setzte mich auf und klopfte an die Steine der Burgmauer: »Schau dir den Turm hier an, ein solider Quader mit dicken Steinmauern, fast 15 Meter hoch, auf drei Seiten ein Graben. Wer in früheren Zeiten gegen dieses Bollwerk anrennen musste, konnte einem nur leid tun. Aber unten im Burggraben gibt es eine kleine eisenbeschlagene Tür, die von innen von einem mächtigen Eichenriegel verschlossen wird. Irgendwann einmal vor Jahren, als die Keller noch nicht renoviert waren, hab' ich entdeckt, dass man nur eine schmale Eisenstange durch den Türspalt stecken muss und damit den Riegel leicht nach oben aus seiner Verankerung heben kann. Schon waren wir drin, um nächtliche Feste zu feiern und bei Rotwein und Kerzenlicht Gespenstergeschichten zu lesen – die mächtigste Wehranlage der Burg, ausgetrickst durch ein paar Jugendliche, die unerkannt durchs Hintertürchen geschlüpft sind.

Manchmal hat das Immunsystem offenbar ähnliche Probleme. Die Zellen, die da zum Krebs herangewachsen sind, gehen der Konfrontation vielleicht einfach aus dem Weg. Sie sind vermutlich gewachsen, weil sie's geschafft haben, unerkannt zu bleiben.«

Imogen runzelte die Stirn. »Das macht's für mich ja nicht gerade einfacher. Mir würde jedenfalls der Gedanke besser gefallen, dass sich der Krebs in mir nicht wie auf einem gedüngten Acker fühlt. Ich fände es schön, wenn mein Körper Mittel und Wege hätte, den Krebs auch mal zu ärgern und ihm ab und an ein bisschen das Wasser abzudrehen – kommt so etwas denn überhaupt nicht vor?«

...

Bisher bewegten wir uns auf verhältnismäßig festem Boden. Die Krebsforschung hat in den letzten 150 Jahren unzählige Steinchen der Erkenntnis zusammengetragen. Inzwischen ist daraus ein relativ fest gefügtes Pflaster des Wissens entstanden, ein recht gut erkennbares Mosaik, das wir aber jetzt allmählich hinter uns lassen, denn der Boden beginnt langsam nachzugeben – wir wandern in den nächsten beiden Kapiteln eher auf sumpfigen Marschland weiter. Hier und dort zeichnen sich auch im diesem Sumpf der Unkenntnis erste Wege und Stege ab, aber über weiten Teilen des Gebiets liegen die Nebel der Spekulation.

Im Folgenden geht es um die Frage, ob unser Körper über Mittel verfügt, sich gegen entstehende oder bereits entstandene Krebszellen zur Wehr zu setzen. Ist der Körper nur passive Bühne des Geschehens, das Schlachtfeld – oder hat er Möglichkeiten, einzugreifen und die zellulären Egoisten aus eigener Kraft wieder loszuwerden?

Auch die aggressivste Tumorzelle muss noch, wie ich im 3. Kapitel gezeigt habe, rudimentäre Beziehungen zu ihrer Umgebung pflegen. Dadurch entstehen Abhängigkeiten. Sie erlauben dem Körper, *passiven* Widerstand zu leisten. Der menschliche Organismus ist, wie wir aus immer neuen Blickwinkeln erfahren, komplex, vielzellig und verfügt aber auch über ein Instrumentarium, das in Jahrmillionen perfektioniert wurde, sich ungebetener Gäste *aktiv* zu entledigen: das Immunsystem. Kann das, was uns mit großem Erfolg gegen Eindringlinge von außen schützt, nicht auch gegen Verräter in den eigenen Reihen in Stellung gebracht werden?

Welche Rolle spielt das Immunsystem?

Seit Jahren, spätestens seit HIV entdeckt wurde, ist »das Immunsystem« von einem Mythos umgeben. Jeder verwendet diesen Begriff, aber kaum jemand scheint eine konkrete Vorstellung davon zu haben, was sich hinter dem Begriff »Immunsystem« eigentlich verbirgt.

Das Immunsystem ist für unseren Körper (über-)lebenswichtig. Aber es ist schwer fassbar. Fast täglich wird es in Apothekerzeitungen und in der Tagespresse bemüht; zudem belehren uns Yellow Press und zahllose Wohlfühl-Magazine über das Immunsystem.

Vor allem hören und lesen wir, unser Immunsystem müsse (und könne) gestärkt werden. An allen Ecken und Enden werden Maßnahmen unterschiedlichster Art zum Zwecke des Immundopings vorgeschlagen.[2] Dabei könnte man den Eindruck gewinnen, das Immunsystem sei eine Art von Muskel, der durch bestimmte Übungen trainiert oder durch medikamentöses Doping optimiert werden kann und dann eine genau definierte, quantitativ messbare, aber relativ eindimensionale Leistung abliefert. Diese Vorstellung von unserem menschlichen Immunsystem ist abwegig und könnte kaum schiefer sein.

Das Immunsystem ist zunächst einmal nichts weiter als ein Begriff. Anders als das Herz oder die Leber ist es kein Organ, das man in die Hand nehmen könnte. Es definiert sich mehr als die meisten andere Komponenten unseres Körpers über seine Funktion. Was genau ist die Aufgabe des Immunsystems? Wie funktioniert es? Welche Strukturen und Systeme erbringen die Leistungen, die wir schließlich unter dem Begriff »Immunsystem« zusammenfassen?[3]

Was ist das Immunsystem?

Das Immunsystem sorgt dafür, dass wir Herr im eigenen Haus bleiben. Es soll verhindern, dass sich fremde, potentiell schädliche Organismen im unserem Körper einnisten und ausbreiten. Im weitesten Sinn gehören also alle Komponenten des Körpers zum Immunsystem, die potentiellen Eindringlingen wie Bakterien, Viren, Pilzen, Einzellern oder vielzelligen Parasiten das Leben schwer machen. Nach dieser weiten Definition gehören alle Körperoberflächen, die äußeren und die inneren, zu den Bollwerken der Immunabwehr. Die Haut; aber auch die Schleimhäute des Nasen-, Mund- und Rachenraums, der Speiseröhre, des Magen-Darmtrakts und der Luftröhre, des Urogenitaltrakts, der Bronchien und der Lungenbläschen sind solche Grenzflächen. Alle diese Strukturen haben spezielle physikalische, chemische und biochemische Eigenarten, die sie zur Barriere gegen Mikroorganismen aller Art machen. Diese passive Abwehr ist für unser Problem von untergeordneter Bedeutung. Solche Barrieren können zwar das Eindringen *externer* Schädlinge verhindern, sind aber nutzlos gegen einen Feind, der im Körper entsteht.

Hinter dieser ersten **Abwehrfront** beginnt das Immunsystem, das uns interessiert. Da die Körperoberflächen die Schnittstelle zwischen Innen und Außen sind, sind sie auch Brennpunkte der immunologischen Auseinandersetzung. Die Haut ist ein immunologisch hochkompetentes Organ, und auch die Schleimhäute stellen ein eigenes Subsystem des Immunsystems dar, das als Schleimhaut-assoziiertes lymphatisches Gewebe oder kurz MALT[4] bezeichnet wird. Die triefende Nase, die Halsschmerzen und die geröteten Schleimhäute sind Ausdruck der Reaktionen des Immunsystems gegen die Schnupfenviren und gar nicht so sehr eine unmittelbare Quälerei durch den Eindringling selbst. Jenseits der Haut und der Schleimhäute ist das Immunsystem aber auch fast überall im Körperinnern mehr oder weniger präsent.

Diese Präsenz fällt spätestens dann auf, wenn fremdes Gewebe in den Körper transplantiert wird. Gleichgültig, an welcher Körperstelle ein Transplantat eingesetzt wird, es wird rasch wieder abgestoßen, wenn das Immunsystem nicht massiv unterdrückt wird.[5]

Neben der Haut und den Schleimhäuten bilden vor allem die Lymphknoten, die fast überall im Körper zu finden sind, die Thymusdrüse und die Milz das Reservoir für immunologisch aktive Zellen. Diese Organe sind Speicher; in ihnen spielen sich aber die Auseinandersetzungen mit den potentiellen Eindringlingen ab.

Unser Blut besteht knapp zur Hälfte aus eiweißreicher Flüssigkeit. Die andere Hälfte besteht aus Zellen. In einem Millionstel Liter Blut finden sich neben etwa 4 Millionen roten Blutkörperchen (Erythrozyten) und 300000 Blutplättchen (Thrombozyten) auch zwischen 5000 und 10000 weiße Blutkörperchen, die Leukozyten.[6] Die Mitglieder dieser Großfamilie der Leukozyten mit allen ihren Untergruppen sind die wichtigsten Protagonisten des Immunsystems. Sie sind nicht nur im Blut, sondern in unterschiedlicher Zusammensetzung in allen Teilen des Immunsystems zu finden.

Die unterste Ebene des Immunsystems bildet das Knochenmark, der Ort der Blutbildung. Dort wird nicht nur der Nachschub an roten Blutkörperchen und Blutplättchen produziert (Erythropoese und Thrombopoese). Das Knochenmark ist auch die Fabrik, die den Großteil der Leukozyten nachliefert (Leukopoese). Die Akteure des Immunsystems sind also im Wesentlichen einzelne Zellen und die von diesen Zellen produzierten Substanzen. Im Gegensatz zu anderen Funktionssystemen wie der Leber oder den Nieren ist das Immunsystem aber größtenteils nicht in festen Gewebeverbänden organisiert. Ein Großteil der Akteure zirkuliert mehr oder weniger frei im Körper. Wird der Nachschub an Leukozyten auch nur für wenige Tage unterbrochen,[7] fällt die Zahl der weißen Blutkörperchen im Blut bereits merklich ab. Sinkt die Zahl unter eine kritische Grenze, ist die Anfälligkeit gegen Infektionen mit Bakterien, Viren oder auch Pilzen deutlich erhöht.

Das Immunsystem ist also kein Organ, sondern ein hochkomplexes, akkurat austariertes System mit vielen Regelkreisen, positiven und negativen Rückkopplungsschleifen. Eine Unter- wie auch eine Überfunktion des Systems kann fatale Folgen haben. In den unterschiedlichen Körperregionen gibt es teilweise große Unterschiede hinsichtlich der Aufgaben und daher auch hinsichtlich der zellulären Zusammensetzung des Systems. Dabei herrscht eine

Art von immunologischem Subsidiaritätsprinzip: Probleme, die an Ort und Stelle bereinigt werden können, sind Aufgaben spezieller lokaler Subsysteme. Diese Subsysteme sind bis zu einem gewissen Grad autonom. Außerdem herrscht Arbeitsteilung. Bestimmte zelluläre Komponenten haben sich auf die Abwehr bestimmter Typen von Eindringlingen spezialisiert. Bei einer Immunantwort reagiert daher fast nie das gesamte System inklusive aller seiner Komponenten und zellulären Mitspieler. Schon deshalb ist die Rede von der Stärkung *des* Immunsystems problematisch.

Wie funktioniert das Immunsystem?

Das war ein erster Blick aus der Vogelperspektive. Schauen wir uns das Ganze jetzt näher an. So komplex die räumliche Organisation ist und so vielfältig die möglichen Gegner des Immunsystems sind, seine Aufgabe lässt sich auf ein Zwei-Komponenten-Problem reduzieren: Zunächst muss Fremdes als fremd erkannt und vom eigenen Körper unterschieden werden. Ist der Gegner erkannt, muss der zweite Schritt folgen: Das System muss reagieren, die weitere Vermehrung des Eindringlings stoppen und ihn schließlich – wenn möglich – endgültig aus dem Körper hinauswerfen. Eine erfolgreiche Aktion besteht immer aus der Kombination beider Komponenten. Die Immunabwehr kann versagen, weil der Gegner zu gut getarnt ist, weil die Effektor-Reaktion zu schwach ist oder weil der Gegner seinen Rauswurf aktiv unterbinden kann.

Aus grauer Vorzeit: Die erste Linie der Verteidigung

Wie funktioniert die Unterscheidung von Freund und Feind? Auf den ersten Blick erscheint das Problem gar nicht so kompliziert. Bakterien oder Pilze sind unserem Organismus fast so fremd wie Wesen von einem anderen Stern. Unsere letzten gemeinsamen Vorfahren lebten vor über einer Milliarde Jahren. Zwar bestehen auch ihre Gene aus demselben 4-Buchstaben-Alphabet wie die unsrigen, aber sie produzieren Eiweiße und auch andere große Moleküle, die sich chemisch sehr grundsätzlich von allem unterscheiden, was in Wirbeltieren oder gar Säugetieren zu finden ist.

Alle Vielzeller (Metabionten) müssen sich seit über 500 Millionen Jahren mit diesen Mikroorganismen auseinandersetzen. Daher die Evolution ein raffiniertes System von Erkennungsmechanismen entwickelt, die solche uns chemisch fremden Moleküle aufspüren und entsprechende Gegenmaßnahmen einleiten können.

Die Immunologen versammeln alle diese fremdartigen Moleküle unter dem merkwürdigen Oberbegriff PAMP.[8] Beispiele für solche großen, fremdartigen Moleküle gibt es viele. Die Zellwände der großen Gruppe der gram-negativen Bakterien bestehen zum erheblichen Teil aus Fett-Kohlehydrat-Molekülen, die Lipopolysaccharide genannt werden. Solche Lipopolysaccharide kommen in Wirbeltieren nicht vor. Pilze produzieren exotische Moleküle wie das Zymosan oder die Glucane, die Teile ihrer Zellwand bilden und die unseren Körpern vollkommen fremd sind. Die Organisation der Erbsubstanz von Bakterien und Viren einerseits und Wirbeltieren andererseits unterscheiden sich ganz grundsätzlich. Manche Rezeptoren des angeborenen Immunsystems erkennen virale Einzelstrang- oder Doppelstrang-RNA oder sogenannte unmethylierte CpG-Regionen in der DNA von Bakterien. Alle diese Strukturen sind dem Säugetierorganismus fremd, obwohl dasselbe Gen-Alphabet verwendet wird.[9]

Wie werden diese fremde Moleküle erkannt und von wem? Die Unterscheidung Freund–Feind beziehungsweise Selbst–Fremd beruht ebenfalls auf dem Rezeptor-Prinzip, das wir im Zusammenhang mit den Mechanismen der Steuerung des Zellwachstums im dritten Kapitel kennengelernt haben. Die Rezeptoren des angeborenen Immunsystems sind Proteine und meist in der Zellmembran verankert. Solche Proteine sind große molekulare Skulpturen aus hunderten von Aminosäuren; sie nehmen eine durch die Sequenz ihrer Bausteine genau definierte räumliche Gestalt an. Ihre Oberfläche bildet Vertiefungen, in die das zu erkennende Molekül passt wie ein Schlüssel in ein Schloss. Hat der Rezeptor ein passendes Molekül – in diesem Fall ein PAMP – eingefangen, ergeht ein Signal ins Zellinnere und aktiviert die Zelle dazu, den enttarnten Eindringling zu zerstören oder Hilfe zu rekrutieren, wenn sie selbst zur Gegenwehr nicht in der Lage ist.

Die wichtigste Gruppe solcher Rezeptoren sind die sogenannten Toll-like-Rezeptoren (TLRs). Der seltsame Name Toll-like-Rezeptor[10] ist abgeleitet von einem Protein der Fruchtfliege Drosophila melanogaster. Die Forschungsgruppe um die Tübinger Nobelpreisträgerin Christiane Nüsslein-Volhard soll von dem betreffenden Gen der Fruchtfliege so begeistert gewesen sein, dass sie es toll nannte.[11] Toll-like-Rezeptoren bestehen aus Proteinen, die Toll ähneln, also »Toll-like« sind.

Die Toll-like-Rezeptoren sind weit verbreitet und sitzen auf vielen normalen Zellen der Schleimhäute. Unmittelbar zum Immunsystem werden diese Zellen eigentlich nicht gerechnet. Durch die Ausstattung mit solchen Rezeptoren werden aber auch sie in gewisser Weise zu Hilfspolizisten ernannt. Natürlich sind auch bestimmte professionelle immunkompetente Zellen mit Toll-like-Rezeptoren ausgestattet. Dabei handelt es sich vor allem um die Mitglieder der Familie der Fresszellen, einer Untergruppe der Leukozyten. Zu den Fresszellen gehören die neutrophilen Granulozyten des Bluts – die sogenannten Mikrophagen – und die große Gruppe der Makrophagen.

Zum angeborenen Immunsystem gehören aber nicht nur die Fresszellen mit ihren Rezeptoren, sondern auch noch eine andere, lange Zeit geheimnisumwitterte Truppe von Zellen, deren Name schon martialisch klingt: die natürlichen Killerzellen, auch kurz NK-Zellen genannt. Lange wurden die NK-Zellen übersehen, weil sie selbst unter dem Mikroskop kaum von den anderen Lymphozyten zu unterscheiden sind. Die Lymphozyten bilden neben den Granulozyten, den Fresszellen, die zweite große Gruppe innerhalb der Leukozyten-Familie. Sie gehören eigentlich zu einem phylogenetisch sehr viel jüngeren und spezialisierteren Teil des Immunsystems; von ihm wird weiter unten die Rede sein.

Als eigene Spezies werden die NK-Zellen erst seit 1975 wahrgenommen.[12] Etwa 5–20 Prozent der Lymphozyten im Blut und in der Milz sind NK-Zellen. In anderen Organen sind sie eher selten.

Die NK-Zellen haben nun eine ganz andere Strategie, unerwünschte Eindringlinge zu erkennen. Sie versuchen nicht auf geradem Weg die Fremdlinge zu enttarnen, sondern sie lassen sich von den körpereigenen Zellen die Ausweispapiere zeigen. Alles, was sich nicht als normale, gesunde, körpereigene Zelle ausweisen kann, gerät ins Visier der NK-Zellen. Diese Art der Kontrolle ist möglich, da jede Körperzelle eines Wirbeltiers eine typische und für genau dieses Individuum charakteristische Signatur bestimmter Proteine auf ihrer Oberfläche trägt. Der wichtigste Teil dieser molekularen Signatur nennt sich Haupthistokompatibilitäts- oder kurz MHC-Komplex.[13] Diese Signatur ist nicht nur spezifisch für eine bestimmte Tierart. Individuelle Kombinationen einer Handvoll dieser Moleküle statten jedes einzelne Individuum einer Spezies mit einer individuellen und für alle seine Zellen charakteristischen molekularen Kennzeichnung aus. Wegen dieser Kennzeichnung stößt ein Körper fremdes Gewebe wieder ab, auch wenn es innerhalb einer Art transplantiert wird.[14]

Körpereigene Zellen erkennen NK-Zellen nur, wenn diese in Schwierigkeiten geraten sind. Auf der Membran der NK-Zellen sitzen zwei Klassen von Rezeptoren. Die einen aktivieren die NK-Zellen und bringen das Waffenarsenal gegen die erkannte Zelle in Stellung. Die zweite Klasse von Rezeptoren hemmt die NK-Zellen und nimmt sie an die Leine. Trifft eine NK-Zelle auf eine normale, gesunde Köperzelle erkennen deren hemmende Rezeptoren die typische körpereigene Signatur von MHC-Molekülen der Klasse I und stellen die NK-Zelle ruhig. Ist die Zelle aber durch ein Virus oder ein intrazelluläres Bakterium infiziert, verändert sich die MHC-Signatur. MHC-I-Moleküle verschwinden von der Zelloberfläche. Gleichzeitig tauchen dort bestimmte neue, Stress-assoziierte Proteine auf. Dadurch kippt das prästabilierte Gleichgewicht: Die Einflüsse werden jetzt ganz auf die Seite der Aktivierung verlagert, von den aktivierenden Rezeptoren gehen Signale ins Zellinnere. Die NK-Zellen greifen an und schütten Killerenzyme wie Granzym und Perforin aus. Die Zellmembran der erkannten Zelle wird durchlöchert und in letzter Konsequenz abgetötet.

Die zweite Linie der Verteidigung und das Gedächtnis

Die MHC-Moleküle sind nicht nur der Ausweis einer Zelle, sie verraten auch einiges darüber, was sich in ihrem Inneren abspielt. In einer Zelle werden Eiweiße beständig hergestellt und wieder abgebaut. Die Bausteine dieser Eiweiße werden zum großen Teil recycelt. Ein Teil der Bruchstücke, zwischen 7 und 15 Aminosäuren lang, wird dabei nach außen transportiert, dort passgenau in eine Vertiefung im MHC-Komplex eingebunden und so der extrazellulären Welt präsentiert. Wenn plötzlich ungewöhnliche oder gar körperfremde Eiweiße im Zellinneren produziert werden, bleibt das nicht unbemerkt. Das Immunsystem hat also eine Chance, auch das zu erkennen, was sich tief im Innern der Zellen abspielt.

Im 1. Kapitel habe ich erklärt, dass Viren parasitäre Mikroorganismen sind, die sich nur mit Hilfe des fremden Vervielfältigungsapparats in einer Wirtszelle vermehren können. Das bedeutet, sie verschwinden bei einer Infektion möglichst rasch in den Wirtszellen. Zwangsläufig tauchen aber Spuren der Virusproteine in Form kleiner Bruchstücke (Peptide) an der Oberfläche befallener Zellen auf. Der MHC-Komplex ist ihr Präsentierteller. Diese Spuren sind allerdings viel subtiler und auch vielfältiger als die der oben zitierten PAMPs.

Die Bausteine von Peptiden, die Aminosäuren, sind bei allen Lebewesen unseres Globus identisch. Was als fremd erkannt werden kann, ist lediglich eine untypische, körperfremde Sequenz der Aminosäuren in der kleinen Kette, die im MHC-Komplex eingebettet ist. Diese Sequenz wirkt auf das Immunsystem wie ein Wort aus einer anderen Sprache, aber mit bekanntem Alphabet. Da das Alphabet der Proteine aus 20 unterschiedlichen Aminosäuren besteht, sind selbst bei Peptiden, die aus nur sieben Aminosäuren bestehen, immerhin 1 280 000 000 unterschiedliche Peptid-Wörter möglich. Die Kombination von neun Aminosäuren erlaubt schon 500 Milliarden verschiedene Möglichkeiten. Obwohl ein menschlicher Körper mehrere hunderttausend verschiedener Eiweiße produziert, ist also in einem einzelnen Individuum nur ein kleiner Teil dieser möglichen Peptidkombinationen realisiert. Unser Immunsystem ist tatsächlich in der Lage, fast alle Wörter zu erkennen, die nicht aus der individuellen Eiweiß-Bibliothek des betroffenen Individuums stammen.

Der angeborene Teil des Immunsystems ist entwicklungsgeschichtlich uralt. Seine etwa 1000 Rezeptoren sind im Laufe der Stammesentwicklung über viele Generationen als evolutionäre Anpassung an die Konfrontation mit den oben zitierten PAMPs entstanden. Dieser Teil des Immunsystems wird als *angeboren* bezeichnet, weil die genetischen Baupläne für diese Rezeptoren im Genom fertig angelegt und bei Geburt eines Individuums sofort abrufbar sind. Dieses naturgemäß begrenzte Repertoire wäre mit der Erkennung der subtilen Unterschiede zwischen einigen hunderttausend eigenen und den Millionen fremden Eiweißen, die potentiell in einen Körper eindringen können, heillos überfordert. Die Zahl der möglichen Permutationen ist viel zu groß, als dass diese Peptide von der sehr begrenzten Anzahl der genetisch präformierten Rezeptoren des angeborenen Immunsystems unterschieden werden könnten.

Das ewige evolutionäre Wettrennen zwischen Angreifer und Verteidiger – Mikroorganismus und Wirtstier – hat ein zweites, weit raffinierteres Immunsystem entstehen lassen, das dem alten, dem angeborenen Immunsystem übergestülpt und immer weiter perfektioniert wurde. Die Wurzeln dieses zweiten Immunsystems reichen zurück bis in die Zeit der Entstehung der Kieferfische vor einigen hundert Millionen von Jahren. Seit dieser Zeit entwickelte sich ein zunehmend komplexeres Beziehungsgeflecht gegenseitiger Hilfeleistungen zwischen altem und neuem Immunsystem, das beim Menschen inzwischen so verwoben ist, dass beide Teile funktionell oft kaum voneinander zu trennen sind.[15]

Der modernere Teil des Immunsystems verfügt über ein ungleich größeres Rezeptorenrepertoire und kann auch äußerst subtile Unterschiede zwischen eigen und fremd erkennen. Weil dieses Arsenal zum großen Teil erst nach der Geburt in Auseinandersetzung mit den Krankheitserregern entsteht und weil es ständig modifiziert wird, nennen die Immunologen diesen Teil des Immunsystems auch das adaptive Immunsystem. Das adaptive Immunsystem ist flexibler und überarbeitet sein Repertoire je nach Bedarfslage. Im Gegensatz zum angeborenen Immunsystem kann es auch eine Art von immunologischem Gedächtnis entwickeln.

Die beiden wichtigsten Protagonisten des Systems sind die B-Lymphozyten und die T-Lymphozyten, auch kurz T- und B-Zellen genannt. Die T-Zellen sind es, die fremde Peptide aus dem Innern der Zelle in Kombination mit körpereigenen MHC-Komplexen erkennen können. Die Vorläufer der T-Zellen werden im Knochenmark produziert und wandern zur Reifung und weiteren Vermehrung in die Thymusdrüse. Der Thymus ist ein wenig bekanntes Organ, das zum lymphatischen System gehört und beim Menschen hinter dem oberen Drittel des Brustbeins sitzt. Im Thymus nehmen die reifenden T-Lymphozyten an einer genetischen Lotterie teil. In ihrem Genom vollzieht sich ein einzigartiger Prozess, der in dieser Weise nur in Zellen des adaptiven Immunsystems zu beobachten ist. Dieser Prozess ist etwas Besonderes, weil er einige Regeln der Beziehung zwischen Genen und Proteinen grob verletzt.

Normalerweise liefert ein Gen den Bauplan für ein ganz bestimmtes Protein. Die seltsame Lotterie in den Lymphozyten betrifft die Gene, die für die Produktion der T-Zell-Rezeptoren verantwortlich sind. T-Zell-Rezeptoren sind Heterodimere. Das bedeutet, sie bestehen nicht aus einer, sondern aus zwei unterschiedlichen Eiweißketten ($\alpha + \beta$ oder $\gamma + \delta$). Diese Tatsache allein ist noch nichts Besonderes. Doch mit der Kombination zweier Gene ist es längst nicht getan. Die Genabschnitte, die die beiden Ketten des Rezeptors codieren, sind extrem instabil. Während einer bestimmten Phase der Zellreifung werden unterschiedliche Stücke dieser Gene aus dem Doppelstrang herausgeschnitten, nach dem Zufallsprinzip umgruppiert und neu arrangiert.

Daraus resultiert in jeder dieser reifenden T-Zellen eine individuelle neue Gruppe von DNA-Abschnitten, die dann in ihrer Gesamtheit als neu entstandenes Gen abgelesen wird. Durch diese Form der zufälligen *Rekombination* entstehen Millionen unterschiedlicher Klone von T-Zellen, von denen jeder Klon seinen eigenen individuell zusammengestellten T-Zell-Rezeptor trägt. Mit Hilfe dieses Tricks ist es möglich, nach dem Baukastenprinzip aus wenigen Genen viele verschiedene unterschiedliche T-Zell-Rezeptoren zu generieren. Die Zahl der verschiedenen T-Zell-Linien kann die Zahl der Gene unseres Körpers bei Weitem übersteigen.

In der Thymusdrüse entsteht aber nicht nur die Vielfalt der Erkennungsmoleküle des adaptiven Immunsystems. Dort wird das T-Zell-System auch im Sinne des Körpers erzogen. Die genetische Lotterie im Thymus funktioniert nach dem Zufallsprinzip. Sie produziert eine riesige Zahl von T-Zell-Klonen mit einer genauso großen Anzahl individueller T-Zell-Rezeptoren. Viele passen gut zu den körpereigenen MHC-Komplexen, andere dagegen nicht. In einer ersten Welle der Selektion sterben zunächst alle T-Zellen ab, deren Rezeptoren blind für die eigenen MHC-Komplexe sind. Solche Zellen sind für das Immunsystem nutzlos, weil die T-Zellen immer nur die Kombination aus einem Eiweißbruchstück in Verbindungen mit dem eigenem MHC-Protein erkennen. Die T-Zellen, deren Rezeptoren sich nicht mit den körpereigenen MHC-Molekülen verbinden können, sind verloren und sterben ab. Nur die Bindung an ein MHC-Molekül des Thymus bewahrt die Zelle davor, dass sie Selbstmord begeht.

In einer zweiten Welle der Selektion werden diejenigen T-Zellen aussortiert, die sich zu Kombinationen von körpereigenem MHC-Komplex und körpereigenem Peptid hingezogen fühlen. Solche Zell-Klone würden die gesunden Zellen des eigenen Körpers attackieren. Sie opfern sich daher zum Wohle des großen Ganzen selbst. Übrig bleiben nur die T-Zellen, deren Rezeptoren die MHC-Komplexe ihrer Umgebung erkennen und die gleichzeitig nicht oder nur schwach an körpereigene Peptide binden. Sie erhalten vom Thymus die Lizenz zu wachsen und zu expandieren.

Nach dieser Zeit der Erziehung verlässt die Armada zytotoxischer T-Zellen den Thymus und patrouilliert durch den Körper. Sie zirkuliert im Blutkreislauf und besiedelt die Lymphknoten oder die Schleimhäute des MALT-Systems, um nach Zellen zu fahnden, die von Krankheitserregern befallen sein könnten. Wenn Zellen unseres Körpers von einem Virus infiziert werden, tauchen Bruchstücke der Virus-Proteine an der Oberfläche der befallenen Zellen auf.

Trifft eine zytotoxische T-Zelle mit einem passenden Rezeptor auf die infizierte Zelle, dann bindet sie an diese spezifische Kombination aus MHC-Komplex und Virus-Peptid und wird durch diese Bindung aktiviert. Je passgenauer der Rezeptor und je stärker die Verbindung zwischen dem T-Zell-Rezeptor, dem MHC-Komplex und dem Peptid-Antigen des Virus, desto wirksamer ist das Signal zur Aktivierung. Genau wie die NK-Zellen greifen aktivierte T-Zellen die enttarnten Zellen an und versuchen sie abzutöten. Sie schleusen in kleine Tröpfchen (Granula) verpackte toxische Enzyme in die Zelle, die dort innerhalb von 2 bis 6 Stunden den Zelltod auslösen.

Mit der Attacke auf die infizierte Zelle ist Arbeit der zytotoxischen T-Zelle allerdings nicht getan. Die Aktivierung ist nicht nur das Zeichen zum Angriff. Sie ist auch das Signal an die Zelle, sich zu teilen und Tochterzellen zu bilden. So entsteht rasch eine große Zahl von T-Zell-Klonen,[16] deren Rezeptoren auf die Erkennung der aktuellen Infektion spezialisiert sind. Ein Teil dieser Armada bleibt auch nach dem Verschwinden der akuten Infektion erhalten. Diese spezialisierten, präformierten Nachkommen der aktivierten T-Zellen können bei einer erneuten Begegnung mit demselben Erreger aus dem Stand aktiv werden und im Idealfall eine Re-Infektion im Keim ersticken, bevor der Körper irgendwelche Symptome der Erkrankung spürt. So entwickelt das adaptive Immunsystem nach und nach ein Gedächtnis. Diese Fähigkeit zur Erinnerung ist eine ganz entscheidende Errungenschaft der Evolution, weil sie im Laufe eines Lebens zu einer natürlichen Immunität gegen viele Erreger führt. Sie ist außerdem die Voraussetzung für jede Art von aktiver Impfung.

Das bisher gezeichnete Bild des adaptiven Immunsystems ist unvollständig. Ein Großteil potentieller Krankheitserreger, vor allem die meisten Bakterien, ist nicht auf die Vervielfältigungsapparatur der Körperzellen angewiesen. Sie dringen daher gar nicht ins Zellinnere ein, sondern sie vermehren sich außerhalb der Zellen in Blut oder Gewebe. Für solche Erreger ist vor allem die zweite große Gruppe von Lymphozyten zuständig, die B-Lymphozyten oder auch einfach B-Zellen. In unserem Körper zirkulieren viele Millionen unterschiedlicher B-Zell-Klone. Wie bei den T-Zellen verfügt jeder Klon von B-Zellen über einen eigenen, individuellen Rezeptor zur Erkennung von potentiellen Krankheitserregern.

Während die T-Zell-Armada im Thymus geformt wird, wächst das große

Heer der B-Zell-Klone bereits im Knochenmark heran.[17] Die Vielfalt dieses Repertoires entsteht auf ähnliche Weise wie die Unmenge an verschiedenen T-Zell-Rezeptoren. Wie bei den T-Zellen wird auch hier nach dem Baukastenprinzip ein Vertreter aus jeder Gengruppe zufällig ausgewählt und im Genom neu gruppiert. Dieser neu entstandene Genabschnitt ist dann die Bauanleitung eines für genau diese Zelle charakteristischen Rezeptors.

In Form und Funktion unterscheidet sich der Rezeptor allerdings deutlich von den Rezeptoren der T-Zellen. Es handelt sich bei den B-Zell-Rezeptoren um Y-förmige Eiweiße, die in zwei Variationen existieren. Bleiben sie in der Membran der B-Zelle gebunden, nennt man sie *B-Zell-Rezeptoren*. Werden sie von der B-Zelle sezerniert und in die Körperflüssigkeiten abgegeben, sind sie unter der Bezeichnung Antikörper bekannt. Das Repertoire der Antikörper respektive der B-Zell-Rezeptoren ist noch weit vielfältiger als das der T-Zell-Rezeptoren. Ein einzelner Mensch kann über 1 000 000 000 verschiedene Varianten (Idiotypen) von Antikörpern produzieren. Die Entdeckung der Antikörper war der erste Schritt auf dem langen Wege zur Enträtselung der Funktionsweise des adaptiven Immunsystems.

Manche Bakterien verdanken einen erheblichen Teil ihrer Gefährlichkeit der Produktion von Eiweißen, die für den Menschen hochgiftig sind. Vor allem Vertreter der Familie der Clostridien und der Corynebakterien sind dafür berüchtigt, solche giftigen Eiweiße wie das Diphtherie-Toxin, das Tetanus-Toxin oder das Botulinus-Toxin zu produzieren, die bereits in geringen Mengen lebensbedrohliche Wirkungen haben können. Über die Jahrhunderte forderten Wundinfektionen mit diesen Erregern unter Verletzten entsetzlich viele Todesopfer. Oft starben mehr Menschen an den Folgen der Wundinfektion als an den unmittelbaren Auswirkungen der Verletzung selbst.

Der junge Oberarzt Emil Adolf von Behring (1854–1917) kannte die Verwüstungen, die Wundinfektionen mit Toxin-bildenden Erregern anrichten konnten, nur allzu gut. Er war lange Zeit Assistent bei dem berühmtem Bakteriologen Robert Koch gewesen und ausgebildeter Militärarzt. Zu Behrings Zeit lag die Entdeckung der Antibiotika noch in ferner Zukunft. Er und seine Kollegen waren weitgehend hilflos gegenüber solchen furchtbaren Infektionen. Wirksame Medikamente gab es nicht. Daher suchte Behring nach anderen Wegen der Therapie. Zusammen mit dem Japaner Shibasaburo Kitasato veröffentlichte er im Jahr 1890 einen Aufsatz mit dem Titel »Über das Zustandekommen der Diphtherieimmunität und der Tetanusimmunität bei Tieren«.

Hinter dieser unspektakulären Überschrift verbarg sich eine ziemlich revolutionäre Idee. Behring und Kitasato injizierten Versuchstieren chemisch inaktivierte Bakterien-Toxine und stellten fest, dass die Tiere dadurch gegen eine Re-Injektion mit Bakterien, die den aktiven Giftstoff produzieren, geschützt waren. Die eigentliche Sensation war, dass sich andere Tiere durch Transfusion von Seren[18] der »immunisierten« Tiere gegen eine Vergiftung schützen ließen.

Diese Entdeckung machte Behring Mut. Ende 1891 gelang es ihm sogar, zwei an Diphtherie erkrankte Kinder mit einem aus dem Blut von geimpften Schafen gewonnenen Antiserum erfolgreich zu behandeln. 1901 erhielt Behring für diese Entdeckung den ersten Nobelpreis für Medizin und den Adelstitel.

Die Konfrontation mit Bakterien-Toxinen, auch in einer abgeschwächten, harmlosen Form, veranlasst den Körper zu Gegenmaßnahmen. Diese Gegenreaktion schien auf löslichen Stoffen zu beruhen, die ins Serum abgegeben werden und daher auch in andere Individuen transfundiert werden konnten. Wie diese geheimnisvollen Stoffe aussahen, wie sie entstehen und wer sie produziert, das sollten die Pioniere der Serum-Therapie allerdings nie erfahren. Den B-Zellen und ihren Funktionen kam die Immunologie erst in der zweiten Hälfte des 20. Jahrhunderts auf die Spur.

Nach ihrer Reifung im Knochenmark wandern die B-Zellen aus und patrouillieren durch den Körper, um sich in Nischen wie den Lymphknoten oder den Schleimhäuten anzusiedeln, also dort, wo die entscheidenden immunologischen Auseinandersetzungen zu erwarten sind. Das B-Zell-Repertoire macht dabei ähnliche Erziehungsprozesse durch wie das Repertoire der T-Zellen. B-Zellen, die körpereigene Antigene erkennen, sterben dabei ab.

Die Wirkung der Behring'schen »Serumtherapie« ist den Antikörpern zu verdanken, der löslichen, aktiv ins Serum abgegebenen Form der B-Zell-Rezeptoren. Die Produktion solcher Antikörper ist die Folge einer Immunreaktion von B-Lymphozyten. Die Oberfläche der B-Zellen ist gespickt mit der membranständigen Variante des Antikörpers, dem B-Zell-Rezeptor. Auch die Unterscheidung zwischen Freund und Feind ist das Ergebnis einer Negativ-Selektion. Die Zahl der unterschiedlichen B-Zell-Rezeptoren und Antikörper ist so groß, dass sie praktisch jede denkbare Eiweißkonfiguration antizipieren könnte. Es findet sich daher immer eine Handvoll Klone, deren Rezeptoren gut auf das betreffende fremde Protein passen. Diejenigen B-Zellen, die Antikörper und B-Zell-Rezeptoren produzieren, die eigene Eiweiße erkennen, werden im Laufe der Reifung des Repertoires aussortiert.

Anders als die T-Zell-Rezeptoren erkennen B-Zell-Rezeptoren und Antikörper fremde Eiweiße in Gänze. Entscheidend für die Erkennung ist hier vor allem dessen dreidimensionale Gestalt des fremden Eiweisses, seine sogenannte Tertiärstruktur. Als Antigene werden zunächst einmal alle Moleküle bezeichnet, deren Gestalt von einem passenden Antikörper oder B-Zell-Rezeptor erkannt wird. Wenn die Bindung an den Rezeptor auch eine entsprechende Aktvierung des Immunsystems auslöst, wird ein Antigen als Immunogen bezeichnet.

Chemisch betrachtet kommen prinzipiell alle Arten größerer organischer Moleküle, große Fette, Kohlenhydrate, Nukleinsäuren und natürlich Eiweiße als Antigene infrage. Aufgrund ihrer Individualität und Vielfältigkeit sind es aber meistens die Proteine eines Erregers, die zum Ziel des Immunsystems werden.

Im Gegensatz zu den T-Zell-Rezeptoren sind B-Zell-Rezeptoren und Antikörper nicht darauf angewiesen, dass ihnen die Antigene mundgerecht zerkleinert und eingebettet in einen MHC-Komplex präsentiert werden. Antikörper binden an lösliche Toxine oder auch an Bakterien, die sich im Blut oder in Geweben aufhalten, und markieren sie. Auch die B-Zellen, können fremde Moleküle im Prinzip unabhängig von der Präsentation durch MHC-Moleküle erkennen. Die B-Zell-Antigene sind – um es in der Sprache der Immunologen zu formulieren – nicht unbedingt *MHC-restringiert*. Manche Antigene, vor allem große Kohlenhydrate mit relativ monotonem Aufbau, provozieren eine Immunreaktion der B-Zellen und die Produktion von Antikörpern, ohne dass weitere Zellen beteiligt sein müssten. Oft sind die B-Zellen aber doch auf Unterstützung durch eine besondere Klasse von T-Lymphozyten, die Helfer-T-Zellen, angewiesen. Das Prinzip gegenseitiger Hilfeleistung gilt also nicht nur zwischen dem angeborenen und dem adaptiven Immunsystem, sondern auch innerhalb des adaptiven Systems zwischen B- und T-Zellen. Wenn ein Antigen stabil an einen Rezeptor auf der Oberfläche einer B-Zelle bindet, kann es von der Zelle verschluckt werden. In der Zelle wird es dann zerschnitten. Wie die Bruchstücke von Virusproteinen infizierter Zellen tauchen die Bruchstücke wieder an der Zelloberfläche auf. Auch die Bruchstücke vertilgter Mikroorganismen werden in ähnlicher Weise auf der Zelloberfläche eingebettet in einen MHC-Komplex präsentiert. Die B-Zellen und auch die Fresszellen (Makrophagen) des angeborenen Immunsystems besitzen allerdings einen speziellen Typ von MHC-Molekülen, der als MHC-Komplex der Klasse II bezeichnet wird. Diese spezielle Kombination von Antigen-Bruchstücken und MHC-Molekülen des Klasse II lockt die Helfer-T-Zellen an. Sie binden an den Komplex auf der B-Zelle. Durch die Bindung werden die Helfer-Zellen zur Produktion von Botenstoffen angeregt, die eine Aktivierung der B-Zellen auslösen.

Diese Formen der Kooperation zwischen angeborenem und adaptivem Immunsystem besiegeln das Schicksal der meisten Bakterien, die in unseren Körper eindringen. Sie werden zunächst durch die unspezifischen Erkennungsvorgänge des angeborenen Immunsystems von Fresszellen entdeckt und buchstäblich aufgefressen. Der Verdauungsprozess bleibt nicht unbemerkt. Diese professionellen Fresszellen (Makrophagen) und die dendritischen Zellen präsentieren die Bruchstücke verdauter Bakterienproteine eingebettet in ihre MHC-Klasse II-Moleküle der Umgebung. Diese Kombination lockt dann sowohl Helfer-T-Zellen als auch B-Zellen an.

Die Aktivierung von B-Zellen bildet eine zweite Welle der Abwehr von Bakterien. Wie erwähnt, vermehren und verändern sich die aktivierten B-Zellen. Ein großer Teil ihrer Nachkömmlinge verwandelt sich in *Plasmazellen*. Diese ausgereiften B-Zell-Abkömmlinge sind hochspezialisierte Fabriken, die dem B-Zell-Rezeptor analoge, passgenaue Antikörper in großer Zahl produzieren und sie ins Blut oder in andere Gewebeflüssigkeiten abgeben.

Ein anderer Teil des aktivierten B-Zell-Klons verwandelt sich in Gedächtnis-B-Zellen, die dann als stille Reserve für den Fall einer erneuten Konfrontation mit demselben Erreger bereitgestellt werden. Der Prozess der B-Zell-Aktivierung ist hoch effizient. Aus eine einzigen B-Zelle kann im Laufe von weniger als eine Woche eine Armada von über einer Million Tochterzellen entstehen, die in dieser Zeit über 100 Billionen passgenaue, monoklonale Antikörper produzieren.

Stehen passgenaue Antikörper in ausreichender Konzentration zur Verfügung, ist der Fremdling fast immer verloren. Schon die feste Bindung des Antikörpers an den Eindringling kann dessen Handlungsspielraum und seine Wirkungsmacht deutlich einschränken. Die Markierung durch den Antikörper eröffnet dem Körper aber noch eine ganze Palette weiterer Abwehrmöglichkeiten. Die Gifte der Erreger von Tetanus oder Diphtherie werden durch Antikörper inaktiviert, weil ihre Bindungsstelle an potentielle Zielzellen durch den Antikörper blockiert ist. Bei Viren kann die Blockade viraler Rezeptoren durch passende Antikörper das Eindringen von Viren ihre Zielzellen verhindern.

Viele Mikroben werden durch die Markierung mit einem Antikörper zum Freiwild für weitere Abwehrsysteme des angeborenen und des adaptiven Immunsystems. Fresszellen haben spezielle Rezeptoren für den invariablen Teil von Antikörpern, die sogenannte Fc-Region. Sie docken an und können das komplette Konglomerat aus Antikörper und Erreger vertilgen und verdauen. Das wiederum führt in einer positiven Rückkopplungsschleife zur erneuten Präsentation von Bruchstücken des Eindringlings auf dem silbernen Tablett des MHC-Komplexes der Fresszelle und zur Verstärkung der spezifischen Immunantwort.

An Bakterien gebundene Antikörper aktivieren außerdem das Komplement-System, eine Kaskade von aggressiven Eiweißen, die einen zellulären Eindringling tödlich schädigen können. Außerdem verfügen auch NK-Zellen über Rezeptoren, die den konstanten Teil des Antikörpers, die Fc-Region erkennen. So werden auch NK-Zellen auf die Spur von Bakterien gesetzt. Diese töten ihre solcherart markierten Ziele dann auf ähnliche Weise ab wie eine Virus-infizierte Zielzelle.

Eine Theorie über Stärken und Schwächen

Können wir aus dem Wissen über die Struktur und Organisation des Immunsystems ableiten, ob und wie uns das Immunsystem im Kampf gegen Krebs zur Seite steht?

Alle Teile des Immunsystems haben ihre speziellen Stärken und Schwächen. Das angeborene Immunsystem ist präformiert und daher jederzeit einsatzbereit. Es kann rasch und direkt reagieren. Es bildet fast immer die erste Verteidigungslinie gegen die Eindringlinge von außen. Es ist außerdem robust, unkapriziös und neigt nicht zur Überreaktion. Da seine Beute aus Molekülen besteht, die dem Säugetierorganismus vollkommen fremd sind, führen subtile evolutionäre Veränderungen solcher Moleküle nicht dazu, dass die Beute plötzlich durch die Maschen der Immunerkennung schlüpfen kann. Außerdem ist die Gefahr der Verwechslung des Angreifers mit körpereigenen Strukturen gering. Das angeborene Immunsystem neigt nicht zur Autoaggression; dieses Problem ist uns vom adaptiven Immunsystem in Form von Autoimmunerkrankungen wie dem Asthma oder dem Rheuma durchaus kennen.

Diese Eigenschaften haben allerdings eine Kehrseite: Das angeborene

Immunsystem ist nicht plastisch. Es entwickelt kein immunologisches Gedächtnis. Bei jeder neuen Infektion – auch mit einem längst bekannten Erreger – fängt es wieder vom Nullpunkt an. Es entwickelt sich keine Immunität, die eine Re-Infektion abfangen könnte, bevor der Körper den Preis für die Abwehrschlacht in Form von Krankheitssymptomen bezahlen muss.

Sein zweiter Nachteil ist die fehlende Sensitivität gegenüber subtileren Unterschieden zwischen Freund und Feind. Den etwa 1000 unterschiedlichen Rezeptoren des angeborenen Immunsystems stehen beim adaptiven Immunsystem über zehn Millionen Strukturen gegenüber, die körperfremde Moleküle erkennen können. Für kleine Unterschiede zwischen Selbst und Fremd, wie zum Beispiel für geringgradige Veränderungen in der Orthographie der Eiweiße, ist das angeborene Immunsystem weitgehend blind. Wenn es bereits mit der Unterscheidung von bakteriellen und körpereigenen Proteinen Schwierigkeiten hat, so scheint es zumindest auf den ersten Blick im Kampf gegen Tumorzellen ziemlich nutzlos zu sein.

Das Hauptproblem der Immunabwehr von Tumoren ist die Enttarnung des Gegners. Schon aus diesem Grund ist das Bild eines Muskels, der jeden Gegner in Schach halten kann, wenn er zuvor nur kräftig genug trainiert wurde, ziemlich schief. Auch der härteste Punch geht ins Leere, wenn der Boxer für den Gegner blind ist.

Tumorzellen sind uns a priori nicht fremd, sie sind »Fleisch von unserem Fleische«. Wenn überhaupt, dann sind nur kleine Abweichungen von den Mustern normaler Zellen zu erwarten. Das Kernproblem der Immunabwehr von Krebszellen ist die Frage, ob der Spalt der molekularen Unterschiede zwischen normalem Gewebe und Krebszellen so breit ist, dass das Immunsystem einen Fuß in diese Tür zwängen könnte.

Aus der Perspektive des Immunsystems sind die Veränderungen in einer Krebszelle am ehesten mit den Folgen einer Virusinfektion vergleichbar. Krebszellen entstehen durch Genmutationen. Mutierte Gene führen – wenn sie Folgen für die Zelle haben – zwangsläufig zu quantitativen, möglicherweise sogar zu qualitativen Veränderungen der Eiweißzusammensetzung in der Zelle. Das mutierte Ras-Protein unterscheidet sich vom gesunden mindestens durch eine Aminosäure.[19] Bei anderen Produkten von Krebsgenen sind die Veränderungen durchaus weniger subtil.

In dem Moment aber, wo Viren oder Krebszellen sich vermehren, müssen sie ihre Eiweiße vervielfältigen. Ganz gleich ob atypische Eiweiße Produkte von

Krebsgenen sind oder aus dem Erbgut eines Virus stammen, sobald sie in einer Zelle produziert werden, dringen Spuren dieser Proteine in Form von Eiweißschrott nach außen. In beiden Fällen tauchen fremdartige Peptide, eingebettet in den MHC-Komplex der Zelle, an der Zelloberfläche auf. Diese Betrachtung legt nahe, dass also vor allem die Teile des adaptiven Immunsystems gegen eine Krebszelle in Stellung gebracht werden könnten, die normalerweise mit der Abwehr von Virusinfektionen befasst sind. Glauben wir dem gezeichneten Bild des Immunsystems, so würden wir unsere Hoffnungen zunächst vor allem auf die adaptive Immunität – genauer auf die zytotoxischen T-Zellen – setzen.

Die Wirklichkeit ist jedoch vielschichtiger als das Modell. Alle empirisch tätigen Wissenschaftler müssen sich darauf einstellen. Die Immunologen scheinen in dieser Hinsicht besonders leidgeprüft. Die letzten 100 Jahre der Tumorimmunologie waren nachgerade eine Achterbahn der Gefühle, die zwischen den Extremen Euphorie und Resignation hin und her schwankte.

Das Immunsystem in der Praxis

Als Rudolf Virchow sich an einem der vielen langen Abende in den Laborräumen seines Instituts zum ungezählten Mal wieder über sein Mikroskop beugte, machte er eine interessante Beobachtung: Das Gewebe vieler Tumoren war nicht nur umgeben, sondern geradezu durchsetzt von kleinen, rundkernigen Zellen. Bei genauer Betrachtung stellten sich diese Zellen als Leukozyten heraus. Zu Virchows Zeit konnte noch niemand erahnen, was für ein gewaltiges Panoptikum verschiedenster immunkompetenter Zellen sich hinter dem Oberbegriff des »weißen Blutkörperchens« verbirgt. Die Vielfalt und die Funktionalität des Immunsystems waren Virchow und seinen Zeitgenossen noch nicht einmal in Ansätzen bekannt. Allerdings wurde schon seit Ende des 19. Jahrhunderts immer wieder über Rolle der Immunabwehr bei Krebserkrankungen spekuliert.

Ein erster Paukenschlag kam von Paul Ehrlich. Ehrlich erklärte kurzerhand die Entstehung von Krebszellen zum Normalfall. Er stellte die gewagte These auf, Krebs komme nur deshalb bei der Mehrzahl der Menschen nicht zum Ausbruch, weil die ständig anfallenden bösartigen Zellen vom Immunsystem erkannt und eliminiert würden.[20]

Der Kurswert von Ehrlichs Hypothese war in den folgenden 100 Jahren extremen Schwankungen unterworfen. Über fünf Dekaden fand Ehrlichs Vorschlag wenig Widerhall in der Gemeinde der Krebsforscher. In den fünfziger Jahren des 20. Jahrhunderts lieferten Tierversuche dann zum ersten Mal handfeste Indizien, die einer Renaissance seiner Idee den Weg bereiteten.

Richmond Prehn und Joan Main trugen wiederholt eine krebserregenden Chemikalie namens Methylcholanthren (MCA) auf die Flanke von Mäusen auf. Viele dieser Mäuse entwickelten an der exponierten Stelle bösartige Tumoren. Diese Tumoren entfernten die beiden Wissenschaftler. Die Hälfte des entnommenen Tumorgewebes pflanzten sie dann auf dem Rücken derselben Maus wieder ein. Die zweite Hälfte implantierten sie auf dem Rücken genetisch identischer Mäuse, die nie zuvor mit einem Tumor oder auch nur mit der Substanz Methylcholanthren in Kontakt gekommen waren. Auf den gesunden Mäusen wuchs das transplantierte Krebsgewebe ohne Probleme an. Die Mäuse dagegen, denen der Tumor entnommen worden war und die ihn jetzt an anderer Stelle wieder eingepflanzt bekamen, stießen das bösartige Gewebe ab. Diese Mäuse schienen eine Art von Immunität gegen das Tumorgewebe entwickelt zu haben. Ein letztes Steinchen fehlte den beiden Forschern allerdings noch in ihrer Argumentationskette. Noch konnte niemand sagen, ob diese Form der »Resistenz« tatsächlich der Aktivität des Immunsystems der Mäuse zu verdanken war.

Diese Lücke schlossen die beiden Forscher durch ein weiteres elegantes Experiment. Sie konnten nachweisen, dass die Übertragung von T-Zellen aus tumor-behafteten Mäusen auf genetisch identische, gesunde Tiere ebenfalls verhindert, dass in diesen Tieren das Tumorgewebe anwächst. Die Fähigkeit zur Abstoßung von Tumoren konnte also durch die Übertragung von T-Zellen von einem Tier zum nächsten transportiert werden.[21]

Es war vor allem der australische Nobelpreisträger Sir Frank Macfarlane Burnet, der Ehrlichs Vorstellungen auf der Basis solcher Experimente in den fünfziger Jahren zu einer umfassenden Theorie der Immunüberwachung (Immunosurveillance) ausbaute.[22] Nach Burnets Meinung war das Immunsystem der entscheidende Damm, der in vielen Fällen den Ausbruch einer Krebserkrankung verhindern konnte.

Allerdings gossen ausgerechnet Richmond Prehn und Joan Main selbst schon bald darauf wieder Wasser in den Wein. Sie fanden heraus, dass diese Form der Immunogenität eine spezielle Eigenart von Tumoren ist, die durch wiederholte Gabe von chemischen Karzinogenen, in gewisser Weise also künstlich, herangezüchtet werden. Bei spontan entstandenen Mäusetumoren war eine solche Resistenzentwicklung nicht zu beobachten.

Das Pendel schlug langsam wieder zur Gegenseite aus, und ein neues Dogma der Tumorimmunologie entstand. Forscher wie Harold Hewitt vertraten die Ansicht, dass auf »natürlichem Wege« entstandene Tumoren nicht immunogen seien. Seiner Meinung nach konnten solche langsam entstandenen Krebszellen keine wirksame Abwehrreaktion des Körpers provozieren.[23]

Hewitts Standpunkt erhielt in den siebziger Jahren weitere Nahrung. Die Bedeutung des Immunsystems als Waffe gegen den Krebs schien sich immer mehr zu relativieren. In dieser Zeit wurde die Technologie der Knock-out-Mäuse entwickelt. Mit Hilfe der Knock-out-Technik können Tiere gezüchtet werden, denen aufgrund der gezielten Ausschaltung eines Keimbahn-Gens wichtige Teile des Immunsystems fehlen. Diese sogenannten Nacktmäuse sind nicht nur immundefizient, sondern auch haarlos. Ihnen fehlen die T-Lymphozyten und damit der wichtigste Teil des spezifischen, adaptiven Immunsystems. Erstaunlicherweise schienen ausgerechnet diese Mäuse nicht empfänglicher für die Entstehung von chemisch induzierten Tumoren zu sein als ihre gesunden Vettern.[24]

Anfang der achtziger Jahre gab dann kaum noch jemand einen Pfifferling auf Ehrlichs und Burnets Theorie. Just in dem Moment, als sich kaum ein Onkologe noch für das Immunsystem interessierte, leitete die Arbeit zweier belgischer Forscher eine erneute Kehrtwende ein. Aline Van Pel und Thierry Boon entdeckten, dass durch eine Impfung mit entsprechend vorbehandelten Tumorzellen eine spezifische Immunreaktion auch gegen spontan entstandene Mäusetumoren provoziert werden konnte. Es schienen also durchaus Antigene auf den Tumorzellen vorhanden zu sein. Sie waren nur zu schwach, um ohne weiteres eine effektive Immunantwort hervorzurufen. Wenn dem Immunsystem aber etwas nachgeholfen wurde – zum Beispiel durch eine Impfung –, schien es durchaus in der Lage zu sein, auch solche Krebszellen zu identifizieren und zu bekämpfen.[25]

Pathologen, die sich mit dem bösartigen schwarzen Hautkrebs beschäftigten, war schon lange aufgefallen, dass diese Krebsform unter dem Mikroskop nicht selten deutliche Zeichen der spontanen Regression zeigen. Häufig bestanden große Teile der entnommenen Tumoren aus zerstörtem und zerfallendem Gewebe. Selbst spontane Rückbildungen dieser Tumoren waren in einzelnen Fällen beschrieben worden.[26] Die Vermutung lag nahe, dass diese

Tumoren Antigene tragen, die sie zum Ziel von Attacken des Immunsystems machen konnten. Wenig später wurden bei diesen malignen Melanomen[27] tatsächlich ein solches Tumor-Antigen entdeckt.[28] Bis Mitte der 90iger-Jahre wurde dann mindestens ein Dutzend weiterer Tumor-Antigene auch bei anderen Krebsformen enttarnt.[29]

Seit etwa 15 Jahren verstehen die Immunologen außerdem ihre Knockout-Mäuse besser. Sie haben gelernt, dass die Nacktmäuse durchaus noch über Reste einer immunologischen Funktion verfügen. Es wurden daher neue Maus-Modelle mit exakter definierten Immundefekten entwickelt, die die zunächst enttäuschenden Erfahrungen aus den ersten Versuchen mit den Nacktmäusen zum Teil revidierten.

Tiere, denen Interferon-γ fehlt, ein wichtiges Schlüsselmolekül der Aktivierung der spezifischen Immunantwort, entwickeln tatsächlich häufiger bösartige Tumore.[30] Noch aufschlussreicher war die Züchtung einer Knock-out-Maus, der ein Gen mit dem Namen rag-2 (recombinase activating gene 2) fehlt. Der Gendefekt bewirkt, dass diese Tiere nicht an der genetischen Lotterie teilnehmen können, aus der die Vielfalt der T- und B-Zell-Rezeptoren hervorgeht. Diese Mäuse entwickeln tatsächlich dreimal häufiger bösartige Tumoren als ihre gesunden Verwandten.

Die rag-2-defekte Maus war nicht nur wegen der massiven Beeinträchtigung aller wichtigen Säulen der adaptiven Immunsystems eine Neuheit. Im Gegensatz zu den bisherigen Knock-out-Mäusen betraf diese Genveränderung ausschließlich Zellen des Immunsystems und nicht auch die anderen Gewebe der Maus. Im Gegensatz zu den vorher ausgeknockten Genen ist das rag-2-Gen nur in den Lymphozyten und nirgendwo sonst aktiv. Der rag-2-Defekt verursacht keine Kollateralschäden in nicht-immunologischen Geweben der Maus. Daran krankten die älteren Knock-out-Systeme. Niemand hatte bis dato mit letzter Sicherheit ausschließen können, ob die Veränderungen in nicht-immunlogischen Zellen nicht ebenfalls auf irgendeine noch unverstandene Weise das Krebsrisiko der Knock-out-Tiere beeinflussen würden.

Mittlerweile erwacht selbst das Interesse am lange ignorierten angeborenen Immunsystem. Es scheint – entgegen unseren theoretischen Überlegungen – durchaus seinen Beitrag im Kampf gegen die Krebszellen zu liefern. Ich habe schon gesagt, dass NK-Zellen nicht über die nötige Vielfalt von Rezeptoren verfügen, um Bruchstücke der Eiweiße von Krebszellen erkennen zu können. Wie so oft ist aber die Realität komplizierter als der Lehrbuchtext. Den NK-

Zellen entgeht nämlich nicht, wenn eine Zelle unter Stress steht. Gestresste Zellen verlieren viele der MHC-Klasse I-Moleküle auf ihrer Zelloberfläche. Gleichzeitig tauchen andere Moleküle in der Zellmembran auf. Damit verändert die Zelle ihre typische Konstellation von Oberflächenmerkmalen, die die NK-Zellen unter Normalbedingungen ruhigstellt. Wenn die hemmenden Einflüsse der körpereigenen MHC-Moleküle fehlen, können NK-Zellen an gestresste Zellen binden, aktiviert werden und ihr neues Ziel gegebenenfalls auch abtöten. Krebszellen haben kein leichtes Leben. Sie müssen in suboptimalen Milieus aufwachsen. Stressbedingte Veränderungen der Zellmembran sind daher nicht nur bei Zellen zu beobachten, die von Viren befallen sind, sondern auch bei vielen Tumorzellen.[31]

Tumorimmunologen greifen solche Hinweise begierig auf. Denn wer nachzuweisen versucht, dass das Immunsystem entstandene Krebszellen in Menschen tatsächlich erfolgreich abgeräumt hat, befindet einem erkenntnistheoretischen Dilemma. Niemand konnte bisher Spuren einer solchen erfolgreichen Auseinandersetzung nachweisen. Bei gesunden Menschen können wir nicht sagen, ob sie ihre Gesundheit dem wirkungsvollen Kampf der Immunsystems zu verdanken haben oder ob sich in ihrem Körper nie eine Tumorzelle entwickelt hat. Ist ein Mensch dagegen manifest an Krebs erkrankt, dann hat ganz offensichtlich die Immunabwehr versagt. Da wir beim Menschen anders als bei Mäusen keine manipulativen Versuche mit gezielten Blockaden von Teilen des Immunsystems durchführen können, werden wir diesem Dilemma nie vollständig entrinnen.

Trotzdem gibt zumindest indirekte Indizien darauf, dass das Immunsystem den Krebszellen nicht völlig wehrlos gegenüber steht. Seit Virchow damals in einer langen Herbstnacht entdeckt hatte, dass manche Tumoren massiv mit Leukozyten durchsetzt sind, streiten sich die Pathologen um die Bedeutung seiner Beobachtung. Sie fragen sich, ob dieser Befall nur ein Epiphänomen ist, oder ob die Präsenz dieser Zellen einen Einfluss auf Verhalten und Prognose einer Krebserkrankung hat.

Mittlerweile gibt es viele Studien, die versuchen, die Menge immunkompetenter Zellen im Tumor mit der Rückfallwahrscheinlichkeit in Beziehung zu setzen. Die Ergebnisse schienen lange Zeit widersprüchlich und ergaben kein konsistentes Bild. Manche Berichte schilderten positive Einflüsse, andere dagegen keine oder gar negative Einflüsse auf die Prognose der Erkrankung. Nachdem es möglich wurde, die im Tumor vorhandenen Leukozyten genauer zu charakterisieren, beginnen sich diese Widersprüche aufzulösen. Es scheint stark darauf anzukommen, welche Vertreter der großen Familie der weißen Blutkörperchen sich vorzugsweise im Tumor aufhalten. Vor allem die Anwesenheit zytotoxischer T-Zellen gibt Anlass zur Hoffnung. So haben Darmtumoren, bei denen eine ausgeprägte Einwanderung zytotoxischer T-Zellen zu beobachten ist, eine bessere Prognose als Tumoren, die offensichtlich vom Immunsystem links liegen gelassen werden und in denen kaum Lymphozyten zu finden sind.[32] Ähnliche Beobachtungen wurden beim Brustkrebs, beim Gebärmutterhalskrebs, beim Blasenkrebs und bei bestimmten Formen von Lymphdrüsenkrebs gemacht.

Zum normal funktionierenden Immunsystem gehören Kontrollschleifen und Bremsen, die eine überschießende und potentiell auch für den Wirt gefährliche Immunreaktion verhindern. Innerhalb der T-Zell-Familie gibt es daher bestimmte Subtypen von T-Zellen, die regulatorische Funktionen haben. Solche Suppressor-T-Zellen bremsen die Aktivität stimulierter zytotoxischer T-Zellen. Wenn diese Subpopulation im Tumor vorherrschend ist, haben betroffene Patienten oft eine höheres Rückfallrisiko und eine schlechtere Prognose. Solche Entdeckungen wurden bisher immer in Bezug auf ganz bestimmten Typen von Tumoren gemacht. Inwieweit sie auf andere Tumorarten verallgemeinert werden können, ist noch völlig unklar.[33]

Experimente am Menschen ohne direkten potentiellen Nutzen für das betroffene Individuum verbieten sich. Manchmal kommt aber die Natur neugierigen Wissenschaftlern zu Hilfe. Für Menschen, bei denen lebenswichtige Organe wie Herz, Niere, Leber, Lunge oder Bauchspeicheldrüse durch eine Krankheit zerstört wurden, ist die Transplantation eines fremden Spenderorgans oft die einzige Chance, längerfristig zu überleben. Die ersten Organtransplantationen in den sechziger Jahren waren eine medizinische Sensation. Inzwischen kann eine Transplantation schon fast als Routineeingriff bezeichnet werden. Die deutlich verbesserten Erfolgsaussichten einer Organtransplantation verdanken sich vor allem der Entwicklung von Medikamenten wie dem Cyclosporin A. Diese Substanz ist in der Lage, das Immunsystem des Wirts bis auf ein gewisses Restniveau zu unterdrücken. Ohne solche Medikamente wurden die fremden Spenderorgane durch das Immunsystem des Wirts meist zerstört und abgestoßen.

Der Preis für das Leben mit dem fremden Organ ist die Unterdrückung des eigenen Immunsystems. Menschen mit Spenderorganen nehmen damit unfreiwillig an einem Feldversuch zur Bedeutung des Immunsystems als Schutzschild gegen den Krebs teil. Eine Gruppe von Transplantationschirurgen untersuchten über viele Jahre die Häufigkeit verschiedener Krebserkrankungen bei fast 1000 Patienten nach einer Herz- oder Lungentransplantation.[34] Das Ergebnis war überraschend: Diese Menschen erkrankten 26 Mal so häufig an Leukämie und Lymphdrüsenkrebs wie die Durchschnittsbevölkerung. Das Risiko, an Tumoren des Nasen- und Rachenraums zu erkranken, war immerhin 20 Mal höher, und das Lungenkrebsrisiko fast 10 Mal höher als bei gesunden Menschen ohne Immunsuppression.

Auch Gesunde haben individuell unterschiedlich leistungsstarke Immunsysteme. Japanische Immunologen gingen der Frage nach, ob Menschen, deren T-Zellen nur unterdurchschnittlich stark auf bestimmte Standard-Antigene reagieren, auch häufiger an Krebs erkranken. Tatsächlich fanden sie bei Menschen mit relativ schwacher Immunreaktion in der Folge mehr Krebserkrankungen als bei Menschen mit ausgeprägter Reaktionsfähigkeit des T-Zell-Systems. Vieles deutet also darauf hin, dass zumindest bestimmte Krebsformen mit einer mehr oder weniger wirksamen Gegenreaktion des Immunsystems konfrontiert werden.[35]

Der Wettlauf der Darwin-Maschinen

Der plötzliche Einbruch kleiner, hemmungsloser Egoisten in ein bisher wohlgeordnetes Gemeinwesen drängt den betroffenen Körper in eine neue Rolle. Mit der Entstehung von Krebszellen wird er gleichzeitig zum Akteur und zum Schauplatz der Evolution. Der Körper ist das Ökosystem, in dem sich eine Krebszelle bewähren muss. Er ist die Bühne, auf der jetzt eine neue Version des uralten Dramas »Kampf ums Dasein« inszeniert wird.

Da Tumorzellen in kurzer Zeit viele neue Generationen hervorbringen, besteht die Gefahr einer raschen Anpassung an jeden Selektionsdruck, den das Immunsystem auf eine Population von Krebszellen ausübt. Obwohl es inzwischen starke Indizien dafür gibt, dass Krebszellen auch beim Menschen vom Immunsystem erkannt und vernichtet werden können, ist nur allzu offensichtlich, dass in viel zu vielen Fällen letztendlich einige Zellen durch alle Maschen geschlüpft sind. Viele Menschen erkranken an Krebs, obwohl sie keinerlei Anzeichen für ein geschwächtes oder gar defektes Immunsystem haben.

Woran liegt das? Tumorzellen haben ihrerseits Strategien entwickelt, dem Immunsystem zu entkommen oder es sogar aktiv lahm zu legen. Als Folge des Selektionsdrucks werden Krebszellen bevorzugt, die keine oder nur schwache Antigene tragen. Andere Krebszellen verlieren zwar nicht ihre Immunogenität, aber sie haben Strategien, die Reaktionen ihrer Gegner aktiv zu blockieren. Ähnlich wie Skorpione mit ihrem lähmenden Stachel verfügen manche Tumorzellen über Substanzen, die T-Zellen reaktionsunfähig machen. Sie führen einen Zustand herbei, der Anergie genannt wird.[36] Unter Umständen können sie ihre Hauptgegner, die zytotoxischen T-Zellen, sogar aktiv in den Selbstmord treiben.[37] Außerdem wirkt auch das Mikromillieu in manchen Tumoren wie ein Immunsuppressivum.

Die Geschichte vom Immunsystem und seiner wechselhaften Beziehung zum Krebs ist inzwischen so facettenreich geworden, dass die alte Dichotomie – Wächter oder Kollaborateur – einer differenzierteren Betrachtung weichen muss. Die Tumorimmunologen benutzen seit einigen Jahren den Begriff Immunoediting,[38] wenn von der Wechselwirkung zwischen Immunsystems und Krebs die Rede ist. Eine wirklich gute deutsche Übersetzung dieses Begriffes gibt es nicht.[39] Gemeint ist, dass beide Seiten seit Entstehung der ersten Krebszelle eine Mesalliance wechselseitiger Manipulation eingegangen sind. Je länger diese schwierige Beziehung aber dauert, desto größer ist die Gefahr, dass sich die Kräfteverhältnisse zugunsten des Tumors und damit zum Nachteil des Körpers verschieben. Das Immunsystem hat auf lange Sicht nur dann eine Chance, wenn es in der Lage ist, die Mesalliance rechtzeitig zu beenden und die Krebszellen vollständig zu eliminieren.

Die erste Phase des Verhältnisses entspricht tatsächlich mehr oder weniger dem, was sich Paul Ehrlich und später Frank Macfarlane Burnet unter der Rolle des Immunsystems vorgestellt hatten. Diese Phase ist die Zeit der Immunüberwachung (Immunosurveillance). In dieser Zeit spielt das Immunsystem tatsächlich die Rolle eines dominanten Wächters. Die meisten Tumorzellen verraten sich durch entsprechende Antigene, die der Wächter erkennt und die ihn in die Lage versetzen, die Krebszellen in mehr oder weniger großer Zahl zu vernichten. Dieser Kampf findet im Verborgenen statt, lange bevor sich eine Krebserkrankung durch irgendwelche Krankheitszeichen bemerkbar machen könnte. Der Betroffene ahnt nichts von dem Drama, das sich gerade tief in seinem Körper abspielt.

In dieser Phase behält das Immunsystem die Oberhand. Im Idealfall obsiegt es, und es gelingt ihm, selbst noch die letzte Krebszelle aus unserem Körper zu entfernen. Kein Mensch weiß allerdings, wie oft solche stillen Siege gefeiert werden und wie viele von uns auf diese Weise vor einer Krebserkrankung bewahrt wurden.

Überstehen einige Krebszellen diese Zeit der immunlogischen Dominanz, geht die Beziehung in eine Phase des *Fließgleichgewichts* über. Die Anzahl der Krebszellen, die den Attacken zum Opfer fallen, und die Rate der Neubildungen halten sich in etwa die Waage. Unter der Oberfläche dieses prekären Gleichgewichts tobt ein heftiger Schlagabtausch. Die Angriffe der Krebszellen provozieren Gegenmaßnahmen des Immunsystems, diese wiederum Counterattacken der Krebszellen. Unter dem Selektionsdruck der Immunabwehr kommt es zu rapiden Veränderungen innerhalb der Krebszellpopulation. Das Immunsystem ist wie der Bildhauer einer Skulptur, der alle Ecken, Grate und Kanten seines Objekts so lange abschleift, bis er es nicht mehr zu fassen bekommt und es seinem Zugriff entgleitet. Auch diese zweite Phase des instabilen Gleichgewichts spielt sich im Verborgenen ab, lange bevor eine Krankheit zum Ausbruch kommt. In manchen Fällen mag auch die lange Latenzzeit zwischen der Entfernung eines lokal begrenzten Tumors und dem Auftreten von Fernmetastasen auf langjährigen immunologischen Widerstand zurückgehen.

Je länger die Auseinandersetzung dauert, desto mehr neigt sich die Waage. Schließlich geht die Beziehung zwischen den Kontrahenten in die dritte Phase über. Immer mehr Krebszellen entkommen ihren Jägern. Der Tumor expandiert, ohne dass ihm das Immunsystem dabei noch wirksame Schranken setzten könnte. In dieser Phase können sich bestimmte Aspekte der Immunreaktion sogar ins Gegenteil verkehren und im Tumor ein Milieu schaffen, das dem Krebswachstum oder der Metastasierung förderlich ist.

Gibt es eine Krebspersönlichkeit?
Was Fehldeutungen anrichten

In den letzten Jahrzehnten haben sich zwei eng verwandte Subdisziplinen der Immunologie entwickelt, die Neuro-Immunologie und die Psycho-Neuro-Immunologie. Obgleich sich beide Disziplinen rasant entwickeln, so ist der Fortschritt auf diesem Gebiet eine Schnecke. Psyche, Gehirn und Immunsystem, so viel steht fest, stehen in Wechselwirkung miteinander, aber seine Einflüsse auf Entstehen und Verlauf einer Krebserkrankung liegen größtenteils im Dunkeln. Das sollte niemanden verwundern, sind doch beide Systeme für sich genommen Komplexitätsungetüme. Erforscht man die Wechselbeziehung von Immunsystem und Nervensystem, so potenzieren sich die Probleme. Wer herausfinden möchte, wie das Universum, unsere Gefühle, das Bündel unserer Hoffnungen, Ängste, Projektionen und Phantasien die Arbeit des Immunsystems beeinflussen, sieht sich mit einem imposanten Methodenproblem konfrontiert. Wir dürfen beim Menschen nicht manipulierend eingreifen; deshalb sind unsere Möglichkeiten auf beobachtende Studien eingeschränkt. Solche Studien erheben und quantifizieren die psychische Verfassung von Krebspatienten, das Ausmaß depressiver Reaktionen oder die Indikatoren für psychischen Stress, und bringen diese Befunde in Beziehung zu Erkrankungsrisiko oder Rückfallhäufigkeit.[40]

Mehrere seriöse Untersuchungen belegen bei Krebspatienten mit ausgeprägt depressiven Reaktionen und Indikatoren für starken psychischen Stress überdurchschnittlich häufig Rückfälle.[41] Laboruntersuchungen produzieren komplementäre Ergebnisse und liefern erste Indizien, wie Gehirn und Psyche das Immunsystem beeinflussen könnten. So sind natürliche Killer-Zellen mit Rezeptoren für Kortison und Kortison-ähnliche Hormone ausgestattet und auch mit Rezeptoren für Adrenalinabkömmlinge. Bei emotionalem Stress werden beide Hormone vermehrt ausgeschüttet und dämpfen die Wirkung der NK-Zellen – zumindest im Laborversuch.

Diese beiden Beispiele mögen lediglich verdeutlichen, dass solche Zusammenhänge *denkbar* sind. Wechselwirkungen zwischen Psyche und Immunsystem sind mit einem naturwissenschaftlichen Weltbild prinzipiell möglich und durchaus vereinbar. Selbst eine Heilung durch geistige Kräfte kann die naturwissenschaftliche Neugier wecken und seriös erforscht werden.[42]

Trotzdem sollten wir solche Studien äußerst vor- und umsichtig deuten. Wechselseitige Beziehungen zwischen dem Grad einer Depression und einem eventuellen Rückfallrisiko bedeuten nicht notwendig, dass es sich hier um Ursache und Wirkung handelt. Psychische Zustände können nachfolgende Begleiterscheinungen sein oder infolge körperlicher Probleme auftreten. Der Winter setzt schließlich nicht deshalb ein, weil die Wildgänse in den Süden ziehen.

Untersuchungen zur Beziehung von Krebs, Psyche und Immunsystem sind dann besonders wichtig, wenn sie alte Vorurteile zu revidieren helfen. Das

19. und das frühe 20. Jahrhundert missdeutete aus vielerlei Gründen Krebs als Krankheit der Psyche. Die Idee von der Krebspersönlichkeit beruhte auf der Annahme, dass bestimmte, womöglich angeborene Charakterzüge zum Krebs prädisponieren. Die Wurzeln dieses Vorurteils reichen tief. Schon Galens Interpretation der Vier-Säfte-Lehre trägt den Keim dieses Missverständnisses in sich. Galen erklärte, Krebs sei die Folge eines Missverhältnisses der Säfte aufgrund eines Überschusses an schwarzer Galle. Nun heißt schwarze Galle im Altgriechischen nichts anderes als *melancholia*. Im Jahr 1759 schrieb Richard Guy: »Frauen tragen ein höheres Krebsrisiko als Männer, und zwar insbesondere diejenigen Frauen, die zu Lethargie und Melancholie neigen und schwere Schicksalsschläge im Leben erleiden, dass sie in Trauer und Schmerz versinken.«43 Nicht nur weil es heute die Männer sind, die häufiger an Krebs erkranken, sind solche kruden Vorstellungen nicht zu halten.

Am Anfang des 20. Jahrhunderts war es die wachsende Popularität der Psychoanalyse und die Neigung, sie als Deutungsmuster für alles und jeden zu missbrauchen, die ihr Scherflein zur Popularität der Theorie von der Krebspersönlichkeit beitrug. Es ist nicht ohne eine gewisse Ironie, dass ausgerechnet Sigmund Freud selbst zum Opfer des Deutungswahns mancher Psychoanalytiker wurde. Freud litt und starb an einer Krebserkrankung des Mund- und des Rachenraumes. Vorwitzige Vertreter seiner Zunft schrieben den Ausbruch der Krankheit Freuds unterdrückten Emotionen zu. Im Taumel subtiler hermeneutischer Kapriolen wurde das Naheliegende übersehen: Freud war starker Raucher und konsumierte über Jahrzehnte bis zu zwanzig Zigarren am Tag.44

Die Fama von der Krebspersönlichkeit ist ein Vorurteil, das sich nie bestätigt hat. Alle Versuche, auf dem Boden einer allgemeinen Typologie Krebspersönlichkeiten zu identifizieren, schlugen fehl. Trotzdem überlebt dieses Vorurteil bis heute vor allem in Kreisen, die wenig Neigung zur Beschäftigung mit wissenschaftlichen Erklärungsmodellen verspüren.

Dabei ist diese Form einer Psychopathologie des Krebses nicht nur absurd, sondern auch gefährlich. Krebskranke geraten dadurch in den Verdacht, eine Art emotionale oder mentale Mitverantwortung für ihr Schicksal zu tragen. Krebs verleitet viele Menschen ohnehin, nach schuldhaften Verstrickungen in ihrer eigenen Persönlichkeit oder ihrer Biographie suchen.45

Es ist sicher besser und produktiver, die Rolle von Immunsystem und Psyche positiv zu sehen und sie als Instrument potentieller Einflussnahme auf eine Krebserkrankung zu verstehen. Die Ärzte neigen dazu, die subjektive Bedeutung einer solchen Perspektive zu unterschätzen, nicht zuletzt weil aus ihrer Sicht die harten Beweise zu fehlen scheinen. Hier geht es aber nicht um objektive Maßstäbe, wie man sie bei der Einführung eines neuen Krebsmedikaments anlegen muss. Auch in dieser Hinsicht hat meine Frau meinen eigenen, professionell deformierten Blick wohltuend verändert.

Fazit – Hilft das den Betroffenen?

Aus der Perspektive des Forschers mag es spannend sein, sich in die Details der Auseinandersetzung zwischen Krebs und Körper zu verlieren. Aber was hilft es den Betroffenen? Klingt das alles nicht sehr nach akademischen Spiegelfechtereien, solange daraus keine Therapie oder wenigstens eine paar handfeste Verhaltensregeln hervorgehen?

Krebsforscher spielen gern mit Seifenblasen. Solche Blasen steigen schon heute aus den Reagenzgläsern der Labors auf und schillern verheißungsvoll über dem Horizont der Krebstherapie des 21. Jahrhunderts. Vermutlich werden viele davon platzen oder im Vergleich zu den heute etablierten konventionellen Methoden auf Normalmaß zusammenschrumpfen. Von einer Revolution der Krebsbehandlung mit den Mitteln der Immuntherapie sind wir heute noch himmelweit entfernt. Allerdings keimen erste zarte Pflänzchen der Hoffnung. Diese Pflänzchen sollen aber erst im 10. Kapitel dieses Buches vorgestellt werden. Mit geht es an dieser Stelle um etwas anderes.

In den Köpfen der Betroffenen könnte das Wissen um die Möglichkeiten des Immunsystems eine Art Brücke bilden, die sie beschreiten und nutzen könnten, um Zugang zur eigenen Krebserkrankung und vielleicht sogar Einfluss auf sie zu gewinnen.

Wir haben gesehen, dass Krebszellen vom Immunsystem enttarnt und zerstört werden können. Die Funktion des Immunsystems ist wiederum von vielen Dingen abhängig, die teilweise unserer Einflussnahme zugänglich sind Ernährung, die allgemeine körperliche Fitness und sogar die momentane geistige und emotionale Verfassung sind nur einige Beispiele. Alle diese Faktoren können Zustand und Wirkung des Immunsystems beeinflussen.

Krebs ist ein ungeheurer Vertrauensbruch unseres Körpers. Nicht genug damit, dass uns Teile des Körpers im Stich lassen, sie wenden sich gegen uns.

Imogen hat mir klargemacht, wie wichtig der subjektive Eindruck ist, die Initiative nicht völlig aus der Hand geben zu müssen. Allein das Gefühl, Einfluss nehmen zu können, ist ungeheuer wichtig und ein großer Wert an und für sich.

Für Menschen, die an Erklärungen interessiert sind, mag das Verständnis für die Grundprinzipien der Beziehung zwischen Immunsystem und Krebs dabei hilfreich sein. Dieses Verständnis liefert ein Konzept, an das man sich halten kann, ohne auf rein metaphorische oder gar metaphysische Deutungsmuster zurückgreifen zu müssen. Wer weiß, vielleicht steckt mehr dahinter, als wir heute wissen.

Möglicherweise können wir über mehr und weniger verschlungene Wege Einfluss auf unser Schicksal nehmen. Darum geht es im folgenden Kapitel: Was können wir jenseits aller Therapien selbst tun und was sollten wir lassen, um dem Krebs vorzubeugen oder um den Verlauf einer Krebserkrankung positiv zu beeinflussen? Die Fragen ziehen allerdings Kreise, die weit über den Radius des Immunsystems hinausgehen.

5. Kapitel

Unseres Glückes Schmied ... – Können wir unser Krebsrisiko beeinflussen?

Vorgriff auf Mittwoch, den 7. Oktober 2009, den Tag vor unserer Hochzeit.

Ein Tag wie Samt und Seide; eine goldene Herbstsonne schien vom tiefblauen Himmel. Ich war auf der Jagd. Rechts und links säumten die Stände und Buden des Tübinger Wochenmarkts meinen Weg.

Am kommenden Morgen wollten wir im Alten Rathaus der Stadt endlich heiraten. Imogens Krankheit und die notwendigen Therapien hatten uns gezwungen, den lange gehegten Wunsch immer wieder hinauszuschieben. Am nächsten Tag sollte es also so weit sein, und ich mäanderte durch die Marktgassen, um die Zutaten zu unserem Hochzeitsmenu zu ergattern. Ich koche gerne selbst. Freunde behaupten sogar, ich koche ganz ordentlich. Jedenfalls laden sie sich immer wieder ein.

Als Vorspeise war ein Kressesalat in einer Marinade aus Schalotten und Granatapfelkernen geplant, dann eine Rote Bete-Suppe mit Äpfeln, Sellerie und Ingwer. Als Hauptgericht sollte eine Hirschkeule aus dem nahen Schönbuch folgen, in einer Rosmarinkruste langsam gegart, dazu roter Reis, Rotkohl und ein Pilzragout. Für den Nachtisch plante ich einen Salat aus Waldbeeren. Ein paar gute Flaschen Lemberger und ein südliches Pendant aus der Maremma hatte ich bereits in der Tasche. Es wird Sie vielleicht wundern, dass ich Sie an dieser Stelle mit Details aus unserem Hochzeitsmenu behellige, aber dieses Menu war nicht nur eine Liebeserklärung mit Kochlöffel und Bratpfanne. Es war auch ein kleiner Teil eines großen Plans.

Schon kurz nachdem Imogen vor nunmehr einundhalb Jahren mit ihrer Diagnose konfrontiert worden war, fing sie an zu lesen. Sie verschlang in den Folgemonaten tausende Seiten Literatur über Krebs und über Menschen, die über ihre Krebserkrankung Bericht erstatten. Sie war auf der Suche. Von Anfang an war sie darauf bedacht, ihr Schicksal nicht vollständig in fremde Hände legen zu müssen.

Obwohl oder vielleicht gerade weil ich seit fast 15 Jahren jeden Tag als Arzt mit Krebserkrankungen konfrontiert war, wurde mir die wahre Bedeutung dieser anderen Perspektive erst nach und nach klar. Imogen war es, die mich mit der Nase auf Themen gestoßen hat, die ich in meiner Fixierung auf die klassischen Methoden der Krebstherapie jahrelang ignoriert und ehrlich gesagt auch nicht immer ernst genommen habe.

Sicher ging es ihr in erster Linie darum, alles nur Erdenkliche zu tun, ihre Überlebenschancen zu verbessern. Sie wollte leben – fast um jeden Preis. Vor gerade sechs Wochen war unsere kleine Tochter zwei Jahre alt geworden. Imogens brennende Frage lautete: Was kann ich selbst tun? Es muss mehr geben, als nur auf die Ärzte zu hören und sich die auszusuchen, die möglichst viel von ihrem Handwerk verstehen.

Mir – und vielleicht auch Imogen selbst – war nicht klar, dass dieser Gedanke auch das Leben mit dem Krebs und nach dem Krebs verändern kann. Unabhängig davon, ob die Maßnahme schließlich von Erfolg gekrönt wird, erhält das Leben mit oder nach dem Krebs dadurch eine andere Qualität. Eigeninitiative ist ein Weg, das verlorene Vertrauen in das Ego und den eigenen Körper zurückzugewinnen. Das Gefühl, auch selbst noch Fäden in der Hand zu halten, ist ein täglicher kleiner Sieg über eine Krankheit, die in ihrer Totalität dazu neigt, sich weit über alle körperlichen Symptome hinaus des ganzen Menschen zu bemächtigen. Krebs stellt alles, was im Leben des oder der Betroffenen bislang von Bedeutung war, unter Vorbehalt. Daher ist auch alles, was ein Krebspatient für sich selbst tut und tun kann, ein kleiner Schritt hin zur Rückeroberung der persönlichen Autonomie.

・・・

Neben meinem persönlichen Geschmack und dem saisonalen Angebot führten also noch ganz andere Aspekte Regie bei der Auswahl der Ingredienzien unseres Hochzeitsmahls. Sie werden dahinterkommen, wenn Sie die nächsten Seiten gelesen haben.

Es geht im Folgenden um Eigeninitiative, um die Frage, ob wir durch bewusste Änderungen unseres Lebensstils unser Krebsrisiko oder den Verlauf einer Krebserkrankung positiv beeinflussen können. Wer nach Nadeln im Heuhaufen sucht, sollte eine Strategie haben. Grundsätzlich ist es möglich, die Dinge entweder durch aktives Tun oder durch Unterlassen zu beeinflussen. Fangen wir mit den Möglichkeiten des Unterlassens an. Hier scheinen die Verhältnisse klarer und die Zusammenhänge einfacher zu sein.

Was sollten wir meiden?

In den ersten beiden Kapiteln habe ich zweierlei klargestellt. Erstens: Niemand ist sicher vor Krebs. Zweitens: Trotzdem beruhen die meisten Krebsfälle auf äußeren Einflüssen und sind daher zumindest theoretisch vermeidbar. Externe Risikofaktoren kritzeln im genetischen Text unseres Lebens herum und verursachen dort Schreibfehler. Sollte es möglich sein, diesen Einflüssen zu entgehen, könnten wir die Zahl der Mutationen und damit die Gefahr zu erkranken deutlich reduzieren. Krebs würde im Idealfall auf ein Restrisiko niederen Niveaus zusammenschrumpfen. Einige äußere Faktoren entziehen sich allerdings unseren individuellen Einflussmöglichkeiten. Schauen wir also noch einmal genauer hin und führen uns die Bedeutung der einzelnen Faktoren vor Augen, um zu entscheiden, wo es sich lohnen könnte, den Hebel anzusetzen.

Infektionen mit direkt krebsauslösenden Viren oder Erregern, die aufgrund einer chronischen Entzündung das Krebsrisiko steigern, sind – mit starken regionalen Unterschieden – für etwa 5–15 Prozent aller Krebserkrankungen weltweit verantwortlich. Solche Erreger habe ich in den vorigen Kapiteln vorgestellt.

Niemand zieht sich Infektionen freiwillig oder gar absichtlich zu. Daher scheinen unsere Einflussmöglichkeiten begrenzt – mit zwei Ausnahmen: Manchen Infektionen kann man durch eine Impfung vorbeugen. Tatsächlich gibt es Impfungen, die uns gegen zwei unterschiedliche Typen von Erregern schützen können, die eng mit der Entstehung bestimmter Krebsformen verbunden sind.

Hepatitis B-Viren können chronische Leberentzündungen verursachen, in denen nicht selten hepatozelluläre Karzinome entstehen. Vor allem in Asien ist diese Krebsform sehr verbreitet. Die Impfung gegen das Hepatitis B-Virus beugt also nicht nur der Leberentzündung vor, sie reduziert dadurch auch das Risiko, an Leberzellkrebs zu erkranken. Die Prävention des Leberzellkrebses ist ein angenehmer Nebeneffekt einer Impfung, die in unserer Gegend aus anderen Gründen empfohlen wird.

Der zweite Typ von Impfung wurde aber tatsächlich zur Krebs-Vorbeugung entwickelt und stellt eine konzeptionelle Revolution der Prävention einer bestimmten Krebserkrankung dar. Seit wenigen Jahren stehen zwei Impfstoffe gegen bestimmte Typen von Papillom-Viren zur Verfügung. Wie wir gesehen haben, sind diese Viren für die Entstehung der Mehrzahl aller Formen von Gebärmutterhalskrebs verantwortlich. Die Papillom-Viren werden vor allem sexuell übertragen.[1] In der Bundesrepublik wird daher seit einigen Jahren empfohlen, alle Mädchen vor Beginn der Pubertät zu impfen.[2] Da diese Viren für einen Teil der Analkarzinome[3] verantwortlich sind und inzwischen mit der Entstehung von Krebserkrankungen des Rachenraums in Verbindung gebracht werden, könnte es sein, dass in Zukunft auch Männer von einer solchen Impfung profitieren. In jedem Fall lohnt es sich, die Frage, ob eine solche Impfung speziell für Sie (oder Ihre Kinder) in Erwägung gezogen werden sollte, einmal Ihrem Arzt gegenüber anzusprechen. Papillom-Viren und Hepatitis-B-Viren werden sexuell übertragen, daher ist das Erkrankungsrisiko natürlich auch durch unser Sexualverhalten beeinflussbar. Kondome schützen nicht nur vor AIDS, sondern auch vor allen anderen Formen sexuell übertragbarer Krankheiten.

Für etwa 5 Prozent aller Krebserkrankungen sind ionisierende Strahlen und Radioaktivität verantwortlich. Der natürlichen Radioaktivität der Gesteine im Boden und der kosmischen Hintergrundstrahlung können wir uns nicht entziehen. Strahlung und Radioaktivität aus Quellen von Menschenhand sind im globalen Maßstab allenfalls für einen kleinen Bruchteil aller Krebserkrankungen verantwortlich.[4] Der Löwenanteil der menschengemachten Strahlenbelastung entsteht außerdem im Bereich der Medizin. Dort sollte natürlich der erwartete Nutzen die Risiken einer diagnostischen oder therapeutischen Maßnahme überwiegen. Es ist also durchaus legitim, im Einzelfall den Arzt vorher nach Sinn, Zweck und Alternativen zu einer Untersuchung mit Röntgenstrahlen zu fragen. Andere künstliche Strahlenquellen spielen dagegen eine untergeordnete Rolle. Trotzdem ist mir zunächst einmal jeder Politiker sympathisch, der sich gegen Kernwaffenversuche einsetzt.

Eine andere Form von Strahlenbelastung lässt sich hingegen relativ leicht reduzieren. Die ultraviolette Strahlung füllt die Lücke des Spektrums elektromagnetischer Wellen zwischen dem sichtbaren Licht und den Röntgenstrahlen. Kurzwellige UV-Strahlen aus dem UV-B- und UV-C-Bereich haben genügend Energie, um zumindest in der Oberfläche unseres Körpers Spuren zu hinterlassen. Die Häufigkeit zweier Hautkrebstypen, den Basaliomen und den spinozellulären Karzinomen, scheint proportional zur lebenslangen UV-Dosis anzusteigen. Etwas komplexer sind die Zusammenhänge von Ursache und Wirkung beim gefürchteten schwarzen Hautkrebs, dem malignen Melanom. Hier scheint es in erster Linie nicht die absolute UV-Dosis zu sein, sondern die Anzahl durchlebter Sonnenbrände, welche die Entstehung dieses Tumors vorantreibt. Sehen Sie also im gebräunten Teint nicht das oberste Urlaubsziel, gehen Sie lieber in die Sauna als ins Sonnenstudio, und vermeiden Sie es, wie ein gebrühter Hummer vom Strand nach Hause zu kommen. Ihre Haut wird es Ihnen danken!

Entgegen einem weitverbreiteten Vorurteil sind nur wenige Prozent aller Krebserkrankungen auf direkt krebserregende Substanzen[5] wie Anilinfarbstoffe[6] oder Benzol zurückzuführen. Diese Gefahren sind nicht diffus in der Umwelt verteilt. Sie kumulieren eher an bestimmten Orten, vor allem an manchen Arbeitsplätzen. Das statistische Risiko der Durchschnittsbevölkerung, deshalb an Krebs zu erkranken, ist relativ gering – vorausgesetzt, die Richt- und Grenzwerte für solche als kanzerogen klassifizierten Stoffe und die Bestimmungen des Arbeitsschutzes werden eingehalten. Das war nicht immer und überall der Fall. Aber darum müssen sich in erster Linie Gesetzgeber, Umweltbehörde und Arbeitsschutz kümmern. Sie sollen uns in diesem Kapitel, in dem es um Eigenverantwortung geht, nicht weiter interessieren.

Bleiben die beiden größten Brocken, die gleichzeitig auch noch größtenteils in unseren ureigenen Verantwortungsbereich fallen. Die Rede ist vom Rauchen und von unserer Ernährung. Hier lohnt es sich, genauer hinzuschauen.

Es wird Sie vielleicht enttäuschen, aber den besten Ratschlag zur Krebsprävention, den ich geben kann, ist trivial und allen bekannt: *Lassen Sie die Finger vom Rauchen!* Der Ratschlag klingt so banal, dass er sicher nicht die Ausgabe für dieses Buch rechtfertigt. Trotzdem muss ich es nochmals betonen: Wenn Sie rauchen, dann hören Sie so schnell wie möglich auf. Rauchen ist bei Weitem vor allen anderen der größte singuläre Risikofaktor, an Krebs zu erkranken. Es gibt zuverlässige Schätzungen, dass über 30 Prozent aller Krebserkrankungen weltweit durch das Rauchen verursacht sind.[7]

Würde sich heute die gesamte Menschheit entschließen, zu Nichtrauchern zu werden, hätte dieser Sinneswandel in 20 Jahren einen viel stärkeren Rückgang der Krebstodesfälle zur Folge als alle Anstrengungen der Medizin in den letzten 100 Jahren! Rauchen erhöht das Risiko, an Lungenkrebs zu erkranken, um das Zehn- bis Zwanzigfache. Weniger bekannt ist die Tatsache, dass auch die Mehrzahl aller Tumoren im Mund-, Rachen- und Kehlkopfbereich auf das Konto des Rauchens geht. Raucher leiden deutlich häufiger an Tumoren des Magens und Darms sowie der Speiseröhre, Bauchspeicheldrüse, Niere und Blase. Rauchen erhöht das Brustkrebs-Risiko; selbst Leukämien treten bei Rauchern häufiger auf als bei Nichtrauchern.

Ich habe in den letzten 15 Jahren mehr Menschen an Krebs sterben sehen, als gut für mein Gemüt ist. Viele davon waren Opfer des Rauchens. Mit jedem Toten steigt meine Abneigung gegen den Tabakmissbrauch. Daher bin ich ein glühender Verfechter des Rauchverbots am Arbeitsplatz, in der Gastronomie und in allen öffentlichen Gebäuden. Ich freue mich über jede weitere Erhöhung der Tabaksteuer. Bitte verstehen Sie mich nicht falsch. Mir geht es nicht darum, Raucher zu bestrafen oder Raucher zu missionieren. Des Menschen Wille sei sein Himmelreich – obwohl das hohe Lied des freien Willens nicht zu laut gesungen werden sollte, wenn es zur Begründung eines Grundrechts auf Nikotingenuss herhalten soll. Rauchen ist eine Sucht. Es gehört zur Definition der Sucht, dass sich das jeweilige Objekt der Begierde, sei es das Rauchen, das Glücksspiel oder die illegalen Drogen, der Kontrolle unseres freien Willens entzieht.

Die oben genannten Maßnahmen dienen dem Nichtraucherschutz und der Prophylaxe. Sie werden helfen, die Zahl der zukünftigen Raucher zu senken. Hier endet meine Philippika. Wie die Zusammenhänge zwischen Rauchen und Krebs aufgedeckt wurden, ist an anderer Stelle erzählt worden.[8] Neben dem Rauchen gibt es einen weiteren Aspekt unseres Lebenswandels, der auf unser Krebsrisiko einen ähnlich großen Einfluss haben könnte. Allerdings sind hier die Zusammenhänge vieldimensional und ungleich komplexer als beim Rauchen. Daher fällt es hier deutlich schwerer, klare Ratschläge zu formulieren.

Genuss mit Reue?

»Alles bewegt sich fort, und nichts bleibt.«[9] Ausgerechnet der Wandel war für den Vorsokratiker Heraklit die einzige Konstante der Welt. Die Materie sei einer ständigen Metamorphose unterworfen. Was den menschlichen Körper angeht, ist diese Sicht der Dinge völlig zutreffend. Einzig die Struktur unseres Körpers bleibt über die Jahrzehnte unverändert. Seine materielle Substanz – die Atome und Moleküle seiner Zellen, Gewebe und Organe – ist einem beständigen Austausch unterworfen. Die wichtigste Nachschublinie für die Bausteine der Materie ist der Magen-Darm-Trakt. Dagegen wirken die beiden anderen Eintrittspforten, die Haut und die Atemwege, wie kleine Saumpfade gegenüber einer vielspurigen Autobahn. Die Stoffmengen, die über den Darm in den Körper gelangen, sind gewaltig. Den Großteil davon führen wir uns in voller Absicht und hoffentlich auch mit Genuss zu. Materiell betrachtet ist der Mensch tatsächlich das, was er isst. Im Verlauf eines 80-jährigen Lebens nehmen wir mit der Nahrung grob geschätzt über 100000 Kilogramm an festen und flüssigen Substanzen auf. Das ist mehr als das Tausendfache unseres Körpergewichts. Dagegen ist die Menge der Stoffe, die wir einatmen oder die durch die Haut diffundieren, eine Marginalie.

Wenn wir also nach Substanzen suchen, die unser Krebsrisiko beeinflussen könnten, liegt es nahe, zunächst einmal unsere Nahrung unter die Lupe zu nehmen. Seltsamerweise behandelten die meisten Ärzte, einschließlich der Onkologen, dieses Thema bisher ziemlich stiefmütterlich. Auch im Gespräch zwischen Arzt und Krebspatient bleibt die Ernährung meistens ausgeklammert. In der Regel ist es eher der Patient, der solche Fragen anschneidet. Auch im allgemeinen Urteil der Öffentlichkeit wird die Rolle der Ernährung bei der Entstehung von Krebs als eher unbedeutend eingeschätzt. Umfragen zufolge glauben mehr als 50 Prozent der Befragten, dass unsere Ernährung keinen wesentlichen Einfluss auf unser Krebsrisiko hat. Beim Rauchen waren immerhin nur 8 Prozent der Befragten dieser irrigen Ansicht.[10]

Die Nahrung kann zwei völlig entgegengesetzte Rollen spielen. Sie kann Fluch oder Segen bringen. Nahrungsmittel können Substanzen enthalten, die das Wachstum von Krebszellen fördern oder im Extremfall als echte Karzinogene Krebs sogar auslösen. Die Ernährung könnte aber auch eine Quelle der Chancen sein. Sie kann Stoffe enthalten, die protektive Wirkungen entfalten und das Wachstum von Tumorzellen hemmen.

Beginnen wir mit dem ersten Aspekt: Nahrung als eine mögliche Gefahrenquelle. Nahrung kann aus zwei Gründen krebsfördernd wirken. Sie könnte kontaminiert sein mit Karzinogenen im engeren Sinn, also mit Substanzen, die Mutationen und damit Krebs auslösen. Theoretisch sind die Möglichkeiten der Kontamination von Nahrungsmitteln mit krebserregenden Substanzen vielfältig. Das Internationale Krebsforschungszentrum der Weltgesundheitsorganisation führt Buch über alle Stoffe, die nachweislich oder wahrscheinlich unmittelbar krebserregend sind. Die Listen umfassen zur Zeit[11] weit über 1000 chemische Verbindungen, die als bedenklich gelten. Die Mehrzahl davon entstammt den Labors der chemischen Industrie. 945 dieser Stoffe werden als »nachweislich krebserregend« (Kategorie 1) und 307 als »wahrscheinlich krebserregend« (Kategorie 2) eingestuft. Die restlichen 497 Stoffe auf der Liste fallen in die Kategorie »krebsverdächtig« (Kategorie 3). Diese Liste ist jedoch kein Grund, eine allgemeine Phobie gegen chemisch erzeugte Produkte zu entwickeln. Von den weit über 100000 verschiedenen chemisch synthetisierten Stoffen kann nur ein Bruchteil von weniger als 1 Prozent als möglicherweise krebserregend angeklagt werden. Für all diese Stoffe gibt es inzwischen entsprechende Grenzwerte, die in Nahrungsmitteln nicht überschritten werden dürfen. Zumindest in Ländern mit funktionierenden Lebensmittelkontrollen werden solche Grenzwerte überwacht und meistens auch eingehalten. Trotzdem können solche Stoffe in unzulässiger Menge zufällig, durch Schlamperei, unsachgemäße Produktion oder Lagerung oder sogar durch kriminelle Energie in die Nahrung gelangen. Auch wenn nicht auszuschließen ist, dass ein kleiner Teil der Krebserkrankungen durch solche Kontaminationen entsteht, spielt dieses Problem quantitativ vermutlich eine untergeordnete Rolle.

Es gibt allerdings zwei andere Arten der Kontaminationen von Lebensmitteln, die kurz erwähnt werden sollen, weil sie global gesehen ein durchaus ernstzunehmendes Problem darstellen. Auch in Deutschland haben sie bis über die Mitte des 20. Jahrhunderts hinaus eine nicht zu vernachlässigende Rolle gespielt.

Die Kühlung von Lebensmitteln verhindert nicht nur das Wachstum gefährlicher Bakterien, deren Toxine für die sogenannten Lebensmittelvergiftungen verantwortlich sind. Die flächendeckende Verbreitung von Kühlschränken dürfte zum deutlichen Rückgang von Krebserkrankungen des Magens und der Leber beigetragen haben, den wir seit über drei Jahrzehnten in allen Industrienationen beobachten.

Woran liegt das? Die Kühlung hemmt das Wachstum von Schimmelpilzen. Manche Pilze, vor allem die Aspergillen, produzieren Pilzgifte (Mykotoxine) wie zum Beispiel die Aflatoxine. Diese Aflatoxine sind hochgiftige Substanzen. Sie können schon bei einer Konzentration von einhunderttausendstel Gramm pro Kilogramm Körpergewicht Leberschäden verursachen. Werden weit geringere Dosen aufgenommen, wirken diese – vor allem bei wiederholter Aufnahme – krebserregend. Das Aflatoxin B_1 ist eine der am stärksten krebserzeugenden Verbindungen überhaupt. Die karzinogene Wirkung der Aflatoxine beruht darauf, dass sie in den Leberzellen in ein sehr reaktionsfähiges Epoxid umgewandelt werden. Diese Epoxide dringen in den Zellkern ein, binden sich an die DNA und bilden sogenannte DNA-Addukte. Sie verändern die Gestalt der Nukleotide und verursachen auf diese Weise Lesefehler und Mutationen.[12] Schimmelpilze sind neben den Hepatitis-Viren der Hauptgrund dafür, dass der Leberzellkrebs in vielen Ländern Afrikas und Asiens häufiger als in Europa auftritt, wo er als Exot unter den Krebskrankheiten gilt.

Auch der berüchtigte Magenkrebs[13] ist in Europa und Nordamerika seit über 30 Jahren auf dem Rückzug. Ein Grund dafür ist vermutlich, dass in diesen Ländern ständig frische Kost verfügbar ist. Seit es Kühlschränke gibt, ist es außerdem nicht mehr nötig, Fleisch durch Pökeln haltbar zu machen. Die Pökelsalze enthalten Nitrit, das selbst nicht krebserregend ist. Ein Teil dieser Substanz reagiert aber im sauren Milieu des Magens mit Stickstoffverbindungen (Aminen) zu Nitrosaminen. Diese Nitrosamine oder ihre Reaktionsprodukte können die DNA chemisch verändern und so krebserregende Mutationen begünstigen.

Das sind zwei Beispiele für Substanzen, die selbst keine genuinen Nahrungsbestandteile sind, sondern als Kontamination von Nahrungsmitteln verstanden werden können. In beiden Fällen ist die krebserregende Wirkung im Laborversuch eindeutig nachgewiesen. Darum sollte klar sein: Finger weg von verschimmelten Lebensmitteln! Und auch wenn es durchaus schmackhaft sein kann: Versuchen Sie, den Konsum von Fleischprodukten zu begrenzen, die mit Nitrit-Pökelsalzen haltbar gemacht wurden. Darüber hinaus gibt es zum Glück kaum weitere Beispiele für systematische und flächendeckende Kontaminationen von Lebensmitteln mit möglicherweise krebserregenden Substanzen.

Spannender und auch weit bedeutsamer ist die Frage, ob es Ernährungsformen gibt, die Krebserkrankungen begünstigen. Gibt es Lebensmittel, die unser Krebsrisiko erhöhen, auch wenn sie vollkommen einwandfrei produziert, gelagert und zubereitet worden sind und keinerlei kanzerogene Substanzen enthalten?

Eventuelle Zusammenhänge zwischen Ernährung und Krebs berühren ein heikles Thema. Die Defizite in der Medizinerausbildung sind hier offenkundig. Trotz der enormen Bedeutung ernährungsbedingter Krankheiten gibt es in Deutschland keine systematische Ernährungslehre bei der Ausbildung von Medizinstudenten. Selbst in der Arztpraxis oder in der Klinik wird dieses wichtige Thema im Dialog zwischen Arzt und Krebspatient oft ignoriert oder allenfalls gestreift. Dabei sorgt gerade dieses Thema leider in konstanter Regelmäßigkeit für dicke Schlagzeilen. Medial vereinfacht und überpointiert endet »Krebs durch Ernährung« meist im Schlaglicht schrill überzeichneter Debatten.

Eine Partei in dieser Debatte schlägt unentwegt Alarm und wartet mit kaum nachvollziehbaren Warnungen vor bestimmten Ernährungsweisen und Lebensmitteln auf. Diese Warnungen münden gelegentlich in Ernährungs- oder Diätratschläge, die den bitteren Beigeschmack von Sektierertum[14] haben.

Maximalpositionen produzieren Extremreaktionen. Auf der Gegenseite beobachten wir verschränkte Arme oder gelassenes Abwinken, und neben manchen Medizinern haben Vertreter der Nahrungsmittelindustrie sowie der eine oder andere Wissenschaftsjournalist Platz genommen. Sie alle singen das Hohe Lied einer rationalen und empirisch zu begründenden Medizin. Sie meinen, die derzeitigen Indizien für einen möglichen Zusammenhang zwischen Ernährung und Krebs hätten vor den harten Maßstäben einer evidenzbasierten Medizin[15] keinen Bestand.

Die Aufforderung: »Esst, was ihr wollt«, ist aus meiner Sicht ebenso unbegründet wie fatal.[16]

Ein guter Wissenschaftler muss die Grenzen seiner Instrumente kennen. Wo die klassischen Methoden des Erkenntnisgewinns versagen, muss er nach Alternativen suchen. Vor fast 30 Jahren veröffentlichten zwei der berühmtesten Epidemiologen[17] des 20. Jahrhunderts, das uns inzwischen wohlbekannte Duo Sir Richard Doll und Richard Peto, eine Studie, die nachdenklich macht.[18] Sie sind überzeugt, dass etwa 30 Prozent aller Krebserkrankungen unseren Ernährungsgewohnheiten geschuldet sind. Wie kamen sie zu dieser Einschätzung? Wer die Wirksamkeit von Medikamenten testen möchte, führt eine prospektiv-randomisierte Studie mit Experimental- und Kontrollgruppe durch.[19] Wer klassische Karzinogene sucht, bedient sich der etablierten Labormodelle.

Die mögliche Bedeutung unserer Ernährung für die Entstehung von Krebs ist mit solchen Methoden allerdings kaum zu untersuchen. Menschliche Nahrung ist keine chemisch definierte Substanz, sondern ein unglaublich komplexes Gemisch tausender unterschiedlicher chemischer Verbindungen. Wir haben zunächst einmal keine Ahnung, was davon als nützlich, neutral oder schädlich angesehen werden könnte. Darüber hinaus manifestiert sich der Endpunkt, auf den es uns ankommt – die Entstehung einer Krebserkrankung –, in der Regel erst nach Jahrzehnten. Ergebnisse aus Fütterungsversuchen an Tieren kann man in diesem Fall kaum auf den Menschen übertragen. Beobachtungen am Menschen selbst gestalten sich schwierig. Beim Rauchen ist es offensichtlich, dass die Nichtraucher eine geeignete Kontrollgruppe darstellen. Niemals wird es möglich sein, zum Zweck der Forschung Menschen in ausreichender Zahl über längere Zeit zu bestimmten Formen von Ernährungsmodellen zu motivieren. Mit Recht wäre wohl niemand bereit, sich über Jahre den strengen Regeln einer entsprechend kontrollierten Experimental- oder Kontrollnahrung zu unterwerfen.

Trotz all dieser Schwierigkeiten müssen wir aber die Flinte nicht ins Korn werfen. Manchmal ersetzt die Wirklichkeit das Experiment. In diesem Fall kommt uns die unglaubliche Vielfalt der menschlichen Kulturen zu Hilfe. Essen ist ein wichtiger Bestandteil jeder Kultur. In den unterschiedlichen Gesellschaften unseres Globus haben sich in Abhängigkeit von den lokalen Verhältnissen und der Verfügbarkeit von Lebensmitteln sehr unterschiedliche Ernährungsweisen herausgebildet. Das Spektrum ist breitgefächert und reicht von der fast ausschließlichen auf Fisch basierenden Kost der Inuit über die vielfältige, jedoch äußerst fett-, zucker-, fleisch- und kalorienreiche Nahrung der Industriegesellschaften bis zu der relativ gemüsereichen und fleischarmen Küche Ost- und Südostasiens.

Betrachten wir diese Kulturen im Vergleich, so beobachten wir Erstaunliches: Die Häufigkeit von Krebserkrankungen schwankt zwischen den unterschiedlichen Regionen unserer Erde erheblich! In den Ländern der Hochrisikogebiete tritt Krebs wesentlich häufiger auf als in den Niedrigrisikoregionen. Betrachten wir einmal die Erkrankungswahrscheinlichkeiten einzelner häufig auftretender Tumorarten wie Darm-, Prostata- oder Brustkrebs getrennt, so sind die Unterschiede noch gravierender. Brustkrebs trifft etwa 8 von 100000 Thailänderinnen pro Jahr, aber fast 100 von 100000 Einwohnerinnen der Bundesrepublik Deutschland. Noch eklatanter sind die Unterschiede bei Prostata-, Darm-., Dickdarm- und Prostatakrebs sind in den USA

20 Mal so häufig wie in bestimmten Gegenden Indiens oder Japans. Eine Ausnahme bildet bezeichnenderweise der Lungenkrebs. Da das Zigarettenrauchen sich inzwischen einigermaßen homogen über den Globus verbreitet hat, wirkt die Zigarette als großer, tödlicher Gleichmacher. Tatsächlich lassen sich beim Lungenkrebs die geringsten regionalen Unterschiede beobachten.[20] Die Bewohner der Länder Osteuropas, dicht gefolgt von den Einwohnern der Vereinigten Staaten und von Mittel- und Westeuropa, tragen weltweit das höchste Risiko, an Krebs zu erkranken. Länder wie Thailand oder Malaysia, aber auch Indien oder Pakistan sind am anderen Ende der Skala zu finden.[21]

Wie erklären sich diese auffälligen Unterschiede? Grundsätzlich kommen natürlich allerlei Umweltfaktoren, aber auch genetische Unterschiede zwischen den Bevölkerungsgruppen, in Betracht. Eine Unterscheidung zwischen beiden möglichen Ursachen wäre ausgesprochen knifflig, wenn den Epidemiologen nicht auch hier ein typisches kulturelles Phänomen des 19. und 20. Jahrhunderts zu Hilfe käme. Menschen werden immer mobiler, und seit über 100 Jahren migrieren große Bevölkerungsgruppen zwischen den Ländern und Kontinenten hin und her. In den Auswanderergruppen verlieren sich die Erkrankungswahrscheinlichkeiten der Ursprungsländer. Sie nähern sich relativ rasch, meist innerhalb von zwei bis drei Generationen, dem Risikoprofil der Bewohner des neuen Heimatlandes an.[22] Die genauesten Untersuchungen zu diesem Thema wurden bei Japanern durchgeführt, die ihre Heimat verließen und nach Hawaii oder in die Vereinigten Staaten auswanderten. Ein anderes weltweit verbreitetes Phänomen deutet auch auf die Bedeutung von Umweltfaktoren hin. Die Häufigkeit von Brust-, Darm- und Prostatakrebs nimmt seit etwa 1940 andauernd zu. Ziehen wir den Einfluss der deutlich gestiegenen Lebenserwartung und der verfeinerten Diagnosemethoden ab, so beobachten wir seit dem Zweiten Weltkrieg bei diesen Krebserkrankungen eine so erhebliche Zunahme, dass diese sich nicht allein durch das veränderte Altersspektrum oder die bessere Diagnostik erklären lässt.[23]

Damit ist ziemlich offensichtlich, dass Unterschiede im Erkrankungsrisiko in erster Linie umweltbedingt und nicht genetisch begründet sind. Alle diese Fakten beweisen noch nicht die ursächliche Rolle der Ernährung. Allerdings spricht für diese Hypothese relativ viel. Zunächst einmal übertreffen die Substanzen, die wir als Nahrungsmittel aufnehmen, alle anderen Stoffe, die über alternative Wege in den Körper gelangen, um viele Größenordnungen.

Außerdem verändern sich Umwelteinflüsse wie Umweltverschmutzung, Luft- oder Wasserqualität, die Situation am Arbeitsplatz oder die häusliche Umgebung oft von Landstrich zu Landstrich, Stadt zu Stadt, Wohnviertel zu Wohnviertel oder sogar von Arbeitsplatz zu Arbeitsplatz. Dass solche Faktoren für derartig großflächige Megatrends wie die systematischen Unterschiede von Erkrankungshäufigkeiten zwischen Kulturen und Weltregionen verantwortlich sind, ist wenig wahrscheinlich. Hinzu kommt, dass sich die Ernährungsgewohnheiten in den Industrienationen seit dem Zweiten Weltkrieg stark verändert haben – parallel zum Anstieg von Darm-, Prostata- und Brustkrebs.

Trotz allem wäre die Idee von der Bedeutung der Ernährung wenig mehr als eine Arbeitshypothese, würde sie nicht auch durch experimentelle Untersuchungen gestützt. Erst wenn der statistische Zusammenhang unterfüttert wird durch entsprechende Experimente über den in Betracht kommenden Einfluss, den Nahrungsbestandteile, Nahrungsmittel oder Ernährungsweisen auf das Wachstum und das Verhalten von Krebszellen haben, entsteht eine plausible Theorie, aus der wir vielleicht auch praktische Verhaltensregeln ableiten können. Wir sind mit zwei Megatrends konfrontiert. Erstens beobachten wir bei den meisten häufig auftretenden Krebsarten bezüglich ihrer Häufigkeit auffällige geographische Unterschiede. Von Ausnahmen abgesehen tragen die Menschen in den westlichen Industrienationen inklusive Osteuropa das höchste Krebsrisiko. Zweitens müssen wir gerade in diesen Ländern im Verlauf der letzten 50 Jahre eine deutliche Zunahme einiger häufiger Krebserkrankungen wie Brustkrebs, Darmkrebs und Prostatakrebs beobachten.[24]

Diese Trends legen zwei Fragen nahe: Was hat sich im Laufe des letzten halben Jahrhunderts bei unserer Ernährung verändert? Was machen wir anders als unsere Mitmenschen in Indien oder Thailand?

Leidige Pfunde

Das Naheliegende wird gern übersehen. Ein Blick in jede beliebige Frauenzeitschrift reicht aber aus, den gravierendsten Wandel unserer Ernährungsgewohnheiten sofort zu erkennen. Aus der Angst vor dem Mangel wurde ein Krieg gegen die Pfunde. Kein Magazin, das nicht glaubt, uns mit seitenlangen

Diätratschlägen beglücken zu müssen. Fastenseminare und Diätpillen boomen. Schlankheitsratgeber füllen die Regale der Bücherläden.

Über die Jahrtausende kreisten die Gedanken der Menschheit vor allem um ein Problem: All ihr Sinnen und Trachten war darauf gerichtet, genug zum Beißen zwischen die Zähne zu bekommen. Während die meisten Menschen auf der Erde ihre Ernährung bis heute nicht zufriedenstellend sichern können, kämpft der Durchschnittsdeutsche seit knapp 50 Jahren mit dem entgegengesetzten Problem, dem Übergewicht. Bewegungsmangel in Kombination mit Nahrungsüberfluss führt – euphemistisch ausgedrückt – zu einer positiven Energiebilanz. Die überschüssigen, unverbrauchten Kalorien werden als Körperfette in Bauch, Po und Beine eingelagert. Kurz, wir sind zu dick.

Während die Probleme, welche überschüssige Pfunde für Herz- und Kreislaufsystem und vor allem für den Bewegungsapparat darstellen, ziemlich offensichtlich sind, beachtete man den Zusammenhang zwischen Körpergewicht und Krebs lange Zeit so gut wie nicht. Dabei wächst das Krebsrisiko mit dem Bauchumfang – zumindest bei bestimmten Formen des Krebses: Übergewicht stellt eindeutig einen Risikofaktor dar, und zwar für die Entstehung von Darm-, Nieren- und Brustkrebs nach den Wechseljahren, für Tumoren der Gebärmutterschleimhaut und für die Adenokarzinome am Mageneingang und im unteren Drittel der Speiseröhre.[25] Bei anderen Krebsarten wie dem Krebs der Prostata, der Bauchspeicheldrüse, der Leber, der Gallenblase und manchen Formen der Leukämie und des Lymphdrüsenkrebses häufen sich Indizien, dass Dickleibigkeit das Erkrankungsrisiko erhöht.[26]

Nicht nur der statistische Zusammenhang zwischen Krebs und Übergewicht wird immer eindeutiger. Langsam beginnen wir zu verstehen, warum und auf welche Weise zu viele Pfunde die Entstehung bestimmter Krebserkrankungen fördern können. Ein Überschuss an Körperfett verändert in vielfältiger Weise den Stoffwechsel und greift in die hormonellen Regelkreise des Körpers ein. Fett wird im Körper nicht nur passiv deponiert. Die Fettzellen können in ihrer Gesamtheit als Organ betrachtet werden, das wie eine Hormondrüse wirkt. Das Fettgewebe greift durch eine Reihe von Botenstoffen in viele Stoffwechselprozesse des Körpers ein. Fettzellen haben einen großen Einfluss auf die Produktion und die Balance von Geschlechtshormonen wie Östrogen, Progesteron und Androgene. Sie produzieren Östrogene in größeren Mengen.[27] Übergewichtige haben deswegen höhere Östrogen-Spiegel als Normalgewichtige, ohne dass diese wie physiologischerweise üblich durch die Gestagene ausbalanciert werden. Diese Östrogene stimulieren das Wachstum von Zellen der Brustdrüse und der Gebärmutterschleimhaut. Wir wissen, dass die dauerhafte, langfristige Einnahme von Medikamenten, die Östrogene enthalten, das Risiko erhöht, an Brust- und Gebärmutterkrebs zu erkranken.[28] In der Tat haben übergewichtige Frauen ein deutlich erhöhtes Risiko, am Krebs der Gebärmutterschleimhaut zu erkranken. Zumindest nach den Wechseljahren entwickeln sie auch häufiger Brustkrebs als ihre normalgewichtigen Geschlechtsgenossinnen.[29] Aber nicht nur bei Frauen erhöht sich durch Übergewicht das Krebsrisiko. Übergewicht ist ein Risikofaktor für die Entstehung eines sogenannten Alters- oder Typ-II-Diabetes.[30]

Hormone und Wachstumsfaktoren transportieren nicht nur Zucker aus dem Blut in die Zellen. Sie haben noch viele andere Effekte: Sie regen das Zellwachstum und die Zellteilung an. Mehrere Laboruntersuchungen weisen darauf hin, dass Insulin-ähnliche Wachstumsfaktoren nicht nur die Teilung von Krebszellen stimulieren, sondern sie auch beweglicher und unter Umständen sogar resistenter gegen Krebsmedikamente machen.[31]

Der Überschuss an Körperfett verändert also viele Regelkreise des Körpers. Diese Veränderungen schaffen ein Milieu, das in gewisser Weise mit einer chronischen Entzündung verglichen werden kann und dem Wachstum von Tumoren förderlich zu sein scheint.[32]

Das Krebsrisiko ist nur einer von vielen Gründen, die dafür sprechen, unser Körpergewicht nicht völlig aus dem Ruder laufen zu lassen. Der Überfluss an Kalorien ist allerdings nicht der einzige problematische Aspekt moderner mitteleuropäischer Ernährung. Die typische »Western Diet« ist nicht nur ein quantitatives Problem. Unsere Nahrung hat sich auch anderweitig und nicht immer zum Guten verändert.

Gefährliche Kost

Gibt es Nahrungsmittel, die Krebs zum Wachsen anstacheln? Fangen wir mit den Kohlenhydraten an. Zu den Kohlenhydraten gehören Mono- oder Oligosaccharide (Zucker) wie Traubenzucker (Glucose), Fruchtzucker (Fruktose) oder Milchzucker (Laktose) sowie die Polysaccharide, zu denen Moleküle wie Stärke oder das Glykogen zählen. Polysaccharide sind große Kettenmoleküle, die sich aus vielen einzelnen Zuckern zusammensetzen.[33]

Unsere Hauptlieferanten von Kohlenhydraten sind Getreideprodukte, Reis und Kartoffeln. Über viele Jahrhunderte bildete in Mitteleuropa das Getreide die Hauptquelle für Kohlenhydrate. In den letzten Jahrzehnten hat sich diese Situation massiv verändert. Zucker ist kein Luxusprodukt mehr, sondern billig und in Massen verfügbar. Außerdem schütten wir Zucker nicht nur in den Kaffee. Er schleicht sich durch die Hintertür auf unseren Speisezettel. Viele industriell hergestellte Lebensmittel enthalten versteckten Zucker. Niemand wundert sich über Zucker in Pudding, Fruchtjoghurt, Keksen, Kuchen oder Softdrinks. Aber hätten Sie Zucker in Fertigsaucen, Dosenravioli, ja sogar in der Salami vermutet? Lesen Sie ruhig einmal das Kleingedruckte auf den Verpackungen in den Supermarktregalen. Im vorindustriellen Zeitalter nahm ein Europäer weniger als 2 Kilo Zucker pro Jahr zu sich. Im Jahr 2000 konsumierten wir durchschnittlich fast 70 Kilo pro Person und Jahr.[34] Auch der Zugang zu den Kohlenhydraten im Getreide wird dem Körper immer leichter gemacht. Weißmehlprodukte werden durch die Verdauungsenzyme sehr viel schneller aufgeschlossen und in ihre Zuckerbestandteile zerlegt als Körner und Vollkornprodukte.

Wir alle wissen, dass überschüssige Zuckermengen umgewandelt und als Körperfett auf den Hüften des Konsumenten abgelagert werden. Aber wieso sollte ein so harmloses und allgegenwärtiges Molekül wie der Zucker das Wachstum von Krebszellen *per se* und auch bei Normalgewichtigen fördern können?

Mahlzeiten, die größere Mengen Zucker oder schnell aufschließbare Kohlenhydrate enthalten, führen zu einem raschen Anstieg des Blutzuckerspiegels. Sie werden daher als Lebensmittel mit einem hohen glykämischen Index bezeichnet. Der Körper reagiert darauf mit der Ausschüttung von Insulin und Molekülen der IGF-Familie, um den Zucker so rasch wie möglich aus dem Blutkreislauf zu entfernen und in die Zellen zu transportieren. Im Zusammenhang mit den krebsfördernden Wirkungen des Übergewichts haben wir gesehen, dass Insulin und die insulinähnlichen Wachstumsfaktoren auch Tumorzellen unterstützen können, sich zu entwickeln.[35] Krebszellen »fressen« außerdem Zucker in üppigen Mengen. Schon 1930 entdeckte Otto Warburg, dass Tumorzellen extrem hohe Mengen von Glucose verbrauchen, obwohl es ihnen nicht an Sauerstoff mangelt, um Glucose-Abbauprodukte effektiv zu verwerten.

Die moderne westliche Ernährung hat aber nicht nur den Zuckerverbrauch vervielfacht. Sie hat auch den Konsum tierischer Nahrungsmittel verändert. Auf den ersten Blick scheint diese Veränderung wieder vor allem quantitativer Natur zu sein. Fleisch und Milchprodukte sind billiger geworden und stehen heute bei den meisten Familien jeden Tag auf dem Speisezettel. Der Sonntagsbraten als einsamer kulinarischer Höhepunkt nach einer Woche Kohlsuppe ist zumindest in Mitteleuropa längst Geschichte.

Fleisch und Fleischwaren sind sehr effektive Lieferanten von Eiweißen. Daneben enthalten sie je nach Zubereitung und Fleischqualität einen mehr oder weniger großen Anteil an tierischen Fetten. Wie der Konsum der Kohlenhydrate, so hat sich auch der Konsum von Fetten in den letzten 100 Jahren drastisch verändert. Betrachten wir die ganze Geschichte des *Homo sapiens,* war der Konsum von Fleisch über mehr als 100 000 Jahre der Normalfall. Bis in die Jungsteinzeit, als die Menschen sesshaft wurden und den Ackerbau erfanden, waren erbeutete Wildtiere die Hauptenergiequelle des Menschen. Es mutet also seltsam an, dass ausgerechnet das traditionellste aller Nahrungsmittel suspekt sein soll. Trotzdem gibt es mittlerweile ziemlich deutliche Hinweise, dass ein hoher Anteil von rotem Fleisch und Wurstwaren in der Nahrung mit einem erhöhten Darmkrebs-Risiko verbunden ist. Auch das Risiko, an Tumoren der Speiseröhre, des Magens, der Bauchspeicheldrüse, der Lungen, der Gebärmutterschleimhaut und der Prostata zu erkranken, scheint mit dem Fleischkonsum zu steigen.[36] Was wir beobachten, ist zunächst nichts weiter als eine Korrelation: Menschen, die viel Fleisch essen, erkranken etwas häufiger an bestimmten Tumoren als Menschen, die wenig Fleisch essen.[37]

Gibt es Indizien, die auf andere Ursachen für diese beunruhigenden Wirkungen eines hohen Fleischkonsums hinweisen? Forschungen an Zellkulturen und Tiermodellen liefern zumindest Hinweise: Ähnlich wie beim Zucker führt auch die Zufuhr tierischer Proteine zu einer erhöhten Ausschüttung des Botenstoffs IGF-1.[38] Wir wissen, dass erhöhte Konzentrationen von IGF-1 das Wachstum von Krebszellen fördern können.[39]

Auch die Art der Zubereitung des Fleischs könnte eine Rolle spielen. Die Probleme, die durch Konservierung von Fleischprodukten mit Hilfe von Pökelsalzen entstehen, wurden schon erwähnt. Auch starke Hitze, wie sie zum Beispiel beim Grillen entsteht, kann Fleisch verändern und kanzerogene Verbindungen wie heterozyklische und polyzyklische aromatische Amine entstehen lassen.

Die Effekte könnten aber auch mit einer allgemeinen Veränderung der Fleischqualität durch die moderne Massenproduktion zu tun haben. Die Produktivität der Landwirtschaft hat immens zugenommen und beschert uns billiges Fleisch, billige Eier und billige Milch. Sie hat aber eine düstere Kehrseite. Die meisten Tiere weiden nicht mehr auf der »grünen Au«. Sie stehen dicht an dicht in riesigen Ställen und werden weitgehend durch Kraftfutter ernährt, hergestellt aus Weizen, Mais, Soja oder sogar Tiermehl. Dadurch wachsen sie nicht nur schneller als früher, sie wachsen auch anders. Der Gesundheit der Nutztiere ist die moderne Art der Tierhaltung sicher wenig zuträglich. Die industrielle Tiermast verändert aber auch die Zusammensetzung des Fleisches in einer Weise, die negative Einflüsse auf unsere Gesundheit haben könnte.

Es scheint nicht ausschließlich ein Problem der Mengen zu sein. Nachdem auch der Pro-Kopf-Verbrauch von Fetten seit Beginn der Industriellen Revolution stetig zugenommen hat, sinkt er zumindest in den USA seit 1970 wieder. Wer die amerikanische »low or no-cholestrol«-Obsession[40] kennt, kann sich den Grund dafür vorstellen. Zwischen 1976 und 2000 reduzierten die US-Amerikaner ihren Fettkonsum um 4 Prozent. Trotzdem werden die sie immer dicker. Heute gelten mehr als zwei Drittel aller US-Amerikaner als übergewichtig, doppelt so viele wie noch im Jahr 1960.[41] Diese seltsam widersprüchliche Entwicklung wird auch als das »amerikanische Paradoxon« bezeichnet.[42] Es scheint nicht allein die Menge, sondern auch die Zusammensetzung der Fette zu sein, die uns dick macht.[43]

Die veränderte Nahrungszusammensetzung der Tiere verändert die Qualität der Fette, die wir zu uns nehmen, wenn wir Fleisch oder Eier essen und Milch trinken. Insbesondere der Anteil der essentiellen Fettsäuren im Tierkörper wird durch die Praktiken der artifiziellen Tierfütterung beeinflusst. »Essentiell« werden Nahrungsbestandteile genannt, die unser Körper benötigt, aber nicht selbst aus anderen Bausteinen herstellen kann. Da der Körper solche Fettsäuren nicht selbst produziert, hängt ihre Konzentration ausschließlich von der Ernährung ab. Dabei spielen zwei Gruppen von Fettsäuren eine besondere Rolle, die Omega 3- und die Omega 6-Fettsäuren. Beide sind notwendige Bestandteile der Nahrung.

Mais, Weizen und Soja, die Hauptbestandteile des modernen Tierfutters, enthalten fast keine Omega-3-Fettsäuren. Die Sehnsucht nach dem archaischen Landbau unserer Urväter könnte also mehr sein als pure Nostalgie.

Darauf deutet eine bemerkenswerte Studie, die vor zwölf Jahren im hochrenommierten *New England Journal of Medicine* veröffentlicht wurde. Die Eier von Hühnern, die mit Mais gefüttert wurden, enthielten 20 Mal mehr Omega-6-Fettsäuren als die Eier von Tieren, die auf einem kleinen griechischen Bauernhof aufwuchsen und ernährt wurden wie zu Homers Zeiten.[44]

Der moderne Mensch, das moderne Huhn, die moderne Kuh und auch das moderne Schwein konsumieren Fast Food. Im Vergleich zu Tieren, die sich von Gras, Grünfutter und Kräutern ernähren, reduziert dieses Fast Food den Anteil der Omega-3-Fettsäuren im Fleisch und erhöht gleichzeitig den der Omega-6-Fettsäuren. Bei natürlicher Ernährung ist das Verhältnis zwischen Omega-3 und Omega-6 Fettsäuren nahezu ausgeglichen. Es verschiebt sich aber bei Fütterung mit Mais oder Soja auf ein Verhältnis von bis zu 1: 20 zugunsten der Omega-6 Fettsäuren. Im Körper konkurrieren beide Gruppen von Fettsäuren miteinander. Sie üben sehr unterschiedliche, teilweise sogar antagonistische Wirkungen auf die Zellen aus.

Die Omega-6-Fettsäuren stimulieren von Geburt an die Produktion von Fettzellen. Sie helfen auch beim Einbau von Fetten in diese Fettspeicher des Körpers. Sie erhöhen die Stabilität der Zellmembran, sie beeinflussen Gerinnungs- und fördern Entzündungsprozesse. Die Omega-3-Fettsäuren spielen dagegen bei der Entwicklung des Nervensystems eine wichtige Rolle. Sie machen die Zellmembranen flexibler und wirken eher hemmend auf Entzündungsvorgänge und auch auf die Bildung von Fettzellen.[45]

Die industrialisierte Landwirtschaft und die weiterverarbeitende Nahrungsmittelindustrie tragen zu einer qualitativ veränderten Zusammensetzung der Fette in unserer Nahrung bei. Nahrungsfette können aus tierischen *und* pflanzlichen Quellen stammen. Auch die scheinbar unverdächtige pflanzliche Quelle hat sich verändert. Ein bestimmter in der Natur eher seltener Typus von Fettsäuren ist in vielen industriell hergestellten Nahrungsmitteln in vergleichsweise hoher Konzentration zu finden. Die Rede ist von den sogenannten Transfettsäuren.[46]

Transfettsäuren kommen natürlicherweise vor allem in Fleisch und Milchprodukten vor. Allerdings bestehen nur drei bis sechs Prozent aller Fettsäuren in Produkten wie Käse, Butter, Joghurt, im Rindfleisch, Lammfleisch oder Fisch aus solchen Transfettsäuren. Pflanzliche Fette dagegen sind von Natur aus praktisch frei von Transfettsäuren. Durch industrielle Prozesse wie Fetthärtung wird aber ein Teil der cis-Fettsäuren, aus denen Pflanzenöle normalerweise bestehen, in die langgestreckte, atypische Transform umgewandelt. Bei der Herstellung von Margarine entsteht ein Fettgemisch, das bis zu 20 Prozent Transfette enthält. Transfettsäuren entstehen auch durch das Erhitzen von Ölen bei Temperaturen über 130°C, also insbesondere dann, wenn Öle als Frittierfett genutzt werden. Kein Wunder, dass viele beliebte Lebensmittel wie Fertigbackwaren, Fast-Food-Produkte, Snacks, Kekse, Chips, Pommes frites und andere frittierte Speisen Transfettsäuren enthalten. Diese Transfettsäuren zählen aus ernährungsphysiologischer Sicht zu den »unerwünschten Bestandteilen unserer Nahrung«.[47] Der Hauptgrund dafür ist ihre prekäre Wirkung auf unser Gefäßsystem. Sie fördern die Bildung von arteriosklerotischen Plaques und erhöhen damit das Risiko von Schlaganfällen und Herzinfarkt. Die Wirkung von Transfettsäuren auf das Krebsrisiko ist im Vergleich mit den Konsequenzen für die Blutgefäße längst nicht ausreichend untersucht. Es gibt aber zumindest Hinweise, dass sie das Risiko für bestimmte Krebsformen wie Darmkrebs oder Prostatakrebs erhöhen könnten.[48]

Beim Gang durch die Regalreihen unserer Supermärkte schwimmen wir in einem Meer von Transfettsäuren. Sie können sich natürlich mit Lesebrille oder Vergrößerungsglas bewaffnen und versuchen, auf jeder einzelnen Verpackung das Kleingedruckte zu entziffern. Aber das Studium der »Beipackzettel« dieser Nahrungsmittel ist nicht nur mühsam, es führt auch nicht immer ans Ziel. Es geht auch einfacher. Eine simple Methode, die Aufnahme von Transfettsäuren drastisch zu reduzieren, besteht darin, selbst zu kochen und frische Ausgangsprodukte zu verwenden.

Kochen, Essen und gemeinsame Mahlzeiten sind weit mehr als biologische Notwendigkeiten. Sie sind uralte Kulturtraditionen. Sie »kosten« zwar Zeit, aber sie können dem Leben dafür eine neue Qualität geben. Durch den Griff zum Kochlöffel emanzipieren Sie sich vom Geschmacksdiktat der Lebensmittelindustrie und einer oft mittelmäßigen Gastronomie. Das gemeinsame Abendessen mit Freunden oder der Familie kann den entscheidenden Kontrapunkt zu einem grauen Tag in der Fabrik oder im Büro setzen. Krebsprävention gibt es als Dreingabe dazu.

Wenn Sie beim Kochen vor allem frische Einzelprodukte verwenden, auf vorgefertigte und bereits industriell zusammengesetzte Lebensmittel so weit wie möglich verzichten, Frittierorgien begrenzen und allgemein mit Hitze beim Kochen sparsam umgehen, werden Sie nicht nur einen Großteil der Transfette aus Ihrer Nahrung verbannen. Sie umschiffen damit auch die ebenso leidige wie schwierige Debatte um Probleme, die durch eine stetig wachsende Palette an Zusatz-, Geschmacks- und Konservierungsstoffen entstehen könnten.

Die Lebensmittelindustrie verwendet Hunderte von artifiziellen, synthetisch oder semisynthetisch hergestellten Geschmacksverstärkern, Konservierungs-, Ersatz-, Aroma- und Farbstoffen, um ihre Produkte optisch attraktiver, haltbarer, vordergründig schmackhafter und vor allem billiger zu machen. Auch wenn kaum einer dieser Stoffe als Einzelsubstanz krebserregend sein dürfte – völlig unproblematisch sind sie deswegen trotzdem nicht. Sie sind die Potemkinschen Dörfer der Nahrungsmittelbranche. Sie gaukeln Erdbeeren vor, wo keine Erdbeeren sind. Sie suggerieren, dass Suppen ihren Geschmack aus den Gemüsen beziehen, die ihre Verpackung zieren, obwohl diese Suppen allenfalls homöopathische Mengen echter Feldfrüchte enthalten. Diese Nahrung zweiter Klasse ist nicht nur ein ästhetisches Problem. Es ist durchaus möglich, dass sie auch gesundheitliche Risiken birgt, und sei es nur, dass Geschmacksverstärker wie das Glutamat den Appetit über das normale Maß hinaus kitzeln und so zu einem Nachschlag verführen, der Ihnen dann einige Tage später beim Blick auf die Badezimmerwaage wieder ein frustriertes Seufzen entlockt.

Alkohol

Wein oder ganz allgemein alkoholhaltige Getränke gehören für viele von uns zur Geselligkeit und zu einem guten Essen. Ohne Zweifel, sie sind uralte kulturelle Errungenschaften. Auch ich schätze den kalten Rheingauer Riesling am lauen Sommerabend oder das Glas Valpolicella Amarone am Kaminfeuer, aber leider gehören alkoholhaltige Getränke zu den ambivalenten Nahrungsmitteln.

Während Tabakkonsum grundsätzlich und unabhängig von der Dosis als schädlich angesehen wird, scheint es in der öffentlichen Wahrnehmung des Trinkens zwei Formen des Konsums und zwei Klassen von Konsumenten zu geben. Auf der einen Seite stehen die Millionen, die Alkohol in Maßen und als Nahrungs- und Genussmittel genießen und die eine Etikettierung als Trinker empört von sich weisen würden. Auf der anderen Seite gibt es in Deutschland Hunderttausende Alkoholsüchtiger. Für sie ist der Alkohol kein Genussmittel, sondern Droge. Ein Entzug der geliebten und oft gleichzeitig gehassten Droge würde sie an Körper und Psyche schwer leiden lassen. Diese Alkoholkonsumenten erfüllen nicht nur alle Kriterien der Sucht, die dauerhafte Aufnahme größerer Mengen Alkohol fügt ihnen auch oft schwere körperliche Schäden zu. Langfristig zerstört Alkohol lebenswichtige Organe wie Leber, Herz oder Gehirn. Diese Form des Trinkens tötet jedes Jahr viele tausend Menschen. Die Mehrzahl der Opfer ist dabei allerdings nicht den Krebserkrankungen geschuldet.

Leider sind die Grenzen zwischen beiden Formen des Alkoholkonsums ausgesprochen fließend. Trotzdem gilt im allgemeinen Bewusstsein das Glas Wein zum Essen oder das Feierabendbier als unschädlich. Ist das wirklich so? Zunächst einmal müssen wir feststellen, dass wir in Bezug auf den Alkohol in einer biologischen Zwei-Klassen-Gesellschaft leben. In dieser Hinsicht hat die Natur die Frauen deutlich benachteiligt. Während bei Männern erst jenseits eines durchschnittlichen Konsums von 60–70 Gramm Alkohol pro Tag Schäden an Organen wie Herz, Leber, Bauchspeicheldrüse oder Gehirn zu befürchten sind, sollten Frauen deutlich zurückhaltender sein. Bei ihnen liegt die kritische Grenze zum unsicheren Konsum im Durchschnitt schon bei etwa 30 Gramm Alkohol pro Tag. Diese Menge wird schon beim Konsum von zwei Gläsern Wein (0,2 l) oder zwei Gläsern Bier (0,4 l) überschritten.[49] Diese Grenzen beziehen sich allerdings auf Schäden in Organen durch toxische Wirkungen des Alkohols. Sie haben nichts mit Krebs zu tun.

Trotzdem treten einige Krebserkrankungen bei Alkoholmissbrauch gehäuft auf. Dazu gehören primär die Tumoren der »Schluckstraße«. Vor allem die Kombination von erhöhtem Alkoholkonsum und Rauchen erhöht das Risiko für Karzinome im Mund- und Rachen-Raum, im Bereich des Kehlkopfs und in der Speiseröhre massiv. Bei alkoholabhängigen Rauchern addieren sich die Einzelrisiken durch Alkohol und Tabak nicht, sie multiplizieren sich eher. Aber auch Darmkrebs und Leberkrebs treten bei Menschen mit hohem Alkoholkonsum häufiger auf. Verglichen mit den Verwüstungen, die schwerer Alkoholmissbrauch in Leber, Herz, Bauchspeicheldrüse und vor allem im Gehirn anrichtet, scheint die alkoholbedingte Erhöhung des Krebsrisikos allerdings fast ein Nebenkriegsschauplatz zu sein.

Warum alkoholische Getränke diese Wirkung haben, ist noch ziemlich unklar. Bei den Tumoren des Rachenraums und der Speiseröhre scheint wieder das Rauchen der entscheidende Co-Faktor zu sein. Bei Nichtraucherinnen war der Einfluss des Alkohols auf die Häufigkeit dieser Tumoren kaum mehr messbar. Erstaunlicherweise scheint Alkohol zumindest das statistische Risiko für bestimmte Krebsformen wie den Schilddrüsenkrebs, bestimmte Formen von Lymphdrüsenkrebs und den Nierenzellkrebs sogar zu verringern. Das soll aber kein Plädoyer für das Trinken sein. Die Gesamtbilanz des Alkohols ist trotz dieser Effekte immer noch negativ.

Panik ist beim Thema mäßiger Alkoholkonsum und Krebs sicher fehl am Platz. Trotzdem sollten wir unsere Trinkgewohnheiten einmal kritisch prüfen. Dieser Ratschlag gilt natürlich für das weibliche wie das männliche Geschlecht in gleicher Weise. Denken Sie also über Ihren Alkoholkonsum nach, trinken Sie bewusst, und wenn Sie ein Glas Wein trinken, dann zelebrieren Sie es. Geben Sie der Qualität den Vorzug vor der Quantität.

Im letzten Teil dieses Kapitels geht es nicht nur um die Chancen, die das Essen bietet. Es geht auch darum, ob wir durch weitergehende Änderungen unseres Lebensstils unser Krebsrisiko senken können.

Ein Diner als Medikament in zwölf Gängen

Das Sortiment der Dinge, die wir heute als essbar betrachten, ist nicht vom Himmel gefallen. Wir profitieren von einem fortgesetzten Selbstversuch, der vor vielen, vielen Generationen begann und immer noch andauert. Für die Jäger und Sammler der Steinzeit war es überlebensnotwendig herauszufinden, was essbar, was unbekömmlich oder gar giftig ist. Am Anfang standen Selbstversuch und die Gabe der Beobachtung. Ich weiß nicht, ob je ein Mensch auf die Idee gekommen wäre, ausgerechnet Austern zu konsumieren, wenn nicht irgendwer irgendwo einmal Seevögel oder Seeotter beim Verzehr dieser wertvollen Schalentiere beobachtet hätte.

Das Erfolgsgeheimnis des *Homo sapiens* beruht vermutlich darauf, dass er die Möglichkeit hat, dieses Erfahrungswissen nicht nur horizontal in Familie oder Stamm zu verbreiten, sondern es auch über die Generationen hinweg zu tradieren und zu verfeinern. Es gibt kaum einen anderen Aspekt unseres Daseins, bei dem die kulturelle und die biologische Evolution so eng verzahnt waren, wie bei der Ernährung. Neben dem expliziten Wissen, ob ein Pilz schmackhaft und bekömmlich oder unverdaulich und giftig ist, können auch nicht-bewusste biologische Faktoren zur positiven Selektion bestimmter Nahrungsmittel geführt haben. Alles, was unserer Gesundheit förderlich ist, erhöht – ganz im Darwinschen Sinn – die biologische »Fitness« und steigert die Chance, uns zu reproduzieren.

Von den bedeutenden Hochkulturen der Antike bis weit über das Mittelalter hinaus waren die Grenzen zwischen Nahrungsmitteln und Medikamenten fließend. Überschneidungen gibt es bis heute. Im Jargon der Apotheker bedeutet »Droge« noch heute nichts anderes als »getrocknete Pflanze«. Was lag näher, als in Zeiten, die noch keine Apotheken und keine pharmazeutische Industrie kannten, in den Kräutergärten und den Speisekammern nach Substanzen zu suchen, die Heilung oder Linderung von Krankheiten versprechen?

Von einigen Onkologen und Ernährungswissenschaftlern wird eine interessante These vertreten, die weit über einfache Formen der Ad-hoc-Selbstmedikation mit Nahrungsmitteln nach dem Prinzip von Versuch und Irrtum hinausgeht. Sie glauben, dass im Laufe der Menschheitsgeschichte tatsächlich Nahrungsmittel unbewusst selektiert worden sein könnten, deren Inhaltsstoffe eine hemmende Wirkung auf die Entstehung von Krebszellen ausüben.[50] Auch wenn diese Idee heute wenig mehr als eine Hypothese ist, halte ich sie nicht nur für sehr charmant, sondern auch für durchaus plausibel. Erstaunlicherweise scheinen nicht nur die sprachbegabten Menschen, sondern auch viele Tierarten in den Medikamentenschrank der Natur zu greifen, wenn sie krank werden. Biologen beobachten das Phänomen der Selbstmedikation von Tieren seit knapp 20 Jahren mit wachsendem Interesse.

Viele Wissenschaftler gingen ursprünglich davon aus, dass es vor allem höhere Pflanzen- und Allesfresser wie Affen und andere Säugetiere sind, welche die Apotheke der Natur zu nutzen wissen. In der Tat gibt es zuverlässige Untersuchungen, die zeigen, dass Affen, wenn sie krank werden, plötzlich bestimmte Pflanzen bevorzugen, die Stoffe enthalten, welche die Heilung ihrer Krankheit fördern.[51] Inzwischen wurde dieses Verhalten aber auch bei anderen, weit primitiveren Tieren beobachtet. Dadurch wurde deutlich, dass es sich hier weniger um ein Produkt von Beobachtungslernen oder gar von explizitem Wissen handeln kann, als um tief in die Biologie der Tiere engrammierte evolutionäre Programme. Sogar Insekten scheinen von der Evolution mit entsprechenden Verhaltensprogrammen ausgestattet worden zu sein: Eine Gruppe amerikanischer Biologen führte Versuche mit der Raupenart Grammia incorrupta durch. Gesunde Raupen lassen eine bestimmte Art von Blättern normalerweise links liegen, selbst wenn sie ihnen auf dem silbernen

Tablett serviert werden. Diese Pflanzen sind wenig bekömmlich, weil sie große Mengen von sogenannten Pyrrolizidin-Alkaloiden enthalten. Werden die Raupen aber mit einem Parasit infiziert, der eine oft tödliche Infektion hervorruft, fangen sie an, die schwer verdaulichen Blätter zu fressen.

Die Pyrrolizidin-Alkaloide in diesen Pflanzen haben keinerlei Nahrungswert und schmecken den Raupen womöglich auch nicht, für die Parasiten aber sind sie tödlich. Der Konsum der ungeliebten Blätter rettet den Raupen also das Leben.[52] Vielleicht hat sich bei uns über viele Generationen ebenfalls eine Art intuitiver Affinität zu gesunden, möglicherweise gar krebshemmenden Nahrungsmitteln eingeschliffen. Stückchen für Stückchen wurden in den letzten Jahren Daten zusammengetragen, mit denen diese kühne These langsam ein empirisches Fundament erhält.

Neben epidemiologischen Hinweisen gibt es eine wachsende Zahl von Experimenten, die in vielerlei Pflanzen Inhaltsstoffe nachgewiesen haben, die im Laborversuch das Wachstum von Krebszellen hemmen. Viele dieser Laborexperimente sind mehr als uninspirierte »Schütt-und-Guck«-Forschung. Sie demonstrieren nicht nur wachstumshemmende Effekte auf Tumorzellen; sie liefern oft auch plausible Vorstellungen zu den Mechanismen, wie solche Pflanzeninhaltsstoffe auf die Krebszellen wirken könnten.

Werfen wir einen Blick in die Hexenküchen dieser Laboratorien. Wir werden dabei einige ganz alltägliche Nahrungsmittel mit völlig anderen Augen sehen lernen und bemerken, dass die postulierten Wirkungen nichts Magisches haben. Auch die infrage kommenden Anti-Krebs-Wirkstoffe im Nahrungscocktail gehorchen denselben biochemischen und pharmakologischen Regeln wie konventionelle Medikamente. Im Vergleich zu klassischen Medikamenten ist eine Pflanze allerdings ein unglaublich komplexes Gemisch unterschiedlichster Stoffe und Stoffklassen.

Traditionell interessierten wir uns vor allem für die sogenannten Makronährstoffe. Diese Makronährstoffe habe ich unter anderem Namen schon vorgestellt. Es handelt sich um die bekannten Stoffgruppen der Fette, Eiweiße und Kohlenhydrate. Sie sind in erster Linie Brennstoffe und versorgen den Körper mit den notwendigen Kalorien. Sie liefern aber auch die Fett- und Aminosäuren, die unser Körper nicht selbst herstellen kann.

Daneben – auch das ist allgemein bekannt – enthalten Pflanzen natürlich Vitamine und Mineralstoffe (Salze). Vitamine sind Stoffe, von denen jeder menschliche Körper nur sehr geringe Mengen benötigt. Trotzdem sind sie

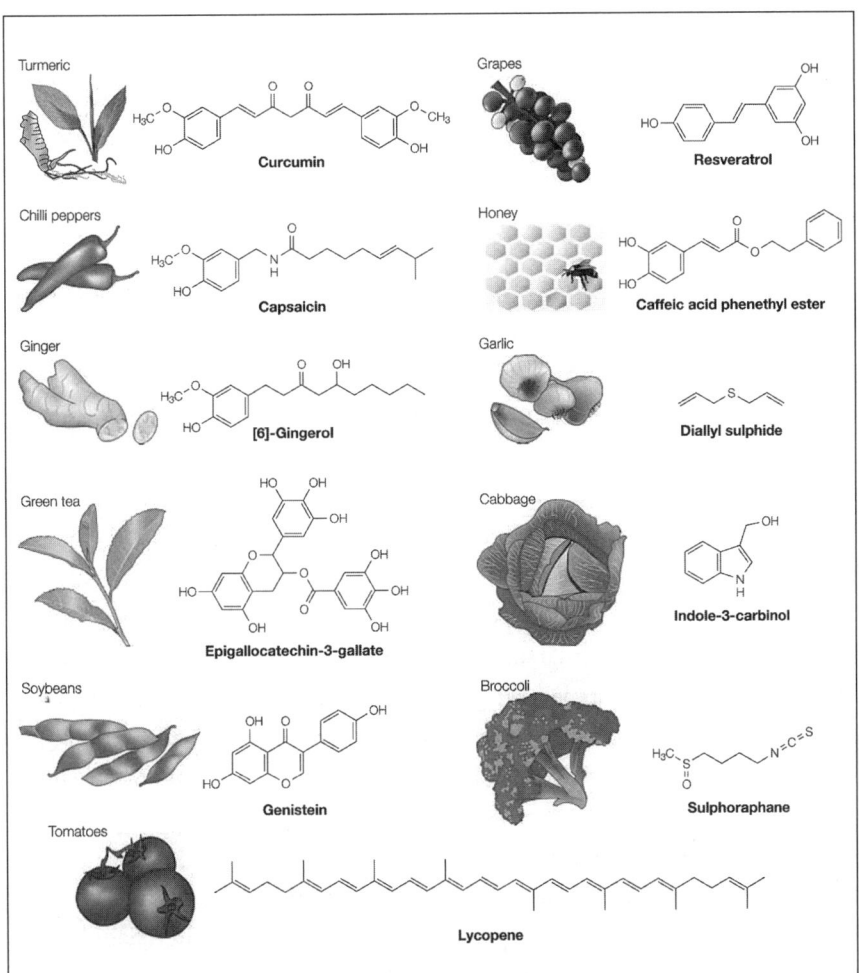

Abbildung 8. Nahrungsmittel mit krebshemmenden Inhaltsstoffen.[53]

lebensnotwendig, weil sie für die korrekten Abläufe vieler wichtiger biochemischer Reaktionen eine essentielle Bedeutung haben. Da der Körper sie nicht selbst aus anderen Bausteinen zusammensetzen kann, müssen sie mit der Nahrung zugeführt werden – sonst drohen Vitaminmangelerkrankungen.

Pflanzen enthalten aber noch eine Vielzahl weiterer chemischer Verbindungen, die kaum bekannt sind und lange Zeit von der Forschung vernachlässigt wurden. Sie sind keine relevanten Energielieferanten und spielen im Gegensatz zu den Vitaminen auch keine lebenswichtige Rolle im Stoffwechsel.

Dieses Panoptikum unterschiedlichster Stoffe wird unter dem Oberbegriff phytochemische Verbindungen oder sekundäre Pflanzeninhaltsstoffe zusammengefasst. Sie scheinen für unseren Körper keine existentielle Bedeutung zu haben. Sie sind aber für viele prägende Eigenschaften der Pflanzen wie die rote Farbe der Himbeeren oder den kräftigen Geruch des Knoblauchs verantwortlich. Mit einer ausgewogenen Tagesration Obst, Gemüse, Tee und vielleicht einem Glas Rotwein nehmen wir etwa 2 Gramm dieser sekundären Pflanzeninhaltsstoffe zu uns. Dieser kleine Cocktail enthält 5000 bis 10000 unterschiedliche chemische Verbindungen. Diese Apotheke der Natur ist noch weitgehend unerforscht. Einige Substanzen beginnen sich aber als vielversprechende Kandidaten für ein Anti-Krebs-Buffet zu qualifizieren.[54]

1. Kohl und die Familie der Kreuzblütler

»Oh drei- bis viermal so glücklich sind diejenigen, die Kohl anbauen ...«[55] Rabelais' Begeisterung zum Trotz haftet dem Kohl heute ein ziemlich biederes Image an. Er ist ein Synonym für Ruhe und Behaglichkeit, vielleicht auch für eine gewisse Trägheit. Seit Anbeginn der Landwirtschaft sind aber Kohlpflanzen treue Begleiter der Menschen. Kohlgemüse werden seit über 6000 Jahren angebaut und gehören damit zu den ältesten Kulturpflanzen der Menschheit. Kohl bildet den Oberbegriff für Pflanzen aus der Familie der Kreuzblütler (Crucifere). Heute sind vor allem Kohlsorten wie Weißkohl, Grünkohl, Rotkohl, Rosenkohl, Wirsing, Blumenkohl und Brokkoli verbreitet. Seit der Antike wird der Kohl als Nahrungs- und Heilmittel geschätzt.

Marcus Porcius Cato, bekannter als Cato der Ältere (234 – 149 v. Chr.), war ein mächtiger Staatsmann, ein gefürchteter Redner und der sprichwörtliche Erzrivale und Todfeind von Karthago. Cato war außerdem ein passionierter Gärtner. In *De agri cultura* schrieb er: »Kohl, roh mit Essig gegessen oder mit Öl oder Fett gekocht, vertreibt und heilt alles.«[56] Ausnahmsweise war er hier einmal mit den Ärzten seiner Zeit einer Meinung, denen er sonst aus tiefstem Herzen misstraute. Auch Hippokrates schätzte den Kohl als das »Gemüse der tausend Tugenden« und empfahl ihn gegen Durchfall und gegen Ruhr.

Die ersten seriösen Hinweise, dass Kohl auch krebshemmende Substanzen enthalten könnte, stammen aus epidemiologischen Studien der achtziger und neunziger Jahre. Wer regelmäßig Kohlgemüse konsumiert, scheint weniger durch Brustkrebs und Blasenkrebs gefährdet als andere Menschen, die Kohl nie oder fast nie auf ihrem Speisezettel haben.[57]

Kohlpflanzen enthalten relativ viele schwefelhaltige Verbindungen. Es sind diese Moleküle, die für den etwas strengen Geruch zerkochten Kohlgemüses verantwortlich sind. Diese Substanzen werden beim Verdauungsprozess in Verbindungen wie das Sulforaphan umgewandelt, das vor allem in Broccoli enthalten ist. Außerdem entsteht bei der Verdauung von Kohlgemüse eine Stoffgruppe, die als Isothiocyanate bezeichnet wird. Beide Stoffe scheinen auf vielfältige Weise die Entstehung und das Wachstum von Krebszellen behindern zu können. Sie haben antibakterielle Wirkungen und bremsen zum Beispiel die Ausbreitung des Bakteriums Helicobacter pylori, das mit der Entstehung von Magenkrebs in Zusammenhang gebracht wird.[58] Mäuse, die mit karzinogenen Chemikalien und Sulforaphan gefüttert wurden, entwickelten deutlich seltener bösartige Brusttumoren als die Kontrolltiere ohne entsprechende Diät.[59] Zellkulturversuche haben gezeigt, dass das Sulforaphan außerdem manche Tumorzell-Linien direkt in den zellulären Selbstmord treibt.[60]

2. Zwiebeln, Knoblauch und die restliche Allium-Familie

Als die Archäologen die Grabkammer des ägyptischen Pharaos Tutanchamun öffneten, machten sie eine seltsame Entdeckung. Zwischen der Vielzahl von Preziosen, Goldschmuck, Gemmen und edlen Steinen fand sich auch ein Gefäß mit merkwürdig profanem Inhalt. Es enthielt Knoblauchzehen. Die Auswahl dieser Grabbeigabe war wohl kaum von der Sorge getragen, die Speisen im Jenseits könnten unzureichend gewürzt sein. Die Ägypter hielten Knoblauch vor allem für ein Medikament. Der *Codex Ebers*, ein medizinischer Papyrus dieser Epoche, erwähnt mehr als 20 Heilmittel, die auf der Basis von Knoblauch hergestellt wurden und gegen allerlei Beschwerden wie Kopfweh, Würmer, Bluthochdruck und eben bösartige Tumoren helfen sollten.

Seit der Antike spielen der Knoblauch (Allium sativa) und die anderen Vertreter der Allium-Familie (Zwiebel, Schalotte, Lauchzwiebel, Lauch und Schnittlauch) eine Doppelrolle in Küche und Apotheke. Im Falle des Knoblauchs wurde diese Form der tradierten Erfahrungsmedizin schon im 19. Jahrhundert wissenschaftlich unterfüttert. Damals wies Louis Pasteur in mehreren Versuchen die antibakteriellen Wirkungen des Knoblauchs nach. Während des Zweiten Weltkriegs verwendete die Rote Armee in Ermangelung von Antibiotika so viel Knoblauch, dass er auch als »russisches Penicillin« bezeichnet wurde.

Knoblauch scheint tatsächlich eine gewisse präventive Wirkung auf Krebserkrankungen der Speiseröhre, des Magen- und Darmtraktes und auf den Prostatakrebs zu haben.[61] Diese epidemiologischen Studien[62] werden inzwischen durch Laborversuche ergänzt, die nach den relevanten Inhaltsstoffen der Allium-Gewächse fahnden. Vor allem die Schwefelverbindung Allicin und seine Stoffwechselabkömmlinge Diallylsulfid (DAS) und Diallyldisulfid (DADS), die in den Allium-Gewächsen in hoher Konzentration auftreten, haben sehr vielversprechende Eigenschaften. Sie antagonisieren die Wirkung krebserregender Nitrosamine in Magen, Darm und Lunge, sie regen Zellen zur Produktion entgiftender Enzyme an und können bei einer ganzen Palette von Tumorzelllinien zumindest in Zellkulturversuchen auch direkt Apoptose auslösen.

3. Tomaten und Co.

Verglichen mit den altehrwürdigen Kulturpflanzen Kohl und Knoblauch ist jetzt von einem Newcomer in der europäischen Küche die Rede. Wie viele andere Nachtschattengewächse stammt die Tomate aus Südamerika und wurde erst im 16. Jahrhundert durch die spanischen Konquistadoren in Europa eingeführt. Lange wurde sie nur als Zierpflanze verwendet. Wie manche andere ihrer Verwandten aus der Familie der Solanacea – Belladonna, Stechapfel und Tabak – enthalten die Blätter und die Wurzeln der Tomate tatsächlich äußerst starke, teilweise auch halluzinogen wirkende Alkaloide und sind daher ungenießbar. Die Vorzüge der roten Frucht entdeckten die Europäer relativ spät. Erst im Jahr 1692 tauchte die Tomate zum ersten Mal in einem italienischen Kochbuch auf: Populär wurde sie im 19. Jahrhundert.

Ihr Geheimnis scheint vor allem in dem Stoff zu stecken, der ihr die rote Farbe verleiht, dem Lycopin. Chemisch gehört Lycopin zur Gruppe der Carotinoide. Es hat, wie andere Vertreter dieser Gruppe, eine ausgeprägte antioxidative Wirkung. Das Lycopin scheint vor allem die Entstehung von Prostatakrebs zu hemmen.[63] Der Körper nimmt Lycopin am besten auf, wenn die Zellen der Tomate aufgebrochen und die Inhaltsstoffe zusammen mit Fett extrahiert werden. Die selbstgemachte Tomatensauce aus pürierten frischen Tomaten, Tomatenmark und Olivenöl ist daher eine ziemlich ideale Lycopin-Quelle. Dazu ein wenig Rosmarin und ordentlich Knoblauch kann in keiner Hinsicht schaden. Lassen Sie dagegen die Finger vom modernen und vulgären Vetter der Tomatensauce, dem Ketchup. Es enthält oft bis zu 30 Prozent Zucker.

Die möglichen molekularen Wirkmechanismen des Lycopins liegen allerdings noch ziemlich im Dunkeln. Auch andere bunte Gemüse wie Karotten, Süßkartoffeln, Kürbis, Paprika oder Rote Bete sind reich an chemischen Verwandten des Lycopins. Sie sollten auf keinem Speisezettel fehlen.

4. Zitrusfrüchte

Fast jeder von uns liebt Zitrusfrüchte. Orangen, Mandarinen, Zitronen und Grapefruit galten in Mittel- und Nordeuropa lange Zeit als Luxusgüter. Inzwischen sind sie hierzulande billig und in Massen verfügbar. Weltweit werden über eine Milliarde Zitrusbäume kultiviert, die Jahr für Jahr über 100 Millionen Tonnen an Früchten abwerfen. Und das ist auch gut so. Wir kennen die Zitrusfrüchte als Lieferanten von Vitamin C. Wer hat nicht schon versucht, sich mit Hilfe von heißer Zitrone über die lästige Erkältungszeit zu retten? Kaum bekannt ist aber die Vielzahl anderer wertvoller Inhaltsstoffe der Zitrusfrüchte. Es sind die einzigen Pflanzen, die bedeutende Mengen an sogenannten Flavanonen enthalten. Chemisch gesehen gehören die Flavanone zu den Polyphenolen. Sie haben entzündungshemmende Eigenschaften, die möglicherweise zur Vorbeugung von Krebskrankheiten beitragen könnten.[64] Tatsächlich gibt es erste epidemiologische Hinweise darauf, dass der regelmäßige Verzehr von Zitrusfrüchten die Häufigkeit von Krebserkrankungen des Verdauungstraktes reduzieren kann.

5. Beeren

Eine Schale mit Beeren verheißt reinen Genuss. Wenn es um Erdbeeren, Himbeeren, Brombeeren, Blaubeeren oder Preiselbeeren geht, können Sie getrost jede Zurückhaltung ablegen. Beeren sind allerdings weltweit sehr viel weniger verbreitet als die bisher besprochenen Lebensmittel. In vielen Weltregionen sind sie kaum bekannt, sind oft nur saisonal verfügbar und vergleichsweise teuer. Das mag ein Grund dafür sein, dass es, soweit mir bekannt, keine epidemiologischen Studien zum Zusammenhang von Beerenkonsum und Krebshäufigkeit gibt.

Trotzdem haben wir viele ermutigende Hinweise aus den Labors.[65] Beeren enthalten Ellagsäure und zahlreiche andere Polyphenole. Eine Erdbeerdiät schützt Tiere, die gleichzeitig mit der stark krebserregende Substanz NMBA gefüttert wurden, vor der Entstehung von Tumoren in ihrer Speiseröhre.[66] Erdbeeren scheinen unter anderem deshalb protektiv zu wirken, weil gewisse Inhaltsstoffe der Erdbeeren bestimmte krebserregende Chemikalien direkt inaktivieren. Gleichzeitig gibt es Hinweise, dass Ellagsäure die Produktion der Wachstumsfaktoren VEGF und PDGF hemmt. Das sind die beiden Eiweiße, die die Hauptrolle bei der Gefäßneubildung in Tumoren spielen.[67]

Die Anthocyanidine bilden eine zweite Gruppe von Polyphenolen. Sie sind für die leuchtende Farbe vieler Beeren verantwortlich und haben im Laborversuch eine hemmende Wirkung auf Tumorzellen. Sie führen zum Abbruch der DNA-Synthese im Verlauf des Zellzyklus und treiben Krebszellen in den Selbstmord. Die Anthocyanidine und Proanthocyanidine kommen in höherer Konzentration nicht nur in Beeren, Haselnüssen und Zimt vor. Also ab damit in den Einkaufskorb.

6. Pilze

Wenn unsere Vorfahren in die Wälder zum Sammeln gingen, fanden sie nicht nur Beeren, sondern auch Pilze. Weder Tier noch Pflanze bilden Pilze eine völlig eigenständige Klasse von Lebewesen. Ebenso ambivalent ist ihre Rolle als Nahrungsmittel. Viele Pilze sind giftig oder zumindest ungenießbar, andere dagegen versprechen höchsten Genuss. Vor allem asiatische Speisepilze wie die Pilzsorten Shiitake, Maitake und Enokitake, aber auch einheimische Speisepilze wie der Austern- oder Kräuterseitling und selbst der banale Champignon scheinen Stoffe zu enthalten, die das Wachstum von Tumorzellen dämpfen können. Sie sollten also in unserer Küche nicht fehlen.

7. Kurkuma

Ein wunderbares Beispiel für die seltsamen Wechselspiele zwischen dem abstrakten Reich der Molekularbiologie und der sehr realen Welt simmernder Töpfe, dampfender Schüsseln und lodernder Herdfeuer kommt aus Indien. Im 3. Kapitel habe ich die kristallinen Sphären der zellulären Signalketten und der Transkriptionsfaktoren beschrieben. Transkriptionsfaktoren sind die molekularen Schalter, die chemische Botschaften in Reaktionen der Zelle ummünzen. Es sind die Eiweiße, die am Ende einer Signalkette stehen. Aktivierte Transkriptionsfaktoren wandern in den Zellkern und leiten die Abschrift von Genen und damit die Produktion der entsprechenden Proteine ein. Das Prinzip des Transkriptionsfaktors habe ich am Beispiel der Geschichte der Mutationen im ras-Gen, des MAPK-Signalwegs und des Transkriptionsfaktors AP-1 im Einzelnen erläutert.[68]

Eine der häufigsten und wohl auch bedeutsamsten Fehlregulationen in Tumorzellen ist die Überaktivität eines Transkriptionsfaktors namens nuclear factor kappa B (kurz NFϰB). NFϰB wirkt in verschiedenen Zelltypen, abhängig vom molekularen Umfeld, ausgesprochen unterschiedlich. Es sind hunderte Gene bekannt, die unter der Kontrolle von NFϰB stehen. Eine pathologisch vermehrte Aktivität von NFϰB hat eine ganze Reihe unangenehmer Konsequenzen, die das Wachstum von Tumorzellen auf vielfältige Art stimulieren können. Die Überaktivität erhöht die Resistenz gegen Stimuli, die das interne Selbstmordprogramm der Zelle in Gang setzen. Die von NFϰB regulierten Proteine kreieren aber auch ein Milieu, das chronischen Entzündungen ähnelt. Wir haben gesehen, dass sich manche Krebszellen in einer solchen Umgebung pudelwohl zu fühlen scheinen.[69]

In der indischen Küche hat sich seit vielen Generationen ein schlagkräftiger Hemmstoff von NFϰB etabliert. Es handelt sich um Kurkuma, im deutschen Sprachraum als Gelbwurz bekannt. Während Gelbwurz in Europa wenig verbreitet ist, konsumieren Inder im Durchschnitt 1,5 bis 2 Gramm Kurkuma am Tag. Es ist der Hauptbestandteil des Currypulvers. Diese Wurzel spielt nicht nur in der indischen Küche, sondern auch in der ayurvedischen Medizin seit über 2000 Jahren eine wichtige Rolle.

Curcumin ist der wichtigste Inhaltsstoff von Kurkuma. Curcumin wirkt entzündungshemmend und senkt den Cholesterinspiegel. Die komplexen Wirkungen auf den Transkriptionsfaktor NFϰB und auf Tumorzellen wurden aber erst vor wenigen Jahren von – wie könnte es anders sein – einem aus Indien stammenden Migranten aufgeklärt. Bharat Aggarwal wuchs in Indien im Bundesstaat Punjab auf. In der Küche seiner Mutter war das gelbe Pulver allgegenwärtig. Aggarwal wanderte in die Vereinigten Staaten aus und leitet dort mittlerweile eine große Arbeitsgruppe von experimentellen Krebsforschern am berühmten MD Anderson Cancer Center in Houston/Texas. Er und seine Gruppe wiesen nach, dass Curcumin das Wachstum vieler Krebszellen in der Kulturschale hemmen kann.[70] Er konnte außerdem zeigen, dass Curcumin auch die Ausbreitung von Metastasen beeinflussen kann. Mäuse, denen menschliche Brustkrebszellen implantiert und die daraufhin mit Curcumin behandelt wurden, entwickelten sehr viel weniger manifeste Metastasen als die Tiere der Kontrollgruppen, die auf Curcumin im Futter verzichten mussten.[71] Sparen Sie also nicht an Kurkuma. Kochen Sie öfter mal indisch – nicht nur wegen dem Gelbwurz – und verwenden Sie Kurkuma immer in Verbindung mit Pfeffer. Curcumin alleine wird schlecht aus dem Darm in den Körper aufgenommen. In Kombination mit Piperin aus dem Pfeffer steigt die Verfügbarkeit aber bis auf zu das 2000-fache. Die Inder hatten also bei der Mischung ihrer Currys intuitiv schon alles richtig gemacht.

8. Kräuter und Gewürze

Gute Küche lebt auch von der Kunst des Würzens. Gewürze und Kräuter bringen aber nicht nur Geschmack in unsere Küche. Ingwer hat eine ausgeprägt antientzündliche Wirkung. Rosmarin, Thymian, Oregano, Basilikum und Minze sind reich an Terpenen, die in Tumorzellkulturen Selbstmordprozesse auslösen können. Rosmarin enthält außerdem Carnosol, einen Stoff, der ebenso wie das Curcumin eine stark entzündungshemmende Wirkung hat. Petersilie und Sellerie enthalten Apogenin, das ebenfalls stark entzündungshemmend wirkt und außerdem Prozesse hemmt, die für die pathologische Gefäßneubildung in Tumoren von Bedeutung sind.[72] Verzichten Sie also nicht auf diese herrlichen Aromen, die nicht nur Ihre Kochrezepte reizvoller machen, sondern wahrscheinlich auch Ihren Körper stärken.

9. Dunkle Schokolade

Im Jahr 1753 schlug der Botaniker Linné vor, den Kakaobaum auf den Namen *Theobroma cacao* (Nahrung der Götter) zu taufen. Mit seiner Wertschätzung für dieses Gewächs rannte er bei seinen Zeitgenossen offene Türen ein. Kaum mehr als 150 Jahre zuvor hatten die Spanier die ersten Kakaobohnen nach Europa gebracht. In diesen 150 Jahren hatte der Kakao, respektive die Schokolade, Europa im Sturm erobert.

Heute werden Kakao und Schokolade augenzwinkernd als kleine Sünde konsumiert, aber sicher nicht mit gesunder Ernährung assoziiert. Tatsächlich sind auch die meisten Vollmilchschokoladen wahre Zucker- und Fettbomben, über die zumindest aus medizinischer Sicht wenig Gutes zu sagen ist. Wenn allerdings Schokolade in einer ursprünglicheren Form ohne Zucker, Milchfett und Füllstoffe mit einem Kakaoanteil von mindestens 70 Prozent genossen wird, kann sie zu einem wertvollen Nahrungsmittel werden.

Der Kakao enthält viele interessante Substanzen. Kakaobohnen sind reich an Polyphenolen. Ähnlich wie bei den Beeren könnten vor allem die Proanthocyanidine des Kakaos eine wachstumshemmende Wirkung auf Krebszellen haben. Wenn Sie also nicht auf die tägliche Näscherei verzichten wollen, essen Sie dunkle Schokolade, allerdings nicht mehr als 25 Gramm täglich, um unangenehme Spuren auf ihren Hüften zu vermeiden.

10. Omega-3-Fettsäuren: Fische und Olivenöl

Fett hat einen schlechten Ruf. Nicht ganz zu Unrecht, werden Sie denken, wenn Sie den ersten Teil dieses Kapitels gelesen haben. Da Fett im Vergleich zu Eiweißen und Kohlenhydraten eine wesentlich höhere Energiedichte hat, ist es das ideale Medium, um hohe Energiemengen auf kleinstem Raum zu speichern. Daher wandelt der Körper überschüssige Proteine und Kohlenhydrate in Fett um. In Zeiten des Überflusses speichert der Körper auf diese Weise unverbrauchte Nahrungsenergie an den unpassendsten Stellen des Körpers, mit den entsprechenden gesundheitlichen und ästhetischen Konsequenzen. Auf den ersten Blick scheint das Credo »so wenig Fett wie möglich« in einer Gesellschaft des Überflusses also durchaus Sinn zu machen. Tatsächlich liegen die Dinge aber wieder einmal etwas komplizierter.

Chemisch gesehen besteht das Speicherfett vor allem aus Triglyceriden. Triglyceride sind Verbindungen eines Glycerin-Moleküls in Kombination mit drei gesättigten Fettsäuren. Der Körper kann diese Fette aus den Abbauprodukten aller Makronährstoffe selbst herstellen. Im Gegensatz dazu können ungesättigte Fettsäuren wie die Omega-3 und Omega-6-Fettsäure nicht selbst produziert werden. Sie müssen zumindest in kleinen Mengen mit der Nahrung aufgenommen werden, ganz gleich, ob ein Mensch übergewichtig ist oder nicht. Wir haben gesehen, dass uns die moderne Nahrungsmittelproduktion in eine paradoxe Situation bringen kann. Trotz eines globalen Überangebots an Fetten und Kalorien ist es möglich, dass unsere Nahrung zu wenig Omega-3-Fettsäuren enthält. Einige Folgen habe ich schon erwähnt.

Die Inuit ernähren sich auf den ersten Blick grauenhaft schlecht. Ihre Nahrung enthält praktisch kein Obst und Gemüse, dafür sehr viel fettes Robben- und Walfleisch und viele Fische. Trotzdem stellten Kardiologen fest, dass Inuit, die sich traditionell ernähren, selten an Arteriosklerose leiden. Sie haben vergleichsweise wenige Probleme mit Erkrankungen wie Herzinfarkt oder Schlaganfall. Wir kennen die Arteriosklerose dagegen als klassische Zivilisationskrankheit, die durch Bluthochdruck, hohe Blutzuckerspiegel und vor allen durch erhöhte Blutfette wie das Cholesterin verursacht wird.

Die Nahrung der Inuit-Völker ist fettreich. Sie enthält aber einen hohen relativen Anteil an Omega-3-Fettsäuren. Nicht nur Wale und Robben, auch fette Fische wie Makrele, Lachs oder Hering sind reich an solchen Fettsäuren. Diese Moleküle scheinen auch vor Krebs zu schützen. Zumindest lassen klinische Studien vermuten, dass Personen, die mindestens zweimal pro Woche Fische essen, seltener an Darm- oder Brustkrebs erkranken.[73]

Auch bestimmte Pflanzenöle wie Walnussöl, Leinöl, Rapsöl oder Olivenöl weisen ein sehr günstiges Verhältnis von Omega-3- zu den schädlichen Omega-6-Fettsäuren auf. Greifen Sie daher öfter mal zum Olivenöl und zu mediterranen Rezepturen.

11. Grüner Tee

Nach Wasser ist Tee das am weitesten verbreitete Getränk der Erde. Der Teestrauch (Camellia sinensis) stammt wohl ursprünglich aus Indien. Er hat sich entlang der Seidenstraße nach Osten und Westen ausgebreitet und wird heute überall entlang einer Achse von der Türkei bis nach Japan angebaut. Knapp 80 Prozent des weltweiten Teekonsums bestehen aus schwarzem Tee, die restlichen 20 Prozent aus grünem Tee. Dabei handelt es sich nicht etwa um verschiedene Pflanzen. Der Unterschied zwischen grün und schwarz beruht ausschließlich auf der Herstellungsweise.[74] Der schwarze Tee wird zunächst getrocknet und fermentiert. Die Fermentierung wird erst am Ende des Prozesses durch das Rösten der Blätter gestoppt. Beim grünen Tee steht dagegen das Rösten oder Dämpfen am Anfang des Herstellungsprozesses. Dadurch werden die Enzyme, die für die Fermentation verantwortlich sind, weitgehend inaktiviert. Der Tee behält seine ursprüngliche grüne Farbe. Dieser kleine Unterschied hat eine große Wirkung auf die chemische Zusammensetzung des Tees. Die Fermentation verwandelt Polyphenole, vor allem Catechine, die ursprünglich in hoher Konzentration im Tee vorhanden sind, in dunkle Pigmentstoffe (Theaflavine), die keine relevanten biologischen Wirkungen mehr haben. In Europa ist vor allem der schwarze Tee bekannt, während in Ostasien – in China und in Japan – der grüne Tee favorisiert wird.

Bedenkt man das West-Ost-Krebsgefälle, könnte man jetzt ins Grübeln geraten.[75] Tatsächlich sind es vor allen die Catechine, die für das krebshemmende Potential des Tees verantwortlich sind, die aber beim Prozess der Fermentation zerstört werden. Vor allem japanischer grüner Tee hat einen hohen Gehalt an Epigallocatechin Gallat (EGCG), einer Substanz, die besonders vielversprechende krebshemmende Eigenschaften besitzt.[76] EGCG hemmt zumindest in der Zellkultur das Wachstum von Nieren-, Haut-, Mundhöhlen- und Prostatakrebs. Bei Mäusen, die aufgrund eines genetischen Defekts spontan häufig Prostatakrebs entwickeln, kann die Fütterung mit grünem Tee das Wachstum solcher Tumoren messbar hemmen. Dieser Effekt könnte unter anderem auf der Hemmung der Neubildung von Blutgefäßen des Tumors beruhen.[77] Im Laborversuch zeigt das ECGC noch eine Reihe weiterer Wirkungen, die die Ausbreitung von Tumorzellen begrenzen könnten.[78]

Der Teufel steckt allerdings wie so oft im Detail. Nicht nur die Teesorten unterscheiden sich deutlich durch ihren Gehalt an EGCG. Auch die Zubereitungsart des Tees spielt eine Rolle. Japanische Tees der Sorten Sencha und Gyokuro haben einen hohen ECGC-Gehalt. Diese Tees sollten Sie aber, damit die Polyphenole tatsächlich freigesetzt werden, mindestens acht bis zehn Minuten ziehen lassen. Der Tee sollte frisch zubereitet auch getrunken werden. Lässt man grünen Tee stehen, verwandelt er sich und wird dunkel wie Schwarztee. Seine Wirkstoffe sind dann der Fermentation zum Opfer gefallen und oxidiert worden. Ein letzter Tipp zum Schluss: Für den perfekten Genuss ist es wichtig, den grünen Tee nicht mit kochendem, sondern mit 70 °C heißem Wasser aufzugießen, andernfalls schmeckt er bitter.

12. Rotwein

Hippokrates, der Übervater der abendländischen Medizin, ahnte bereits die Ambivalenz mancher Nahrungs- und Genussmittel. Vom Wein sagte er: »Der Wein ist ein Ding, in wunderbarer Weise für den Menschen geeignet, vorausgesetzt, er wird bei guter und schlechter Gesundheit, sinnvoll und im rechten Maße verwendet.«

Sie werden sich vielleicht wundern, dass hier nochmals vom Wein die Rede ist, nachdem wenige Seiten zuvor vor dem Genuss alkoholhaltiger Getränke gewarnt wurde. Aber viele Dinge haben zwei Seiten, und vor allem der Rotwein ist ein Nahrungs- oder Genussmittel mit zwei Gesichtern. Ohne Zweifel: große Mengen Alkohol, sind auf Dauer genossen schädlich, selbst wenn es sich um erstklassige Tropfen aus Bordeaux oder Burgund handelt. Aber wie steht es mit dem Glas Rotwein am Abend?

Wein wurde seit der Antike als Medikament eingesetzt. Das allein ist sicher kein gutes Argument. Die europäische Medizin hat in den letzten 2000 Jahren bei ihren Versuchen, Krebs zu heilen oder wenigstens zu lindern, von der grauen Eidechse über Schlangenfleisch bis hin zu getrocknetem Kot von Wanderfalken kaum eine Absurdität ausgelassen.[79]

Als Student hatte ich das Vergnügen, meinen Kurs in pathologischer Anatomie bei einer in mehrfacher Hinsicht eindrucksvollen Professorin absolvieren zu dürfen. Wenn sie sich frühmorgens im grüngekachelten Hörsaal des Pathologischen Instituts der Tübinger Universität über die Organe eines Verstorbenen beugte, kam es vor, dass sie unsere Aufmerksamkeit auf seine Blutgefäße lenkte. Eines Morgens lagen vor uns die sterblichen Überreste eines

Mannes, der im Alter von 95 Jahren gestorben war. Trotz dieses biblischen Alters wiesen seine Herzkranzgefäße nicht die sonst typischen altersüblichen Verkalkungen auf. Das »ceterum censeo« der Professorin in diesen Fällen lautete: »Schauen Sie sich diese Koronarien an, makellos, zart, wie bei einem Zwanzigjährigen. Der Mann hatte ohne Zweifel sein tägliches Quantum Trollinger.«

Tatsächlich wurde Ende des 20. Jahrhunderts die vorbeugende Wirkung mäßigen Weinkonsums auf die Krankheiten des Herz-Gefäßsystems wissenschaftlich recht eindrucksvoll bestätigt.[80] Bei der protektiven Wirkung auf die Gefäße scheinen der Alkohol und bestimmte Inhaltsstoffe des Rotweins zusammenzuwirken. Einige große epidemiologische Studien zu den gesundheitlichen Auswirkungen des Rotweingenusses richteten ihr Augenmerk auch auf den Krebs. Eine große dänische Studie ergab, dass Menschen, die mäßig, aber regelmäßig Wein, insbesondere Rotwein, zu sich nehmen, nicht nur seltener einen Herzinfarkt erleiden, sondern auch eine um 20 Prozent verringerte Krebssterblichkeit aufweisen.[81]

Wodurch könnte diese geheimnisvolle Wirkung des Weins begründet sein? Ich habe schon mehrfach betont, dass Aussagen epidemiologischer Studien mit Vorsicht verwendet werden sollten, solange es keine Vorstellungen darüber gibt, welche Mechanismen einem postulierten Kausalzusammenhang zugrunde liegen könnten. Entsprechende Ergebnisse aus Labors ließen aber nicht lange auf sich warten. Chemisch betrachtet ist Rotwein ein ungeheuer komplexes Stoffgemisch. Er enthält eine Vielzahl von Polyphenolen in vergleichsweise hoher Konzentration. Darunter sind alte Bekannte wie die Anthocyanidine, Proanthocyanidine und Flavanone. Eine Substanz namens Resveratrol genießt inzwischen die besondere Aufmerksamkeit der Wissenschaft. Resveratrol ist vor allem in der Schale der Trauben enthalten. Daher ist der Stoff im Rotwein in zehnfach höherer Konzentration vorhanden als im Weißwein, der ja beim Gärungsprozess früh von der Maische getrennt wird.

Der Mazerationsprozess im Verlauf der Gärung setzt größere Mengen an Resveratrol frei, so dass Rotwein eine effektivere Quelle für die wertvolle Substanz darstellt als die Trauben selbst oder unvergorener Traubensaft. Resveratrol scheint in fast alle Phasen der Entwicklung von Tumoren hemmend eingreifen zu können. Es wirkt auf Prozesse im Verlauf der Tumorinitiation, also während der Zeit der Akkumulation der ersten kritischen Mutationen, die den betroffenen Zellen zunächst einmal Wachstumsvorteile verschaffen.

Resveratrol greift aber auch während der Phase der Tumorpromotion ein, wenn die prämalignen Zellen[82] ihre letzten Wachstumsbremsen ablegen und endgültig zu Krebszellen mutieren. Schließlich kann auch der weitere Weg maligner Krebszellen, auf dem sie letztendlich all die bösartigen Fähigkeiten erwerben, die es ihnen ermöglichen, sich in die Umgebung auszubreiten und Fernmetastasen zu bilden, durch Resveratrol beeinflusst werden.[83] Ein guter Rotwein mag also mehr als nur Genuss sein. Aber beherzigen Sie dabei den Ratschlag des Hippokrates zum Maßhalten, oder denken Sie an den Grundsatz des Paracelsus: Die Dosis macht das Gift!

...

Mittwoch, 10. Juni 2009

Weit hinten am Strand, dort wo die Bucht die nächste Biegung machte, tauchte eine kleine Gestalt auf. Sie wurde zusehends größer. Ich ging Imogen entgegen, so rasch sich eben die Räder des Kinderwagens durch den tiefen Ostseesand pflügen ließen. Unsere kleine Tochter war gerade eingeschlafen. Als wir uns dann trafen, ließ sich Imogen in den Sand fallen. Sie war total durchgeschwitzt. Als sie sich wieder aufsetzte, bildeten die Sandkörner auf ihren nackten Armen und Beinen eine feine, glitzernde Panade.

Ich warf mich neben sie in den warmen Sand und musterte sie von Kopf bis Fuß.

»Du siehst prächtig aus, sehr prächtig.« Das war mein voller Ernst. Sie war braungebrannt, die Haare waren nachgewachsen. Niemand hätte diesem Körper angesehen, dass er bis vor wenigen Monaten über fast ein Dreivierteljahr hin mit gnadenloser Regelmäßigkeit alle zwei bis drei Wochen mit starken Zellgiften traktiert worden war – nur kurz unterbrochen durch die Operation und die anschließende Phase der Wundheilung.

»So fühl' ich mich auch. Heute waren's schon 6 Kilometer – nicht übel im Sand.«

Wir waren vor vier Tagen hier in Grömitz angekommen, einem kleinen, behäbigen Seebad am Westrand der Lübecker Bucht. Das Stadtbild war vorwiegend geprägt von der anspruchslosen Fremdenverkehrsarchitektur der siebziger Jahre. Dafür entschädigten allerdings ein wunderschöner, langer Sandstrand und der weite Blick aufs Meer.

Hier gab es eine Einrichtung, die sich speziell der Nachbetreuung junger Mütter mit Brustkrebs verschrieben hatte. Diese Klinik war darauf eingerichtet, die Kinder zu betreuen und gegebenenfalls auch noch die dazugehörigen Männer unterzubringen. Imogen hatte mich überredet, Urlaub zu nehmen und mit ihr zu kommen, und jetzt, wo ich hier war, bereute ich meine Entscheidung keine Minute. Auch mir taten Licht, Luft und See gut.

Aber es war mehr als nur der hohe Himmel, der meine Stimmung hob. Ich sah, dass es Imogen gut ging – nicht nur körperlich. Monatelang war sie ein Objekt der Medizin gewesen und hatte geduldig über sich ergehen lassen müssen, was die Ärzte ihr antrugen. Jetzt hatte sie begonnen, den Spieß umzudrehen, und Stück für Stück holte sie sich das Leben zurück.

Und hier in Grömitz gab es noch etwas anderes, das ihr Auftrieb gab. Die Frauen, die hierher zur Anschlussheilbehandlung angereist waren, stammten aus allen Ecken der Republik, von Kiel bis ins Allgäu. So unterschiedlich ihre Reisewege, so unterschiedlich waren auch ihre Biographien und ihre Temperamente. Trotzdem schien es etwas zu geben, das sie einander nahe brachte, über alle Unterschiede hinweg und ohne dass viele Worte gemacht werden mussten. In jedes dieser Leben hatte der Krebs plötzlich und unerwartet ein Nadelöhr gesetzt. Keine der Frauen wusste, ob es ihrem Körper gelingen würde, sich durch den winzig schmalen Spalt in ein normales Leben hindurchzuarbeiten. Diese Art von gemeinsamer existentieller Konfrontation schuf eine Atmosphäre der Direktheit und der Intimität, die zwischen Menschen, die sich vorher nie im Leben begegnet sind, sehr ungewöhnlich ist. Und es war offensichtlich etwas, das Imogen gefehlt hatte und das sie jetzt sehr genoss.

Man kam rasch zum Punkt und tauschte sich über die verschiedensten Mittel und Wege aus, mit dem Krebs, diesem unheimlichen Gesellen, fertigzuwerden. Von allen Frauen war Imogen vielleicht diejenige, die am vehementesten die Strategie der Vorwärtsverteidigung verfocht. Ihr war der Gedanke schwer erträglich, die Initiative aus der Hand zu geben. Sie saß nächtelang mit den anderen Frauen zusammen und predigte Ernährung gegen Krebs und – Sport als Universalwaffe.

Imogen strich sich nachdenklich den Sand von ihrer Wade. »Sag mal, manchmal glaube ich, ich mach' mir mit meinem Aktionismus etwas vor. Bilde ich mir nur ein, ich könnte dem Krebs davonlaufen?«

Ich schüttelte den Kopf. »Nein, ich bin überzeugt, da steckt was dahinter.

Bewegung ist objektiv gut. Nicht nur für deinen Kopf. Noch weiß keiner genau wie und warum, aber ein trainierter Körper scheint im Kampf gegen Krebszellen tatsächlich bessere Karten zu haben ...

...

Leben »like a rolling stone«

Keine Sorge, ich möchte hier nicht den Lebensstil von Keith Richards oder Mick Jagger als geeignetes Rollenmodel zur Krebsprävention anpreisen. Der Name der Rolling Stones entstammt einem alten, ursprünglich lateinischen, dann im 16. Jahrhundert vom Englischen vereinnahmten Sprichwort: »The rolling stone never gathers moss.« (Ein rollender Stein setzt niemals Moos an.)[84]

Auf unseren Körper bezogen hat diese Volksweisheit einen durchaus wahren Kern. Ohne Zweifel verzögern Sport und Bewegung die natürlichen Alterungsprozesse.[85] Bewegung konserviert die körperliche Leistungsfähigkeit und erhöht möglicherweise auch die Lebenserwartung. Bewegung reduziert den allmählichen, altersbedingten Abbau von Knochenmasse, schützt vor Muskelschwund und Zuckerkrankheit und beugt auf sehr komplexe Art und Weise Erkrankungen des Herz- und Kreislaufsystems vor. Es mag vielleicht erstaunen, aber Menschen, die sich viel bewegen, erkranken statistisch gesehen auch seltener an Krebs als die Durchschnittsbevölkerung. Zumindest zur Vorbeugung von Brustkrebs[86] und Darmkrebs[87] ist die positive Wirkung von Sport und Bewegung inzwischen ziemlich überzeugend dokumentiert. Mittlerweile wurden zu beiden Krebsformen über 100 Studien mit überwiegend positivem Resümee veröffentlicht.

Aber Sport scheint auch vor anderen Tumorarten wie Lungenkrebs, Gebärmutterkrebs oder Prostatakrebs zu schützen. Man muss nicht zum Marathonläufer werden, um in den Genuss der positiven Wirkungen des Sports zu kommen. Positive Effekte zeigen sich schon bei regelmäßiger körperlicher Belastung von 30 Minuten pro Tag mit mäßiger Intensität. Die präventive Wirkung der Körperarbeit nimmt überdies mit der Trainingsintensität weiter zu. Gerade Darmkrebs scheint kein Freund von Bewegung zu sein. Resümiert man die über 50 wissenschaftlichen Arbeiten zum Thema, so zeigt sich, dass regelmäßige Bewegung das Erkrankungsrisiko um bis zu 30–40 Prozent verringert. Ähnliches gilt für die Bedeutung des Sports bei der Prävention von Brustkrebs. Dabei lohnt es sich auch nach den Wechseljahren noch einzusteigen, aber die größten Effekte sind durch kontinuierliche körperliche Aktivität von Jugend an zu erzielen.[88]

Im Jahr 2008 veröffentlichte das Deutsche Krebsforschungszentrum zusammen mit den Universitäten Heidelberg und Hamburg die Ergebnisse einer Studie mit dem schönen Namen MARIE.[89] Die Initiatoren dieser Studie befragten 3464 Brustkrebs-Patientinnen und 6657 gesunde Frauen im Alter von 50 bis 74 Jahren nach ihrem Lebensstil. Die Teilnehmerinnen gaben Auskunft über ihre körperliche Betätigung vom 30. bis zum 49. Lebensjahr und über das 50. Lebensjahr hinaus. Bei den aktivsten Teilnehmerinnen traten nach den Wechseljahren rund ein Drittel weniger Brustkrebsfälle auf als bei Frauen, die sich wenig körperlich betätigten. Interessant ist, dass kein Leistungssport nötig zu sein scheint, um eine positive Wirkung zu erzielen. Die Frauen der körperlich aktivsten Gruppe gingen zum Beispiel pro Tag zwei Stunden zu Fuß und fuhren eine Stunde Rad. Auch Gartenarbeit, Radeln, Einkäufe zu Fuß wurden dabei als »Körperarbeit« berücksichtigt. Eine zweite wichtige Beobachtung der Studie war, dass der präventive Effekt der körperlichen Aktivität unabhängig von Gewichtszunahme, Gesamtenergiezufuhr oder vom Body-Mass-Index auftritt. Viele andere Studiengruppen machten inzwischen ähnliche Beobachtungen: Auch wenn man annehmen könnte, die positiven Effekte von Bewegung beruhten vor allem darauf, dass körperlich aktive Menschen abnehmen oder insgesamt seltener mit Übergewicht geplagt sind, scheint körperliche Aktivität mehr zu bewirken als nur eine Reduktion von Übergewicht.

Im trainierenden Körper vollziehen sich zahlreiche komplexe Veränderungen des Stoffwechsels. Neben einer Verbesserung der Energiebilanz kommt es zu hormonellen Veränderungen, insbesondere zur Reduktion der Östrogen- und Insulin-Spiegel sowie der Produktion Insulin-ähnlicher Wachstumsfaktoren (IGF-1). Bewegung könnte auch eine positive Wirkung auf die Leistungsfähigkeit bestimmter Aspekte der Immunantwort haben. Zumindest deuten einige Funktionstests in diese Richtung.[90]

Welche der vorgeschlagenen Mechanismen für die präventive Wirkung körperlicher Aktivität von Bedeutung sind, wissen wir noch nicht. Zumindest passen einige der Befunde aus den Laboratorien gut zu den Resultaten der Bewegungsstudien mit Patientinnen und gesunden Frauen. Es fällt auf, dass vor allem hormonabhängige Tumoren wie Brustkrebs, Krebs der Gebärmutterschleimhaut oder auch Prostatakrebs durch körperliche Aktivität gebremst werden. Das weist zumindest auf eine mögliche Rolle hormoneller Mechanismen hin. Als die Initiatoren der MARIE-Studie genauer hinsahen, mussten sie feststellen, dass die präventive Wirkung körperlicher Aktivität vor allem solche Tumorerkrankungen betraf, die Rezeptoren für die beiden weiblichen Sexualhormone Östrogen und Progesteron auf ihren Zellen tragen. Die relative Häufigkeit nicht hormonabhängiger Formen von Brustkrebs stand in keinem Zusammenhang mit der körperlichen Aktivität. Beim Darmkrebs könnte noch ein weiterer Aspekt eine Rolle spielen: Bewegung wirkt Verstopfungen entgegen und verkürzt die Darmpassagezeit. Dadurch reduziert sich die Kontaktzeit zwischen den Zellen der Darmschleimhaut und eventuell karzinogenen Substanzen im Nahrungsbrei.

Was für die Vorbeugung gilt, scheint auch für die Prophylaxe von Rückfällen *nach* Krebserkrankungen zuzutreffen.[91] Es ist eigentlich nie zu spät, mit dem Training zu beginnen.[92] Gerade beim Brustkrebs gibt es mehrfach Hinweise, dass die Rückfallgefahr abnimmt und die statistische Überlebenswahrscheinlichkeit steigt, wenn nach Abschluss der Krebsbehandlung ein Trainingsprogramm mit moderater Belastung angeschlossen wird. Etwa fünf Stunden Fußmarsch pro Woche scheinen bereits auszureichen, um entsprechende Effekte zu erzielen.

Selbst Patienten, die unter Metastasen leiden und damit chronisch an Krebs erkrankt sind, können unter Umständen von Training profitieren.[93] Sport kann die Lebensqualität verbessern und ist das wirksamste Instrument, ein quälendes Problem zu bekämpfen, unter dem viele Krebspatienten leiden: dem sogenannten Fatigue-Syndrom. Diese chronische, bleierne Müdigkeit, die vielerlei Ursachen hat, gehört zu den häufigsten und quälendsten Problemen, mit denen chronisch Krebskranke zu kämpfen haben.

Ein trainierter Körper ist besser gegen Krebs geschützt. Körperliche Aktivität nach Krebs senkt das Risiko von Rückfällen. Diese Einsicht setzt sich mehr und mehr auch in bisher eher konservativen Ärztekreisen durch. Programme zur Intervention durch Training sind mittlerweile auch Bestandteil von groß angelegten Untersuchungsprotokollen.[94] Wir dürfen also auf weitere Ergebnisse gespannt sein.

Fazit – Prävention oder vom passiven Patienten zum mündigen Akteur

Mir ist der Gedanke der Prävention von Krebserkrankungen vor allem deswegen so wichtig, weil er die Menschen von passiven »Klienten« moderner Medizin wieder zu mündigen Akteuren macht. Trotzdem ziehen viele Ärzte beim Thema Ernährung als Krebsprävention oder gar als Krebstherapie immer noch die Augenbrauen hoch. Die Ernährungsberatung in vielen Kliniken und Arztpraxen lässt sich oft in einem Satz zusammenfassen: »Essen Sie, was Sie wollen, aber passen Sie auf, dass Sie nicht abnehmen.« Selbst auf den Webseiten des renommiertesten Online-Dienstes zur Krebsberatung, den Seiten des Krebsinformationsdienstes (KID) des Deutschen Krebsforschungszentrums in Heidelberg (DKFZ), werden Sie nicht viel mehr zu diesem Thema finden. Ohne Zweifel gibt es Situationen, bei denen die Verhinderung eines fortschreitenden Gewichtsverlusts und die Sicherstellung einer ausreichenden Versorgung mit Kalorien oberste Priorität hat. Es gibt auch spezielle Konstellationen, insbesondere während hochdosierter Chemotherapie oder nach ausgedehnten Operationen im Hals- und Rachenraum oder am Magen- und Darmtrakt, die ganz spezielle Anforderungen an die Ernährung stellen. Metastasen können außerdem Probleme verursachen, die bestimmte Formen körperlichen Trainings verbieten. Wenn Sie also selbst Krebspatient sind, besprechen Sie alle Maßnahmen, die Ernährung und Sport betreffen, vorher mit Ihrem behandelnden Arzt. Ich möchte außerdem betonen, dass alle beschriebenen Ratschläge immer nur als Ergänzung, keinesfalls aber als Ersatz für eine Krebstherapie zu verstehen sind.

Viele Menschen, die mit dem Krebs als chronischer Erkrankung leben müssen, haben aber nicht unter erkrankungsbedingten Einschränkungen der Ernährung zu leiden. Viele sind in der Lage, sich zu bewegen. Für sie kann dieses Kapitel eine Richtschnur zur Eigeninitiative sein. Es richtet sich aber vor allem an diejenigen, die vom Krebs befreit wurden und alles tun möchten, um einen Rückfall zu verhindern. Darüber hinaus mag es gesunde Menschen interessieren, die aktiv einer Erkrankung vorbeugen wollen. Darin liegt vielleicht das größte Potential einer »Anti-Krebs-Ernährung«.

Sicher entspricht kaum einer der obigen Ratschläge den strengen Kriterien, die an die Wirksamkeitsnachweise von Krebsmedikamenten gestellt werden. Aber lassen Sie sich nicht irremachen. Es gibt auch innerhalb der Medizin viele Situationen, in denen die klassische Krebstherapie den festen Boden der sogenannten evidenzbasierten Medizin, die Welt der großen, kontrollierten und randomisierten Studien,[95] verlassen muss, weil für die konkrete Situation entsprechende Daten und Erfahrungen fehlen. Manche Fragen werden sich mit den Mitteln der randomisierten Studie nie beantworten lassen. Krebs wartet ebenso wenig wie die Menschen, die mit dem Krebs konfrontiert sind. In Ermangelung anderer, »härterer« Daten habe ich die Ratschläge, die ich in diesem Kapitel gebe, nach den folgenden drei Kriterien ausgewählt:

– Es müssen Maßnahmen sein, die dem aktuellen Verständnis von Entstehung und Entwicklung von Krebserkrankungen nicht widersprechen, sondern sich im Gegenteil gut in das wissenschaftliche Theoriegebäude einfügen.
– Sie müssen nicht nur plausibel sein, sondern auch durch epidemiologische Daten und experimentell gewonnene Hypothesen über die Wirkmechanismen gestützt werden.
– Sie sollten so konzipiert sein, dass Sie außer ein paar überflüssigen Pfunden möglichst nichts zu verlieren, aber vermutlich viel zu gewinnen haben.

Wenn Sie sich mehr bewegen und bewusster ernähren, wird das auch Ihren Kardiologen freuen. Entscheidend ist Ihre persönliche Lebensqualität. Treffen Sie die Auswahl, die zu Ihrem Lebensstil passt. Vielleicht werden Sie aber feststellen, dass meine Vorschläge viele unerwartete, erfreuliche Kollateraleffekte haben, die im positiven Sinn süchtig machen. Bewegung, Sport, Kochen und mehr Zeit für bewusstes und genussvolles Essen können das Leben in vielerlei Hinsicht erfreulicher machen.

Fassen wir zusammen: Lassen Sie die Finger vom Rauchen und reduzieren Sie den Alkoholkonsum. Wenn Sie etwas trinken, dann bevorzugen Sie ein gutes Glas Rotwein. Bewegen Sie sich. Ersetzen Sie, wo immer es geht, Auto, Bus oder Fahrstuhl durch Füße und Fahrrad. Treiben Sie Sport. Suchen Sie sich Sportarten aus, die Ihnen Spaß machen. Wichtig ist, bei der Stange zu bleiben. Versuchen Sie Übergewicht zu reduzieren. Kochen Sie möglichst viel selbst. Vermeiden Sie dabei das »Essen von der Stange«. Kaufen Sie so wenig industriell vorgefertigte Produkte wie möglich. Schlendern Sie über die Wochenmärkte. Greifen Sie auf die Ausgangsprodukte zurück. Bauen Sie überall frisches Obst und Gemüse in Ihre Mahlzeiten ein.

Schauen Sie beim Kochen über den nationalen Tellerrand und machen Sie eine Entdeckungsreise durch die Küchen der Welt. Machen Sie Anleihen vor allem bei den Küchen Ostasiens, in Japan, China oder Thailand, bei der indischen Küche, der Küche des Orients und den Küchen des Mittelmeerraums. Tauchen Sie dabei tief in die Welt der Gewürze und Kräuter ein.

Verwenden Sie Fleisch sparsam und nur von guter Qualität. Ersetzen Sie Rind und Schwein öfter mal durch Wild und Geflügel und vor allem durch Fisch. Insbesondere bei Fleisch und allen tierischen Produkten wie Eier, Butter, Käse, Jogurt oder Quark könnte es sich lohnen, Biokost zu verwenden, wenn damit gewährleistet ist, dass die Tiere naturnah mit Grünfutter ernährt wurden.

Reduzieren Sie den Konsum von Zucker und weißem Mehl. Verzichten Sie auf Softdrinks und trinken Sie dafür viel frische Fruchtsäfte, Mineralwasser und grünen Tee.

Kochen und essen Sie mit Spaß. Verwandeln Sie die Mahlzeit so oft wie möglich von der Kalorienaufnahme zum kleinen Fest. Die Freunde gehören dazu. Und verstehen Sie mich nicht falsch. Panik ist beim Thema Ernährung fehl am Platz. Mir geht es nicht darum, die moderne Ernährung in Bausch und Bogen zu verteufeln. Unser Problem ist in gewisser Weise ein Luxusproblem. Über die Jahrhunderte war das Sattwerden auch in Europa das drängendste Ernährungsproblem. In vielen Weltgegenden ist es das heute noch.

Die statistische Lebenserwartung in Deutschland steigt trotz Krebs immer weiter an. Aber wir könnten bald den Punkt erreicht haben, an dem der Segen des Überflusses sich wieder in einen Fluch verkehrt.[96] Bezeichnenderweise gibt es gerade für die Vereinigten Staaten Prognosen, dass durch die massive Zunahme von Menschen mit deutlichem Übergewicht zum ersten Mal in der Moderne eine Trendumkehr bewirkt wird, die die Lebenserwartung in Zukunft wieder sinken lässt. Von den Kosten, die falsche Ernährung und Bewegungsarmut für unser zunehmend klammes Gesundheitssystem verursacht, möchte ich gar nicht reden.

6. Kapitel

Die Jagd auf ein Chamäleon – Wie tritt Krebs in Erscheinung und wie wird er entdeckt?

Zurück zum 20. Februar 2008

*E*s fühlte sich an wie eine große Kirsche. Der kleine Knoten selbst war etwas härter als seine Umgebung. Sonst waren keine Auffälligkeiten zu bemerken. Im Übrigen fühlte Imogen sich prächtig. Nun ist eine stillende Brust ein Organ im ständigen Wandel, sie schrumpft und wächst, sie baut sich auf, ab und um. Zysten können entstehen und vergehen. Es ist durchaus nichts Ungewöhnliches, dass sich das ganze Organ während einer Schwangerschaft und in der Stillzeit anfühlt wie ein kleines Kirschkernkissen.

Ich war nicht besonders beunruhigt. Imogen ließ sich zumindest nicht viel anmerken. In der folgenden Woche war sowieso ein Routinetermin beim Frauenarzt angesetzt.

Dieser Arzt signalisierte Entwarnung. Nach einer Ultraschalluntersuchung war er der Meinung, es handle sich um eine Milchgangszyste. Das ist ein häufiges Phänomen in einer Brust, die seit fast sechs Monaten täglich etliche Milchrationen zur Verfügung stellen muss.

Ich nahm diese Erklärung beruhigt zur Kenntnis, und die Wochen gingen ins Land.

Nach Fasching war die Kirsche immer noch da, und sie wurde größer.

Sechs Wochen später, Anfang April, war aus der Kirsche eine kleine Walnuss geworden. Ich war immer noch nicht sonderlich irritiert. Es gab viele überzeugende Erklärungen für diese Walnuss, alle samt und sonders wahrscheinlicher als ausgerechnet eine Krebserkrankung bei einer 35-jährigen Frau ohne bekannte Risikofaktoren.

Imogen ging nochmals zur Kontrolluntersuchung. Auch der erneute Ultraschall beim Frauenarzt kam zu keinem anderen Ergebnis. Immerhin schien entweder der wachsende Befund oder Imogens wachsender Argwohn die Sicherheit seines Urteils ein wenig zu erschüttern. Der Gynäkologe schlug vor, sie solle doch noch eine Kontrolle in der Tübinger Universitätsklinik durchführen lassen, wenn sie sich unbehaglich fühle.

Zwei Tage später standen wir im Untersuchungszimmer der Frauenklinik der Tübinger Universität. Dort stellte sich der Knoten nicht mehr wie Flüssigkeit, sondern eher wie ein solides Gewebe dar, ein nach »bildmorphologischen Kriterien«, so der professionell deformierte Jargon der Untersuchers, grenzwertiger Befund.

Das waren die Worte des untersuchenden Arztes. Am selben Tag wurde eine Gewebeprobe entnommen: Das Drama nahm seinen Lauf.

...

Wie tritt Krebs in Erscheinung?

In diesem Kapitel nehme ich Sie mit zur Jagd auf ein Chamäleon. Krebs ist ein Meister der Tarnung und der Metamorphose. Er tritt verborgen hinter vielgestaltigen Masken und in vielerlei Verkleidungen auf. Oft täuscht der erste Anschein über die wahre Identität der Erkrankung hinweg. Krebs ist eine Krankheit mit tausend Gesichtern, und er macht es dem Arzt mitunter schwer, sofort die richtige Diagnose zu stellen.

Wir haben gesehen, dass Krebs von fast jedem Gewebe des Körpers ausgehen kann. Tumoren wachsen vom Scheitel bis zum großen Zeh. Nicht selten tritt Krebs dabei tatsächlich als *Tumor* in Erscheinung. Der aus dem Lateinischen stammende Begriff *Tumor* bedeutet zunächst nichts anderes als Schwellung. Schwellungen können natürlich vielerlei Ursachen haben. Im medizinischen Alltag wird der Begriff aber zunehmend mit bösartigem Tumor gleichgesetzt und als Synonym für eine Krebserkrankung verwendet, so auch – wenn nicht ausdrücklich anders gekennzeichnet – in diesem Buch. Bei Krebserkrankungen der oberflächlichen Körperschichten wie dem Brustkrebs, den verschiedenen Formen des Hautkrebses, bei den Tumoren der äußeren Geschlechtsorgane, bei oberflächlich gelegenen Bindegewebstumoren (Sarkomen) oder auch bei manchen Fällen von Lymphdrüsenkrebs bemerken die Patienten oft selbst die Erkrankung als Schwellung, Knoten oder Verhärtung.

Aber beileibe nicht immer kommt der Krebs tritt als ein sichtbares oder tastbares Geschwulst in Erscheinung. In der Mehrzahl der Fälle versteckt sich die Erkrankung hinter ganz anderen Symptomen. Kopfschmerzen, verstopfte Nase, Schluckbeschwerden, Husten, Atemnot, Gelbsucht, Durchfall, Juckreiz oder Hautausschlag, selbst Wahnvorstellungen und Psychosen können die Spitze eines bösartigen Eisbergs sein. Es gibt kaum ein Krankheitszeichen, das nicht durch eine Krebserkrankung verursacht worden sein könnte.

Von solchen Symptomen, den ersten möglichen Anzeichen für eine Krebserkrankung, möchte ich im ersten Teil dieses Kapitels erzählen. Aber Vorsicht! Diese Lektüre kann Nebenwirkungen verursachen. Sie könnte eine typische Medizinstudenten-Paranoia auslösen. Werden Studenten meines Fachs zum ersten Mal mit einer Fülle mehr oder weniger schrecklicher und bisher unbekannter Krankheitsbilder konfrontiert, neigen nicht wenige dazu, jedes nur erdenkliche Ziepen und Kratzen als Symptom einer drohenden gesundheitlichen Katastrophe zu missdeuten. Im Rahmen der rund sechsmonatigen Vorbereitungszeit auf das zweite Staatsexamen suchte einer meiner Kommilitonen nicht weniger als sechs verschiedene Ärzte auf, deren Fachrichtung in auffälliger Weise stets eng mit dem jeweiligen Lernstoff korreliert war, den er gerade durcharbeitete. Das einzige größere Fach, das er ausließ, war die Gynäkologie.

Das wäre genau das Gegenteil dessen, was ich erreichen möchte. Nichts ist schlimmer, als ständig das Gefühl zu haben, man lebe unter einem Damoklesschwert. Zudem hat jemand, der zehnmal auf Fehlalarme hereingefallen ist, die fatale Neigung, sich im Bett herumzudrehen und weiterzuschlafen, wenn beim elften Mal der Dachstuhl tatsächlich brennt.

Das Problem besteht darin, die Spreu vom Weizen zu trennen. Können wir Regeln aufstellen, welche Beschwerden ernst genommen werden sollten und welche nicht? Zunächst einmal die schlechte Nachricht: Keine noch so gute Regel wird Arzt oder Patient mit hundertprozentiger Sicherheit vor einer Fehleinschätzung bewahren. Im seltenen Einzelfall kann sich hinter jeder scheinbaren Harmlosigkeit eine Krebserkrankung verbergen. Umgekehrt entpuppen sich viele zunächst bedrohlich erscheinende Konstellationen von Symptomen und Risikofaktoren in der Mehrzahl der Fälle als Schall und Rauch.

Wir können aber zumindest Regeln für Konstellationen von Symptomen aufstellen, die nicht auf die leichte Schulter genommen werden sollten und die genauerer Untersuchung bedürfen. Wichtig ist dabei den Kontext zu beachten, in dem die Beschwerden auftreten. Oft handelt es sich bei echten Warnsignalen nicht um ein isoliertes Symptom, sondern um eine charakteristische Konstellation von Beschwerden mit einer spezifischen Historie vor dem Hintergrund der individuellen Biographie des Betroffenen.

Eine der spannendsten Veranstaltungen meines Medizinstudiums war die Vorlesung über Differentialdiagnose. Das ist die Kunst, aus einer gegebenen Kombination von Symptomen und der individuellen Historie eines Patienten eine tragfähige Hypothese zu entwickeln, welche Erkrankung die Wurzel seiner Probleme sein könnte. Dieser Aspekt der ärztlichen Tätigkeit hat etwas Detektivisches. Die Kunst der Differentialdiagnose verlangt Intuition, Kombinationsgabe, ein Gespür für Plausibilitäten und setzt natürlich die Kenntnis der Eigenheiten vieler Krankheitsbilder voraus.

Selbst bei strahlendem Sommerwetter war die Vorlesung Differentialdiagnostik immer ausgebucht. Der Dozent beherrschte sein Metier, und er gab uns Studenten oft genug Gelegenheit, selbst einmal »Detektiv« zu spielen. Er liebte Aphorismen und Faustregeln, wie zum Beispiel: »Was häufig ist, ist häufig, und was selten ist, ist selten«,[1] ein Merksatz, den ich bereits erwähnt habe. Auf den zweiten Blick ist diese Regel nicht so trivial, wie sie klingt. Häufigkeit ist in der Medizin ein ausgesprochen relativer Begriff. Was häufig ist und was nicht, kann in Abhängigkeit von den Umständen stark variieren. Räkelt sich am heimischen Spitzberg hinter unserem Haus ein beinloses, schuppiges Reptil in der Sonne, so handelt es sich aller Wahrscheinlichkeit nach um eine Ringelnatter. Kriecht ein vergleichbares Geschöpf über meine Schuhe, wenn ich durch das australische Outback wandere, könnte es angebracht sein, sich Sorgen zu machen.

Die relativen Häufigkeiten von Krankheiten verändern sich mit dem betrachteten Kollektiv. In diese individualisierte Perspektive gehen Faktoren wie Alter, Geschlecht, Herkunft, Beruf, aber auch Vor- und Begleiterkrankungen, kurz die ganze Lebensgeschichte eines Patienten mit ein. Unregelmäßige Fieberschübe in Kombination mit dunklem Urin mögen bei einem Biologen, der gerade sechs Monate in Madagaskar zugebracht hat, mit hoher Wahrscheinlichkeit auf eine Malaria schließen lassen. Bei einem sechsjährigen Kind, das zeit seines Lebens den Kreis Tübingen nicht verlassen hat, sollte der behandelnde Arzt zunächst ganz andere Ursachen favorisieren.

Dieser erste Teil des Kapitels soll ein wenig Ordnung ins Chaos der Erschei-

240 • KAPITEL 6: Die Jagd auf ein Chamäleon

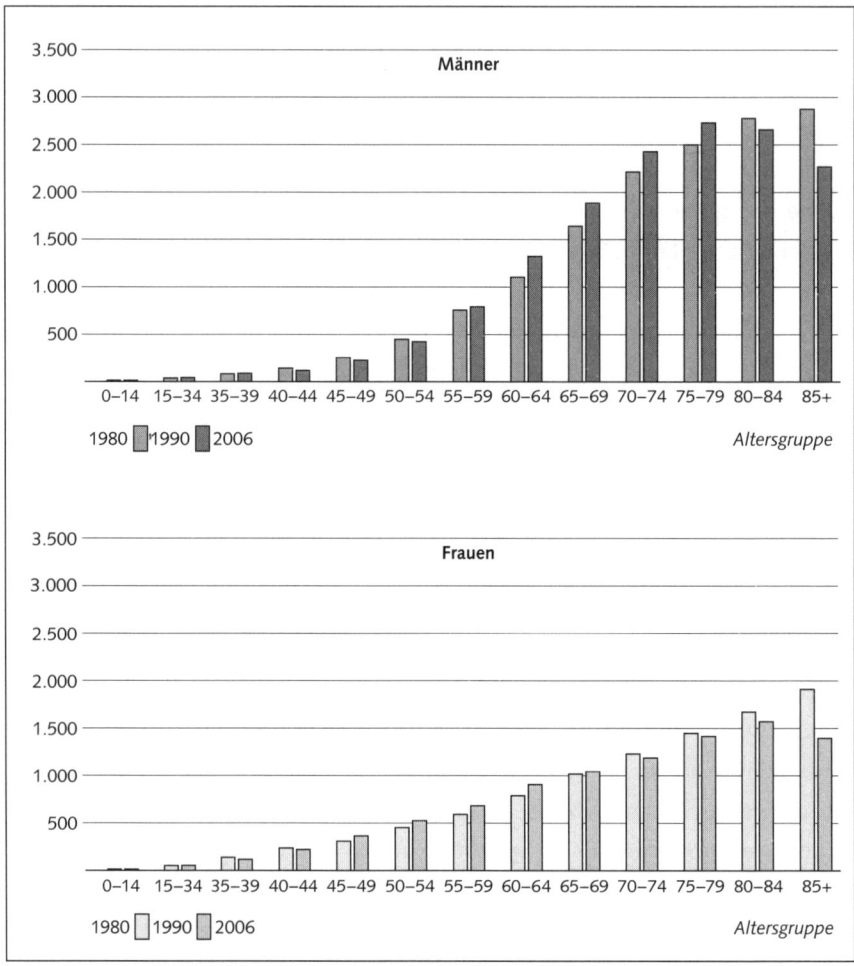

Abbildung 9: Altersspezifische Krebserkrankungsraten in Deutschland pro 100 000 Einwohner; getrennt nach Geschlecht.[2]

nungsformen des Krebses bringen. Krebs ist keine seltene Krankheit. In Mitteleuropa erkrankt fast jeder Dritte im Laufe seines Lebens an Krebs. Trotzdem sind viele andere Erkrankungen ungleich häufiger. Hinter den meisten Symptomen und Beschwerden stehen daher harmlose Erklärungen.

Krebs ist typischerweise eine Erkrankung des älteren Menschen. Alle häufigen Krebsformen, insbesondere die Karzinome, treten selten vor dem 50. und fast nie vor dem 40. Lebensjahr auf.

Werfen wir jetzt einen Blick ins Sprechzimmer eines Onkologen. Ich möchte

Sie an dieser Stelle mit Patienten[3] bekannt machen, deren Geschichte gleichzeitig typisch *und* ungewöhnlich ist. Ich habe diese Fälle ausgewählt, weil sie prototypisch sind. Sie repräsentieren jeweils vier verschiedene Kategorien möglicher Krebserkrankungen.

Manchmal sehen wir den Wald vor lauter Bäumen nicht

Auch wenn der Krebs durch die Vordertür kommt, kann er übersehen oder fehlgedeutet werden. Bei jedem der folgenden Patienten war eine sicht- oder tastbare Schwellung das erste Anzeichen einer Krebserkrankung. Trotzdem wurden die Zeichen in jedem der Fälle aus ganz verschiedenen, aber oft recht typischen und nachvollziehbaren Gründen zunächst einmal fehlgedeutet. Im Sommer des Jahres 2010 saß ich zusammen mit einigen Kollegen in der wöchentlichen Tumorkonferenz des Tübinger »Zentrums für Tumoren im Kopf- und Halsbereich«. Die Konferenz war fast zu Ende, als ein Mann, kräftig gebaut und kaum älter als 40 Jahre, mit einer Augenklappe den Raum betrat. Er stammte von der Schwäbischen Alb und arbeitete dort in einem kleinen Dorf als Handwerker. Schon während er sich setzte, nahm er den Verband vom Auge. In diesem Moment fror unser Gespräch ein. Uns gähnte eine vollkommen leere rechte Augenhöhle an.

Zehn Tage zuvor hatten ein Team von Chirurgen aus der Hals-Nasen-Ohren- und der Augenklinik das linke Auge des Mannes entfernen müssen. Ein bösartiger Tumor, ein sogenanntes Plattenepithelkarzinom, hatte sich, vom Lid ausgehend, nasenseitig bis tief in die Augenhöhle hinein gefressen.

So eine Krebserkrankung entsteht nicht über Nacht. Schon vor Monaten hatte der Mann eine reiskorngroße Rötung und Schwellung am Unterlid bemerkt. Als die Schwellung nach einigen Tagen nicht besser wurde, ging er zu seinem Hausarzt. Der deutete die Veränderung als ein Gerstenkorn und leitete eine entsprechende Therapie mit einer entzündungshemmenden Salbe ein. Solche Gerstenkörner sind häufige Erkrankungen des Lidapparats. Es handelt sich dabei um harmlose, wenn auch manchmal unangenehme Schwellungen am Augenlid. Die Zeit ging ins Land, und die Schwellung wurde nicht besser – im Gegenteil. Daraufhin beschloss der Mann, einen Augenarzt aufzusuchen. Auch dieser schätzte die Veränderung zunächst als harmlos ein. Er vertröstete den Patienten mit der Aussicht auf baldige Besserung. Die Schwellung am

Augenlid wuchs indessen langsam weiter, und sie veränderte sich. Es entwickelte sich ein festes, mit dem umgebenden Gewebe und der Haut verwachsenes Paket. Unzufrieden mit dem Gang der Dinge suchte der Patient einen weiteren Augenarzt auf. Diesem Kollegen war die Situation nicht mehr geheuer. Er veranlasste eine Kernspintomographie. Die Aufnahmen zeigten, dass die bananenförmige Schwellung des Unterlids nur die Spitze eines Eisbergs war. Der Prozess war längst nicht mehr auf das Lid begrenzt, sondern hatte sich über drei Zentimeter nach hinten in die Augenhöhle hinein ausgebreitet. Damit war die Hypothese vom Gerstenkorn endgültig vom Tisch. Eine Gewebeprobe bestätigte schließlich, dass es sich um einen bösartigen Tumor handelte.

Was ist typisch an dieser Geschichte? Es ist schwer, den Wolfsbarsch zu finden, wenn er mit vielen tausend Sardinen in einem riesigen Netz zappelt. Bei der Krebserkrankung des Augenlids handelt es sich um ein extrem seltenes Krankheitsbild – eine Krebserkrankung unter tausenden Gerstenkörnern. Erschwerend kam hinzu, dass es keine weiteren Hinweise gab, die den Verdacht in eine bestimmte Richtung gelenkt hätten. Der Mann hatte sonst keinerlei Beschwerden oder typische Risikofaktoren, die aus seiner Vorgeschichte herauszulesen gewesen wären und den Arzt auf die richtige Spur gesetzt hätten.

Verwechslungen sind außerdem vorprogrammiert, wenn kein erfahrener Küstenfischer, sondern ein Landei den Barsch unter tausenden Sardinen herausfischen soll. Dieses Landei war in diesem Fall der Hausarzt. Ich meine das keineswegs despektierlich. Niemand ist in der Lage, das ganze weite Feld der Medizin im Detail noch zu überblicken oder gar zu beherrschen. Jeder noch so gute Arzt ist auf vielen Gebieten ein Landei. Mediziner können das am besten, was sie häufig machen, und sie kennen sich mit den Erkrankungen aus, die sie oft sehen und behandeln. Die Spezialisierung auf einem Fachgebiet geht zwangsläufig mit dem Verlust an Wissen in der Breite einher und umgekehrt.

Trotzdem war die erschreckend späte Diagnose dieser Krebserkrankung mehr als nur Pech. Wir können aus dieser Geschichte auch ein paar Lehren ziehen. Die erste Lektion lautet: Die Zeit ist ein wichtiges Instrument der Diagnostik. Das gilt auch und vor allem bei der Unterscheidung zwischen Krebserkrankungen und harmloseren Diagnosen. Die meisten akuten Erkrankungen, Entzündungen, Infektionen oder Verletzungen heilen in wenigen Wochen aus oder zeigen im Verlauf eines Monats zumindest eine deutliche Tendenz zur Besserung. Das gilt oft auch, wenn die Krankheit gar nicht oder inadäquat behandelt wurde. Krebs hingegen verursacht selten Symptome, die spontan wieder verschwinden oder zyklisch auftreten. Die Symptome einer Krebserkrankung neigen in der Regel dazu, sich schrittweise oder kontinuierlich zu verschlimmern, wenn nichts dagegen unternommen wird.

Die zweite Lektion heißt: Wer mit einem Problem nicht weiterkommt, soll sich eine zweite Meinung einholen. Wenn sich nach vier Wochen die Beschwerden nicht gebessert, sondern womöglich sogar weiter verschlechtert haben, dann ist es für Arzt und Patient Zeit, hellhörig zu werden. Der Arzt sollte spätestens jetzt seine ursprüngliche Arbeitshypothese kritisch überprüfen. Er muss überlegen, ob er tiefer in die Kiste seines diagnostischen Instrumentariums greifen muss oder ob er andere Fachdisziplinen zu Rate ziehen sollte. Oft sind es kleine Details, die von weniger Erfahrenen übersehen werden, den Spezialisten aber stutzig machen und auf die richtige Fährte lenken. In unserem Fall hätte vielleicht die untypische Lage am Unterlid den erfahrenen Augenarzt schon früher an der Diagnose »Gerstenkorn« zweifeln lassen. Das gilt natürlich auch für den Patienten. Bei nicht-trivialen Problemen ist es immer legitim, sich eine zweite Meinung bei einem anderen Facharzt oder einem entsprechend spezialisierten Zentrum einzuholen.

Aber jetzt zu einer anderen Geschichte: Der furchtbare Geruch von faulendem Fleisch erfüllte den Raum, als sie zur Tür hereintrat. Im Untersuchungszimmer der Ambulanz stand eine gepflegte Dame in den Fünfzigern, frisch geduscht, sorgfältig geschminkt und in ein teures Kostüm gekleidet. Die Quelle des Geruchs wurde erst offensichtlich, als sie den Oberkörper freimachte. Wo früher die rechte Brust gewesen sein musste, war jetzt ein tiefer Krater zerfallenden, teils schwärzlich verfärbten, teils leicht blutenden Fleisches zu sehen, umgeben von dicken und harten, blau geäderten Knoten. Der Krater maß im Durchmesser fast 10 Zentimeter und musste sich über viele Monate entwickelt haben. Ich war einigermaßen schockiert. Auch jedem Laien sollte klar sein, dass hinter einer solchen, scheinbar spontan entstandenen Wunde eine schwere Erkrankung stehen muss. Hinzu kam, dass der rechte Arm der Frau stark geschwollen war. Die Frau litt offensichtlich an einer bereits sehr weit fortgeschrittenen Brustkrebserkrankung. Erst die Schwellung des Arms, die zwei Wochen zuvor aufgetreten war, hatte sie zum Arztbesuch motivieren können. Die Schwellung war die Folge von Absiedlungen des Tumors in die Lymphknoten der Achselhöhle, die den Abfluss der Lymphe aus dem Arm behinderten.

Mir war völlig rätselhaft, warum die Betroffene so spät reagiert hatte. Meine Verwunderung wuchs, als ich erfuhr, dass es sich bei der Frau um eine Zahnärztin handelte. Im Gespräch stellte sich heraus, dass die Frau ihren Beruf zum absoluten Lebensmittelpunkt gemacht hatte. Sie führte eine große Praxis, war dabei durchaus erfolgreich und arbeitete viel und gern. Der Weg zum beruflichen Erfolg war aber gepflastert mit Kompromissen in anderen Lebensbereichen. Eine eigene Familie oder einen dauerhaften Lebenspartner hatte sie nie gehabt. Tief im Innern war sie von der Furcht vor Krebs beseelt. Sowohl ihre Mutter als auch die Großmutter waren dem Brustkrebs zum Opfer gefallen. Ihre Strategie, mit dieser Furcht zu leben, war eine massive Form der Verdrängung, die, wie ihr Fall allzu deutlich zeigte, längst zu einer Bewusstseinsspaltung geführt hatte. Ähnlich wie eine Magersüchtige, die selbst dann, wenn ihr im Spiegel ihr zum Skelett abgemagerter Körper demonstriert wird, überall noch imaginäre Speckröllchen sieht, muss diese Frau die Veränderungen an ihrem Körper sogar dann noch ignoriert haben, als sich der Krebs bereits durch ihre Haut gefressen hatte.

Aus dieser ebenso tragischen wie grotesken Geschichte lassen sich zwei weitere Lehren ziehen. Die dritte Lektion lautet: Normale Wunden heilen von selbst. Tun sie das nicht, muss ein gravierenderes Problem dahinter stecken. Dieses Problem muss nicht immer eine Krebserkrankung sein. Auch bei Diabetikern, Menschen mit Defekten des Immunsystems, bei Wundinfektionen mit ungewöhnlichen Keimen oder bei Erkrankung des Blutgefäßsystems kann es zu schlecht heilenden Wunden kommen. Egal, was dahintersteckt: Wunden, die ohne offensichtlichen Grund entstehen, oder Wunden, die nach Wochen nicht verheilen, müssen unbedingt von einem Arzt näher untersucht werden!

Die vierte Lektion aus dieser Geschichte ist allgemeinerer Natur: Achten Sie darauf, was in Ihrem Körper vor sich geht. Achten Sie auf Veränderungen und auf ungewöhnliche Konstellationen von Symptomen. Versuchen Sie ein Gefühl für Ihren Körper zu entwickeln, nehmen Sie ihn ernst, schätzen und pflegen Sie ihn. Gerade die hirnlastigen Individuen täuschen sich, wenn sie glauben, der Körper sei nicht mehr als das banale Vehikel des Geistes.

Nicht jedes Zipperlein sollte gleich Panik verursachen. Wenn Beschwerden auftreten, dann stellen Sie sich zwei Fragen. Erstens: Gibt es irgendeine einfache Erklärung für das, was Sie seit Kurzem plagt? Haben Sie sich erkältet, gestoßen, in untypischer Weise belastet, kurzum: Gibt es irgendein Ereignis in jüngerer Zeit, das die Beschwerden verursachen könnte?

Die zweite Frage lautet: Hat sich Ihr Körper auch sonst in irgendeiner Weise verändert? Hat Ihre Leistungsfähigkeit in letzter Zeit nachgelassen, oder haben Sie ohne ersichtlichen Grund mehrere Kilo abgenommen? Tritt immer wieder ohne ersichtlichen Grund Fieber auf, oder schwitzen Sie nachts mehrere Hemden durch, ohne dass das Zimmer maßlos überheizt wäre? Der schleichende Wandel entzieht sich oft der eigenen Wahrnehmung. Versuchen Sie daher, Ihre Eindrücke zu objektivieren. Stellen Sie sich auf die Waage oder fragen Sie Ihren Partner, ob ihm Veränderungen aufgefallen sind.

Manchmal ist es aber leider gerade die naheliegende Erklärung, die das wahre Problem maskiert. So erging es Roman F. Er war 27 Jahre alt und studierte Sportwissenschaften. Roman hätte sich verfluchen können. Vor knapp drei Monaten hatte er das herrliche Maiwetter genutzt und sich mit Freunden zum Rugby getroffen. Natürlich wusste er, dass dieser Sport verletzungsträchtig ist. Er hatte des Öfteren kleinere Blessuren davongetragen, die aber stets nach ein paar Tagen vergessen waren. Auch dieses Mal rammte ihm ein Gegenspieler kurz vor Ende des Spiels sein spitzes Knie derart unsanft in den Oberschenkel, dass Roman humpelnd vom Platz gehen musste. Ein heftiger Bluterguss war die Folge.

Trotz anfänglicher Besserung schien das Bein dieses Mal nach drei Wochen aber wieder anzuschwellen. Ausgerechnet wenige Wochen vor den Abschlussprüfungen seines Sportstudiums wollte und wollte keine Besserung eintreten. Die Prüfungen sollten bald Romans geringstes Problem sein. Als die Schwellung immer weiter zunahm, überwand er seine Aversionen gegen die ärztliche Zunft und suchte einen Orthopäden auf. Dort erlebte er eine böse Überraschung. Als dieser das Bein einer Ultraschalluntersuchung unterzog, sah er sofort, dass nicht der Bluterguss das eigentliche Problem war. Zwischen den Muskellagen des Oberschenkels befand sich eine fast 10 Zentimeter große Gewebeformation, die dort nichts zu suchen hatte. Eine Gewebeprobe wurde entnommen und bestätigte den Verdacht: Die Schwellung wurde durch ein Fibrosarkom verursacht, ein relativ seltener, bösartiger Tumor, der von den Fibroblasten des Bindegewebes ausgeht.

Die bittere Lektion aus Romans Geschichte lautet: In der Medizin gibt es leider praktisch keine Regel ohne Ausnahme. Dieser Fall schlüpft durch die Maschen des bisherigen Regelwerks. Roman hatte nichts falsch gemacht. Niemand hätte ihm mangelndes Körperbewusstsein vorwerfen können – im Gegenteil. Außer der Schwellung am Bein hatte er keine weiteren gesundheitlichen Probleme. Von Risikofaktoren für eine Krebserkrankung war weit und breit keine Spur. Außerdem verletzt dieser Fall die vielleicht wichtigste diagnostische Regel, nämlich die Altersregel. Wir wissen, dass der Krebs vor allem eine Alterskrankheit ist. Alle häufigen Krebsformen treten ausgesprochen selten vor dem 40. Lebensjahr auf, vor dem 30. Lebensjahr sind sie absolute Raritäten.[4]

Allerdings halten sich einige seltene Krebsformen nicht an diese Regel. Sie treten zum Teil sogar gehäuft bei Kindern, Jugendlichen und jungen Erwachsenen auf. Wenn Menschen dieser Altersgruppe an Krebs erkranken, handelt es sich fast nie um die häufigen Krebsarten wie Brust-, Prostata-, Darm- oder Lungenkrebs, sondern um bestimmte Formen der Leukämie, um Lymphdrüsenkrebs (Lymphome), um Tumoren, die von den Keimzellen ausgehen, um embryonale Tumoren (sogenannte Blastome) oder eben um Sarkome, also um Tumorerkrankungen, die aus Zellen des Bindegewebes hervorgehen.

Trotzdem sollten die Jüngeren unter den Lesern sich nicht zu sehr durch diese Regelverletzung irritieren lassen. Vor dem 30. Lebensjahr ist und bleibt der Krebs eine seltene Ausnahme. Jährlich erkranken in Deutschland über 450000 Menschen an Krebs.[5] Weniger als 2000 (oder 0,5 Prozent) davon sind Kinder oder Jugendliche.

Warnsignale tief aus dem Körperinnern

Leider entsteht die Mehrzahl der Krebserkrankungen tief innen im Körper. Knoten in Bauch, Becken, Brustraum oder gar im Gehirn lassen sich fast nie ertasten. Sie melden sich auf andere Art und Weise und leider oft sehr viel später zu Wort.

Jede unerklärbare Blutung ist ein Krankheitszeichen, das ernst genommen und abgeklärt werden sollte. Im Gegensatz zum verdrängenden Wachstum gutartiger Tumoren zerstören bösartige Wucherungen das umliegende, gesunde Gewebe und brechen dabei in kleine, manchmal auch in größere Blutgefäße ein. Bösartige Tumoren neigen zum Bluten. Solche Blutungen können auffallen, wenn es eine Verbindung zwischen Tumor und Außenwelt gibt. Das ist der Fall bei allen Tumoren im Nasen-, Mund- und Rachenraum, bei Tumoren der Luftwege, der Speiseröhre, des gesamten Magen-Darmtrakts, der Blase und der ableitenden Harnwege sowie der weiblichen Geschlechtsorgane.

Sitzt ein Tumor entlang der Schluckstraße, wird das Blut meist verschluckt und landet im Magen. Dort wird es durch eine chemische Reaktion mit der Magensäure in eine schwärzliche Masse umgewandelt und als dunkler, oft pechschwarzer Stuhl ausgeschieden. Diese sogenannten Teerstühle können ein Hinweis auf eine Krebserkrankung des Magens, der Speiseröhre oder des Nasen- und Rachenbereichs sein. Tumoren im Darm können dagegen durch rötliche Blutbeimischungen im Stuhl auffallen. Blutungen aus der Scheide sind unter Umständen Hinweise auf Krebserkrankungen der Gebärmutter, des Gebärmutterhalses oder der Scheide. Bei Frauen vor den Wechseljahren sind Zwischenblutungen, die sich nicht an die Regel halten, oder plötzlich übermäßig starke Regelblutungen entsprechende Warnhinweise. Frauen nach den Wechseljahren sollten den Frauenarzt aufsuchen, wenn die längst vergangen geglaubten Monatsblutungen plötzlich neu auftreten. Hartnäckiger Husten mit blutigen Beimischungen im Auswurf kann ein Hinweis auf Lungenkrebs sein. Bei Tumoren der Blase, aber auch des Nierenbeckens kann es zu Blutbeimengungen im Urin mit entsprechender Rotfärbung kommen. Bevor Sie gleich zum Urologen gehen, denken Sie allerdings darüber nach, ob Sie am Vortag nicht Rote Bete gegessen haben.

Wachsende Tumoren zerstören nicht nur das Gewebe der Umgebung. Sie beanspruchen auch Platz. Dadurch können sie Nerven oder Gefäße in ihrer Umgebung komprimieren. Die Einengung von großen Venen führt zu einer Veränderung des Strömungsprofils. Solche Stellen sind prädestiniert für die Entstehung von Thrombosen. Das sind propfenartige Gefäßverschlüsse, die als Schwellungen und Schmerzen in den Gliedmaßen auffallen, die durch die betroffene Vene abgeleitet werden.

Bei der Kompression eines Nervs kann es zu entsprechenden Funktionsausfällen in seinem Versorgungsgebiet kommen. Je nachdem ob sensible oder motorische Nervenbahnen betroffen sind, entstehen dadurch Gefühlsstörungen oder Muskelschwäche bis hin zu Lähmungen der abhängigen Muskelgruppen. Auch hier ist es vor allem eine charakteristische Verbindung verschiedener Symptome, die den Verdacht auf eine Krebserkrankung lenkt. So ist zum Beispiel eine einseitige Schwellung der Ohrspeicheldrüse in Verbindung mit der Lähmung des Gesichtsnervs, der durch diese Drüse zieht, eine ernste Warnung auf einen bösartigen Tumor in der Speicheldrüse.

Hohlorgane wie Luftröhre, Bronchien, Speiseröhre, Darm, aber auch die Harnleiter, die Harnröhre oder der Gallengang können durch einen wachsenden Tumor verengt und schließlich komplett verschlossen werden. Die Mediziner nennen solche Verengungen oder Verschlüsse »Stenosen«. Solche Stenosen machen Probleme und verursachen Beschwerden. Stenosen des Darms erzeugen Verdauungsprobleme, die sich oft als Wechsel von Durchfall und Verstopfung äußern. Im Extremfall kann es auch zu einem kompletten Darmverschluss kommen. Dieses dramatische Krankheitsbild, begleitet von massiven Bauchschmerzen, ist ein akuter Notfall und führt geradewegs in den Operationssaal. Verengungen der Speiseröhre lösen Schluckbeschwerden aus. Vor allem bei der Aufnahme fester Nahrung entsteht ein Kloßgefühl, oder das Schlucken wird als schmerzhaft empfunden. Eine Verlegung der Gallenabflusswege durch einen Tumor der Gallengänge oder durch eine Krebserkrankung der Bauchspeicheldrüse unterbricht den Abfluss der Galle aus der Leber in den Darm. Der Stuhlgang wird heller, da die dunklen Gallenpigmente fehlen. Dafür steigt die Konzentration der Gallenfarbstoffe im Blut an, und es kommt zur »Gelbsucht« und zur dunklen Verfärbung des Urins. Verengungen der Atemwege können sich durch ein verschärftes, pfeifendes Atemgeräusch bemerkbar machen. Geht die Krebserkrankung vom Kehlkopf aus, entsteht durch die Veränderung der Stimmbandanatomie schon bei kleinen Tumoren bereits chronische Heiserkeit.

Theoretisch kann das Wachstum eines Tumors ein Organ auch komplett zerstören. Dann kommt es zu Beschwerden, die vom Funktionsausfall des betreffenden Organs herrühren. Allerdings sind die meisten Organe sehr luxuriös dimensioniert. Sie funktionieren auch dann noch recht ordentlich, wenn größere Teile ihres Gewebes zerstört sind. Viele Organe wie die Lungen, die Nieren, die Eierstöcke, die Hoden und auch hormonelle Drüsen wie die Nebennieren sind außerdem paarig angelegt. Selbst der Komplettausfall eines der beiden Organe wird im Normalbetrieb des Körpers meist ohne Probleme durch die andere Seite kompensiert. Daher machen sich Tumoren oder Metastasen in solchen soliden Organen oft recht spät bemerkbar, meist lange, nachdem der Krebs auf andere Art und Weise auffällig geworden ist.

Ein Spezialfall ist allerdings das Gehirn. Viele lokalisierte Störungen und Erkrankungen des Gehirns können zu spezifischen Ausfällen ganz bestimmter Hirnfunktionen führen. Dabei kann es je nach Lokalisation des Problems zu Lähmungen oder Gefühlsstörungen, zu Problemen beim Sehen, Hören oder Riechen, teilweise aber auch zu sehr bizarren und komplexen Störungen des Wahrnehmungs-, Sprach- oder Denkvermögens kommen.[6] Solche neurologischen Ausfälle können durch Migräne oder andere Durchblutungsstörungen verursacht sein. Sie können aber auch durch Verletzungen oder eben durch Tumorerkrankungen im Gehirn entstehen.[7]

Während die Symptome der Migräne oder der Durchblutungsstörungen meist flüchtig sind, akut oder periodisch auftreten, verschlimmern sich Probleme, die durch einen Tumor verursacht werden, meist langsam, aber stetig; oder sie verschlechtern sich stufenweise, Schritt für Schritt. Neurologische Probleme, die sich nicht binnen Tagesfrist wieder spontan bessern, sollten grundsätzlich abgeklärt werden. Tumoren im Gehirn können sich allerdings auch durch epileptische Anfälle manifestieren. Selbst hinter vordergründig psychiatrischen Krankheitsbildern, Verwirrungszuständen, Halluzinationen oder Wahnvorstellungen kann sich eine Krebserkrankung des Gehirns verbergen.

An einem anderen Ort: Metastasen

Besonders heimtückisch sind Symptome, die den Blick vom Ursprung des Geschehens ablenken. Wir haben gelernt, dass Krebs eine Krankheit in ständiger Transformation ist. Wenn er nicht vorher entdeckt und behandelt wird, überschreitet fast jeder Tumor irgendwann einmal den Rubikon von der lokalisierten Erkrankung zur Systemkrankheit – vorausgesetzt das Leben seines »Wirts« lässt ihm die Zeit dazu.[8]

Schon im Jahr 1757 notierte der Pariser Arzt Henri François Le Dran seine Beobachtung, dass Krebserkrankungen in der Regel punktförmig entstehen und sich dann stufenweise im Körper ausbreiten. Er stellte fest, dass Tumoren als kleine Knoten entstehen, die wachsen und irgendwann einmal beginnen, durch die Lymphbahnen zu wandern und in benachbarten Lymphknoten Tochtergeschwülste zu bilden. Ein weiterer Franzose, Joseph-Claude Anthelme Récamier, beschrieb etwa 80 Jahre später das Phänomen der Invasion von Tumorzellen in Blutgefäße, ihre Verschleppung über die Blutbahn und die Absiedlung in anderen Organen. Er war es, der diese Tochtergeschwulste als Metastasen bezeichnete.[9]

Nicht selten bleibt der Ursprungstumor stumm, und es sind erst die Metastasen, durch die sich die Erkrankung zu Wort meldet. Metastasen können im Prinzip jedes Gewebe und jedes Organ des Körpers betreffen. Allerdings wissen wir inzwischen, dass Krebszellen ihre Vorlieben und Abneigungen haben.[10] Dabei variieren die Präferenzen von Tumorart zu Tumorart. In der überwiegenden Mehrzahl der Fälle sind aber in der Reihenfolge abnehmender Häufigkeit die Knochen, die Lunge, die Leber und das Gehirn betroffen.

Bei Frau Z. begann es mit einem unerklärlichen Jucken. Obwohl ihre Haut keinerlei Stiche oder sonstige Veränderungen aufwies, quälte sie seit einigen Wochen ein penetranter Juckreiz. Ihr Hausarzt war zunächst ratlos und verschrieb ihr gegen das Jucken eine Salbe, die aber ohne jede Wirkung blieb. Als sie beim zweiten Besuch über eine merkwürdige Hellverfärbung ihres Stuhls und über dunklen Urin berichtete, wurde der Kollege hellhörig. Er sah genauer hin und stellte fest, dass ihre gesamte Haut eine gelbliche Verfärbung aufwies. Sofort zog er die richtigen Schlüsse und machte eine Ultraschall-Untersuchung ihrer Leber.

Auf dem Bildschirm zeigte sich ein großer Knoten im Bereich ihrer Leberpforte. Dieser Knoten verlegte den Gallengang, so dass sich die Galle in die Leber zurückstaute. Dass es sich bei dem Knoten um einen bösartigen Tumor handelte, daran war kaum zu zweifeln. In Europa ist allerdings der primäre Krebs der Leber, das hepatozelluläre Karzinom, eine seltene Erkrankung. Die wahrscheinlichere Ursache war eine Metastase einer Tumorerkrankung, die in einem ganz anderen Organ entstanden ist. Die sich anschließenden Untersuchungen brachten rasch die wahre Ursache ans Tageslicht: Frau Z. litt an einer schnell wachsenden Form von Lungenkrebs.

Leider bleiben Lebermetastasen oft lange stumm und daher unerkannt. Ein Stau der Galle ist eher die Ausnahme und nicht die Regel. Da nur die Leberkapsel, nicht aber das Lebergewebe selbst über Schmerzrezeptoren verfügt, verursachen Tumoren in der Leber in der Regel auch keine Schmerzen. Lebermetastasen werden daher oft zufällig bemerkt. Manchmal liefert die Erhöhung der Konzentration bestimmter Leberenzyme im Blutserum einen ersten Hinweis, der eine bildgebende Untersuchung der Leber nach sich zieht.

Ähnlich verhält es sich mit Metastasen in den Lungen. Auch sie sind meist schmerzlos und asymptomatisch. Da die Lunge gemessen an normalen körperlichen Belastungen über luxuriöse Überkapazitäten verfügt, verursachen Metastasen in den seltensten Fällen Atemnot. Nur wenn der Krebsbefall der Lungen extrem ausgeprägt ist, die Tumorzellen sich tapetenartig entlang der Lymphspalten des gesamten Organs ausgebreitet haben, oder wenn die Metastasen eine der großen Bronchien verschließen und einen ganzen Lungenabschnitt von der Belüftung abschneiden, macht sich der Krebsbefall der Lungen in Form von Kurzatmigkeit bemerkbar. Manchmal verursachen Krebszellen, die entlang des Rippfells wachsen, auch einen großen Erguss im Rippfellspalt, der die Entfaltung der Lungen massiv einschränken und Atemnot auslösen kann.

Knochenmetastasen können dagegen durchaus schmerzhaft sein. Oft ist die Wirbelsäule betroffen. Leider sind aber gerade bei Menschen in der zweiten Lebenshälfte Rückenschmerzen ein sehr häufiges, glücklicherweise aber meist harmloses Problem. Trotzdem sollten vor allem Menschen, die schon einmal an einer Krebserkrankung gelitten haben, hellhörig werden, wenn Rücken oder Extremitäten plötzlich in einer Weise zu schmerzen beginnen, die sie bisher nicht gewohnt waren. Manchmal kann hier auch eine Blutuntersuchung weiterhelfen. Findet sich im Blutserum eine erhöhte Konzentration eines Enzyms namens »alkalische Phosphatase«, kann das ein Hinweis auf Metastasen im Knochen sein. Das Wachstum der Tumorzellen zerstört die normale Knochenmatrix. Dieser Arrosionsprozess führt oft zur Entkalkung und irgendwann zur Instabilität des Knochens. Manchmal reicht dann bereits eine ungeschickte Bewegung oder der Griff zur Einkaufstasche, und der Knochen bricht. Solchen sogenannten pathologischen Frakturen – Knochenbrüchen ohne klar erkennbare Ursache – sollte immer auf den Grund gegangen werden.

Aus dem Beschwerdebild allein lassen sich kaum Rückschlüsse ziehen, ob der Ursprungstumor oder eine Metastase die Probleme verursacht hat. Das gilt insbesondere für Tumoren im Gehirn. Da echte Hirntumoren vergleichsweise selten sind, stecken hinter entsprechenden neurologischen Problemen sogar häufiger Metastasen als primäre Tumoren des zentralen Nervensystems.

Scharlatanerien: Die paraneoplastischen Syndrome

Herr R. war auch sonst ein einsilbiger Mensch. Daher war seine Frau zunächst nicht besonders irritiert, als er über Wochen noch lethargischer und introvertierter wurde. Es war die Sache mit den kleinen weißen Elefanten, die seine Ehefrau schließlich doch aus dem Konzept brachte. Frau R. neigte sonst nicht gerade zu großen emotionalen Ausschlägen, weder in die eine noch in die andere Richtung.

Ein Schrei drang aus dem Schlafzimmer. Als Frau R. den Raum betrat, stand ihr Mann aufgeregt gestikulierend am Ende des Bettes und schien imaginäre Fliegen zu verscheuchen. Er keuchte und war außer sich: »Jag sie weg, schon wieder fliegen diese Biester durchs Zimmer, kleine weiße Elefanten, fast ... fast ein halbes Dutzend!«

In der Notaufnahme der Medizinischen Klinik hatte sich Herr R. unter dem Einfluss einer ordentlichen Dosis Psychopharmaka bereits wieder ein wenig beruhigt. Er wirkte trotzdem noch ziemlich müde, desorientiert und konfabulierte. Offensichtlich war er vollkommen nüchtern. Auch die Computertomographie seines Gehirns zeigte keine Auffälligkeiten. Was aber schon bei der ersten Labor-Kontrolle auffiel, war der Wasserverlust und die deutlich erhöhte Konzentration von Kalzium-Ionen im Blut. Dieser Befund war die Erklärung für seine plötzlichen Wahnvorstellungen. Kalzium spielt eine wichtige Rolle für die Stabilität und für den Signaltransport von Nervenmembranen. Ein Überschuss an Kalzium-Ionen kann die Übertragung von Signalen im Gehirn ziemlich durcheinanderwerfen und eine handfeste Psychose auslösen.

Aber wo war die Ursache? Hinter einer Hyperkalzämie, einer Vermehrung der Kalzium-Ionen im Blut, können hormonelle Störungen stecken. Eine Überfunktion der Nebenschilddrüse führt zu vermehrter Produktion von Parathormon. Dieses Hormon dreht an drei Schrauben des Kalzium-Stoffwechsels gleichzeitig und treibt die Konzentration von Kalzium im Blut massiv in die Höhe. Auch eine Überfunktion der Schilddrüse oder eine Unterfunktion der Nebennierenrinde können die fein austarierte Balance der Blutsalze aus dem Gleichgewicht bringen. Daneben erhöhen auch bestimmte Medikamente oder eine Überdosierung der Vitamine D oder A die Konzentration von Kalzium im Blut. Die häufigste Ursache sind aber Knochenmetastasen. Sie lösen die Struktur des Knochens auf und setzen dabei massiv Kalzium aus dem Knochen frei.

Aber bei Herrn R. war nichts zu finden, was auf eine der beschriebenen Ursachen hindeutete. Allerdings fand sich auf einem Röntgenbild der Lunge, das eher zufällig angefertigt worden war, eine zarte »Verschattung«. Auch wenn sich der Radiologe vorsichtig ausdrückte, war der Befund verdächtig genug, um eine Gewebeprobe zu entnehmen. Tatsächlich litt Herr R. an Lungenkrebs. Wie kann aber ein Tumor, der auf das Lungengewebe begrenzt ist, zu derart dramatischen Veränderungen der Kalzium-Konzentration im Blut führen?

Genauere Blutuntersuchungen lieferten die Antwort: Im Blutserum fanden sich sogenannte Parathormon-ähnliche Peptide (PTHrP). Diese kleinen Moleküle sind Stoffe, die dem normalen Parathormon ähneln und die genau wie das echte Hormon die Kalzium-Konzentration erhöhen. Die Quelle der Parathormon-ähnlichen Peptide sind die Tumorzellen. In seltenen Fällen bringen genetische Veränderungen Krebszellen dazu, sich wie eine Hormondrüse zu verhalten und selbst Hormone oder Hormon-ähnliche Stoffe zu produzieren. Die Mediziner nennen solche Phänomene paraneoplastische Syndrome. Gerade der Lungenkrebs ist eine Krebsform, die mehr als andere zu solchen Kapriolen neigt.

Tumoren können auch Kortison oder Kortison-ähnliche Substanzen erzeugen. Manchmal verbirgt sich also hinter dem Mondgesicht, hervorgerufen durch überschüssiges Kortison, keine Erkrankung der Nebennierenrinde, sondern ein Tumor, der ein Hormon namens ACTH (adrenocorticotropes Hormon) ausschüttet, dass seinerseits die Nebennierenrinde überstimuliert.

In seltenen Fällen kann Krebs selbst das Immunsystem dazu bringen, seine guten Umgangsformen zu vergessen. Das Lambert-Eaton-Syndrom ist eine Autoimmunkrankheit, die durch eine bestimmte Form von Lungenkrebs verursacht werden kann. Der Körper produziert plötzlich Antikörper,[11] die den Ionenkanal, der in der Membran von Nervenzellen angesiedelt ist, blockieren. Die Blockade beeinträchtigt die Fähigkeit zur Muskelkontraktion. Die Betroffenen bemerken oft zunächst ein hängendes Augenlid, gefolgt von einer allgemeinen Muskelschwäche, die bis zur kompletten Lähmung bestimmter Muskelgruppen gehen kann. Nicht nur das seltene Lambert-Eaton-Syndrom, sondern auch manche Hauterkrankungen beruhen auf autoaggressiven Reaktionen des Immunsystems, die durch eine Krebserkrankung ausgelöst worden sind.

Paraneoplastische Phänomene sind ebenso exotische wie tückische Erscheinungsformen des Krebses. Diese Kategorie von Symptomen ist irreführender als alles, was wir bisher kennengelernt haben, denn sie sind nicht einfach eine direkte Folge der sich ausbreitenden Tumormassen. Sie beruhen auf aktiven biologischen Besonderheiten mancher Krebszellen. Solche Krebszellen agieren wie Hochstapler: Sie verhalten sich plötzlich wie spezialisierte Drüsenzellen und produzieren Hormone oder Hormon-ähnliche Botenstoffe, oder sie präsentieren Antigene, die das Immunsystem zu Fehlattacken verleiten. Der Krebs macht seinem Ruf als Chamäleon unter den Krankheiten hier alle Ehre.

Uns bleibt ein schwacher Trost: Solche Scharlatanerien sind glücklicherweise selten. Allerdings gibt es noch eine weitere kleine Gruppe von Krebserkrankungen, die sich an kaum eine der üblichen Regeln hält und die uns Probleme ganz eigener Art beschert.

Der weiße, unbehauste Krebs – die Leukämien

A. war blasser als sonst. Außerdem war sie seit Wochen von einer bleiernen Müdigkeit geplagt. Zwei hartnäckige Erkältungen hatten sich aus dem regnerischen Februar bis in den sonnigen Mai hinein geschleppt. Ihr war klar: Erholung tut Not. Es fiel ihr nicht schwer, ihre Kommilitonen dazu zu überreden, die Vorlesung über die Probleme der Generativen Transformationsgrammatik sausen und Noam Chomsky einen guten Mann sein zu lassen, und stattdessen das örtliche Freibad aufzusuchen.

Der Vormittag schien eine erfreuliche Wendung zu nehmen – bis zu diesem unsäglichen Sprung vom Fünf-Meter-Turm. Sicher war sie schon eleganter gesprungen. Die Schraube war ziemlich verzogen, und sie kam schräg auf die Wasseroberfläche auf. Aber es hatte nicht sonderlich weh getan. Daher erschrak sie umso mehr, als ihre Freundin sie erstaunt auf die großen blauen Flecke aufmerksam machte, die fast die ganze rechte Seite ihres Rumpfes überzogen.

Ihr Hausarzt schaute mit großen Augen auf ihr Blutbild. Dann griff er zum Telefon und vereinbarte für denselben Tag einen Termin zur stationären Aufnahme in der Universitätsklinik. In einem Millionstel Liter ihres Blutes drängten sich statt der üblichen 5000 bis 10000 weißen Blutkörperchen über 100000 unreife Leukozyten, sogenannte Blasten. Gleichzeitig war die Zahl ihrer Blutplättchen auf ein Zehntel des üblichen Werts abgefallen. A. litt außerdem an einem ausgeprägten Mangel an roten Blutkörperchen, einer Anämie.

Die Ursache der Blutbildveränderungen lag auf der Hand. A. hatte Leukämie, eine Krebserkrankung der Blut-Stammzellen. Leukämien sind Sonderlinge unter den Krebserkrankungen. Viele Regeln, denen andere Krebserkrankungen folgen, scheinen für die Leukämien nicht zu gelten. Der Begriff Leukämie stammt aus dem 19. Jahrhundert und bedeutet nichts anderes als »weißes Blut«.

»Wenn ich daher von ›weißem Blut‹ spreche, so meine ich in der Tat ein Blut, in dem die Proportion zwischen den roten und farblosen (in Masse weißen) Blutkörperchen eine umgekehrte ist, ohne dass eine Beimischung fremdartiger chemischer oder morphologischer Element zu bemerken wäre.«[12] Mit diesen Worten beschrieb Rudolf Virchow im Juli des Jahres 1845 das Blutbild einer knapp 50-jährigen Köchin namens Marie Straide. Sie war viereinhalb Monate zuvor mit Magenschmerzen, blutigem Durchfall und geschwollenen Beinen in die Berliner Charité eingeliefert worden. Ihre Ärzte waren ratlos. Auch nach der Aufnahme ins Krankenhaus verschlechterte sich der Zustand der Köchin immer weiter, und eine seltsame Komplikation jagte die nächste. Ihr mysteriöses Krankheitsbild sprach auf keine der ärztlichen Maßnahmen an. Sie starb schließlich viereinhalb Monate nach ihrer Einlieferung, ohne dass einer der Ärzte dem Problem auf die Spur gekommen war.

Nachdem Virchow einige ähnliche Fälle studiert und immer wieder die gleichen seltsamen Veränderungen des Blutbildes beobachtet hatte, war er überzeugt, dass die merkwürdigen weißen Zellen im Blut der Patienten tatsächlich die Ursache des Problems waren. Diese Zellen waren, so glaubte er, der Ursprung eines überaus komplexen Krankheitsbildes und nicht etwa irgendeine nebensächliche Begleiterscheinung. Er beschloss, seine Vermutung zu publizieren. Sechs Wochen vor Virchow hatte der schottische Arzt John Hughes Bennett eine ähnliche Beobachtung gemacht, ohne dass ihm oder Virchow zu diesem Zeitpunkt bereits die volle Tragweite ihrer Entdeckung klar geworden war. Beide hatten zum ersten Mal eine Krebserkrankung des Blutes – die Leukämie – beschrieben.

Leukämien entstehen aus verschiedenen Stamm- und Vorläuferzellen der Großfamilie der weißen Blutkörperchen, in selteneren Fällen auch aus Vorläufern von roten Blutkörperchen (Erythrozyten) oder von Blutplättchen (Thrombozyten). Die Heimat dieser Zellen ist das blutbildende Knochenmark. Wie fast jede andere Krebserkrankung nimmt auch die Leukämie ihren Ausgang von einer einzigen Zelle, die entsprechende kritische Mutationen angehäuft hat.[13] Damit sind die Gemeinsamkeiten mit den anderen Krebserkrankungen aber auch schon fast erschöpft.

Blutzellen und Blut-Stammzellen bilden keine Organe, sondern sind Vagabunden, die überall im Körper zirkulieren. Unser Organismus muss bis in den letzten Winkel hinein ständig mit frischem Blut versorgt werden. Blutzellen und ihre Vorläufer sind daher Zellen, die darauf programmiert sind, als Einzelkämpfer durch die Gefäßsysteme des Körpers zu wandern. Im Gegensatz zu den meisten anderen Körperzellen sind sie nicht auf spezielle Zellkontakte angewiesen.[14] Daher ist eine Leukämie in dem Moment, in dem sie entdeckt wird, quasi *per definitionem* ein Problem, das den gesamten Körper betrifft und nicht an einem bestimmten Ort lokalisiert werden kann. Da diese Zellen genetisch nicht dafür ausgestattet sind, einen Gewebeverbund zu bilden, entstehen bei den meisten Leukämien (abgesehen von Lymphknotenschwellungen bei manchen lymphatischen Leukämien) fast nie Tumoren.[15] Darin unterscheiden sich die Beschwerden, die sie verursachen, von den typischen Symptomen anderer Krebserkrankungen.

Das Problem der Leukämien ist die gestörte Blutbildung und die gestörte Funktion des Immunsystems. Die rasche Ausbreitung der Krebszellen im Knochenmark verdrängt die normalen Vorläuferzellen des Blutes. So werden weniger normale rote Blutkörperchen, weniger Blutplättchen und auch weniger normale weiße Blutkörperchen (Leukozyten) produziert. Daher rühren Blässe und Müdigkeit der meisten Leukämie-Kranken. A. s blaue Flecken nach dem Sprung vom Fünf-Meter-Turm waren die Folge einer massiven Störung ihres Blutgerinnungssystems. Ihr fehlte ein Großteil der notwendigen Blutplättchen.

Die leukämischen Zellen sind monoklonal wie andere Krebserkrankungen auch. Das bedeutet, sie sind alle aus einer einzigen Ursprungszelle hervorgegangen. Dieser Klon verdrängt die Vielfalt der normalen Leukozyten. Die Folge ist eine massive Verarmung des immunologischen Repertoires.[16] Obwohl Massen mutierter Leukozyten im Blut vorhanden sind, leidet der Patient an einer Immunschwäche, weil die Zellen der Leukämie für die Immunabwehr nutzlos sind. Daher gehört neben Blutarmut und erhöhter Blutungsneigung auch eine Abwehrschwäche zur den typischen Symptomen einer Leukämie. Banale Viralinfekte heilen schlecht aus, und oft pflanzen sich bakterielle Infektionen darüber, so dass selbst eine harmlose Erkältung schnell zur veritablen Lungenentzündung werden kann. Den Leukämie-Patienten werden plötzlich auch Erreger gefährlich, die von einem normalen Immunsystem ohne große Probleme in Schach gehalten werden können. Atypische Infektionen mit ungewöhnlichen Keimen sind daher ein weiteres Kennzeichen einer Leukämie.

Diese Eigenheiten haben massive Konsequenzen für die Therapie. Da die Leukämien nie als lokal begrenzte Erkrankung diagnostiziert werden, können sie durch lokale Therapiestrategien[17] auch nicht geheilt werden. Auch wenn es gelegentlich Situationen geben mag, die den Einsatz der Chirurgie oder der Strahlentherapie bei Patienten mit einer Leukämie sinnvoll erscheinen lassen, ist im Gegensatz zu vielen anderen Krebserkrankungen eine Heilung der Leukämie durch Operation oder Bestrahlung allein ausgeschlossen. Hier müssen andere Therapieformen zum Einsatz kommen, die im ganzen Körper wirken. Doch davon später mehr.[18]

Wie wird Krebs entdeckt?

Am Anfang steht das Gespräch

Anamnese stammt aus dem Altgriechischen *(anámnēsis)* und bedeutet Erinnerung. So nennen die Mediziner das Erstgespräch zwischen Arzt und Patient. Dieses Gespräch ist alles andere als eine regellose, informelle Plauderei. Auch wenn ein talentierter Kommunikator sie wie ein zwangloses Gespräch erscheinen lassen kann, steckt hinter einer guten Anamnese ein hochsystematisches Frage- und Antwortspiel. Ein Arzt braucht sehr viel Hintergrundwissen, um die richtigen Fragen zu stellen, sich von den Antworten zu den Anschlussfragen leiten zu lassen und schließlich aus den Informationen Stück für Stück ein tragfähiges Hypothesengebäude zu zimmern.

Ein Mensch, der sich mit akuten Beschwerden an seinen Arzt wendet, hat den verständlichen Wunsch, zunächst über sein Problem zu berichten. Natürlich soll dieses Erstgespräch den Hilfesuchenden auch entlasten. Gleichzeitig ist es das erste und vielleicht sogar das wichtigste diagnostische Instrument des Arztes.

Daher folgt die Anamnese einer inneren Richtschnur und soll alles, was für die Enträtselung eines Beschwerdebildes von Bedeutung sein kann, Schicht für Schicht ans Tageslicht fördern: Welche Beschwerden stehen im Vordergrund? Unter welchen Umständen treten sie auf? Wie verlaufen sie?

Nach und nach entfernt sich das Gespräch vom aktuellen Problem und beginnt die Hintergründe auszuleuchten. Dabei sind unter Umständen auch Dinge von Bedeutung, die bis in die Kindheit des Patienten zurückreichen. Der Arzt fragt nach Vorerkrankungen, Operationen, Medikamenten oder bestehenden chronischen Krankheiten. Er interessiert sich für das Risikoverhalten seines Gesprächspartners. Er erkundigt sich nach Rauch- und Ernährungsgewohnheiten, nach Alkoholgenuss und Drogenkonsum. Er möchte die Lebensumstände des Patienten kennenlernen, sein familiäres Umfeld, er fragt nach Berufstätigkeit, Reisen und natürlich auch nach Erkrankungen in der nahen Verwandtschaft. Aus den vielen einzelnen Puzzleteilchen einer guten Anamnese entsteht nach und nach ein immer konsistenteres Bild. Die Umrisse einer Verdachtsdiagnose werden deutlich. Tatsächlich führt eine gute Anamnese in mehr als der Hälfte der Fälle auf die richtige Spur. Der Verdacht muss dann nur noch mit Hilfe entsprechender Untersuchungen bestätigt werden. Dem Wort folgt die Tat.

Sehen, Tasten, Hören, Riechen – die vier Sinne des Arztes

Wir leben ohne Zweifel im Zeitalter der Apparatemedizin. Trotzdem gehören, wie schon vor 2000 Jahren, zumindest vier der fünf Sinne des Arztes noch immer zu den wichtigsten Werkzeugen der Diagnostik.

Die Untersuchung eines Patienten beginnt mit dem Hinschauen, der Inspektion. Schon die Körperoberfläche des Menschen kann mehr über den Gesundheitszustand eines Menschen verraten, als der medizinisch nicht Vorgebildete zu ahnen vermag. Bestimmte Krebsformen wachsen auf der Oberfläche und sind daher mit bloßem Auge zu erkennen. Das gilt für alle Krebserkrankungen der Haut, Melanome, Basaliome und Plattenepithelkarzinome, sowie für Metastasen, die sich in der Haut eingenistet haben. Auch die Tumoren an den Körperöffnungen, die Karzinome an Anus, Vulva oder an den Lippen sowie die Krebserkrankungen der Mundhöhle sollten dem geschulten Blick nicht entgehen. Mit entsprechenden Instrumenten kann der Frauenarzt auch die Scheide und den Muttermund einsehen und einen Krebsbefall dieser Organe oft schon auf den ersten Blick entdecken.

Mit Hilfe eines technischen Kniffs sind wir seit einigen Jahrzehnten auch in der Lage, den menschlichen Blick hinein in die Hohlorgane des Körpers zu verlängern. Unter Verwendung der Glasfasertechnik und von Kaltlichtquellen ist es möglich, Endoskope zu konstruieren, lange, dünne und aktiv bewegliche Schläuche, die einen direkten Blick in die Körperhöhlen und auf die inneren Körperoberflächen gestatten.

Da viele Krebserkrankungen von den Schleimhäuten der inneren Körperoberflächen ausgehen, hat die Endoskopie inzwischen eine große Bedeutung für die Diagnose von Krebskrankheiten wie den Tumoren im Nasen- und Rachenraum, in der Speiseröhre, im Magen, im Darm und auch in der Lunge. Fast der komplette Verdauungstrakt von der Mundhöhle bis zum Darmausgang ist dem Blick durch das Endoskop zugänglich. Über die Harnröhre kann auch in die Blase ein Endoskop eingeführt werden. Selbst die letzten weißen Flecken der endoskopischen Landkarte, der mittlere und der untere Teil des Dünndarms, werden langsam erschlossen. Minikameras in Kapselform werden verschluckt und funken die Bilder ihrer Reise durch den Darm nach außen. Die Endoskope haben noch einen weiteren Vorteil. Sie sind Instrumente, die mit kleinen Greifzangen und Biopsienadeln ausgestattet sind. Dadurch kann schon bei der Untersuchung aus verdächtigen Arealen eine Gewebeprobe gewonnen und untersucht werden.

Das Auge des geschulten Diagnostikers sucht nicht nur nach Krebsgeschwulsten. Es registriert auch andere Veränderungen des Körpers, die aber mit einer Krebserkrankung in Zusammenhang stehen könnten. Dazu gehören Veränderungen der Hautfarbe wie Blässe oder Gelbsucht, Hauterkrankungen, aber auch Schwellungen am Körperstamm oder an den Extremitäten aufgrund von Thrombosen oder von Abflussstörungen der Lymphe.

Dem Auge folgt die Hand. Denn wenn sie sich nicht zu tief im Körperinnern verstecken, sind manche Tumoren durchaus zu ertasten. Der Tastsinn der Arztes (und natürlich auch des Patienten selbst) – die Palpation – ist ein wichtiges Instrument bei der Diagnose von Brust-, Hoden- oder auch von Lymphdrüsenkrebs. Zwei Drittel der Krebserkrankungen der Bindegewebe entstehen an Armen oder Beinen. Auch diese Sarkome sind, wenn sie sich nicht zu tief in der Muskulatur verbergen, oft zu ertasten. Knoten in der Schilddrüse sind in der überwiegenden Zahl der Fälle gutartig. Sie können aber auch durch Schilddrüsenkrebs verursacht sein. Je härter ein Knoten ist und je mehr er mit seiner Umgebung zu verwachsen scheint, desto verdächtiger ist er. Krebserkrankungen in der Mundhöhle und in den Speicheldrüsen können genauso ertastet werden wie Tumoren der Scheide, der Vulva, des Anus und des unteren Mastdarms, der Prostata und unter Umständen sogar der Gebärmutter.

Gras kann man nicht wachsen hören, Krebszellen genauso wenig. Trotzdem spielt auch das Ohr eine gewisse Rolle beim Aufspüren von Krebserkrankungen. Größere Tumormassen können die normale Geräuschbildung und Weiterleitung von Geräuschen im Körper verändern. Zu jeder körperlichen

Untersuchung gehört das Abhören der Lunge mit dem Stethoskop, die Auskultation. Tumoren können große Bronchien verlegen und zur Minderbelüftung eines ganzen Lungenabschnitts führen. Sehr große Tumormassen oder ein großer krebsbedingter Erguss im Rippfellspalt können das normale Atemgeräusch dämpfen und verändern.

Das zerfallende Gewebe eines großen Tumors kann einen fürchterlichen Gestank verbreiten, der dem Eintretenden schon an der Schwelle des Krankenzimmers den Atem verschlägt. Ansonsten spielt die menschliche Nase eine untergeordnete Rolle, wenn es um die Diagnose von Krebserkrankungen geht. Die meisten Tumoren kommunizieren nicht mit der Außenluft, so dass nicht zu erwarten ist, dass sie sich durch spezifische Gerüche bemerkbar machen. Hunde haben allerdings ein Riechorgan, das dem unseren weit überlegen ist. Ihre Geruchsrezeptoren sind bis zu 200 000 Mal empfindlicher als die von uns Menschen. Seit Jahrzehnten fahnden Hunde erfolgreich nach Drogen und Sprengstoff. Daher kam vor wenigen Jahren eine Gruppe von Wissenschaftlern auf die Idee, Hunde auch auf das Erschnüffeln von Krebs zu trainieren.

Diese Idee ist nicht so absurd, wie sie zunächst erscheinen mag. Bronchialkarzinome haben meist Kontakt zur Atemluft. Abbauprodukte von Blasenkarzinomen können sich im Urin lösen. Es ist denkbar, dass die Abbauprodukte von Krebszellen den Geruch der Atemluft oder des Urins in einer Weise verändern, die eine feine und entsprechend geschulte Hundenase aufmerksam machen könnte. Tatsächlich wurden inzwischen ein paar erste, recht vielversprechende Studien über den Einsatz von Hunden als Krebsdetektive veröffentlicht. Die entsprechend trainierten Tiere fahndeten mit erstaunlichem Erfolg nach Tumoren wie Lungenkrebs, Blasenkrebs und Prostatakrebs.[19]

Im Labor – der Traum vom verlässlichen Tumormarker

Die Labormediziner – und mit ihnen die Onkologen – haben einen Traum. Sie träumen von sensitiven und verlässlichen Tumormarkern. Ein solcher Tumormarker wäre ein Stoff, der sich im Blut oder in anderen Körperflüssigkeiten nachweisen lässt und dessen Nachweis die Präsenz einer Krebserkrankung anzeigt. Lange Zeit hegten Wissenschaftler und Ärzte die Hoffnung, solche für einzelne Krebsformen charakteristische und verlässliche Substanzen zu finden. Ein einfacher Bluttest, mit dem Krebserkrankungen früh entdeckt und hoffentlich rechtzeitig behandelt werden könnten, wäre ein echter Durchbruch in der Onkologie. Leider haben sich die hochgesteckten Erwartungen bisher nicht erfüllt. Nach einer gewissen Anfangseuphorie hat sich die Begeisterung hinsichtlich der Möglichkeiten von Tumormarkern inzwischen ziemlich abgekühlt. Die heute bekannten Tumormarker sind entweder spezifisch molekulare Produkte der Krebszellen – in diesem Fall sprechen die Fachleute auch von Tumorantigenen,[20] – oder aber vom Tumor oder vom gesunden Gewebe als Reaktion auf die Krebszellen gebildete Stoffwechselprodukte, zum Beispiel Enzyme oder Hormone.

Chemisch betrachtet sind die meisten Tumormarker Zucker-Eiweiß-Verbindungen (Glycoproteine). Die meisten dieser Marker sind im Blut oder in anderen Körperflüssigkeiten nachweisbar und werden daher als humorale[21] Tumormarker bezeichnet. Einige Marker-Substanzen finden sich aber auch auf oder in den Krebszellen (zelluläre Tumormarker).

Mit einer einzigen, nicht unumstrittenen Ausnahme[22] taugt keiner dieser Marker als Suchtest, um bei gesunden, beschwerdefreien Menschen nach Krebserkrankungen zu fahnden. Es gibt zudem nur wenige Krebsarten, bei denen die Experten die Bestimmung von Tumormarkern *nach* der Entdeckung der Krankheit für nützlich erachten.[23] Im Idealfall weist ein Tumormarker auf eine ganz bestimmte Krebsart hin. Der Idealfall spiegelt allerdings nicht die Realität wider. Die meisten Tumormarker sind wenig spezifisch. Auch viele harmlose Ursachen können zu einem Anstieg von Tumormarkern führen. Es handelt sich eben nicht um Moleküle, die ausschließlich von Krebszellen produziert werden. Außerdem sind viele Tumormarker auch nicht sonderlich sensitiv. Viele Krebserkrankungen wachsen, ohne jemals entsprechende Marker zu generieren.

Trotzdem ist die Bestimmung von Tumormarkern keine nutzlose Spielerei. Wenn sie auch zur Fahndung nach Krebserkrankungen kaum geeignet sind, so können sie unter Umständen für die Verlaufskontrolle einer Krebserkrankung oder für die Entdeckung von Rückfällen nützlich sein.

Die Ernüchterung hinsichtlich der Tumormarker illustriert ein sehr grundlegendes Problem. Mittlerweile können unzählige unterschiedliche Werte und Parameter im Blut oder in anderen Körperflüssigkeiten gemessen und bestimmt werden. Trotzdem spielt diese Form der Diagnostik bei der Jagd nach dem Krebs kaum eine Rolle. Entgegen einem weitverbreiteten Vorurteil führen die meisten Krebserkrankungen vor allem im Frühstadium *nicht* zu Veränderungen der Zusammensetzung des Blutes oder anderer Körperflüssigkeiten.

Trotzdem ist das inzwischen riesige Spektrum laborchemischer Untersuchungsverfahren auch in der Krebsmedizin nicht mehr wegzudenken.[24] Sie dienen hierbei aber vor allem der Kontrolle und der Therapie sowie der Beurteilung der Durchführbarkeit einer Behandlung. Vor einer geplanten Operation oder vor und während einer Chemotherapie müssen viele Laborparameter bestimmt werden. Laboruntersuchungen sind auch hilfreich bei der Erkennung von Komplikationen, die durch die Krebserkrankungen verursacht werden können. Mit Ausnahme der Leukämien lässt sich aus den Blutwerten aber kaum darauf schließen, wie sich eine Krebserkrankung im Körper entwickelt. Zum Glück gibt es inzwischen andere Möglichkeiten, in unseren Körper hineinzuschauen.

Bilderwelten – die Revolution der Röntgenbilder und die Computertomographie

Das Prinzip des konventionellen Röntgenbilds ist – wie wir schon im ersten Kapitel erfahren haben – relativ einfach. Röntgenstrahlen werden durch Gewebe hindurch geschickt. In Abhängigkeit vom Durchmesser der Gewebeschicht und der unterschiedlichen Gewebedichte wird die Strahlung unterschiedlich stark absorbiert. Hinter der Austrittsstelle des Strahls wird ein Röntgenfilm oder ein Detektionsschirm angebracht. Dort wo viel Strahlung ankommt, wird der Film stark geschwärzt; wo wenig ankommt, ist das Bild vergleichsweise hell. Konventionelle Röntgenbilder leben von den großen Kontrastunterschieden zwischen Knochen und Weichteilen oder zwischen Weichteilen und der Luft. Daher liegen ihre Stärken vor allem in der Abbildung von Veränderungen am Skelett und von Prozessen in der luftgefüllten Lunge.

Wenn sich Krebs im Knochen einnistet, verändert er die Knochenmatrix. Meist löst der Tumor Kalk aus dem Knochen, so dass die Strahlung an dieser Stelle weniger stark geschwächt wird und der Film an dieser Stelle dunkler wirkt. Wächst ein Tumor oder eine Metastase in der Lunge, tritt der umgekehrte Effekt auf. Das solide Tumorgewebe schwächt den Strahl stärker als die luftgefüllte Lunge, so dass die suspekte Stelle auf dem Film als heller Fleck erscheint.

Über 70 Jahre lang blieben die konventionellen Röntgenbilder das wichtigste Instrument der radiologischen Krebsdiagnostik. Seit etwa 40 Jahren werden sie nach und nach durch erheblich verbesserte und verfeinerte Verfahren verdrängt. Trotzdem ist auch das konventionelle Röntgenbild noch nicht in der Mottenkiste der Medizingeschichte verschwunden. Es wird immer noch eingesetzt bei der Suche nach Tumoren oder Metastasen in der Lunge und im Knochen. Und es findet Anwendung bei einer speziellen Form der Untersuchung der weiblichen Brust, der Mammographie.

Die Mammographie ist immer noch die wichtigste radiologische Untersuchung der weiblichen Brust. Sie wird bei der Vorsorgeuntersuchung[25] und beim Verdacht auf Brustkrebs eingesetzt. Wenn Frauen plötzlich einen Knoten in ihrer Brust ertasten, ist die Mammographie meist die radiologische Methode, die entscheidet, ob Entwarnung gegeben werden kann oder eine Gewebeprobe entnommen werden muss.

In den letzten zwei Jahrzehnten des 20. Jahrhunderts hat ein Gerät die Welt in einer Geschwindigkeit und Totalität erobert wie kaum eine andere technische Errungenschaft jemals zuvor. Die Rede ist vom Computer. Der Computer ist aus kaum einem Bereich unseres Lebens mehr wegzudenken. Seine Rechenleistung hat mitgeholfen, die Röntgendiagnostik zu revolutionieren und ihr den Sprung von der zweiten in die dritte Dimension zu ermöglichen. Die erste computertomographische Aufnahme eines Menschen entstand im Jahr 1971. Schon ein Jahr später wurde der erste kommerzielle Computertomograph im Londoner Atkinson Morley Hospital installiert.

Beim Computertomographen sitzt die Röntgenquelle in einem Ring und rotiert während der Aufnahme mit hoher Geschwindigkeit rund um den Körper. Während die Röhre strahlt, wird der Mensch Schritt für Schritt millimeterweise durch den Ring und damit durch den Strahlengang hindurch geschoben. Direkt gegenüber der Quelle ist in dem CT-Ring, der sogenannten Gantry, ein rotierender Detektor montiert, der laufend Informationen über die jeweilige Verteilung der Intensitäten des Austrittsstrahls sammelt.

Erst die Rechenkapazität eines leistungsfähigen Computers machte es möglich, aus dieser komplexen Information über die räumliche Verteilung von Dichtewerten eine dreidimensionale Struktur zusammenzusetzen. In beliebige Scheibchen geschnitten landet diese Struktur dann als Bild zur Begutachtung auf dem Monitor des Radiologen. So kann jede Körperregion als Schnitt durch den Körper in allen drei Raumachsen dargestellt und in aller Ruhe betrachtet werden. Ein komplettes Computertomogramm der Lunge besteht schließlich aus 50–80 Einzelbildern, von denen jedes einzelne eine 2–10 Millimeter dicke Scheibe der Lunge repräsentiert.

Die Computertomographie wurde inzwischen zum wichtigsten Arbeitsmittel der Radiologen in der Krebsdiagnostik. Mit ihr gelingt es, die Größe, die Ausdehnung und die Lagebeziehungen eines Tumors zu bestimmen, sie erlaubt oft auch eine Einschätzung, inwieweit benachbarte Lymphknoten von der Erkrankung befallen sind. Außerdem ist die Computertomographie das gängigste Instrument zur Fahndung nach Metastasen. Insbesondere bei der mühsamen Suche nach Lungen- und Knochenmetastasen ist ein Computertomogramm deutlich empfindlicher als konventionelle Röntgenbilder. Unter Verwendung zusätzlicher Kontrastmittel können außerdem auch Dichteunterschiede innerhalb von Geweben herausgearbeitet und dargestellt werden. Daher wird der Computertomograph meist eingesetzt, wenn es um die Suche nach Tumoren oder Metastasen in Leber, Gehirn oder anderen soliden Organen geht.

Die Blitzkarriere von Röntgens X-Strahlen machte das Röntgenbild fast zum Synonym für alle Verfahren, die Bilder aus unserem Körper liefern. Radioaktive Strahlung lässt sich aber auch auf ganz andere Art und Weise nutzen, um Information aus dem Körperinnern zu gewinnen. Nur ein Jahr nach Röntgens bahnbrechender Veröffentlichung[26] entdeckte Henri Becquerel natürliche Quellen radioaktiver Strahlung.[27] Eine diagnostische Nutzung von Becquerels Entdeckung ließ aber noch auf sich warten.

George de Hevesy (1885–1996) wollte chemische Verbindungen mit verschwindend kleinen Mengen radioaktiver Isotope markieren und auf diese Weise »Tracer« generieren, die auf ihrem Weg durch den menschlichen Körper leicht nachzuverfolgen sind. Die emittierte Gammastrahlung verrät, wo überall sich das markierte Molekül im Körper im betreffenden Moment gerade anreichert. Im Gegensatz zum Röntgenverfahren liefert die Information über die räumliche Verteilung eines Tracers nicht nur Bilder, sie kann auch Auskunft über Stoffwechselfunktionen im Körper liefern.

Die Medizin suchte rasch nach Nutzanwendungen des Tracer-Prinzips. Jod war eines der ersten Elemente, das dabei eine praktische Bedeutung erlangte. Radioaktive Jod-Isotope können einfach in eine Vene injiziert werden. Die Schilddrüse saugt dieses Jod ein, wie ein gieriger Staubsauger, weil Jod ein zentraler Baustein aller Schilddrüsenhormone ist. Der Jod-Tracer zerfällt und setzt dabei Gammastrahlen frei. Diese Strahlung tritt aus dem Patienten aus und trifft auf die Messköpfe einer Kamera. Dort erzeugt sie in einem Kristall Lichtblitze – Szintillationen.[28] Die Lichtblitze lösen ihrerseits elektrische Impulse aus, die zur Berechnung von Bildern genutzt werden. Die aufgezeichnete Aktivität ergibt ein verlässliches Bild der Stoffwechselaktivität der Drüse. Die Szintigraphie war geboren, deren Prinzip sich seit den Tagen der ersten Anwendungen in den späten dreißiger Jahren nicht verändert hat. Eine winzige gesundheitlich unbedenkliche Menge eines radioaktiven Isotops wird in eine Vene injiziert, der Stoff verteilt sich im Körper und dringt mittels definierter biochemischer Prozesse in die Organe ein, die untersucht werden sollen.

Das Spektrum der Möglichkeiten hat sich seit den Tagen der ersten Schilddrüsen-Szintigraphien stark erweitert. Jod war anfangs gleichzeitig Tracer und chemisches Objekt des Interesses, vereint in einer einzigen Substanz. Inzwischen wurden Dutzende neuer Radiopharmaka entwickelt, die aus zwei Komponenten bestehen: der Trägersubstanz, deren Funktion untersucht werden soll, und einem radioaktiven Isotop, dem Tracer, der die interessierende Substanz markiert und identifizierbar macht.

Die Krebsmediziner nutzen die Szintigraphie vor allem, um nach Metastasen im Knochen zu fahnden. Der Stoffwechsel in Tumorzellen läuft im Vergleich zu den ziemlich trägen Zellen des Knochens mit höherer Drehzahl. Deshalb reichern sich Radiopharmaka wie Technetium-99 in Metastasen viel stärker an als in gesundem Knochengewebe.

Eine aktuelle Variante der Szintigraphie macht Jagd auf sogenannte Wächter-Lymphknoten.[29] Wie bereits erwähnt, sind die unmittelbar benachbarten Lymphknoten des Tumors oft die ersten Stationen, in die Tumorzellen auswandern.[30] Diese Lymphknoten sind eine Art letzte Verteidigungslinie, bevor sich die Erkrankung endgültig im Körper ausbreitet und nicht mehr als lokales Problem betrachtet werden kann. Mit der Szintigraphie lässt sich der Lymphabfluss aus Tumoren darstellen und feststellen, welcher Lymphknoten der erste Filter ist, der den Tumor drainiert. Sind die Wächter-Lymphknoten erst einmal identifiziert, können sie im Rahmen eines operativen Eingriffs gezielt entfernt werden. Ist dieser Lymphknoten tumorfrei, kann unter Umständen Entwarnung gegeben und dem Patienten eine größere Operation, um alle Lymphknoten zu entfernen, erspart werden.

Was die Antimaterie mit der Krebsforschung zu tun hat – die Positronen-Emissions-Tomographie (PET)

Eine noch neuere Variante des Tracer-Prinzips beruht auf einem Teilchen, dessen Porträt wirkt, als entstamme es einem Science-Fiction-Roman. Die Rede ist vom Positron. Die positiv geladenen Positronen (β+-Teilchen) sind die physikalischen Zwillinge der Elektronen und stammen aus einer Welt, die eigentlich schon vor Milliarden von Jahren aufhörte zu existieren.[31] Seither gehört die Antimaterie nicht mehr zu unserer Welt. Es gibt aber Isotope, bei deren Zerfall sehr kurzlebige Positronen entstehen. Binnen winziger Bruchteile einer Sekunde trifft das entstandene Positron auf seine negativ geladene Schwester, das Elektron. Beim Rendezvous vernichten sich beide Teilchen gegenseitig, und ihre Energie wird in Form von paarigen Photonen oder Gammaquanten freigesetzt. Isotope wie das Fluor-18 sind Beispiele für Positronen-Strahler.

Bei der Positronen-Emissions-Tomographie (PET) werden solche speziellen radioaktiven Isotope genutzt, um Bilder aus dem Körperinnern zu gewinnen. In der Krebsmedizin wird gerne schlichter Traubenzucker, der mit dem Isotop Fluor-18 (F18-Glucose) markiert wird, als PET-Tracer verwendet. Krebszellen saugen Traubenzucker begierig in sich auf. Ihre Zellmembran ist geradezu gespickt mit einer Vielzahl von Transport-Proteinen: Sie schaffen die begehrte Glucose ins Zellinnere. Wie die großen amerikanischen Straßenkreuzer der sechziger Jahre verschwenden Krebszellen hemmungslos Energie. Sie verbrennen Zucker in großen Mengen. Ihre Gier entlarvt die Krebszellen.

Die mit Fluor-18 markierte Glucose reichert sich also in bösartigen Geweben stark an. Regionen, die viel Fluor-18-Glucose aufnehmen, leuchten im Bild hell auf und sind daher zunächst einmal krebsverdächtig. Leider besteht auch hier die Realität nicht nur aus den Farben Schwarz und Weiß. Die Zwischentöne sind es, die den Diagnostikern das Leben schwer machen können. Auch andere Zellen werden zu Zuckerfressern, wenn sie arbeiten oder unter Stress stehen.[32]

Diese Probleme motivieren die Radio-Pharmazeuten, mit Hochdruck nach neuen Kombinationen von Trägermolekülen und Isotopen zu suchen, die bösartige Tumoren ihrer spezifischeren Stoffwechsel-Eigenarten noch präziser identifizieren können.

Das räumliche Auflösungsvermögen eines Positronen-Emissions-Tomogramms und seine Möglichkeiten, anatomische Details dazustellen, sind allerdings begrenzt und der Computertomographie hoffnungslos unterlegen. Daher werden seit einigen Jahren fast nur noch Apparate gebaut, die beide Verfahren in einem Gerät und einem Bild vereinen. Diese sogenannten PET-CT-Geräte verbinden die Stoffwechselinformationen aus der Positronen-Emissions-Tomographie mit dem hohen anatomischen Auflösungsvermögen der Computertomographie. Auf diese Weise können auffällige Befunde leichter einem bestimmten Organ oder einer bestimmten Region zugeordnet werden.

Ein PET-CT liefert erstaunlich suggestive Bilder von Tumoren und Metastasen. Nicht immer entsteht aber aus einem schönen Bild auch ein Mehrwert für den Patienten. Es wird zur Zeit eifrig erforscht, wann und wie diese relativ teure und aufwendige Technik eingesetzt werden sollte, damit krebskranke Menschen auch tatsächlich von ihr profitieren.

Obwohl kaum mehr als 100 Jahre vergangen sind, war es ein langer Weg von Röntgens erster Aufnahme bis zum PET-CT. Die Diagnostik mit Hilfe von Röntgen- oder Gammastrahlen hat sicher unzähligen Menschen das Leben gerettet. Trotzdem haftet all diesen Methoden ein gemeinsamer und sehr grundsätzlicher Makel an: Alle nutzen eine eventuell gefährliche Art von Strahlung. Röntgenstrahlen und Gammastrahlen verfügen über genügend Energie, um Elektronen aus einer Atomhülle herauszuschlagen, und können daher chemische Bindungen im Gerüst der Erbsubstanz aufbrechen.[33] Sie verursachen Mutationen und sind vielleicht sogar krebsauslösend. Die technische Optimierung der Röntgengeräte, der Röntgenfilme und der Detektoren sorgt nicht nur für bessere Bilder, sie hat auch die anfallende Strahlenbelastung immer weiter reduziert. Wenn eine Röntgenuntersuchung mit Sinn und Verstand angeordnet wird, überwiegt der erreichbare Nutzen die Gefahren der Untersuchung.

Trotzdem gibt es Anwendungsbereiche, die den Radiologen zu Recht Kopfschmerzen bereiten. So kann sich Nutzen schnell in Schaden verkehren, wenn Röntgenverfahren im Rahmen von Vorsorgeuntersuchungen eingesetzt werden, um aus einer großen Zahl Gesunder einige wenige Kranke herauszufinden. Auch der Einsatz von Röntgenstrahlen bei Kindern oder gar bei Schwangeren birgt Gefahren, die wir gerne vermeiden würden.

Die Welt des Ultraschalls. Was haben Fledermäuse in der Krebsforschung verloren?

Trotz aller Erfolge der Röntgens motivierten solche Probleme manche Wissenschaftler vor mehr als einem halben Jahrhundert, nach Alternativen zu suchen. Einige wurden in der Natur fündig. Die Fledermäuse konstruieren ihr Bild der Welt nicht aus Licht-, sondern aus hochfrequenten Schallwellen, die als Ultraschall bezeichnet werden. Mit entsprechend hohem technischem Aufwand kann diese Art von Schallwellen in unseren Körper hinein gesendet werden. Wie bei der Ultraschallortung der Fledermäuse reflektieren die Binnenstrukturen des Körpers einen Teil der Schallwellen und schicken sie zur Quelle zurück.

Der Schallkopf eines Ultraschallgeräts besteht daher nicht nur aus dem Sender, sondern auch aus einem Empfänger, der das Muster der zurückgestrahlten Schallwellen registriert. Je nach Beschaffenheit der Materie breitet sich Schall unterschiedlich aus. Manche Materialien absorbieren Schall, indem sie ihn aufnehmen wie ein weicher Teppich, während andere ihn gut leiten. Kritisch sind vor allem Grenzflächen zwischen unterschiedlichen Materialien. An solchen Grenzflächen kommt es zur Rückstreuung, und zwar desto ausgeprägter, je glatter die Grenzen und je dichter das zweite Medium ist. Kahle Steinwände reflektieren große Anteile des Schalls und erzeugen ein Echo.

Auch die Gewebe des menschlichen Körpers unterscheiden sich hinsichtlich ihres Absorptions- und Reflexionsverhaltens. Das Verhältnis von Absorption und Reflexion ist von der Frequenz der Schallwellen und der Dichte und Elastizität des Gewebes abhängig. Je größer die Unterschiede zwischen zwei Gewebeschichten sind, desto mehr Schall wird an solchen Grenzflächen zurückgeworfen. Leistungsfähige Computer können diese Echomuster in ein Bild umrechnen. Je geringer das Schallecho, desto dunkler erscheint die betreffende Körperregion im Bild. Ein starkes Echo wird auf dem Bildschirm dagegen hell dargestellt. Flüssigkeiten stellen für Ultraschall kaum ein Hindernis dar. Daher wirken große blutgefüllte Adern, Lymphe, eine volle Harnblase, aber auch flüssigkeitsgefüllte Zysten im Schallbild fast schwarz. Solide Gewebe wie Leber oder Nieren reflektieren einen Teil der Schallwellen, lassen aber genügend Schall hindurch, so dass auch tiefer gelegene Strukturen hinter diesen Organen noch zur Darstellung kommen. Sie erscheinen im Bild grau, durchsetzt mit entsprechenden Binnenechos, die die interne Struktur der Organe wiedergeben. Dort, wo Gewebe an Luft grenzt – zum Beispiel in der Lunge oder im Darm – oder wo Gewebe an sehr dichte Materialien wie Knochen stößt, wird der Schall zum großen Teil zurückgeworfen. Dieses starke Echo wirkt auf dem Bildschirm sehr hell. Strukturen, die hinter Knochen oder luftgefüllten Organen gelegen sind, können daher im Ultraschallbild kaum dargestellt werden.

Eine Ultraschalluntersuchung[34] geht schnell, ist billig und vollkommen harmlos. Sie wird daher oft zur ersten Orientierung genutzt. Die Sonographie eignet sich zur Beurteilung der Nieren, der Leber, der Bauchspeicheldrüse, der Milz und der großen Gefäße. Auch vergrößerte Lymphknoten im Bauchraum, in den Leisten, der Achselhöhle oder am Hals lassen sich durch die Sonographie gut darstellen. Außerdem wird sie zur Untersuchung der Schilddrüse, der weiblichen Brust, von Weichteilen und mit Hilfe spezieller Schallköpfe sogar zur Untersuchung der Haut eingesetzt. Wird der Schallkopf in Körperöffnungen oder mit Hilfe von Endoskopen in Hohlorgane eingebracht, spricht man von Endosonographie. Diese Technik setzt man bei der Untersuchung der Scheide, der weiblichen Geschlechtsorgane, der Prostata, der Speiseröhre, des Magens, der Bronchien und des Enddarms ein. Das Ultraschallbild kann sogar die Hand beziehungsweise die Nadel des Arztes lenken, um sicherzustellen, dass eine Punktionsnadel zur Entnahme von Gewebeproben tatsächlich an die richtige Stelle kommt.

Protonenkreisel, Kernspin und Magnetresonanztomograph – eine weitere subatomare Welt

Eine ganz andere Technik, die ebenfalls ohne die Hilfe von Röntgenstrahlen Bilder aus unserem Körper liefern kann, hat ihre Wurzeln in der Atomphysik. Die Geschichte dieser Technik beginnt im Jahr 1933. Im ersten Drittel des 20. Jahrhunderts war Deutschland weltweit die bedeutendste Talentschmiede für Physiker. Otto Stern, ein Schüler von Albert Einstein und Max Born, war einer der unzähligen vielversprechenden Köpfe aus diesem erstaunlichen »Brainpool«. 1933 gelang ihm der experimentelle Nachweis des Protonenspins. Stern wies nach, dass sich subatomare Teilchen wie Protonen oder wie kleine Kreisel verhalten. Er bemerkte, dass ein Strahl von Protonen durch ein

Magnetfeld in zwei Hälften geteilt wird, die wiederum zwei verschiedenen Drehrichtungen[35] aufweisen. Stern erhielt für diese Arbeiten im Jahr 1943 den Nobelpreis für Physik.

In weniger als 40 Jahren entstand aus dieser scheinbar hochtheoretischen Erkenntnis ein sehr handfestes, neues Instrument der medizinischen Diagnostik. Der Amerikaner Paul Lauterbur hatte zwei grundlegende Ideen, um die Kernspinresonanz für die Gewinnung von Bildinformationen überhaupt erst zu nutzen. Sir Peter Mansfield entwickelte die erforderlichen mathematischen Verfahren, um die Signale der Kernspinresonanz in Bilder zu verwandeln. Daraus entstand Ende der siebziger Jahre ein Gerät, das heute in jeder größeren Radiologie-Praxis der westlichen Welt zu finden ist.

Der Magnetresonanztomograph (MRT) erlaubt es, Bilder aus praktisch jeder Region des menschlichen Körpers zu gewinnen. Diese Bilder bestechen durch ein bisher nie erreichtes Auflösungsvermögen. Die komplexe Technik der Magnetresonanztomographie beruht auf einer raffinierten Kombination von sehr starken Magnetfeldern und Radiowellen. Sie macht sich eine physikalische Eigenschaft der Wasserstoffatome zunutze. Der Wasserstoff (H) ist sowohl der kleinste als auch der häufigste atomare Baustein unseres Körpers. Wasserstoffatome haben die besondere Eigenschaft, sich um sich selbst wie kleine Kreisel drehen zu können. Diese Eigenschaft nennt man Kernspin.[36] Wasserstoffatome sind geladene Teilchen. Ihre Drehung erzeugt daher ein eigenes schwaches Magnetfeld.

Sie wirken im Allgemeinen wie winzige Stabmagnete, die ihrerseits durch ein starkes äußeres Magnetfeld manipuliert werden können. Der Magnetresonanztomograph erzeugt ein Magnetfeld, das sehr viel stärker ist als das Magnetfeld der Erde. Wirkt dieses starke künstliche Magnetfeld auf die Wasserstoffatome des Körpers, orientieren sich ihre Magnetfelder alle für einen kurzen Moment parallel in derselben räumlichen Richtung aus. Sie stehen stramm, statt wie üblich kreuz und quer in allen Richtungen des Raumes hin und her zu pendeln. Die Atome richten sich parallel (mit) oder antiparallel (entgegen) der Flussrichtung des Magnetfelds des Tomographen aus.

Während der Patient untersucht wird, sendet das Gerät zusätzlich Radiowellen einer ganz bestimmten Frequenz aus. Besitzt der Radioimpuls dieselbe Frequenz wie die Drehung der Atome um die Hauptachse des Magnetfelds, so kann er sie anregen. Ähnlich wie wenn Schallwellen die Resonanzfrequenz einer Membran oder eines Musikinstruments treffen, verleiten Radiowellen geeigneter Frequenz die Wasserstoffatome zum Mitschwingen. Sie nehmen die Energie der Radiowellen auf und werden dadurch abgelenkt, bis einige von ihnen fast entgegen der Flussrichtung des Magnetfelds ausgerichtet sind. Nach dem Abschalten des Radiosignals pendeln die abgelenkten Teilchen zurück und richten sich wieder am Magnetfeld aus. Beim Zurückfallen aus dem gerichteten Zustand geben sie Energie ab, die man messen kann. Ein Detektor misst dabei die Zeit, die vorübergeht, bis sich die Teilchen wieder geordnet haben.

Je nach Umgebung lassen sich die Teilchen länger oder weniger lang ablenken. Anhand der gemessenen Energie und der Zeit bis zur Wiederausrichtung berechnet der Computer dann Bilder des Körperinneren, die typischerweise die Konzentration an Wasserstoffatomen in einem bestimmten Volumen reflektieren. Je mehr Wasserstoff in einem Gewebe vorhanden ist, desto deutlicher erscheint es in einem Magnetresonanztomogramm. Da Entzündungen oder auch Tumorgewebe sich im Vergleich zum umgebenden, gesunden Gewebe oft im Wasserstoffgehalt unterscheiden, lassen sich solche Bereiche meist recht gut abgrenzen. Ein Computer kann aus diesen Datensätzen Quer- oder Längsschnittbilder des Körpers berechnen. Moderne Algorithmen können auch dreidimensionale, räumliche Ansichten oder sogar bewegte Bilder aus diesen Informationen zusammensetzen.

Die Magnetresonanz- oder Kernspintomographie ist besonders geeignet, um die Binnenstrukturen von Weichteilen oder Organen zu differenzieren. Sie liefert zum Beispiel erstaunliche Bilder unseres Gehirns. In der Onkologie wird sie daher vor allem in der Diagnostik von Hirntumoren, Prozessen am oder im Rückenmark, bei Tumoren in Bindegewebe und Muskulatur eingesetzt. Sie ist aber auch bei der Suche nach Tumoren in Organen wie der Leber, den Nieren, der Bauchspeicheldrüse oder den inneren Geschlechtsorganen oft erfolgreicher als die Computertomographie. Auch beim Brustkrebs kann sie in Form der Magnetresonanz-Mammographie (MRM) manchmal wertvolle Zusatzinformationen zur konventionellen Mammographie liefern. Gelegentlich lassen sich mit Hilfe der Magnetresonanz-Mammographie auch Tumoren entdecken, die dem konventionellen Röntgenbild oder der Ultraschall-Untersuchung verborgen geblieben sind.

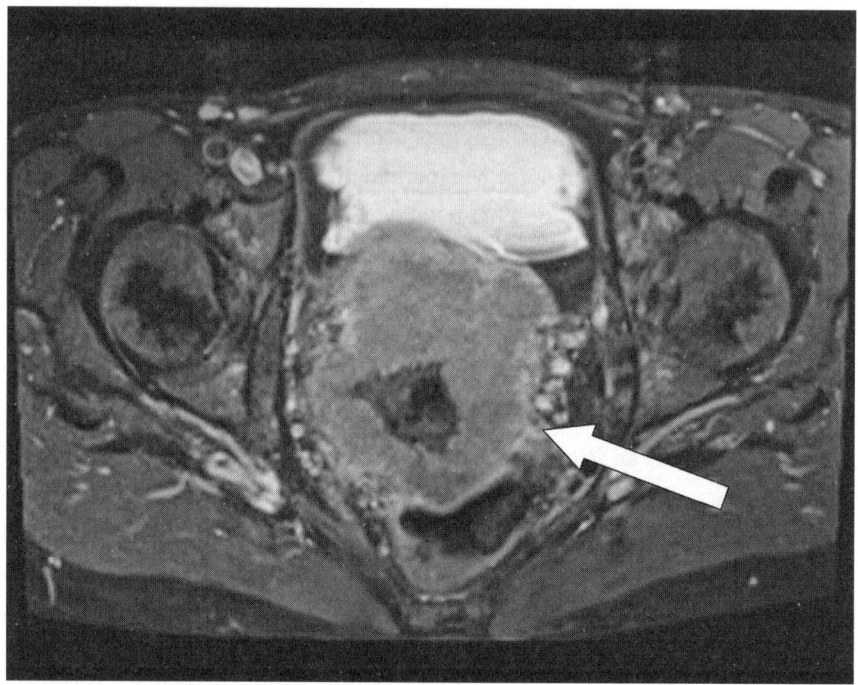

Abbildung 10: Kernspintomographie des kleinen Beckens, auf der ein großer Tumor des Gebärmutterhalses zu sehen ist (Pfeil).

Kritische Begeisterung – einige Rückfragen an die Radiologie

Nach all der Begeisterung für die neuen radiologischen Verfahren und Techniken ist jetzt die Zeit gekommen, ein wenig Wasser in den Wein zu gießen. Nicht immer ist das neue, teurere Verfahren auch wirklich das bessere. Keine Methode kann auf alle denkbaren Fragestellungen gleichermaßen zuverlässige Antworten liefern. Jedes Verfahren hat seine spezifischen Stärken und Schwächen. Es gehört zu den Aufgaben der Radiologen und der Nuklearmediziner, für jede konkrete Situation jeweils die geeignete Kombination von Untersuchungsmethoden auszuwählen. Dabei sollten sie der Maxime »so wenig wie möglich, so viel wie nötig« folgen. Wenn Sie selbst Patient sind, trauen Sie sich und fragen Sie nach, warum gerade diese oder jene Untersuchung angeordnet wurde. Fragen Sie nach den Stärken und Schwächen einer Methode. Erkundigen Sie sich, wo ihre Grenzen liegen und ob es sinnvolle Alternativen gibt.

Das zweite Problem jeder Form von Krebsbildern liegt in ihrer begrenzten Auflösung. Tumoren müssen eine bestimmte Größe haben, um in einem Röntgenbild oder einem Kernspintomogramm in Erscheinung treten zu können. Die untere Grenze des Nachweisbaren ist je nach Verfahren und Lokalisation des Tumors sehr verschieden. Unter optimalen Bedingungen kann ein hochauflösendes Computertomogramm Tumoren oder Metastasen von knapp 2 Millimetern Größe in der Lunge darstellen. Andere Verfahren in weniger kontrastreicher Umgebung sind aber zum Teil wesentlich unempfindlicher. Hier kann die Nachweisgrenze auch gut und gern einmal einen ganzen Zentimeter oder mehr betragen. Auf den ersten Blick sieht das nicht übel aus. Diese Einschätzung relativiert sich aber, wenn man weiß, dass schon ein Tumor von 2 Millimetern Durchmesser aus über 10 Millionen Krebszellen bestehen kann.

Darüber hinaus krankt jedes radiologische Verfahren noch an einem ganz grundsätzlichen Problem. Was Ärzte interessiert, ist die Identifikation einer Abweichung vom *biologischen* Normalzustand. Jede Form von Bildgebung beruht aber letztendlich auf *physikalischen* Unterschieden zwischen verschiedenen Gewebetypen. Oft verändern sich mit der Biologie auch physikalische Parameter von Geweben. Aber zwischen beiden Welten gibt es keine Eins-zu-eins-Entsprechungen. Viele Krankheitszustände wie gutartige Geschwulste, Störungen der Durchblutung, Verletzungen oder auch Entzündungen können die physikalischen Qualitäten der Gewebe in ähnlicher Weise verändern wie ein bösartiger Tumor. Und andererseits hinterlässt nicht jede biologische Umwälzung eine deutliche und mit radiologischen Mitteln nachvollziehbare physikalische Spur im Zell- oder Gewebeverbund.

Mit anderen Worten: Es gibt derzeit kein radiologisches Verfahren, das in der Lage ist, allein aufgrund eines Bildes die Diagnose einer Krebserkrankung zu stellen. Die bildgebenden Untersuchungen haben eine andere, allerdings kaum weniger wichtige Aufgabe. Ganz gleich, um welche Art von Krebserkrankung es sich handelt – bevor die Behandlungsstrategie festgelegt werden kann, müssen wir wissen, wie weit sich die Erkrankung bereits ausgebreitet hat. Wir müssen die Größe und die Lagebeziehung des Tumors zu seiner Nachbarschaft kennen. Wir müssen wissen, ob benachbarte Lymphknoten befallen sind oder ob sich die Erkrankung womöglich schon im Körper ausgebreitet hat. Das zu ermitteln ist die Aufgaben der Radiologie. Die Krebsdiagnose stellt aber eine andere Disziplin.

Krebs ist eine Erkrankung der Zelle – die Wichtigkeit der Pathologie

Weder der klinische Blick oder die Erfahrung des Arztes noch der virtuelle Blick der Radiologie kann entscheiden, ob ein Mensch an Krebs leidet. Diese Diagnose kann einzig und allein der Pathologe stellen.

Krebs ist eine Erkrankung der Zelle. Die genetischen Mutationen, die eine Körperzelle zur Krebszelle machen, verändern nicht nur die Funktionen der Zelle. Sie verändern auch zwangsläufig ihre Gestalt. Zuverlässige Krebsdiagnosen konnten erst gestellt werden, als verbesserte Mikroskope den Blick hinein in die Welt des zellulären Mikrokosmos ermöglicht haben.[37]

Für eine verlässliche Diagnose ist es notwendig, aus dem verdächtigen Bereich Zellen oder besser komplette Gewebestücke zu entnehmen. Diese Gewebeentnahme (Biopsie) geschieht meist mit Hilfe spezieller Nadeln, die kleine Gewebezylinder aus den verdächtigen Knoten herausstanzen. Manchmal liefert aber auch das Messer des Chirurgen eine entsprechende Probe. Das gewonnene Gewebe wird fixiert, in wenige Mikrometer dicke Scheiben geschnitten, gefärbt und unter das Mikroskop gelegt.

Oft erkennt der Pathologe schon auf den ersten Blick Merkmale, die auf eine Krebserkrankung hindeuten. Tumorzellen sind irregulär geformt, oft von unterschiedlicher Größe, mit unregelmäßig konfigurierten und insgesamt vergrößerten Zellkernen und irregulärer Verteilung des Chromatins.[38] Im Gewebeverband findet sich außerdem ein deutlich erhöhter Anteil von Zellen, die sich gerade im Zustand der Teilung befinden. Da die Krebszellen die zivilisierten Umgangsformen normaler Zellen über Bord geworfen haben, ist die Gewebearchitektur in Tumoren oft massiv gestört. Krebszellen brechen in kleine Lymph- oder Blutgefäße ein, oder sie wachsen durch Bindegewebslamellen hindurch, die normale Gewebe üblicherweise in fein säuberlich getrennte Kompartimente aufteilen.[39] Die Unterscheidung von Gut und Böse ist allerdings nur der erste Schritt der Diagnose. Die nächste Frage an den Pathologen lautet: Um welche Art von Krebs handelt es sich?

Die verschiedenen Krebsformen, so haben wir gelernt, werden bisher vor allem nach dem Zelltyp klassifiziert, aus dem sich die Krebszellen entwickelt haben.[40] Diese Form der Klassifikation beschert uns heute weit über 200 unterschiedliche Krebserkrankungen. Je stärker eine Krebszelle entartet ist, beziehungsweise – um es mit den Worten der Pathologen zu sagen – je undifferenzierter sie ist, desto weniger hat sie mit ihrer Ursprungszelle noch gemein. Der Grad dieser Entartung kann aufgrund bestimmter morphologischer Kriterien der Zelle oder des Gewebes unter dem Mikroskop beurteilt werden und wird als das Grading eines Tumors angegeben. Bei stark entdifferenzierten Tumoren ist es oft schwierig, aus der Gestalt der Krebszellen auf ihre Herkunft zu schließen. Diese grotesk deformierten kleinen Monster scheinen jede Ähnlichkeit mit normalen, gesunden Zellen hinter sich gelassen zu haben. Dennoch gibt es molekulare Spuren, die auf das Geheimnis ihrer Abstammung schließen lassen. Krebszellen verraten ihre Herkunft manchmal durch die charakteristischen Signaturen der Eiweiße, die sie auf ihrer Oberfläche tragen. Diese Eiweiße sind viel zu klein, um unter dem Mikroskop erkennbar zu sein. Sie können aber durch Antikörper[41] enttarnt werden, die sich wie hochspezifische Sonden an das gesuchte Protein binden können; sie sind zudem an Moleküle gekoppelt, die Farbreaktionen auslösen. Mit dieser Technik der Immunhistochemie lassen sich bestimmte, für die jeweilige Krebsform charakteristische Eiweiße in Zellen selektiv färben.

Die Klassifikation nach zellulärer Herkunft beruht auf der Technik der Lichtmikroskopie und ist genau genommen ein Kind des 19. Jahrhunderts. Es handelt sich dabei um ein Klassifizierungssystem, das auf die zweite Beobachtungsebene der Medizin – die Welt der Zellen – bezogen ist.[42] Auch heute noch beruhen die meisten Therapiestrategien auf dieser Einteilungsmethode der Krebsformen nach ihren Ursprungszellen. Das muss aber nicht auf ewig so bleiben. Mittlerweile beginnen sich die Grenzen dieser scheinbar fest gefügten Kategorien aufzulösen.

Manchmal ist es wichtig zu wissen, ob bei einem bestimmten Krebstyp eine spezielle Genmutation vorliegt oder nicht. Glücklicherweise sind solche Veränderungen nicht immer so subtil wie der Austausch einer einzigen Base im ras-Gen.[43] Es gibt Mutationen, die zum Verlust (Deletion), zur Verdoppelung (Duplikation) oder zur Verschiebung (Translokation) großer Genabschnitte innerhalb eines Chromosoms oder auch zwischen Chromosomen führen. Solche großen Veränderungen hinterlassen sichtbare Spuren auf der Ebene der Chromosomen. Sie zu erkennen ist die Aufgabe der Zytogenetik.

Noch längst nicht bei allen Krebsformen, doch zumindest bei den Leukämien und auch bei manchen bösartigen Hirntumoren interessiert das Muster der zytogenetischen Veränderungen eines Tumors schon heute auch die behandelnden Ärzte. Ein Beispiel ist das berühmte Philadelphia-Chromosom.[44]

Diese Translokation eines Genabschnitts von Chromosom 9 auf das Chromosom 22 finden wir bei praktisch allen Patienten mit chronisch myeloischer Leukämie. Aber auch manche Patienten mit akuter lymphatischer Leukämie weisen diese chromosomale Veränderung auf. Ärzte, die Patienten mit akuter lymphatischer Leukämie behandeln, müssen wissen, ob sie einen Träger des Philadelphia-Chromosoms vor sich haben. Diese zytogenetisch identifizierbare Untergruppe der akuten Leukämie verhält sich aggressiver und muss daher anders behandelt werden als eine akute Leukämie ohne die entsprechende Veränderung.

Im Moment steht die Krebsmedizin an der Schwelle eines fundamentalen Umbruchs. Es ist denkbar, dass das Kategorisierungsprinzip auf der Basis der Ursprungszelle in Zukunft durch ein anderes System abgelöst oder zumindest ergänzt wird, das auf die Welt der Gene und der Moleküle bezogen ist. Schon heute ist bei bestimmten Krebsformen die Einbeziehung dieser dritten Beobachtungsebene unverzichtbar, um eine korrekte Therapieentscheidung treffen zu können. Manchmal ändert die An- oder Abwesenheit eines einzigen Eiweißmoleküls nicht nur die Prognose eines Tumors, sondern auch die komplette Behandlungsstrategie. Davon wird im 10. Kapitel noch die Rede sein.

Ich habe schon gesagt, dass es die Gene sind, die eine Zelle zur Krebszelle machen.[45] Und wir haben gelernt, dass dies auf sehr unterschiedliche Weise geschehen kann. Auch innerhalb einer einzigen Krebsform finden sich oft unterschiedliche Kombinationen von Genmutationen.

Zur Zeit wandelt sich die Pathologie zur molekularen Pathologie und Pathogenetik und bedient sich zunehmend auch der Techniken, die in den Labors der Grundlagenforscher entwickelt wurden.[46]

Fazit – Lassen Sie sich nicht verunsichern

Das Wichtigste zuerst: Lassen Sie sich von der proteischen Vielgestalt des Krebses nicht zu sehr verunsichern. Auch wenn Sie jetzt viele seiner Masken kennengelernt haben, gilt es zu bedenken, dass die meisten Beschwerden und Zipperlein ganz harmlose Ursachen haben. Vergegenwärtigen Sie sich ein paar einfache Regeln, bevor Sie beginnen, sich Sorgen zu machen.

Die erste Regel ist die Altersregel. Krebserkrankungen bei Kindern, Jugendlichen und auch bei Erwachsenen in der ersten Lebenshälfte sind ausgesprochen selten. Unter den etwa 500000 Menschen, die jedes Jahr in Deutschland an Krebs erkranken, befinden sich etwa 1800 Kinder und Jugendliche. Auch Menschen vor dem 40. Lebensjahr sind innerhalb der Gesamtheit der Krebskranken eine kleine Minderheit. Bei den häufigen Krebsformen wie dem Brust-, Prostata-, Darm- oder Lungenkrebs steigt die Wahrscheinlichkeit zwischen dem 50. und dem 75. Lebensjahr allerdings exponentiell an.

Die zweite Regel ist die Kombinationsregel. Immer wenn lokalisierbare Symptome in Kombination mit ungewöhnlichen Veränderungen des Allgemeinbefindens auftreten, ist eine gewisse Wachsamkeit angebracht. Wenn Beschwerden von untypischer, bleierner Müdigkeit oder Schwäche begleitet werden, wenn unerklärlicher Gewichtsverlust oder heftiger Nachtschweiß auftreten, dann mag es sich lohnen, den Hausarzt aufzusuchen. Solche Konstellationen sind noch kein Grund zur Panik, denn viele Erkrankungen, allen voran schwerere Virusinfekte, können durchaus vergleichbare oder ganz ähnliche Komplikationen auslösen.

Leider gibt es in der Medizin praktisch keine Regel ohne Ausnahme. Wir reden also immer über Wahrscheinlichkeiten. Eine hundertprozentige Sicherheit kann keine noch so schlaue Regel bieten. Dieses Dilemma wird durch die dritte Regel, die Vier-Wochen-Regel, zumindest ein Stück weit entschärft. Die meisten harmlosen Krankheiten und Beschwerden bessern sich binnen Monatsfrist. Krebs dagegen ist eine Erkrankung, die lange stumm bleiben kann. Wenn sie sich aber bemerkbar macht, neigt sie dazu, dass sich die Probleme immer weiter verschlimmern, wenn nichts gegen sie unternommen wird. Tritt also nach vier Wochen keine merkliche Besserung eines Beschwerdebildes auf, sollte man spätestens jetzt einen Arzt aufsuchen.

Die Kunst des Arztes besteht unter anderem darin, aus dem riesigen Spektrum der diagnostischen Möglichkeiten die geeigneten Instrumente klug, rationell und verantwortungsvoll auszuwählen. Ein guter Arzt wird nicht verärgert oder unwirsch sein, wenn Sie ihn fragen, was eine Untersuchungsmethode leistet und zu welchem Zweck sie in Ihrem Fall eingesetzt wird.

Krebs tritt in aller Regel nicht als akuter Notfall ins Leben eines Menschen. Ein bisschen Zeit zum Nachdenken ist fast immer gegeben. Trotzdem – und das müssen sich alle Außenstehenden, vor allem die Ärzte, vergegenwärtigen – sollte kein Tag verschwendet werden. Selbst wenn sich alles letzten Endes in Wohlgefallen auflöst, ist ein Leben unter Krebsverdacht ein elendes Leben. Diese Tage in der Vorhölle sind gestohlene Lebenszeit.

Bei den meisten Krebserkrankungen sinkt die Chance auf Heilung, je später sie entdeckt werden. Auch wenn es dabei nicht auf Tage oder wenige Wochen ankommt, handelt es sich fast immer um eine Gratwanderung zwischen Überreaktion und Überdiagnostik einerseits und der Gefahr, gravierende Probleme zu übersehen, andererseits. Diese Frage des rechten Maßes ist natürlich ebenfalls ein Gegenstand vieler klinischer Studien. Im Einzelfall kann es aber oft sein, dass der Arzt den Boden harter Daten hinter sich lassen und seine Intuition zum Zünglein an der Waage machen muss.

Die Tatsache, dass eine frühe Diagnose meistens auch eine bessere Prognose bedeutet, wirft eine wichtige Frage auf: Warum sollten wir warten, bis Beschwerden auftreten? Wäre es nicht vernünftig, die vielen Möglichkeiten der Radiologie oder der Labormedizin als Instrument der Vorsorge zu nutzen? Viele von uns gehen regelmäßig zur Routinekontrolle zum Zahnarzt. Wäre ein Routinebesuch nicht sinnvoll, um uns regelmäßig auf heimlich wachsende Tumoren durchleuchten zu lassen? Könnten wir nicht gleich noch ein paar Röhrchen Blut für die Labors abzweigen, um vorbeugend entsprechende Tests durchführen? So naheliegend und verlockend dieser Gedanke klingt, er birgt einige tückische Fallstricke. Davon wird im nächsten Kapitel die Rede sein.

7. Kapitel

Fluch und Segen –
Nützen Screening und Krebsvorsorge?

Samstag, 16. August 2008

Wieder und wieder kam er dem Rand des steilen Kraters hoffnungsvoll nahe. Und immer wieder waren es die letzten 2 oder 3 Millimeter, die ihn von der Freiheit trennten. Der kleine Sisyphus vor uns trug einen glänzenden Frack aus schwarzem Chitin und war kaum 8 Millimeter lang. Der schwarze Käfer versuchte sich den Gesetzen der Schwerkraft zum Trotz und ankämpfend gegen Lawinen aus trockenem, feinkörnigem Sand aus einem steilen Trichter zu befreien. Immer wieder kletterte er die Abhänge hinauf, stürzte immer wieder zurück, und so kreiste er nun schon gute fünf Minuten zwischen Kraterboden und Kraterrand.

»Martin, mir geht ein Gedanke nicht aus Kopf, der ist wie der Käfer hier. Er kreist und kreist und kommt nicht vom Fleck.« Mir war zunächst nicht ganz klar, worauf Imogen hinauswollte.

»Weißt du, ich frage mich ständig, ob ich eine Gelegenheit verpasst habe. Sicher, er ist kleiner geworden. Ich glaube, er ist nur noch gut halb so groß wie im April. Aber ich hab' mich damals im Februar vom Frauenarzt einlullen lassen. Die Geschichte von der Zyste klang so schön, dass sie wahr sein musste. Zwei Monate verlorene Zeit ...«

Schon wieder fiel der Käfer dem losen Ostseesand zum Opfer. Eine kühle Böe wehte über die Lübecker Bucht, kräuselte das Wasser und zerbrach das Sonnenlicht auf der Meeresoberfläche in Millionen Fragmente.

»Unangenehmer Gedanke, aber unwahrscheinlich. Schon im Februar saßen dort Millionen Krebszellen. Solche Zellen gehen in deinem Körper nicht einfach auf Wanderschaft. Sie werden es nicht ausgerechnet in diesen acht Wochen gelernt haben.« Der Käfer krabbelte wieder zum Rand.

»Hätte ich zur Vorsorge gehen sollen? Hätte ich irgendwas tun können, das Desaster früher zu entdecken, zu einem Zeitpunkt, an dem bestimmt noch nichts gestreut hat, als der Krebs noch harmlos war?«

Ich nahm sie in den Arm. »Nein! Nein! Nein! – Du hast nichts verpasst – definitiv. Und überhaupt ist es mit der Krebsvorsorge eine komische Sache. Die Idee klingt so einfach, fast zu gut, um wahr zu sein, aber im Detail stecken viele, viele kleine Teufelchen ...«

...

Schwer ächzend versuchte Frau H., sich zwischen Röntgenröhre und Detektor durch den C-Bogen hindurch auf die schmale Untersuchungsliege zu zwängen. Ihre Operation lag bereits sechs Wochen zurück, aber sie haderte immer noch mit ihrem Schicksal. Die Gebärmutter, die Eileiter und die Eierstöcke hatten entfernt werden müssen, nachdem ihr Frauenarzt einen kleinen, aber bösartigen Tumor in ihrer Gebärmutter entdeckt hatte. Frau H. hatte Glück im Unglück. Ihr Tumor war früh entdeckt worden, ihre Heilungschancen waren ausgezeichnet. In vergleichbarer Situation können 19 von 20 Frauen auch auf lange Sicht als geheilt gelten. Im Anschluss an die Operation waren ihr noch drei Nachbestrahlungen der oberen Scheide geraten worden, um das Rückfallrisiko auch dort, wo die Chirurgen nur knapp am Tumor entlang schneiden konnten, noch weiter zu minimieren.

Trotzdem war Frau H. außer sich. Während der wenigen Minuten im Vorbereitungsraum der Strahlentherapie versicherte sie mir mehrfach, sie könne sich überhaupt nicht erklären, warum ausgerechnet sie an Krebs erkrankt sei. Vorzuwerfen habe sie sich nichts, sie hätte immer gesund gelebt – und überhaupt, sie sei schließlich seit Jahren regelmäßig zur Vorsorgeuntersuchung gegangen.

Ähnliche Bemerkungen höre ich oft. Sie deuten ein großes Missverständnis darüber an, was eine Krebsvorsorge leisten soll und kann. Eine Krebsvorsorgeuntersuchung hat keinerlei Einfluss darauf, ob Krebs entsteht oder nicht. Sie kann lediglich eine Krebserkrankung so früh wie möglich erkennen helfen. In manchen Fällen können im Rahmen der Vorsorge allerdings auch Krebsvorstufen entdeckt werden, so dass durch die Entfernung solcherart veränderten Gewebes schon der Übergang in einen bösartigen Tumor verhindert werden kann. Trotzdem wäre es korrekter, von Programmen zur Früherkennung und nicht zur Vorsorge von Tumoren zu reden.

Der Begriff Krebsvorsorge ist also irreführend. Er hat sich allerdings in der Öffentlichkeit, in den Medien und auch im medizinischen Alltag einen so festen Platz erobert, dass auch ich ihn hier verwende. Gemeint sind in Wirklichkeit Programme, bei denen vollkommen gesunde Menschen ohne jeden Anfangsverdacht auf eine Krebserkrankung in großem Maßstab regelmäßig untersucht werden. Man möchte unter den vielen Gesunden die eine oder andere im Entstehen begriffene Krebserkrankung so früh wie möglich herausfinden.

Brustkrebsvorsorge und die vertrackte Zahlenpsychologie

Der Gedanke ist einfach und bestechend. Die beste aller möglichen Welten der Krebsvorsorge könnte folgendermaßen aussehen: Wir suchen einen Test, der einfach und weitgehend harmlos ist, die Untersuchten *wenig* belastet. Er soll in der Lage sein, Krebszellen mit sehr hoher Wahrscheinlichkeit zu entdecken, lange bevor sie anfangen, ihrem Wirt irgendwelche Probleme zu verursachen. Die frühe Enttarnung ermöglicht in den meisten Fällen die vollständige Entfernung eines Tumors und damit auch die Heilung – vorausgesetzt, der Krebs hatte noch keine Gelegenheit, sich in andere Bereiche des Körpers auszubreiten.

Gibt es diesen Test, den wir hier suchen? Nehmen wir zum Beispiel die häufigste Krebserkrankung bei Frauen, den Brustkrebs. Wieso sollten wir die Mammographie erst dann nutzen, wenn eine Frau in ihrer Brust einen Knoten ertastet? Wieso sollte die Röntgenuntersuchung der Brust nicht auch als Instrument der Vorsorge eingesetzt werden? Tatsächlich gibt es in vielen Ländern große Programme zur Früherkennung von Brustkrebs mit der Screening-Mammographie. In Deutschland bieten die Krankenkassen seit 2003 allen Frauen zwischen dem 50. und dem 70. Lebensjahr eine qualitätsgesicherte Röntgenuntersuchung der Brust an, zu der sie alle zwei Jahre eingeladen werden. Ich möchte das Mammographie-Screening als Beispiel nehmen, um die großen und kleinen Haken, Fußangeln und Fallstricke aufzuzeigen, mit denen große Programme zur Krebsvorsorge zu kämpfen haben.

Wie fast jede medizinische Praxis mit hinreichendem Bekanntheitsgrad hat auch das Mammographie-Screening-Programm rasch Kritiker auf den Plan gerufen. Einige Argumente gegen das Screening sind dabei durchaus bedenkenswert.[1] Andere Vorbehalte beruhen hingegen auf ideologisch fixierter Gegnerschaft, ohne dass sie durch Fakten untermauert werden können. Das

Mammographie-Screening gehört zu den am besten untersuchten Programmen der Krebsvorsorge. Tatsächlich kann es sein Ziel erreichen, die Zahl der brustkrebsbedingten Todesfälle zu senken – vorausgesetzt, einige wichtige Grundsätze und Rahmenbedingungen werden berücksichtigt. Trotzdem ist die reale Welt der Brustkrebsvorsorge grauer, als die Idee vermuten ließe. Gut gemachtes Screening auf Krebserkrankungen kann ohne Zweifel Leben retten. Trotzdem sollten die Erwartungen an solche Programme nicht zu hoch gesteckt werden.

Screening-Programme zur Krebsvorsorge richten sich an uns alle. Ich bin der Meinung, gerade gesunde Menschen, die bisher ein unbeschwertes Leben gelebt haben, müssen wissen, was sie tun, wenn sie sich auf ein Vorsorgeprogramm einlassen. Auch die Krebsvorsorge birgt Risiken und Nebenwirkungen, über die allerdings selten aufgeklärt wird. Dahinter steckt nicht etwa ein bösartiger Hang zu arglistiger Täuschung. Oft ist die grundsätzliche Problematik der Tests den Medizinern selbst nicht bewusst. Ein wenig Wissen um die Chancen und Risiken der Krebsvorsorge kann vor übertriebener Skepsis, vor unnötiger Angst, aber auch vor überzogenen Erwartungen schützen.

Eine bestimmte Form der Zahlenblindheit scheint zu den Konstruktionsprinzipien des menschlichen Gehirns zu gehören.[2] Vor allem diese Zahlenblindheit führt zu Fehleinschätzungen bei Tests zur Krebs-Früherkennung. Um diesen genetisch präformierten Schleier zu durchdringen, müssen wir einen kurzen Ausflug in die Welt der Statistik unternehmen. Keine Sorge, wir kommen dabei ohne Formeln und ohne höhere Mathematik aus. Mehr als die vier Grundrechenarten, ein wenig Prozentrechnen und die Lust zum Mitdenken müssen Sie nicht mitbringen. Und Sie werden dabei vielleicht die eine oder andere überraschende Einsicht gewinnen.

Eine Untersuchung zur Krebsvorsorge ist wie jedes medizinische Test-, Nachweis- oder Diagnose-Verfahren ›problematisch‹, denn keine Methode der Welt liefert in 100 Prozent aller Fälle korrekte Ergebnisse. Je nach Verfahren mögen Fehler in einem von 10, 100, 1000 oder gar nur in einem von 1 000 000 Fällen auftreten. Jeder Test ist grundsätzlich mit zwei verschiedenen Typen von Irrtümern behaftet.

Im ersten Fall entsteht der Fehler dadurch, dass eine Krebserkrankung, die tatsächlich vorhanden ist, übersehen wird. Der Test fällt *negativ* aus, obwohl der oder die Untersuchte in Wirklichkeit krank ist. Die Statistik spricht hier von einem *falsch-negativen Ergebnis*. Das klingt seltsam, ein Ergebnis, welches keinen Hinweis auf eine Krebserkrankung liefert, als negativ zu bezeichnen. Aber in der Sprache der Statistiker bedeutet ein negativer Test lediglich, dass ein Testergebnis gerade das nicht nachweisen kann, wonach gesucht wurde.

Ein Test, der wenige Fehler dieser Art macht, hat eine hohe Sensitivität. Das bedeutet, eine Erkrankung, die tatsächlich vorhanden ist, geht ihm mit großer Wahrscheinlichkeit nicht durch die Lappen. Ein Test mit einer Sensitivität von 99 Prozent irrt sich – statistisch betrachtet – bei einem von hundert Patienten und übersieht die Erkrankung. Wenn Sie sich also einem solchen Test unterzogen haben und negativ – also krankheitsfrei – getestet wurden, können Sie mit 99 prozentiger Wahrscheinlichkeit davon ausgehen, dass Sie auch tatsächlich gesund sind. So weit, so gut. Bisher werden Sie kaum überrascht worden sein.

Die Fehler der zweiten Art sind die falsch-positiven Testergebnisse. In diesem Fall fällt ein Test positiv aus, obwohl der Untersuchte in Wahrheit gar nicht krank ist. Tests, die wenige falsch-positive Ergebnisse produzieren, haben eine hohe Spezifität. Eine Spezifität von 99 Prozent bedeutet, dass nur in einem von hundert Fällen ein falsch-positives Ergebnis erzielt wird.

Werfen wir einen Blick auf die Wirklichkeit des Mammographie-Screening.[3] Diese Untersuchung wird in Deutschland von den gesetzlichen Krankenkassen allen Frauen zwischen dem 50. und dem 70. Lebensjahr angeboten.

In einer Gruppe von 1000 Frauen, die an einem solchen Screening-Programm teilnehmen, werden also in einem Zeitraum von 20 Jahren etwa 10 000 Mammographien angefertigt.[4] Bei 300 von knapp 10 000 Mammographien (3 Prozent aller Aufnahmen) wird anhand der Bilder der Verdacht auf eine Brustkrebserkrankung ausgesprochen.[5] Theoretisch hätten sich alle 300 Frauen einer Biopsie unterziehen müssen, um den Verdacht entweder zu bestätigen oder auszuräumen. In Wirklichkeit wurden aber nur 100 der 300 Verdachtsfälle auch biopsiert. Manche Frauen entschlossen sich offensichtlich trotz des Verdachts nicht zu weiteren Kontrollen. In anderen Fällen wurden zusätzliche Untersuchungen wie eine Sonographie oder eine Kernspinresonanz-Untersuchung der Brust durchgeführt, die dann in der Gesamtschau den Anfangsverdacht entkräftet haben. Bei der Hälfte der 100 Frauen, denen aufgrund des mammographisch suspekten Befundes eine Gewebeprobe entnommen wurde, fand sich tatsächlich eine Brustkrebserkrankung.

Aufgrund statistischer Vergleiche kann man abschätzen, dass knapp fünf dieser 50 Frauen dadurch das Leben gerettet wurde, dass die Diagnose mit Hilfe des Mammographie-Screenings zu einem früheren Zeitpunkt gestellt werden konnte. Außerdem lagen die Screening-Mammographien bei immerhin 98,5 Prozent der Frauen richtig, die sich aufgrund unauffälliger Untersuchungsbefunde in Sicherheit gewogen haben.

Diese Zahlen klingen zunächst sehr ermutigend. Auf den ersten Blick scheint nichts gegen eine Teilnahme an dem Vorsorge-Programm zu sprechen.[6] Aber wie gut ist das Screening-Programm wirklich? Neben dem unbestrittenen Erfolg, einigen Frauen das Leben gerettet zu haben, entstanden für manche Teilnehmerinnen durchaus auch Nachteile. Auch ich empfehle Frauen in der geeigneten Altersgruppe eine Teilnahme am Mammographie-Screening, bin aber der Meinung, dass jede Frau auch alle Nachteile kennen sollte, bevor sie sich mitzumachen entschließt.[7]

Wie sieht also die echte Netto-Bilanz des Mammographie-Screening aus? Knapp fünf von 1000 Frauen hat das Programm vermutlich das Leben gerettet.[8] Sie sind ohne Zweifel die großen Gewinnerinnen.[9] Möglicherweise profitierten noch weitere Frauen von einer frühen Diagnose, weil sie ihnen zwar nicht das Leben, aber doch zumindest die Brust gerettet hat. Eine frühzeitige Entdeckung erhöht die Chancen für eine brusterhaltende Therapie und kann manche Frauen vor der Amputation der Brust bewahren.[10]

Außerdem kann bei frühzeitiger Entdeckung unter Umständen auf eine aggressive, begleitende medikamentöse Behandlung verzichtet werden. Bleiben aber immerhin zwischen 900 und 950 von 1000 Frauen, also über 90 Prozent aller Teilnehmerinnen, die definitiv keine Vorteile von ihrer Teilnahme am Screening-Programm haben. Man könnte leichthin fragen: Was soll's? Es liegt in der Natur jeder Versicherung, dass nur eine Minderheit vom Abschluss der Versicherung profitiert und durch sie vor größerem Schaden bewahrt wird. Die anderen, die vom »Schadensfall« nicht betroffen sind, verlieren nichts, außer vielleicht ihre Versicherungsbeiträge. Die Kosten der Krebsvorsorgeprogramme bezahlt in der Regel die Krankenkasse. Haben die Teilnehmerinnen also wirklich nichts zu verlieren, außer die vertane Zeit für zehn Mammographie-Untersuchungen inklusive der Fahrten zum Arzt?

Ganz so einfach ist die Sache nicht. Da wäre zunächst einmal ein psychologisches Problem. Bei nur 50 von immerhin 300 positiven, das heißt krebsverdächtigen Mammographien (2,5 Prozent aller Untersuchungen) waren die

Sorgen berechtigt. Fast 250 suspekte Mammographie-Untersuchungen stellten sich als Fehlalarm heraus. Das bedeutet, fast jede vierte Frau in einem solchen Programm erlebt wenigstens einmal im Verlauf ihrer 20-jährigen Karriere als Screening-Patientin einige Wochen der Angst, des Zweifels und der Ungewissheit. Bei jeder 20. gesunden Frau musste mindestens einmal Gewebe aus der Brust entnommen werden, ohne dass die Betroffene irgendeinen Nutzen davon gehabt hätte.

Außerdem ist keine Früherkennungsmethode perfekt. Auch bei Frauen, die am Mammographie-Screening-Programm teilnehmen, werden Krebserkrankungen übersehen. Von 1000 Frauen im Programm erkranken im Laufe der 20 Jahre nicht die erwähnten 50, sondern in Wirklichkeit im Durchschnitt 65 Frauen an Brustkrebs. Nur 76 Prozent der Brustkrebsfälle von Frauen, die an einem Screeningprogramm teilnehmen, werden also durch das Programm auch entdeckt. Bei 15 von 1000 Frauen im Programm (1,5 Prozent) tritt die Erkrankung im Intervall zwischen den einzelnen Mammographien in Erscheinung, ohne dass die Untersuchung davor irgendeinen Hinweis geliefert hätte. Durch das Programm wiegten sich also einige wenige Frauen in falscher Sicherheit.

Bei Diskussionen um die Sinnhaftigkeit von Krebs-Früherkennungs-Programmen taucht immer wieder der Begriff des sogenannten »Netto-Nutzens« auf. Damit wird suggeriert, dass es Verfahren gäbe, die eine objektive Bilanz ziehen und den möglichen Nutzen gegen alle mögliche Risiken und Nebenwirkungen eines Screening-Programms aufrechnen können. So plausibel das Konzept des Netto-Nutzens auf den ersten Blick zu sein scheint, die Bilanzierung ist alles andere als trivial. Man kann natürlich die allgemeine Sterblichkeit von Teilnehmerinnen an Vorsorgeprogrammen mit der von Nicht-Teilnehmerinnen vergleichen. Solche Analysen sind notwendig, denn zumindest in der Theorie könnte eine Mammographie aufgrund der Belastung mit Röntgenstrahlen die Brustkrebshäufigkeit und damit sogar die Sterblichkeit von Frauen im Früherkennungsprogramm erhöhen.[11]

Jede Mammographie belastet die Brust mit einer kleinen, aber messbaren Strahlendosis von 4–5 mGy. Daraus lässt sich abschätzen, dass die kumulative Strahlenbelastung des Brustgewebes von 70-jährigen Frauen, die 20 Jahre zuvor in ein Mammographie-Screening-Programm aufgenommen wurden und alle zwei Jahre zur Mammographie gingen, bei etwa 60 mGy liegt.[12] Es wäre denkbar, dass diese Strahlendosis langfristig selbst Krebs auslösen könnte. In Wirklichkeit ist dieses Risiko aber zumindest so gering, dass bei den untersuchten Gruppengrößen bisher kein Anstieg von durch Strahlung verursachten Tumoren beobachtet werden konnte. Im Hinblick auf die Sterblichkeit ist der Netto-Nutzen der Screening-Mammographie ziemlich klar belegt[13] – vorausgesetzt, es werden Frauen der Altersgruppe zwischen 50 und 70 Jahren untersucht. Das qualitätsgesicherte Mammographie-Screening wird daher auch für Frauen zwischen 50 und 69 Jahren von der Deutschen Krebshilfe empfohlen. Das Screening ist aber nur deshalb sinnvoll, weil Brustkrebs in dieser Gruppe von Frauen eine relativ häufige Erkrankung ist. Bei der kritiklosen Übertragung auf andere Zielgruppen könnte sich der Vorteil schnell ins Gegenteil verkehren. Das ist ein ganz wichtiger Punkt, den ich deshalb so sehr betone, weil er für alle Arten von Vorsorgeuntersuchungen von Bedeutung ist.

Neben der geschilderten Bedeutung der relativen Häufigkeit einer Erkrankung in der untersuchten Gruppe mag es auch biologische Unterschiede zwischen Brustkrebserkrankungen jüngerer und älterer Frauen geben. Auf der Basis mathematischer Modelle kamen britische Wissenschaftler zu dem Schluss, dass ein Mammographie-Screening-Programm mehr schaden als nützen könnte, wenn Frauen vor dem 40. Lebensjahr ins Programm aufgenommen werden. Nach ihrer Meinung ist erst ab dem Alter von 40 Jahren ein Netto-Nutzen zu erwarten.[14] Umgekehrt kann es bei Gruppen mit höherem Erkrankungsrisiko, zum Beispiel bei Frauen mit einer bekannten erblichen Belastung,[15] sinnvoll sein, noch mehr zu tun. Solchen Frauen werden speziellere und engmaschigere Früherkennungsprogramme bereits ab dem 25. Lebensjahr empfohlen.[16]

Trotz der Bedeutung solcher Kosten-Nutzen-Rechnungen stößt das Konzept der Netto-Bilanz an Grenzen. Streng genommen lässt sich ein Netto-Nutzen nämlich nur aus der Verrechnung gleichwertiger Größen ermitteln. Die Sterblichkeit von Patientinnen in und außerhalb des Programms lässt sich mathematisch vergleichen. Aber welches objektive Verfahren sollte in der Lage sein, eine Netto-Bilanz aus der Aufrechnung eines geretteten Menschlebens gegen 1000 unnötige Arztbesuche, hundert blaue Flecken durch die Mammographie oder gegen 500 »Angstwochen« aufgrund falsch-positiver Mammographien zu erstellen?

Mit jeder Kopfschmerztablette, die wir schlucken, nehmen wir implizit eine ähnliche Güterabwägung mit umgekehrten Vorzeichen vor. Dem sehr wahrscheinlichen, potentiellen Nutzen der Tablette – der Befreiung von lästigem Kopfschmerz – steht immer ein winziges Risiko eines großen Schadens aufgrund einer seltenen, möglicherweise sogar tödlichen Arzneimittelreaktion gegenüber.

Was haben wir aus diesen verwirrenden Zahlenspielen gelernt? Die Idee der Krebsvorsorge durch Früherkennungstests ist bestechend einfach. Die Realität ist dagegen leider deutlich komplizierter. Ob ein Krebsvorsorge-Test sinnvoll ist, hängt von einer ganzen Reihe von Faktoren ab. Wird auch nur einer der folgenden Grundsätze nicht beachtet, kann sich die Bilanz eines Programms ins Gegenteil verkehren:

- Die frühe Erkennung eines Tumors muss sich in eine höhere Überlebenschance übersetzen. Ein Test ist sinnlos, wenn durch die frühere Entdeckung und Behandlung die Überlebenschancen nicht verbessert werden oder wenn Krankheiten entdeckt werden, die gar nicht behandelt werden müssen.
- Der Test muss die gesuchte Erkrankung bei einem ausreichend hohen Prozentsatz der Untersuchten auch tatsächlich entdecken können (hohe Sensitivität).
- Der Test sollte so wenig falsch-positive Ergebnisse wie möglich produzieren (hohe Spezifität).
- Der Test sollte nur bei Bevölkerungsgruppen angewandt werden, in denen die gesuchte Erkrankung einigermaßen häufig ist (Häufigkeitsregel: hohe Prävalenz der Erkrankung).
- Je geringer die Prävalenz, desto höher sind die Anforderungen an die Sensitivität und Spezifität eines Tests.
- Der Test darf so gut wie keine gravierenden Nebenwirkungen verursachen. Denn die meisten Untersuchten sind gesund; sie haben keinen Nutzen von der Untersuchung.
- Der Netto-Nutzen des Verfahrens sollte klar belegt sein. Die Krebssterblichkeit in der untersuchten Gruppe mit Screening-Programm muss geringer sein als ohne.
- Den Teilnehmern am Programm muss nicht nur der Netto-Nutzen erläutert werden. Sie müssen auch über alle anderen Risiken und Nebenwirkungen inklusive der Gefahr falsch-positiver Ergebnisse aufgeklärt werden.

Die individuelle Bewertung aller Vor- und Nachteile hat immer eine subjektive Komponente und kann deshalb nur vom Betroffenen selbst vorgenommen werden.

Für kaum mehr als ein halbes Dutzend der über 200 unterschiedlichen Krebserkrankungen hat man versucht, Programme zur Früherkennung zu entwickeln. Bei den meisten Tumorarten fehlt es an Untersuchungsmethoden, die im Rahmen von Screening-Programmen sinnvoll eingesetzt werden können. Viele Krebserkrankungen sind außerdem schlicht zu selten, als dass eine Reihenuntersuchung von Millionen gesunder Menschen zu rechtfertigen wäre.

Bei vier weiteren Krebserkrankungen haben sich inzwischen gesetzlich geförderte Programme zur Früherkennung etabliert. Dabei handelt es sich um häufige Tumorerkrankungen wie Darm-, Haut- und Prostata- sowie einen nicht ganz so häufigen Tumor, den Krebs des Gebärmutterhalses. Wir haben jetzt das nötige Rüstzeug im Gepäck, um einen prüfenden Blick auf diese Programme zur Krebsvorsorge werfen zu können.

Darmkrebs-Vorsorge – vier Gründe

Aus vier Gründen bietet der Darmkrebs von allen Tumoren vielleicht die günstigsten Voraussetzungen für ein erfolgreiches Programm zur Früherkennung. Erstens wird eine harmlose Zelle der Darmschleimhaut nicht über Nacht zum Kapitalverbrecher. Mehr als bei den meisten anderen Tumoren vollzieht sich ihre Karriere in wohlgeordneten Stufen. Dem bösartigen Tumor gehen in der Mehrzahl der Fälle verschiedene Vorstufen (Adenome) voraus, die in Form kleiner, noch gutartiger Polypen ins Darminnere vorwachsen. Dieser Prozess kann durchaus ein Jahrzehnt und mehr beanspruchen. Erst wenn die mutierten Zellen schließlich die Membran der Schleimhaut durchbrechen und in tiefere Schichten der Darmwand einwandern, ist die Grenze zur definitiven Krebserkrankung überschritten.

Zweitens können wir das Wachstum dieser Veränderungen direkt beobachten. Das ist vermutlich ein Grund dafür, dass die genetische Karriere von Darmkrebs besser bekannt ist als bei jeder anderen Krebserkrankung.[17]

Drittens ist Darmkrebs eine Erkrankung, bei der das Tumorstadium einen erheblichen Einfluss auf die Heilungschancen hat. Durch Entfernen der Krebsvorstufen (adenomatöse Polypen oder Adenome) kann die Entstehung einer bösartigen Erkrankung in diesem Fall sogar verhindert werden. Im Gegensatz zum Mammographie-Screening handelt es sich hier unter Umständen also um eine echte Form der Krebs-Vorsorge. Selbst wenn zuerst der bösartige

Tumor entdeckt wird, sind die Heilungschancen ziemlich hoch, wenn er rechtzeitig erkannt wird und zum Zeitpunkt der Diagnose nur die inneren Schichten der Darmwand betroffen sind.

Viertens haben wir es hier mit einer der häufigsten Tumorerkrankungen überhaupt zu tun. In Deutschland erkranken pro Jahr über 70 000 Menschen an Darmkrebs – Tendenz steigend.[18] Die Heilungschancen werden zwar langsam besser. Sie lassen in fortgeschrittenen Stadien aber noch stark zu wünschen übrig. Immer noch sterben mehr als 40 Prozent aller Erkrankten.

Zur Früherkennung von Darmkrebs stehen gleich zwei Verfahren zur Verfügung, eine direkte und eine indirekte Methode. Selbst kleine bösartige Tumoren verursachen oft winzige Blutungen. Auch wenn es mit dem bloßen Auge nicht wahrzunehmen ist, kann dieses Blut im Stuhl mit einem entsprechenden Test nachgewiesen werden. Solche Tests wie der sogenannte Hämoccult-Test sind einfach, ungefährlich und schnell durchzuführen. Etwas Stuhl wird auf ein Kärtchen gegeben, welches die Farbe wechselt, wenn es mit roten Blutkörperchen in Kontakt kommt. Dieser Test auf okkultes Blut im Stuhl ist schon seit den achtziger Jahren ein etabliertes Instrument der Darmkrebs-Vorsorge. Seit 2002 bieten in Deutschland die gesetzlichen Krankenkassen Frauen und Männern ab dem 50. Lebensjahr jährlich einen solchen Test auf verstecktes Blut im Stuhl an. Nicht nur nach Meinung der Krankenkassen, auch aus Sicht der Deutschen Krebshilfe ist der Test auf Blut im Stuhl für Männer und Frauen ab dem 50. Lebensjahr eine sinnvolle Maßnahme zur Darmkrebs-Früherkennung.[19]

Trotzdem ist auch die Welt der Darmkrebs-Vorsorge alles andere als perfekt. Der Stuhl-Test muss zweimal wiederholt werden, weil durch eine einmalige Testung etwa die Hälfte der Darmkrebsfälle nicht erkannt wird. Um halbwegs zuverlässige Ergebnisse zu erhalten, ist es außerdem notwendig, einige Tage vor der Stuhluntersuchung bestimmte Nahrungsmittel zu meiden.[20]

Je unzuverlässiger der Test, desto wichtiger ist die Beachtung der Häufigkeitsregel. Mehr als 95 von 100 Darmkrebserkrankungen treten bei Menschen auf, die das 50. Lebensjahr überschritten haben. 80 von 100 Erkrankungen betreffen Menschen jenseits des 60. Geburtstages.[21] Ein breitgefächertes Screening von Menschen ist vor dem 50. Lebensjahr daher wenig sinnvoll.[22]

Wenn in Ihrer Familie auffallend viele Mitglieder an Darmkrebs erkrankt sind, vor allem wenn sich deren Erkrankung deutlich vor dem 50. oder gar dem 40. Lebensjahr manifestiert hat, könnte es nicht schaden, eine genetische

Beratung in Anspruch zu nehmen.[23] Eine einfache Faustregel lautet: Menschen mit Darmkrebspatienten unter Verwandten ersten Grades sollten zehn Jahre, bevor sie das Erkrankungsalter des Betroffenen erreichen, mit der Darmkrebs-Vorsorge beginnen. Wenn diese Regeln beherzigt werden, ist die Netto-Bilanz der Stuhltests gar nicht so schlecht. Wichtig ist, dass die Getesteten wissen, dass die Ergebnisse des Tests in keine Richtung überbewertet werden sollten. Wird mehrmals hintereinander okkultes Blut im Stuhl gefunden, ohne dass es dafür eine naheliegende harmlose Erklärung gibt, dann muss eine direktere Methode zur Früherkennung zum Einsatz kommen.

Die ungeliebte Darmspiegelung – tabuisiert, umständlich, aussagekräftig

Die Darmspiegelung mit Hilfe eines Endoskops (Rekto-Koloskopie) ermöglicht dem Arzt den direkten und unverstellten Blick ins Gedärm.[24] Die Darmspiegelung wird nicht nur als diagnostischer Back-Up bei verdächtigem Hämoccult-Test eingesetzt. Viele Krebsmediziner setzen inzwischen auch große Hoffnung auf die Endoskopie als direkte und eigenständige Methode zur Früherkennung von Darmkrebs. Schätzungen gehen davon aus, dass zwischen fünf und acht von zehn Darmkrebstodesfällen vermeidbar wären, wenn sich alle Menschen ab dem 50. oder 55. Lebensjahr einem endoskopischen Vorsorgeprogramm unterziehen würden. Obwohl seit der Einführung des kostenlosen Angebots zur endoskopischen Darmkrebs-Vorsorge durch die Krankenkassen über zehn Jahre vergangen sind, sind wir noch weit von der flächendeckenden Nutzung dieser Vorsorge entfernt. Das mag auch daran liegen, dass Darmerkrankungen immer noch stärker tabuisiert werden als andere Krankheiten.

Die begrenzte Akzeptanz der Vorsorge-Darmspiegelung ist aber auch dem Aufwand der Untersuchung geschuldet. Um vernünftige Ergebnisse zu erhalten, muss der Darm mit Abführmitteln vollständig entleert werden. Das Einführen des immerhin 2 Meter langen Untersuchungsschlauchs ist unangenehm, mitunter auch schmerzhaft. In der Regel wird vorher ein starkes Beruhigungsmittel verabreicht, um die entsprechenden Manöver und Manipulationen im Darm erträglich zu machen.

Mit Hilfe des Endoskops kann der gesamte Enddarm und der Dickdarm bis zum Übergang auf den untersten Abschnitt des Dünndarms in Augenschein genommen werden. Eine solche Untersuchung dauert in den Händen eines erfahrenen Untersuchers knapp eine halbe Stunde. Verdächtige Schleimhautveränderungen oder Polypen können *ad hoc* mit einer Zange oder einer Schlinge entfernt und das Gewebe dem Pathologen zur Untersuchung zugesandt werden.[25] So gesehen gibt es bei der Koloskopie praktisch keine falschpositiven Befunde. Allerdings werden sicher auch viele potentielle Vorstufen von Krebserkrankungen entdeckt, die sich im Laufe eines normalen Menschenlebens nie zu einem bösartigen Tumor entwickelt hätten. Und da der Darm andererseits lang und verwinkelt ist, können kleine Veränderungen durchaus auch einmal übersehen werden. Eine hundertprozentige Garantie für einen tumorfreien Darm liefert auch diese Untersuchung nicht.

Eine solche Entscheidung setzt den mündigen Patienten voraus. Sie kann nur nach unverzerrter Aufklärung über alle Vor- und Nachteile getroffen werden. Nur der Betroffene selbst kann Bilanz ziehen, da die Waagschalen Pro und Contra mit subjektiv zu gewichtenden Argumenten angefüllt sind.

Wir wissen, dass die Darmspiegelung neben allen Unannehmlichkeiten auch ein reale, wenn auch äußerst geringe Gefahr für Leib und Leben birgt. Bei der Untersuchung und vor allem bei der Gewebeentnahme kann die Darmwand verletzt werden. Blutungen können entstehen; im schlimmsten Fall kann die Darmwand bei der Manipulation sogar perforiert werden. Leider gibt es bisher kaum große systematische Untersuchungen, die die Gefahren durch solche Verletzungen und den Nutzen der Vorsorge durch eine Verringerung der Krebssterblichkeit direkt gegeneinander aufrechnen. Was wir kennen, sind die allgemeinen Komplikationsraten einer Endoskopie des Darms. Diese Angaben schwanken allerdings stark. Sie liegen zwischen einer Komplikation auf 150 und einer auf 3000 Untersuchungen. Bei etwa der Hälfte der Patienten war die Komplikation mit einem Krankenhausaufenthalt verbunden. Die starke Schwankung dieser Angaben spiegelt zum Teil die Erfahrung des Untersuchers wieder. Sie hängt aber vor allem davon ab, welche Art von Patienten untersucht wird. Bei Menschen mit Vorerkrankungen des Darms oder Menschen nach Bauchoperationen ist die Gefahr von Verletzungen deutlich höher als bei einem Kollektiv von Darmgesunden. Lebensgefährliche Verletzungen oder gar Todesfälle durch die Endoskopie kommen glücklicherweise nur ganz selten vor. Insgesamt verwässern aber solche Gefahren die Netto-Bilanz der endoskopischen Darmkrebs-Vorsorge nicht allzu sehr, wenn ein erfahrener Arzt das Endoskop führt. Trotzdem ist und bleibt der Entschluss zur Teilnahme an der endoskopischen Darmkrebs-Vorsorge eine höchst private Entscheidung.

Gebärmutterhalskrebs-Vorsorge

Alle Onkologen träumen einen Traum. Sie träumen davon, einmal nicht am Symptom kurieren zu müssen, sondern eine Krebserkrankung komplett, mit Stumpf und Stiel auszurotten. Wir haben inzwischen gelernt, was Krebs ist und wie er entsteht. Daher wissen wir, dass dieser Traum eine Phantasmagorie bleiben wird – vielleicht mit einer Ausnahme.[26] Dem Prinzip der Impfung ist es zu verdanken, dass eine der großen Geißeln der Menschheit, die Pocken, tatsächlich vom Erdboden verschwunden sind. Virale Infektionskrankheiten können zumindest theoretisch tatsächlich für alle Zeiten ausgelöscht werden, wenn es gelingt, ihre Übertragungskette zu unterbrechen.

Der größte Teil der Krebserkrankungen des Gebärmutterhalses ist der Infektion mit Papillom-Viren geschuldet. Daher könnte eine erfolgreiche Impfung gegen diese Viren die Zervixkarzinome wenn schon nicht ausrotten, so doch zumindest zur Rarität werden lassen. Dieser Großversuch läuft seit wenigen Jahren.[27] Wir werden in zwei bis drei Jahrzehnten wissen, wie erfolgreich das Konzept der Impfung gegen das Zervixkarzinom tatsächlich ist. Es besteht die Hoffnung, dass im Jahr 2040 diese Erkrankung nur noch als exotische Randerscheinung in den Lehrbüchern der Krebsmedizin vermerkt sein wird.

Bis dahin gehört der Gebärmutterhalskrebs immerhin zu den wenigen Tumorarten, bei denen eine sinnvolle und wirksame Vorsorge möglich ist. Bei einer normalen gynäkologischen Routineuntersuchung kann der Frauenarzt den Hals der Gebärmutter direkt einsehen. Unter Umständen ist also mit bloßem Auge zu erkennen, wenn dort verdächtiges Gewebe wuchert. Schon seit Jahrzehnten muss sich der Gynäkologe dabei nicht mehr nur auf den Augenschein verlassen. Schon in den zwanziger Jahren entwickelte der griechische Pathologe George Nicolas Papanicolaou eine zytologische Technik zur Untersuchung der Zervixschleimhaut. Bei dieser Methode werden Zellen von der Oberfläche der Zervix mit einem Wattträger abgestreift und auf einen gläsernen Objektträger übertragen. Dort werden sie fixiert und gefärbt, damit man sie unter dem Mikroskop begutachten kann. Dieses einfache, ungefährliche und kostengünstige Verfahren hat schon vielen Frauen das Leben gerettet.[28]

Er ist weltweit die am häufigsten eingesetzte Methode der Krebsfrüherkennung und vielleicht *die* Erfolgsstory der Krebsvorsorge. In Ländern mit hoher Akzeptanz der gynäkologischen Vorsorgeuntersuchung sinkt die Zahl der Frauen, die an Gebärmutterhalskrebs sterben, seit der flächendeckenden Anwendung des Verfahrens langsam, aber kontinuierlich. In Deutschland hat sich die Zahl der Todesfälle durch das Zervixkarzinom seit dem Jahr 1970 mehr als halbiert.[29]

Durch die Vorsorge werden die Tumoren heute vor allem in Frühstadien diagnostiziert. Das ist ein starkes Indiz dafür, dass die sinkende Zahl der Krebstoten tatsächlich größtenteils dem gesetzlichen Krebsfrüherkennungsprogramm zu verdanken ist.[30] Die Frauenärzte nennen solche Frühformen In-situ-Karzinome oder neuerdings auch cervikale intraepitheliale Neoplasien (CIN). Diese Begriffe sollen zum Ausdruck bringen, dass die Krebszellen bei diesen Krankheitsstadien nur im Bereich der Schleimhautoberfläche – »in situ« – siedeln, aber noch nicht in der Lage sind, die trennende Membran zu den tieferen Gewebeschichten zu durchbrechen. Diese Membran ist eine natürliche Barriere zwischen der Schleimhautoberfläche und den tiefer liegenden Blut- und Lymphgefäßen. Daher sind In-situ-Karzinome quasi per definitionem auf ihren Ursprungsort begrenzt. Wenn solche Herde durch einen kleinen chirurgischen Eingriff entfernt werden, sind nahezu alle Patientinnen durch diese Maßnahme auch geheilt.

Die gesetzlichen Krankenkassen bieten den sogenannten PAP-Test allen Frauen ab dem 20. Lebensjahr im Rahmen einer jährlichen Untersuchung beim Frauenarzt an.[31] Trotz aller Lorbeeren ist auch der PAP-Test keineswegs perfekt. Wie jedes andere Testverfahren produziert er falsch-positive wie auch falsch-negative Ergebnisse. Der PAP-Test hat allerdings keine direkten körperlichen Nebenwirkungen. Er fällt außerdem keine Schwarz-Weiß-Urteile. Die abgestreiften Zellen werden anhand einer Skala, die von 1 bis 5 reicht, in verschiedene Kategorien eingeteilt. Völlig unproblematisch sind die sogenannten PAP-1-Befunde. Dabei handelt es sich um ganz normale Schleimhautzellen. Auch bei der Kategorie PAP-2 finden sich unter dem Mikroskop nur sicher gutartige und lediglich morphologisch leicht veränderte Zellen. Ein PAP-2-Befund sollte für die Patientin lediglich ein Argument dafür sein, auch den nächsten Vorsorgetermin pünktlich wahrzunehmen.

Auch das andere Ende der Skala lässt wenig Raum für Zweifel. Bei einem PAP-4 Befund liegen bereits Krebszellen vor, auch wenn es sich meistens noch um In situ-Karzinome handelt. Ein PAP-5-Befund ist gleichbedeutend mit einem voll entwickelten Zervixkarzinom.[32]

Wir wissen, dass nur ein kleiner Teil dieser Dysplasien schlussendlich in eine echte Krebserkrankung des Gebärmutterhalses übergeht. Das Dilemma besteht derzeit darin, dass es nicht möglich ist, die Frauen herauszufiltern, die dieses Schicksal erleiden werden. Viele Befunde werden entfernt, aus denen vermutlich nie eine echte Krebserkrankung entstanden wäre.

Diese Tendenz zur Übertherapie ist nicht völlig unproblematisch. Zwar können Frühstadien oft mit Hilfe sehr kleiner chirurgischer Eingriffe entfernt werden. Wenn die Herde günstig gelegen sind, reicht es oft aus, den bösartigen Bezirk mit einer Drahtschlinge abzutragen oder ihn mit einem Laser zu verdampfen.[33] Zieht sich die Veränderung aber über den Zervixkalkanal nach innen, muss ein kegelförmiges Stück aus der Mitte der Zervix entfernt werden. Frauenärzte nennen diesen Eingriff Konisation.[34]

Während zweifelhaft ist, ob eine Patientin tatsächlich von der Entfernung eines PAP-3-Befundes profitiert, sollten sich Patientinnen mit PAP-4- und PAP-5-Befunden so schnell wie möglich behandeln lassen. Bei einem voll entwickelten Zervixkarzinom, das in tiefere Gewebeschichten vorgedrungen ist, ist es allerdings nicht mit einem kleinen Eingriff getan. Dann muss sich die Patientin entweder einer ausgedehnten Operation oder einer Strahlentherapie, begleitet von einer milden Form der Chemotherapie, unterziehen.[35] Die Krebsvorsorge beim Gebärmutterhalskrebs liefert vielleicht die überzeugendste Bilanz aller gesetzlich geförderten Vorsorge-Programme.

Hautkrebs-Vorsorge

Welches ist das größte und auch das schwerste Organ unseres Körpers? Die Antwort mag vielleicht überraschen: Es ist die Haut. Sie bedeckt eine Fläche von 1,6 bis 2,3 m^2 und wiegt etwa 8–10 Kilo. Die Haut ist weit mehr als eine biologische Wurstpelle, die Außenwelt von Innenwelt trennt. Sie ist ein hochkomplexes Organ mit einer Vielzahl von Aufgaben. Die Haut hilft nicht nur, die Körpertemperatur und die Flüssigkeitsbilanz zu regulieren, sie ist auch ein Sinnesorgan und eine wichtige Komponente unseres Immunsystems. Sie beherbergt daher neben den eigentlichen Hautzellen, den Keratinozyten, die die äußere Hornschicht bilden, eine Vielzahl weiterer Familien von Zellen.

Die Haut ist Krebs-Hochrisikogebiet. Ihre schiere Größe, der Zwang zu ständiger Regeneration, aber auch der direkte Kontakt zur Außenwelt und insbesondere der Dauerbeschuss mit ultravioletter Strahlung prädisponieren ihre Zellen zum Erwerb kritischer Mutationen. Tatsächlich ist die Haut dasjenige Organ, in dem die meisten Tumorerkrankungen entstehen. Glücklicherweise sind aber ein Großteil aller Krebserkrankungen der Haut seltsame Schimären. Die meisten Tumoren der Haut entstehen aus den Basalzellen. Bei diesen Zellen handelt es sich um ein Reservoir von Stammzellen, aus denen sich die eigentlichen Hautzellen, die hornbildenden Keratinozyten rekrutieren. Aus den Basalzellen können Basaliome oder Basalzellkarzinome entstehen. Diese Zwitterwesen nehmen eine Sonderstellung unter den Krebserkrankungen ein. An Ort und Stelle gebärden sie sich wie ein bösartiger Tumor. Sie respektieren keine natürlichen Grenzen und wachsen ungehemmt in die Strukturen ihre Umgebung hinein. Basaliome infiltrieren und zerstören alles, was ihnen in den Weg kommt: Bindegewebsbarrieren, Blutgefäße, Muskulatur und sogar Knochen. Trotzdem fehlt ihnen eine Eigenschaft, die fast alle anderen »echten« Krebszellen auszeichnet:[36] Sie bilden praktisch nie Metastasen. Daher werde sie auch oft als semimaligne Tumoren bezeichnet. Aus diesem Grund sind die Heilungsaussichten von Basaliomen ausgezeichnet, wenn sie auf chirurgischem Weg vollständig entfernt werden. Tagtäglich werden hunderte von Basaliomen durch Hautärzte, Chirurgen oder Hals-Nasen-Ohrenärzte entfernt, und wenige Wochen später haben alle Beteiligten die Affäre zu den Akten gelegt. In vielen Krebsstatistiken tauchen diese Tumoren daher gar nicht erst auf. Trotzdem gehen die Schätzungen des Robert-Koch-Instituts von etwa 70000 Neuerkrankungen pro Jahr in Deutschland aus.[37]

Die gesamte Haut ist der Inspektion durch den kundigen Arzt direkt und ohne großen Aufwand zugänglich. Dadurch und auch unter dem Gesichtspunkt der Häufigkeitsregel scheinen diese Tumoren ideale Kandidaten für ein groß angelegtes systematisches Vorsorgeprogramm zu sein. Allerdings sind diese weißen Hautkrebserkrankungen schon heute fast immer heilbar. Im Jahr 2000 starben in Deutschland 428 Menschen am »weißen Hautkrebs.«[38]

Daher gilt die Hautkrebs-Vorsorge in erster Linie gar nicht dem weißen Hautkrebs, sondern seinem bösartigen Cousin, dem gefürchteten schwarzen Hautkrebs – dem malignen Melanom. In vielerlei Hinsicht ist der schwarze

Hautkrebs das genaue Gegenteil seiner weißen Vettern. Melanome sind hoch aggressive, meist schnell wachsende Tumoren, die schon früh in benachbarte Lymphknoten oder über die Blutbahn auch in alle möglichen Körperorgane metastasieren. Bei der Wahl ihrer neuen Heimat sind sie anspruchsloser und genügsamer als die meisten anderen Krebsformen. Melanome sind dafür berüchtigt, in fast alle denkbaren Organe und Gewebe des Körpers metastasieren zu können. Sie entstehen aus den Melanozyten, den Pigmentzellen der Haut, denen wir unseren sommerlich gebräunten Teint verdanken.

Glücklicherweise ist das Melanom deutlich seltener als der weiße Hautkrebs. 2006 erkrankten in Deutschland etwa 16 000 Menschen am schwarzen Hautkrebs.[39] Über 2000, also knapp 13 Prozent aller Erkrankten, starben an ihrem Melanom. Würden die Melanome nicht überwiegend in der Haut, sondern im Körperinnern entstehen, so wäre vermutlich kaum einer der Betroffenen zu retten. Denn der schwarze Hautkrebs ist nicht nur eine extrem aggressive, schnell wachsende Krebserkrankung mit hohem Potential zur Metastasierung, er spricht auch nur auf wenige konventionelle Krebsmedikamente an.[40] Die rechtzeitige Entdeckung dieses Tumors ist daher lebenswichtig. Je größer der Knoten und vor allem je tiefer er in die Hautschichten eingebrochen ist, desto geringer sind die Chancen, dass das Problem mit der Entfernung des Herdes erledigt sein könnte. Mehr als bei den meisten anderen Krebsformen ist die rechtzeitige Entdeckung der einzige Schlüssel zur Heilung.

Die überragende Bedeutung einer frühen Diagnose und die Lage des Tumors in der Haut prädestiniert das Melanom für ein Vorsorgeprogramm. Tatsächlich ist nach Meinung der meisten deutschen Onkologen und Hautärzte »nach allen bisher vorliegenden Daten«[41] das Hautkrebs-Screening für Frauen und Männer ab dem Alter von 35 Jahren eine sinnvolle Maßnahme.

Dabei wird ein dreistufiges Verfahren vorgeschlagen. Neben einer Empfehlung zur monatlichen Selbstuntersuchung auf verdächtige Hautveränderungen sieht das Vorsorgeprogramm eine jährliche Begutachtung der gesamten Haut durch den Hausarzt, Frauenarzt oder Urologen vor.

Die Mehrzahl der Melanome geht aus Vorstufen hervor, die jeder von uns als Leberflecke kennt. Da Mediziner eine Vorliebe für einfache Merkregeln und griffige Akronyme haben, wurde zur Beurteilung von Leberflecken die sogenannte ABCD-Regel aufgestellt. A steht für Asymmetrie der Veränderung. Es gilt, je asymmetrischer, desto suspekter ist die Veränderung. B steht für Begrenzung. Je unschärfer die Grenze zur gesunden Haut, desto ungünstiger. C steht für Colorierung (Färbung) der Läsion. Je dunkler und vor allem je inhomogener die Hautveränderung gefärbt ist, desto verdächtiger ist sie. D ist schließlich die Abkürzung für Durchmesser. Je größer eine Veränderung ist, desto höher ist die Gefahr, dass sie auch entartete Zellen enthält. Entdeckt der Hausarzt eine Hautveränderung, die ihm verdächtig erscheint, ist die Überweisung zum Facharzt für Hautkrankheiten angebracht. Der Hautarzt muss dann nach entsprechender Beurteilung mit Hilfe spezieller Lupenmikroskope die Entscheidung treffen, ob der Verdacht hinreichend ist, um die suspekte Veränderung operativ zu entfernen und sie beim Pathologen untersuchen zu lassen.

Obwohl die Vorteile der Hautkrebs-Vorsorge auf der Hand zu liegen scheinen, fehlt bisher der endgültige, wissenschaftliche Beweis, dass ein flächendeckendes Hautkrebs-Screening tatsächlich Menschenleben rettet.[42] Das Problem ist, dass die Lebenswirklichkeit der Wissenschaft oft Grenzen setzt. Eine saubere vergleichende Studie zur Hautkrebssterblichkeit von Menschen in und außerhalb von Programmen zur Früherkennung stößt auf große praktische Schwierigkeiten. Große Teilnehmerzahlen und lange Beobachtungszeiten sind notwendig. Das Hauptproblem besteht aber darin, dass es keine lupenreinen Kontrollgruppen gibt. Ausgerechnet die Sichtbarkeit des Tumors wird dabei zum Problem, da natürlich auch die Menschen in den Kontrollgruppen nicht die Augen vor ihrem Körper verschließen. Auch sie suchen Ärzte auf, die natürlich verdächtige Hautveränderungen nicht ignorieren.[43]

Solange die Wissenschaft diese Antwort schuldig bleibt, ist die Frage nach möglichen Nachteilen der Hautkrebs-Vorsorge umso wichtiger. Das Problem falsch-negativer Befunde ist in diesem Fall weniger bedeutsam als die Gefahr der Überdiagnose und Übertherapie. Ohne Zweifel werden auch bei sorgfältiger Beachtung der ABCD-Regel viele Hautveränderungen entfernt, die letztendlich harmlos sind.[44] Da die Diagnose eines Melanoms letztendlich nur von Pathologen gestellt werden kann, liegt es in der Natur der Sache, dass sehr oft harmlose Leberflecke entfernt werden. Die medizinischen Risiken eines solchen Eingriffs sind aber glücklicherweise gering. Außer einer kleinen Narbe bleibt meist nichts zurück, was an die Entfernung des Leberflecks erinnern könnte.

Meine Einschätzung zum Schluss: Die meisten von uns neigen zu einem gewissen Grad von Selbstbeobachtung. Insofern kann es nicht schaden, den eigenen Eindruck in gewissen Abständen objektivieren zu lassen. Viele Menschen suchen sowieso einen Arzt auf, wenn ihnen beim Anblick des einen oder anderen dunklen Flecks mulmig geworden ist. Damit kommen wir der Teilnahme an einem strukturierten Programm zur Hautkrebs-Vorsorge schon so nahe, dass wir es eigentlich auch gleich mitmachen könnten, auch wenn der harte wissenschaftliche Beweis für seine Zweckmäßigkeit noch aussteht. Der Rat zur Vorsorge gilt insbesondere für Menschen, die mehr als 50 Leberflecke am Körper haben. Bei ihnen ist das Risiko, in der Zukunft an einem Melanom zu erkranken, zwei- bis zehnfach erhöht. Das gilt auch für Menschen, bei denen in der direkten Verwandtschaft (Großeltern, Eltern, Geschwister) bereits Melanome aufgetreten sind.

Prostatakrebs-Vorsorge und die vertrackte Zahlenpsychologie – zweiter Teil

Die Prostata ist kaum größer als eine Walnuss, sie befindet sich unterhalb des Blasenbodens und reicht hinab bis zur Wurzel des Penis. Nach hinten wird sie begrenzt durch den Enddarm. Mitten hindurch zieht sich die Harnröhre. Ähnlich wie der Darm ist die Vorsteherdrüse eine Tabuzone. Kaum ein Mann spricht gern über seine Probleme mit diesem Organ. Dabei hat die Mehrzahl der Männer jenseits des 45. Lebensjahrs mit einer gutartigen Vergrößerung der Drüse, der benignen Prostatahyperplasie, zu kämpfen. Sie kann die Harnröhre einengen und Probleme beim Wasserlassen verursachen. Trotzdem würde kaum jemand auf diese unscheinbare Drüse verzichten, denn ohne das Drüsensekret der Prostata sind Männer nicht zeugungsfähig. Seine spezielle Zusammensetzung verleiht den Spermien die notwendige Beweglichkeit, um die lange Reise bis zur Eizelle antreten zu können.[45] Ähnlich wie die Drüsenzellen der weiblichen Brust steht auch die Prostata unter hormoneller Kontrolle. Das Testosteron, das wichtigste männliche Geschlechtshormon, ist ihr Lebens- und Wachstumselixier.

Eine benigne Prostatahyperplasie ist in erster Linie lästig. In der Prostata schlummert aber auch eine latente Bedrohung. Dort entsteht mehr als ein Viertel aller Krebserkrankungen des Mannes.[46] Für das Jahr 2010 werden über 64 000 Neuerkrankungen geschätzt. Über 11 000 Männer werden an ihrer Erkrankung sterben.

Prostatakrebs wird gern als Erkrankung alter Männer abgetan. Das mittlere

Erkrankungsalter entspricht, mit etwa 69 Jahren, aber in etwa dem der Krebserkrankungen insgesamt. Vor dem 50. Lebensjahr ist Prostatakrebs eine Rarität. Das Risiko eines 40-jährigen Mannes, in den folgenden zehn Jahren zu erkranken, liegt bei nur 0,1 Prozent. Das Risiko eines 70-jährigen Mannes, in den folgenden zehn Jahren zu erkranken, ist 60 Mal größer und liegt bei immerhin 6 Prozent.[47]

Wenn wir nur von der Häufigkeitsregel ausgehen, wäre eine Vorsorgeuntersuchung für Männer ab dem 50. oder spätestens ab dem 60. Lebensjahr ebenso sinnvoll wie wünschenswert. In der Tat werden entsprechende Programme von vielen Urologen und insbesondere von Selbsthilfegruppen massiv eingefordert. Leider ist aber die Bilanz der Prostatakrebs-Vorsorge weniger eindeutig als die der anderen Vorsorgeprogramme. Die Prostatakrebs-Vorsorge hat nicht nur mit der Suche nach einer geeigneten Testuntersuchung zu kämpfen. Wie bei kaum einer anderen Krebserkrankung wird ihre Bilanz dadurch verschlechtert, dass ein Teil der Tumoren gleich die erste der zu Beginn dieses Kapitels genannten neun Grundvoraussetzungen für ein sinnvolles Vorsorgeprogramm nicht erfüllt.

Reden wir aber zunächst über die Tests zur Früherkennung eines Prostatakarzinoms. Gegenwärtig gibt es zwei gängige Untersuchungsmethoden zum Screening. Der erste Test ist eine einfache manuelle Untersuchung, das Abtasten der Prostata mit dem Finger durch den Enddarm. Der zweite Test beruht auf einer Blutuntersuchung.[48]

Bösartige Tumoren der Prostata entstehen meistens im äußeren Anteil der Drüse. Daher kann der Urologe eine Vergrößerung oder eine knotige Veränderung mit dem Finger durch den Enddarm unter Umständen ertasten. Zur Früherkennung von Prostatakrebs wird eine digital-rektale Tastuntersuchung für Männer ab dem 45. Lebensjahr auch tatsächlich angeboten. Allerdings ist die Methode wenig sensitiv. Die T1-Tumoren sind sogar dadurch definiert, dass sie *nicht* ertastet werden können. Solche Tumoren werden in der Regel zufällig im Rahmen von Operationen an der Prostata aufgrund einer benignen Prostatahyperplasie oder nach einer Biopsie entdeckt, die durch verdächtige Laborwerte motiviert wurde. Tatsächlich gibt es bisher keine überzeugende Untersuchung, die nachgewiesen hätte, dass die digital-rektale Tastuntersuchung als Routinekontrolle bei Männern jenseits des 45. Lebensjahrs die Zahl tumorbedingter Todesfälle senkt.

Eine alternative, meist aber als Ergänzung zur Tastuntersuchung angewandte Methode zur Früherkennung ist der PSA-Test. Bei diesem Test werden aus einer Armvene wenige Milliliter Blut entnommen, um dort die Konzentrationen eines Eiweißstoffes zu bestimmen, der ausschließlich in der Prostata gebildet wird. Normalerweise sind im Blut nur sehr geringe Mengen dieses Eiweißes mit dem Namen prostataspezifisches Antigen oder kurz PSA vorhanden. Konzentrationen unter 4ng/ml werden im Allgemeinen als unbedenklich angesehen. Allerdings kann dieser Wert nur als grobe Richtschnur gelten, da die Normalwerte mit zunehmendem Alter ansteigen und auch vom Volumen der Prostata abhängig sind. Mäßig erhöhte Werte können durchaus auch durch die gutartige Prostatavergrößerung im Alter verursacht sein. Unglücklicherweise führen auch Entzündungen der Prostata und sogar mechanische Irritationen wie Radfahren, Sex oder auch die Tastuntersuchung selbst zeitweise zu erhöhten PSA-Werten im Blut. Wächst ein bösartiger Tumor in der Prostata heran, dann steigt der PSA-Wert in den meisten Fällen mit dem Wachstum des Tumors immer weiter an. Auf den ersten Blick hat es den Anschein, als sei der PSA-Test ein ideales Instrument zur Früherkennung, ein Bluttest, der Krebs aufspüren kann![49]

Der zweite Blick dämpft allerdings die Euphorie rasch. Auch der PSA-Test produziert in etwa 10 bis 15 Prozent der Fälle falsch-negative Ergebnisse. Es gibt nämlich Prostatatumoren, die überhaupt kein prostataspezifisches Antigen bilden. Leider handelt es sich gerade bei den PSA-negativen Tumoren oft um besonders aggressive Varianten des Prostatakrebses.

Zwischen dem Normalwert und den sicher krankhaft erhöhten PSA-Werten existiert außerdem eine Grauzone mäßig erhöhter PSA-Werte, die sowohl durch gutartige Veränderungen als auch durch Prostatakrebs verursacht sein können. Fällt ein Testergebnis in diese Grauzone, bringt oft eine Verlaufskontrolle der Werte über mehrere Monate weiteren Aufschluss. In vielen Fällen bleibt aber nichts übrig, als Gewebe aus der Prostata zu entnehmen, um die Ursache der erhöhten PSA-Werte zu klären. Obwohl diese transrektale Biopsie für erfahrene Urologen einen Routineeingriff darstellt, ist sie nicht völlig risikolos. In etwa 0,5 bis 5 Prozent der Fälle kommt es zur Verschleppung von Bakterien und zu Infektionen. Bei etwa einem von 1000 Patienten kann es dabei sogar zur »Blutvergiftung«, dem Krankheitsbild der Sepsis, kommen. Etwa bei einem von tausend Patienten treten auch stärkere Blutungen auf.

Das Hauptproblem der Prostatakrebs-Vorsorge besteht dieses Mal allerdings in einer bemerkenswerten Eigenschaft der Erkrankung selbst. Nach allem, was ich bisher geschrieben habe, ist Krebs eine Krankheit, die zum Tode führt, wenn sie nicht erfolgreich behandelt werden kann. Dieses Dogma wird von einem nicht unerheblichen Teil der Prostatakarzinome verletzt.

Die Entstehung von Krebszellen in der Vorsteherdrüse alter Männer ist so häufig, dass sie schon fast als normal bezeichnet werden kann. Bei Obduktionen von Männern, die an völlig anderen Ursachen starben, fanden sich bei jedem zweiten Mann jenseits des 80. Lebensjahrs Krebszellen in der Prostata. Bei Männern jenseits der 90 sollen sogar über 70 Prozent betroffen sein.

Für viele Männer, die das 70. Lebensjahr überschritten haben, werden Krebszellen, die in ihrer Prostata wachsen, nie zu einem ernsthaften Problem werden. Oft handelt es sich um Tumoren, die so langsam wachsen, dass sie weder Beschwerden verursachen noch irgendeinen negativen Einfluss auf die Lebenserwartung haben. Würden wir 120 oder 130 Jahre alt werden, so würden sich vermutlich auch viele dieser Tumoren zu einer lebensbedrohlichen Krankheit entwickeln. Solange Männer aber zwischen dem 80. und 90. Lebensjahr an anderen Ursachen sterben, muss beileibe nicht jede Krebserkrankung der Prostata auch behandelt werden.[50]

Die Kunst der Prostatakrebs-Vorsorge besteht also nicht allein darin, Prostatakarzinome zu identifizieren. Fast ebenso wichtig ist die Frage, welche dieser Männer überhaupt behandelt werden müssen. Je sensitiver die Vorsorgeprogramme, desto größer wird die Zahl von Männern, die trotz Diagnose vor einer Therapie bewahrt werden sollten.[51]

Die Urologen teilen die Prostatakrebserkrankung in drei bis vier Risikogruppen ein.[52] Sehr große Tumoren, die die Grenzen der Drüse bereits infiltriert oder gar überschritten haben, werden als Hoch-Risiko-Tumoren angesehen. Das gilt besonders für die Erkrankungen, bei denen Zellen bereits in benachbarte Lymphknoten oder gar in andere Organe gestreut haben. Aber nicht nur die Größe des Tumors, auch die Höhe des PSA-Werts und das Erscheinungsbild der Tumorzellen unter dem Mikroskop spielen eine Rolle bei der Einschätzung der Gefährlichkeit und der Therapiebedürftigkeit der Erkrankung. Patienten mit PSA-Werten von mehr als 20ng/ml fallen ebenfalls automatisch in die Kategorie »Hoch-Risiko-Erkrankung«. Die Morphologie der Tumorzellen und des Tumorgewebes wird anhand des sogenannten Gleason-Score klassifiziert. Dieser Score setzt sich aus zwei Komponenten zusammen, die jeweils einen Zahlenwert von 1 bis 5 erhalten. Je niederer der Zahlenwert, desto gutartiger ist der Tumor. Gewebeproben, die mit einem Gleason-Score von 8 und mehr bewertet werden, gehören ebenfalls in die Kategorie ›Hoch-Risiko-Tumor‹.

Umgekehrt werden Erkrankungen mit Tumoren, die entsprechend klein und noch nicht tastbar sind oder die nur einen der beiden Prostatalappen befallen haben und einen Gleason-Score von maximal 6 aufweisen, als Niedrig-Risiko-Tumoren eingeschätzt. Dazwischen liegen Erkrankungen, die in die Grauzone eines intermediären Risikos fallen, weil sie Gleason Score 7 *oder* PSA-Werte zwischen 10 und 20 ng/ml *oder* mittelgroße Tumoren aufweisen.

In den meisten Fällen ist es relativ unstrittig, dass Männer mit einem Tumor der Hoch-Risiko-Kategorie oder mit einer Erkrankung mit intermediärem Risiko behandelt werden sollten – vorausgesetzt ihre Lebenserwartung ist nicht aufgrund anderer Faktoren auf sehr wenige Jahre begrenzt. Schwierig ist die Entscheidung bei Patienten mit den Niedrig-Risiko-Tumoren. Um eine sinnvolle Empfehlung geben zu können, reicht es nicht aus, nur die objektiven, erkrankungsbezogenen Kriterien wie Tumorstadium, PSA-Wert und das histologische Erscheinungsbild des Tumors in Betracht zu ziehen. Im Einzelfall müssen auch individuelle biologische Besonderheiten wie Alter, Begleiterkrankungen und Lebenserwartung des Patienten berücksichtigt werden. Darüber hinaus beeinflussen sehr individuelle Faktoren wie die Bewertung und Gewichtung möglicher Nebenwirkungen: der Stellenwert des Sexuallebens, die Persönlichkeitsstruktur des Betroffenen und seine innere Einstellung zur Krankheit die Auswahl der geeigneten Strategie.

Grundsätzlich gilt, dass bei allen Patienten mit Niedrig-Risiko-Tumoren, die bereits ein gewisses Alter erreicht haben, die Strategie der aktiven Überwachung (active surveillance) diskutiert werden sollte.[53] Je älter der Patient bei Diagnosestellung ist und je geringer seine vermutete Lebenserwartung, desto mehr Zurückhaltung gegenüber einer eingreifenden Therapie ist angezeigt. Insbesondere bei Männern mit Niedrig-Risiko-Tumoren, die älter als 70 sind und die eine statistische Lebenserwartung von weniger als zehn Jahren haben, ist die Chance sehr hoch, dass auch ein unbehandelter Tumor sie nie in ihrem Leben belästigen wird.[54]

Diese Vermutung wird nicht nur durch sehr zuverlässige Daten aus dem Nationalen Schwedischen Krebsregister, sondern auch durch eine Reihe von klinischen Studien gestützt. Die Sterblichkeit von Männern jenseits der 70 mit genau definierten Niedrig-Risiko-Tumoren ist gleich, egal ob die Männer nun nach Diagnose sofort behandelt wurden oder ob sie sich zunächst nur einem

Überwachungsprogramm unterziehen.⁵⁵ Männer, die sich für die aktive Überwachung entscheiden, werden in regelmäßigen Abständen einer Kontrolle der PSA-Werte unterzogen. Unter Umständen müssen sie bei einer deutlichen Veränderung der Werte oder einer Beschleunigung der Anstiegsgeschwindigkeit eine erneute Biopsie über sich ergehen lassen. Je nach Ergebnis wird dann entschieden, ob jetzt der Zeitpunkt gekommen ist, doch zu intervenieren.

Nicht nur in Deutschland besteht derzeit vermutlich eine allgemeine Tendenz zur Übertherapie von Niedrig-Risiko-Tumoren. Die Ursachen sind vielfältig. Nicht allein die Ärzte sind schuld, auch wenn sie dazu neigen, ihre immer ausgefeilteren Therapiestrategien anwenden zu wollen. Aus leidvoller Erfahrung weiß ich, wie schwer es sein kann, einem Mann, bei dem gerade eine Krebserkrankung diagnostiziert wurde, die sofortige Therapie auszureden. Es hilft oft wenig, zu erläutern, dass eine Strategie des beobachtenden Nichtstuns im konkreten Fall *objektiv* die vernünftigste Strategie sein kann. Ist die Diagnose Krebs ausgesprochen, tun sich viele Menschen sehr schwer mit Nichtstun, Abwarten und Beobachten. Selbst wenn die objektive Bedrohung gering ist, leben viele Betroffenen im Gefühl, auf einer tickenden Zeitbombe zu sitzen. Unter Umständen lebt es sich subjektiv besser mit der Perspektive auf eine Option, die eine rasche Lösung des Problems verspricht – selbst wenn diese Lösung therapiebedingte Einschränkungen der Lebensqualität mit sich bringen kann.

Andere Menschen dagegen stellen ihre Lebensqualität an die oberste Stelle und sind mental in der Lage zu akzeptieren, dass irgendwo in ihrem Körper Krebszellen schlummern. Ihnen reicht es, wenn sie wissen, dass die Gefahr gering ist, dass diese Zellen in absehbarer Zeit aus ihrem Dornröschenschlaf erwachen könnten. Wir dürfen außerdem nicht vergessen, dass für die Extremfälle die große Gleichmacherei der statistischen Brille auch zur Falle werden kann. So ist denkbar, dass mancher 70-Jährige, der länger als 20 oder 25 Jahre lebt, doch noch von seinem Tumor eingeholt wird.

Der Hauptschuldige am Problem der Übertherapie ist ohne Zweifel der PSA-Test: »Die Zahl jährlich neu aufgetretener Krebserkrankungen der Prostata in Deutschland ist seit 1980 um 200 Prozent, die altersstandardisierte Erkrankungsrate um 110 Prozent angestiegen. Dieser Anstieg kann größtenteils auf den Einsatz neuer Methoden in der Diagnostik, z.B. die Bestimmung des prostataspezifischen Antigens (PSA), zurückgeführt werden.«⁵⁶

Der PSA-Test verlegt den Zeitpunkt der Krebsdiagnose um Jahre nach vorne. Diese Verschiebung des Diagnosezeitpunkts verursacht einige bemerkenswerte Effekte. Nicht nur das Krankheitsspektrum verschiebt sich hin zu kleineren Tumoren und zu Erkrankungen im Frühstadium; auch das durchschnittliche Alter der Prostatakrebspatienten sinkt. Dadurch steigt automatisch der Anteil der Patienten, die fünf oder zehn Jahre nach der Diagnose noch am Leben sind. Wieder einmal können uns also sachlich vollkommen korrekte Zahlenangaben aufs Glatteis locken. Allein durch die Vorverlegung des Diagnosezeitpunkts steigt – statistisch betrachtet – die Fünf- oder Zehn-Jahres-Überlebensrate der Prostatakrebspatienten deutlich an. Dieser Effekt tritt auf, auch wenn kein einziges Menschenleben durch den Test gerettet würde.

Heute gibt es zwei alternative Möglichkeiten, eine lokal begrenzte Erkrankung der Prostata zu behandeln, die radikale operative Entfernung der Prostata oder die Strahlentherapie.[57] Beide Behandlungen sind hoch effektiv, aber nicht nebenwirkungsfrei. Zwischen 5 und 30 Prozent der Patienten klagen nach der Operation über mehr oder weniger erhebliche Probleme, Urin in ihrer Blase behalten zu können. Nicht wenige Männer sind nach einem solchen Eingriff auf das Tragen von Einlagen angewiesen. Noch häufiger sind Probleme mit der Potenz. Zwischen 20 und 80 Prozent der Männer leiden nach der radikalen Operation der Prostata unter Impotenz oder zumindest unter deutlichen Erektionsproblemen. Unterziehen sich diese Patienten statt der Operation einer Strahlentherapie, ist die Gefahr von Inkontinenz und Impotenz zwar geringer, dafür leiden aber etwa zwei bis drei von 100 Männern nach der Strahlentherapie längerfristig unter spürbaren Darmproblemen.

Die Übertherapie von Männern mit Prostatakrebs ist daher ein gravierendes Problem. Die Bilanz der Prostatakrebsvorsorge fällt zwiespältiger aus als die der anderen Vorsorge-Programme. Es ist daher nicht verwunderlich, dass der PSA-Test bisher nicht im gesetzlichen Früherkennungsprogramm enthalten ist. Trotzdem ist die flächendeckende Einführung und die Finanzierung des Tests durch die Krankenkassen genau das, was viele Selbsthilfegruppen fordern. Große Institutionen wie die Deutsche Krebshilfe geben sich salomonisch. Sie empfehlen »Männern ab 40 Jahren, sich umfassend über die Prostatakrebs-Früherkennung zu informieren und im Rahmen einer Beratung mit ihrem Arzt selbst zu entscheiden, ob sie einen PSA-Test nutzen wollen. Die Nutzung des PSA-Tests, der nicht im gesetzlichen Krebs-Früherkennungsprogramm enthalten ist, sollte nur im Rahmen einer differenzierten Früherkennungs-Strategie erfolgen. Danach sollte eine mutmaßliche Lebenserwartung von mehr als zehn Jahren gegeben sein und der Arzt den Verlauf der PSA-Werte über Jahre hinweg verfolgen.«[58]

Der PSA-Test kann Leben retten. Tumoren, die erst durch einen auffälligen Tastbefund nachgewiesen werden, sind im Durchschnitt deutlich weiter fortgeschritten als die mittels PSA-Test entdeckten Erkrankungen. Aber den Preis dafür zahlen viele tausend Männer, bei denen ein Krebs entdeckt wurde, der jedoch niemals hätte behandelt werden müssen.

Die Netto-Bilanz bleibt unklar. Daher sollte sich jeder Mann mit seinem Urologen ausführlich über Für und Wider der Prostatakrebs-Vorsorge unterhalten, *bevor* er an einem entsprechenden Programm teilnimmt. Wichtig ist, sich selbst zu prüfen. Imaginieren Sie den Fall der Fälle. Versuchen Sie, sich Ihre Reaktion vorzustellen, und prüfen Sie Ihre Präferenzen. Mit der Diagnose Prostatakrebs ist es wie mit Pandoras Büchse: Einmal in der Welt, vermag niemand das Wissen um die Erkrankung wieder zu vergessen.

Fazit – Könnte Ahnungslosigkeit ein Segen sein? Und Wissen zum Fluch werden?

Die Idee der Krebsvorsorge und -früherkennung ist bestechend. Auf dem Weg von der Theorie in die Praxis verändert sich die Idee jedoch erheblich. Zunächst einmal gibt es für die Mehrzahl aller Krebserkrankungen bisher keine wirksame Vorsorgestrategie. Die fünf Krebserkrankungen, für die entsprechende Programme entwickelt wurden (Brustkrebs- und Darmkrebs, Melanom, Gebärmutterhals- und Prostatakrebs), repräsentieren deutlich weniger als die Hälfte aller Krebsfälle und sind für etwas mehr als ein Viertel aller Krebstoten verantwortlich. Schon diese Zahlen verdeutlichen, dass Vorsorge nur *ein* Baustein zur Lösung des Krebsproblems sein kann.

Trotzdem halte ich zumindest die Programme zur Vorsorge von Brust-, Darm-, Haut- und Gebärmutterhalskrebs für sinnvoll, sofern die entsprechenden Rahmenbedingungen beachtet werden. Dazu gehört nicht nur eine rigorose Qualitätskontrolle der Testverfahren. Entscheidend ist auch, dass jeder Teilnehmer weiß, worauf er sich einlässt. Ein Vorsorgeprogramm konfrontiert Millionen gesunder Menschen mit dem medizinischen Apparat. Eine

Bilanz ist oft schwierig, weil Äpfel mit Birnen verglichen werden müssen. Das mag der Grund sein, warum Diskussionen zwischen Befürwortern und Gegnern rasch auf ideologisch vermintes Terrain geraten, auch wenn beide Seiten versuchen, ihre Argumente auf Zahlen zu stützen. Statistik lässt sich missbrauchen.

Ich möchte eine paar Beispiele nennen, wie mit wahren Zahlen Manipulation betrieben werden kann. Nehmen wir den Begriff der durchschnittlichen Verlängerung der Lebenszeit. Gegner der Vorsorge rechnen nach, dass – statistisch betrachtet – die Teilnahme an einem Vorsorgeprogramm die Lebenszeit um wenige Tage verlängert. Dieser Taschenspielertrick wird dann gern rhetorisch durch die provokative Frage unterfüttert, ob ein oder zwei Wochen Lebensverlängerung den Aufwand jahrelanger Arztbesuche rechtfertigen.[59]

Auch wenn die Zahlen stimmen, ist das Argument natürlich Blödsinn. Die durchschnittliche Verlängerung der Lebenszeit ist ein mathematisches Artefakt. In der Realität gibt es sie nicht. Wir kennen keinen realen Menschen, dem ein Vorsorgeprogramm eine um eineinhalb Wochen verlängerte Lebenszeit beschert hat. Wir kennen durchaus Personen, die profitiert haben, weil durch die Vorsorge eine Krebserkrankung so rechtzeitig entdeckt wurde, dass sie geheilt werden konnten. Diese Menschen verdanken der Vorsorge Jahre oder Jahrzehnte ihres Lebens.

Und dann kennen wir die Vielen, die keinerlei Nutzen hatten, weil sie nicht krank wurden oder weil sie krank wurden, aber in jedem Fall gerettet worden wären, oder weil sie krank wurden, aber trotz Vorsorge an der Erkrankung starben. Die durchschnittliche Verlängerung der Lebenszeit ist eine mathematische Konstruktion, die ausschließlich dazu taugt, die Effizienz verschiedener Programme untereinander zu vergleichen, nicht mehr und nicht weniger.

Eine oft missbräuchlich verwendete Größe ist die Veränderung der allgemeinen Sterblichkeit. Krebs ist in den Industrienationen zwar die zweithäufigste Todesursache. Trotzdem sind alle Krebserkrankungen zusammengenommen nur für knapp ein Viertel aller Todesfälle verantwortlich. Selbst eine häufige Krebserkrankung wie der Darmkrebs ist nur für knapp 15 Prozent aller Krebstodesfälle und damit für kaum 3 Prozent der Todesfälle insgesamt verantwortlich. Ein Vorsorgeprogramm, das zur Halbierung der Darmkrebstoten führt, wäre ein voller Erfolg. Immerhin würde dieses Programm allein in Deutschland jedes Jahr mehr als 15 000 Menschen das Leben retten. Trotzdem wäre sein Einfluss auf die *allgemeine* Sterblichkeit der Gesamtbevölkerung und auf die durchschnittliche Lebenserwartung statistisch kaum messbar.

Gegner wie Befürworter der Vorsorgeprogramme nutzen die Zahlen gelegentlich manipulativ. Beliebt ist das Spiel mit der Verringerung *des relativen Risikos*. Versichert Ihnen ein Arzt, die Teilnahme an einem Vorsorgeprogramm verringere Ihr Risiko, an der Erkrankung zu sterben, um 30 oder gar um 50 Prozent, würde Sie sich dann eine solche Chance entgehen lassen? Wohl kaum. Ist die erste Euphorie verflogen, sollten Sie sich allerdings fragen, wie hoch das tatsächliche *absolute* Risiko ist, an besagter Krankheit zu sterben. Wenn nur zehn von tausend Menschen an einer Krankheit X sterben, bedeutet die Reduktion der relativen Risikos um 30 Prozent, das statt zehn nur noch sieben von 1000 Menschen dieser Krankheit zum Opfer fallen. Das absolute Risiko, an dieser Erkrankung zu sterben, verringert sich also nur von 1 Prozent auf 0,7 Prozent. Um es in absoluten Zahlen auszudrücken: Nur drei von 1000 Teilnehmern profitieren! Lassen Sie sich also nicht mit relativen Risiken abspeisen. Unser Gehirn lässt sich gern aufs Glatteis führen, wenn die Wirklichkeit in Form von Prozentzahlen abgebildet wird.

Jede Krebsvorsorge beschert zahlreichen Menschen Unannehmlichkeiten und kleinere Nachteile ohne den geringsten Nutzen. Einer kleinen Gruppe von Teilnehmern rettet das Programm das Leben, niemand weiß jedoch im Voraus, ob er zu den Nutznießern gehört. In dieser Hinsicht gleicht ein Vorsorgeprogramm dem Abschluss einer Risikoversicherung. Die meisten Menschen, die eine Risikolebensversicherung, eine Unfallversicherung oder eine Haftpflichtversicherung abschließen, werden sie nicht in Anspruch nehmen und sind froh darüber. Ihre Beiträge haben sie leichten Herzens in den Schornstein geschrieben. Die Nichtinanspruchnahme der Versicherungssumme bedeutet schließlich, dass sie zu den Glücklichen gehören, die von einer Katastrophe verschont wurden.

Dasselbe gilt für die Krebsvorsorge. Im Gegensatz zur Versicherung kann man aber ihre »Kosten« nicht objektiv quantifizieren und die möglichen Nachteile nicht in einer einzigen Zahl ausdrücken. Sprechen Sie mit Ihrem Arzt! Informieren Sie sich. Objektive Information allein genügt nicht. Menschen und ihre Bewältigungsstrategien sind ausgesprochen unterschiedlich. Prüfen Sie sich selbst! Versuchen Sie zu ergründen, wann Ahnungslosigkeit ein Segen sein und Wissen zum Fluch werden könnte – für Sie.

8. Kapitel

»Früh, hart, schnell: Stahl oder Strahl?« – Wann kann man Krebs heilen?

Montag, 15. September 2008

Die große Stahltür schwenkt zur Seite, durch den Spalt zwängt sich der Direktor der Tübinger Frauenklinik. Seine grüne OP-Kluft ist durchgeschwitzt. In seinen Händen balanciert er eine kleine, mit einem Tuch bedeckte Metallschale. Alle meine Gedanken kreisen in diesem Moment um diese Schale.

Sein Angebot, bei der Operation meiner Frau dabei zu sein, hatte ich abgelehnt. Schon das Warten vor der Tür war ein Martyrium, das Gefühl, Nervosität sei ein Tier, das sich durch Magenwände frisst. Über eine Stunde lief ich wie ein eingesperrtes Raubtier vor dem Operationssaal auf und ab. »Kommen Sie mit«, sagt er. »Wir bringen die Proben sofort in die Pathologie.« Dankbar für die Unterbrechung folge ich, und wir eilen hinunter ins Schnellschnittlabor, während im OP eine Oberärztin die Operation zu Ende führt.

Ein blutiges Stück Gewebe, knapp 5 Zentimeter im Durchmesser, eingebettet in gelbliches Fett, so sieht ein Dämon aus. Argwöhnisch betrachte ich den Inhalt des Gefäßes. Neben dem Tumor selbst liegen zwei kleinere Gewebestückchen, die Wächterlymphknoten. Vor allem diesen beiden unscheinbaren Stückchen Gewebe gilt mein Hoffen und Bangen.

Bereits seit der Biopsie des Tumors, damals, als vor mehr als einem halben Jahr die Diagnose gestellt wurde, kenne ich den besonderen Gewebetyp dieses Krebses – eine äußerst aggressive Variante mit vergleichsweise ungünstiger Prognose handelt, ein sogenanntes »Dreifach negatives Mammakarzinom«. Dieser Begriff der »dreifachen« Negativität entstammt dem ebenso spröden wie wertfreien Wörterbuch der Pathologie und besagt, dass auf der Zelloberfläche dieser Tumoren keine Rezeptoren für Östrogene, Progesteron oder für die Wachstumsfaktoren der sogenannten EGF-Familie[1] zu finden sind. Imogen interpretierte die »dreifache« Negativität immer anders – als »dreifachen Griff ins Klo« – und hatte damit leider recht: Der »triple-negative« Brust-

krebs unterscheidet sich nicht nur durch das Fehlen bestimmter Rezeptoren von anderen Brustkrebserkrankungen. Er verhält sich biologisch anders und hat eine deutlich schlechtere Prognose als die üblichen Formen des Brustkrebses. Aufgrund des Fehlens von Hormonrezeptoren sprechen diese Tumoren nicht auf antihormonelle Therapien an.[2] *Gleichzeitig wachsen sie schneller und aggressiver und neigen dazu, die Schwelle zur metastasierten Erkrankung zügig zu überschreiten.*

Deshalb drehen sich meine Gedanken fast obsessiv um diese Wächterlymphknoten. Meistens hält sich der Krebs an bestimmte Metastasierungswege. Wenn also die erste mögliche Station auf dem Weg zur Systemerkrankung, die unmittelbar benachbarten Lymphknoten, nicht von Krebszellen befallen waren, dann stehen die Chancen nicht schlecht, dass ihr Krebs noch an Ort und Stelle lokalisiert ist und sich noch nicht ausgebreitet hat.

Ich sitze an Imogens Bett, als sie aus der Narkose erwacht. Sie blickt mich fragend an. Ich küsse sie und flüstere ihr ins Ohr, die Operation sei gut verlaufen, so gut, wie wir nur hatten hoffen können.

»Martin, was bedeutet dieses Ergebnis jetzt? Könnte mich die Operation geheilt haben?« Ich nehme Imogen in den Arm und flüstere: »Ja, unter Umständen. Wenn wir Glück haben, hat dich die Operation allein bereits geheilt, und alles Brimborium drumherum war überflüssig und wird überflüssig bleiben ...«

Um diese »Umstände« dreht sich dieses Kapitel. Es geht darum, ob oder besser unter welchen Umständen Krebs als ein lokales Problem auftritt. Die Verlässlichkeit einer solchen Einschätzung hat erhebliche Konsequenzen für die Betroffenen. Denn für lokale Probleme kann es auch lokale Lösungen geben.

Glanz und Elend der Krebschirurgie

Rudolf Virchow hatte recht: Krebs ist eine Erkrankung, die entsteht, wenn krankhaft veränderte Zellen sich unkontrolliert vermehren. Da Zellen wiederum nur aus anderen Zellen entstehen können – *omnis cellula e cellula* – liegt der Keim einer Krebserkrankung letztendlich in einer einzigen Zelle verborgen. Die Geburt eines Tumors aus einer einzigen Zelle, die unausgesetzt Klone von sich selbst produziert, bildet unsere heutige Vorstellung der Biologie der Krebserkrankung. Die Klonalität der unkontrolliert wuchernden und rasch anwachsenden Zellpopulation ist für Mediziner geradezu zu einem Synonym für den Krebs geworden.

Virchow sollte recht behalten, auch wenn die geheimnisvollen Ereignisse im Innern der Zelle, die diese fatale Entwicklung in Gang setzen, für ihn noch völlig im Dunkeln lagen.[3] Es dauerte über 100 Jahre, bis seine Theorie durch die Entdeckung und Entschlüsselung der genetischen Mechanismen der Krebskrankheit bestätigt wurde. So simpel Virchows Idee auf den ersten Blick auch erscheinen mag, sie war damals nicht nur neu, sondern widersprach auch den Ansichten des medizinischen Mainstreams seiner Zeit. Die Vorurteile der medizinischen Zunft über den Krebs waren hartnäckig, denn sie wurzelten tief und reichten bis in die Antike zurück. Die Vorstellung vom Krebs als einer Erkrankung, die lokal beginnt und sich allmählich und stufenweise zu einer Systemerkrankung des gesamten Körpers entwickelt, widersprach den antiken Lehrmeistern und zog eine entscheidende praktische Konsequenz nach sich. Wenn alle Krebserkrankungen mit Ausnahme des »flüssigen« Krebses, der Leukämie,[4] als lokal begrenzte und lokalisierbare Erkrankungen beginnen, dann gibt es ein »Zeitfenster« für lokale Therapien, um beispielsweise den bösartigen Herd operativ entfernen zu können. Ob es in der Praxis gelingt, dieses Zeitfenster zu nutzen, steht auf einem anderen Blatt. In der Entwicklung jedes Tumors gibt es eine Phase, in der lokale Therapieformen Aussicht auf Heilung bieten können.

Obwohl die Chirurgie zu den ältesten medizinischen Disziplinen gehört, blieb dieses schmale »Fenster der Gelegenheit« zur Therapie viele Jahrhunderte lang ungenutzt. 1865 erwarb der britische Abenteurer und Selfmade-Ägyptologe Edwin Smith von einem ägyptischen Händler in Luxor unter etwas dubiosen Umständen einen 15 Fuß langen und offensichtlich uralten Papyrus. Erst 1930 gelang es Forschern, diesen Papyrus zu entschlüsseln und zu datieren. Der Papyrus wurde wohl im 16. Jahrhundert v. Chr. verfasst und war die Abschrift eines deutlich älteren Textes.

Der Ursprungstext stammt von Imhotep, einem angesehenen ägyptischen Arzt, der um 2650 v. Chr. lebte. Dieser Papyrus gehört zu den ältesten Sammlungen medizinischer Fallgeschichten, Diagnosen und Therapievorschlägen.[5] Imhoteps Notizen enthalten auch die ersten schriftlich dokumentierten Gedanken zur Krebstherapie. In seinem Fall Numero 45 beschreibt er »auffällige Knoten in der Brust, hart, ohne Überwärmung, die sich nach und nach unter der Haut in die Umgebung ausbreiten«, und beschrieb damit sehr anschaulich zum ersten Mal eine Brustkrebserkrankung. Wie jeden seiner Fälle schloss er auch diesen mit einem Hinweis zur Therapie ab. In diesem Fall macht es Imhotep kurz. Zu möglichen Behandlungsoptionen verliert er nur ein Wort: »keine«.

Schon Hippokrates ermutigte zwar seine Kollegen, bei oberflächlich gelegenen Tumoren das Messer anzusetzen und sie herauszuschneiden,[6] riet aber bei allen tief gelegenen Tumoren ab.[7] Diese Zurückhaltung war nicht allein den begrenzten chirurgischen Möglichkeiten der Zeit geschuldet. Sie hatte einen tieferen Grund: Seit der Antike prägte die Theorie des Übervaters Galen (Aelius Galenus) die Vorstellungen der Ärzte von Krebs. Er entstünde durch einen Überschuss an »schwarzer Galle«. Galens Ansicht war über Jahrhunderte allgemein anerkannte medizinische Lehrmeinung.[8] Folgte man seiner Theorie, konnten nur Narren glauben, die lokale Entfernung eines Tumors wäre imstande, das Krebsproblem zu lösen. Nach Galens Vorstellung war Krebs eine Erkrankung des gesamten Körpers. Auch wenn ein Tumor entfernt würde, bleibe die eigentliche Ursache, der Überschuss an schwarzer Galle, unbehandelt. Galen blieb bis ins 16. Jahrhundert hinein die maßgebliche Autorität der abendländischen Medizin.[9] So verwundert es nicht, dass Leonard Bertapaglia, einer der berühmtesten Chirurgen des 15. Jahrhunderts, noch über 1200 Jahre nach Galens Tod schrieb: »Diejenigen, die behaupten, Krebs durch Herausschneiden zu heilen, verwandeln in Wahrheit nur ein geschlossenes Geschwür in ein offenes (…). In meiner gesamten Praxis habe ich noch nie gesehen, dass eine Krebserkrankung durch das Herausschneiden eines Tumors geheilt wurde. Auch kein anderer konnte das je beobachten …«[10]

Dennoch hat ironischerweise Galens irrige Theorie Jahrhunderte lang unzähligen Krebspatienten großes Leid erspart. Denn bis weit ins 19. Jahrhundert hinein war eine Operation ein ziemlich barbarisches Gemetzel. Das Elend der Chirurgie hatte mehrere Gründe. So hatten die meisten Chirurgen des Mittelalters und der Frühen Neuzeit bestenfalls abenteuerliche Vorstellungen vom Aufbau des menschlichen Körpers. Unter der Haut lag eine *Terra incognita.*

Die erste Ahnung einer Veränderung wehte um 1530 durch die medizinischen Fakultäten des alten Europa. Andreas Vesalius, ein junger Brüsseler Student, hatte sich damals an der Sorbonne in Paris zum Medizinstudium eingeschrieben und war bald ziemlich frustriert von der Qualität der medizinischen Lehre, besonders vom Anatomieunterricht. Ab etwa 1535 wagte er ein unappetitliches wie ambitioniertes Projekt: Vesalius wurde zum Dauergast auf den Pariser Richtplätzen und Friedhöfen. Unter teils abenteuerlichen Umständen schaffte er unzählige Leichen von diesen unheimlichen Orten beiseite und brachte sie in seine Sektionskammer. Aber seine Herkulesarbeit trug nach und nach Früchte.[11] 1543 beendete er sein Opus magnum mit dem Titel *De humani corporis fabrica*. Vesalius hatte den ersten Anatomie-Atlas des Menschen fertiggestellt, der diesen Namen auch verdiente. Sein Atlas gründete nicht auf Hörensagen und tradierten Vorstellungen, sondern war ausschließlich aus der direkten Beobachtung heraus entstanden.

Auf seiner anatomischen Reise fahndete Vesalius auch nach Galens berühmter »schwarzer Galle« und musste feststellen, dass der menschliche Körper von vielerlei Flüssigkeiten in verschiedenen Gefäßsystemen durchzogen wurde. Vesalius stieß auf das Blut, die wässrig-trübe Lymphe und auf die gelbe Galle, die in der Leber produziert und über ein Kanalsystem in den Darm abgeleitet wurde. Aber schwarze Galle fand Vesalius nirgends, nicht die geringste Spur davon.

Trotzdem blieben die meisten Krebserkrankungen für die Messer der Chirurgen noch lange ein Tabu. Einzelne Ärzte versuchten zwar immer wieder, Galens Dogma zu überwinden, aber ihr Erfolg war begrenzt. Einer der ersten Verfechter der Tumorchirurgie war der Schotte John Hunter.[12] Er repräsentierte einen neuen Typus des Chirurgen, der konzeptionell und strategisch dachte. Wenn Galens schwarze Galle eine Fiktion war, so mochte es vielleicht Tumoren geben, die durch Herausschneiden geheilt werden konnten. Welche Patienten könnten von einem Eingriff profitieren, welche nicht? Hunter entwickelte Kriterien, um dies entscheiden zu können. Vielleicht war er der erste Mediziner, der Stadien der Krebskrankheit zu definieren versuchte und daran seine Therapieentscheidungen orientierte. Hunter konzentrierte sich auf die Behandlung von Brustkrebs und kam zu dem Schluss, dass Tumoren operiert werden sollten, solange sie beweglich, auf die Brust begrenzt und nicht ins umgebende Gewebe eingewachsen waren. Damit definierte Hunter implizit ein Kriterium für sinnvolle Tumorchirurgie, das bis heute seine Gültigkeit hat. Bevor der Chirurg zum Messer greift, muss er prüfen, ob eine Operation überhaupt die Chance bietet, alle sichtbaren Tumoranteile komplett zu entfernen. Nur dann bietet der Eingriff zumindest eine Aussicht auf Heilung.

Hunter war ein Workaholic. Er gehörte zu der Sorte Menschen, die mit vier

Stunden Schlaf pro Tag zurechtzukommen schienen. Und er war nicht nur ein konzeptioneller Denker. Er begriff, dass auch handwerkliche Meisterschaft nötig war, um ein so ambitioniertes chirurgisches Programm in die Tat umsetzen zu können. Also trainierte er an allem, was ihm unter das Messer kam. Er übte an Leichen und an Tieren. Kaum ein Wirbeltier unter der Sonne war vor seinem chirurgischen Eifer sicher. Hunter operierte Affen, Bären, Enten, ja sogar Haie und Walrosse, um seine Fertigkeiten mit dem Skalpell zu perfektionieren. Obwohl er ebenso ehrgeizig wie rastlos war, stieß er mit seiner Chirurgie an eine Grenze: Die Tumoren im Körperinnern, im Schlund, im Brustraum oder in der Bauchhöhle blieben unerreichbar. Zu Hunters Zeiten war ein guter Chirurg vor allem ein schneller Chirurg. Alle Eingriffe wurden an wachen Patienten ohne Narkose durchgeführt. Die armen Menschen wurden auf dem Tisch festgebunden und von kräftigen Händen gehalten, bestenfalls durch Alkohol und ein wenig Opium unzureichend betäubt.

Das Szenario in einem Operationssaal des 18. Jahrhunderts ist für einen modernen Menschen schwer vorstellbar. Die Schilderungen der Zeitzeugen waren kaum geeignet, Vertrauen in die Zunft zu erwecken. So schreibt der Chirurg Lorenz Heister (1683–1758), Medizinprofessor an der Universität Helmstedt, über Brustkrebsoperationen zu Beginn des 18. Jahrhunderts, nur »manche Frauenspersonen« brächten »diese Operation mit großer Standhaftigkeit« hinter sich. »Andere aber tun so erbärmlich, dass sie auch den beherztesten Chirurgum manchmal erschrecken, und in der Operation verhindern können: Derohalben muss ein Chirurgus, der diese Operation verrichten will, Courage haben, und sich durch des Patienten Geschrei nicht verhindern lassen.«[13] Unter solchen Voraussetzungen waren subtile Operationen über mehrere Stunden mit sorgfältiger Blutstillung oder gar die Wiederherstellung von Gewebedefekten undenkbar.

Doch damit nicht genug. Selbst wenn die Patienten den Eingriff glücklich überstanden hatten, lauerte eine zweite, oft noch größere Gefahr: Das Wundfieber war bis tief ins 19. Jahrhundert die Geißel aller Verletzten und Verwundeten und forderte auf vielen Krankenstationen furchtbar viele Opfer. Noch im Jahr 1850 waren die hygienischen Zustände in den meisten Operationssälen unbeschreiblich. Patienten wurden auf blutverkrusteten Holztischen operiert. Die Chirurgen trugen ihr blutiges Messer oft in den Hosentaschen, und viele wuschen sich nicht einmal die Hände zwischen den Eingriffen. Von Hygiene, Asepsis, also Keimfreiheit oder gar Sterilität keine Spur – warum auch?

Wir müssen uns vor Augen halten, dass die Ärzte bis weit ins 19. Jahrhundert hinein kaum brauchbare Vorstellungen davon hatten, warum Wunden eitern und wie das Wundfieber entsteht. In ihren Köpfen spukten immer noch die fast 2000 Jahre alten Ideen von Hippokrates und Galen. Sie fabulierten von ominösen Miasmen. Manche Mediziner vertraten sogar psychogene Konzepte der Entstehung des Wundfiebers.

Die Wende kam in den Jahren zwischen 1850 und 1900. Ein Experiment von Louis Pasteur (1822–1895) brachte den schottischen Chirurgen Joseph Lister auf eine revolutionäre Idee. Wie jeder Metzger wusste Pasteur, dass Fleisch rasch verdirbt und verfault, wenn man es an der Luft stehen lässt. Dieser Zerfallsprozess, so vermutete er, sei keine Eigenschaft des Fleisches, sondern werde durch ein fremdes, von außen kommendes »Agens« hervorgerufen. Um seine Vermutung zu bestätigen, machte er folgendes Experiment: Einen Teil des frischen Fleisches ließ er nicht einfach an der Luft liegen, sondern verwahrte es in ein durch Hitze sterilisiertes Glasgefäß, das er anschließend evakuierte und luftdicht versiegelte. Tatsächlich zeigte das Fleisch im Glas nicht die üblichen Anzeichen von Fäulnis und Verfall. Auf dieser Beobachtung baute Pasteur seine Theorie von den Mikroorganismen auf, von unsichtbaren, mikroskopisch kleinen Lebewesen, welche die Erreger vieler ansteckender Krankheiten seien.[14]

Diese Theorie inspirierte Joseph Lister (1827–1912) zu einer simplen, aber bahnbrechenden Überlegung. Das offene Gewebe der Operationswunden war schließlich nichts anderes als pures, nacktes »Fleisch«. Sollte es daher möglich sein, den gefährlichen Wundbrand durch peinliche Sauberkeit zu verhindern? Lister macht sich ans Werk und begann nicht nur die Wunden, sondern auch das Operationsbesteck und die Haut des Patienten vor dem Eingriff mit Karbolsäure zu säubern. Tatsächlich beobachtete er in seiner Klinik einen dramatischen Rückgang der Wundinfektionen. Zunächst riefen seine Maßnahmen bei manchen Fachkollegen unverhohlene Skepsis hervor. Seine Resultate waren aber schließlich so überzeugend, dass der Siegeszug der Asepsis (Keimfreiheit) nicht mehr aufzuhalten war.[15] Die imposanten Fortschritte der Mikrobiologie Ende des 19. Jahrhunderts sorgten für die notwendige theoretische Unterfütterung des Konzepts; Sauberkeit und Sterilität wurden in vielen Operationssälen bald zum obersten Prinzip.

Mitte des 19. Jahrhunderts war die Zeit reif für eine zweite Erfindung, welche die Chirurgie revolutionieren sollte. An einem sonnigen Oktobermorgen des Jahres 1846 versammelte sich morgens gegen 10 Uhr eine erwartungsvoll gestimmte Gruppe von Ärzten im Amphitheater des Hörsaals des Massachusetts General Hospital in Boston. Damals waren Operationen in Hörsälen zu Lehrzwecken unter den Augen eines fachkundigen Publikums nichts Ungewöhnliches. Und da man für diesen Tag eine Operation unter ganz besonderen Bedingungen angekündigt hatte, war das Publikum ungewöhnlich zahlreich.

Auf dem Operationstisch lag Gilbert Abbott, ein Drucker aus der Gegend um Boston, dem eine tumorartige Schwellung im Halsbereich entfernt werden sollte. Bevor sich der Chirurg ans Werk machte, betrat der Bostoner Zahnarzt William Morton (1819–1868) den Saal. Er trug eine Maske, hergestellt aus einem Gazestoff, und hatte ein Fläschchen mit einer leicht flüchtigen, klaren Flüssigkeit bei sich. Bevor nun der erste Schnitt gesetzt wurde, hielt Morton dem Patienten die Maske vors Gesicht und beträufelte sie mit dem durchdringend riechenden Elixier. Die Flüssigkeit – es war Äther – verdampfte, der Patient atmete sie ein und fiel rasch in einen todesähnlichen Schlaf. In aller Ruhe konnte der Chirurg nun die Geschwulst entfernen. Als der letzte Fadenstich gesetzt war, entfernte Morton die Maske, und kurze Zeit später erwachte der Patient aus seinem Tiefschlaf. Das Publikum war begeistert.

Die Narkose, eine der segensreichsten Entdeckungen der Medizin, war gelungen.[16] Die Entdeckung und Perfektionierung der Narkose machte eine Operation zu einer humanen Angelegenheit. Sie eröffnete den Chirurgen ungeahnte Möglichkeiten, denn bis dahin war bei einer Operation vor allem Eile geboten. Eingriffe dauerten selten länger als 20 Minuten. Auf einmal konnten sich die Operateure nicht nur Zeit lassen. Jetzt hielt auch der Patient still. Durch die Einführung der Narkose taten sich Zeiträume auf, um auch subtilere Operationstechniken einzuführen, die unter Umständen auch mehrere Stunden dauern konnten.

Dieser medizinische Fortschritt machte den Weg frei für einen kometenhaften Aufstieg der Chirurgie. Binnen weniger Jahrzehnte entwickelte sie sich von einer ziemlich trostlosen Angelegenheit zur dynamischsten Disziplin der Medizin. Das Wissen der Medizin explodierte förmlich auch in anderen medizinischen Disziplinen zwischen 1850 und dem Beginn des Ersten Weltkriegs. Aber auf keinem anderen Gebiet führte das Wissen so rasch und unmittelbar zu neuen Therapiemöglichkeiten wie in der Chirurgie.

Vor 100 Jahren war fast keines der vielen tausend Medikamente bekannt, die heute in jeder Apotheke erhältlich sind. Die damaligen Ärzte kannten Schmerzmittel wie Opium, hergestellt aus dem Schlafmohn (Papaver somniferum), Kokain, ein wirksames lokales Betäubungsmittel, aus Kokablättern extrahiert, oder Chinin, das aus der Rinde des Chinabaums gewonnen wurde. Viel mehr stand Medizinern Anfang des 20. Jahrhunderts an wirksamen Arzneien nicht zur Verfügung. Vor den begrenzten Möglichkeiten der medikamentösen Therapie hoben sich die neuen Errungenschaften der Chirurgie umso deutlicher ab. Jahrhunderte lang war sie gegen unüberwindliche Mauern angerannt. Jetzt erschlossen die Operateure binnen einer Generation fast jedes Organ und jede Region des Körpers dem Zugriff des Skalpells.

Theodor Billroth (1829–1894) war der vielleicht bekannteste Vertreter dieser neuen Generation von Chirurgen. Geboren 1829, studierte Billroth Medizin und Musik, beides mit Leidenschaft, beides an einem Ort, der damals der Nabel sowohl der medizinischen als auch der musikalischen Welt war: Wien. Billroth hielt möglicherweise Musik und Chirurgie für Disziplinen, bei denen die manuellen Fähigkeiten des Menschen bis an die Grenze des Machbaren perfektioniert werden mussten. Eine Charaktereigenschaft jedenfalls prädestinierte ihn für beide Fächer: Er war besessen vom Üben. Fast ein Jahrzehnt lang trainierte und optimierte er die Zugangswege in die Bauchhöhle des Menschen durch Operationen an Tieren und Leichen, bevor er sich zum ersten Mal bei echten Patienten auf bisher verbotenes Terrain wagte. Als Professor für Chirurgie entwickelte Billroth binnen weniger Jahre gleich ein halbes Dutzend neuer Operationstechniken, vor allem im Bereich der Organe des Bauchraums. Er wagte sich dabei nicht nur an gutartige Erkrankungen, sondern er entfernte auch bösartige Tumoren des Magens, der Speiseröhre, der Gallenblase, des Darms oder der Eierstöcke.

Die Zellulartheorie[17] des Krebses nährte bei ihm die Hoffnung, Patienten vor sich zu haben, die ein lokaler Eingriff retten könnte, auch wenn es damals außer den Augen und Händen des Chirurgen kaum Möglichkeiten gab, Metastasen aufzuspüren. Ein Chirurg, der Ende des 19. Jahrhunderts einen Krebspatienten einer solchen ausgedehnten Operation aussetzte, wagte ein riskantes »Alles oder Nichts«-Spiel. Nur 19 der 41 Patienten, denen Billroth bis Mitte der 1890er Jahre wegen eines Magenkrebses große Teile dieses Organs entfernen musste, überlebten diesen Eingriff noch längere Zeit. Ohne eine minimale Aussicht auf Heilung war eine solche Operation eigentlich nicht zu rechtfertigen.

Nicht wenige Patienten starben unmittelbar an den Folgen des Eingriffs. Bei etlichen anderen stellte sich der Krebs trotz scheinbar vollständiger Entfernung des Tumors wieder ein. Aber – und das war eine ganz entscheidende Beobachtung – trotz allem blieb eine Gruppe von Patienten übrig, bei denen Tumorchirurgie offensichtlich erfolgreich war. Umfasste diese Gruppe zu Billroths Zeiten nur eine kleine Zahl der Krebserkrankungen, so bewies dies dennoch, dass die Tumorchirurgie das richtige Konzept verfolgte und dass es grundsätzlich stimmig war – vorausgesetzt, man operierte die richtigen Patienten.

Die Mär vom Krebs als primärer Systemkrankheit des Körpers war widerlegt. Manche Krebserkrankungen konnten, wenn sie entdeckt wurden, durchaus noch lokal begrenzt sein. Gelingt es, bei diesen Patienten den Tumor vollständig zu entfernen, so haben sie tatsächlich Chancen auf Heilung. Anfang des 20. Jahrhunderts gehörte die operative Entfernung bösartiger Tumoren der Brust, des Magens, der Prostata, der Eierstöcke, der Gebärmutter und der Lungen in den großen medizinischen Zentren der USA und Europas schon fast zu den Standardoperationen.

Innerhalb weniger Jahrzehnte schlug das Stimmungspendel unter den Krebschirurgen von achselzuckender Resignation in eine schier ungebremste Euphorie um. Je besser sie ihr Handwerk beherrschten, desto mehr Patienten überstanden die großen Eingriffe und desto eher schien es gerechtfertigt, alle, auch bisher ausweglos scheinenden Fälle der Chirurgie anzuvertrauen.

Allerdings stießen die Chirurgen bei einem Teil der Patienten an eine neue Grenze. Auch nach glücklich überstandener Operation schwebte über den Patienten noch lange ein Damoklesschwert. Denn obwohl der Tumor komplett entfernt schien, kam es zu Rückfällen. Bei einigen Patienten meldete sich der Krebs in Form von Metastasen zurück. Rückfälle traten aber auch an Ort und Stelle auf, im Bereich des Ursprungstumors oder der benachbarten Lymphknoten. Beim Brustkrebs manifestierten sich die Rückfälle oft in den Lymphknotengruppen der Achselhöhle, hinter dem Schlüsselbein oder hinter dem Brustbein. Offensichtlich war also nicht nur die Neigung zu Rückfällen, sondern auch ihre Topographie von Krebstyp zu Krebstyp sehr unterschiedlich.

»In God we trust, all other must have data« – das fragwürdige Dogma der Radikalität

Getrieben vom Hochgefühl neu erlebter Machbarkeit zogen manche Chirurgen den Schluss, Feuer müsse vor allem mit Feuer bekämpft werden. Um die Zahl der Rückfälle weiter zu verringern, müsse das Skalpell noch radikaler und konsequenter als bisher eingesetzt werden. Perfekt verkörperte diese Denkart der amerikanische Chirurg William Stewart Halsted (1852–1922). Die Erkrankung, um seine Vision einer radikalen Krebschirurgie in die Tat umzusetzen, war der Brustkrebs.

Halsted war die Inkarnation eines Klischees: der Prototyp des brillanten, egomanen, arbeitswütigen, vom Ehrgeiz getriebenen und durch keinerlei Selbstzweifel gebremsten Chirurgen, einer Spezies von Medizinern, die seltener zu werden scheint, auch wenn sie bis in unsere Tage nicht ausgestorben ist. Halsted gehörte noch zu jener Generation amerikanischer Chirurgen, die über den Atlantik pilgern mussten, um ihr Handwerk zu perfektionieren. Damals saßen alle großen Lehrmeister der Chirurgie noch in Europa. Nach einer mehrjährigen Tour de Force zu den Koryphäen in London, Paris, Wien und Leipzig kehrte Halsted in die Vereinigten Staaten zurück. Er hatte offensichtlich nichts Geringeres vor, als die amerikanische Chirurgie zu revolutionieren. 1882, er war gerade in die Staaten zurückgekehrt, entfernte er auf einem Küchentisch die infizierte Gallenblase seiner Mutter. Er war einer der Ersten, die einen solchen Eingriff in den USA erfolgreich durchführten. Auch seine Schwester kam in den Genuss seines zupackenden Naturells. Als sie bei der Geburt ihres Kindes viel Blut verlor, fackelte Halsted nicht lange und transfundierte ihr mehrere hundert Milliliter seines eigenen Blutes. Auch wenn er ihr durch die Transfusion vielleicht das Leben gerettet hatte, führte ihm bei dieser Aktion ein Schutzengel und nicht sein ärztliches Können die Hand. Halsted hatte keine Ahnung von der Existenz verschiedener Blutgruppensysteme. Es war pures Glück, dass sein Blut mit dem der Schwester kompatibel war. Hätten die Oberflächeneigenschaften ihrer Blutkörperchen nicht zueinander gepasst, hätte Halsteds Tatendrang seine Schwester ins Jenseits befördert.

Halsteds Interesse an der Brustkrebschirurgie war während seiner Lehrzeit bei Richard von Volkmann (1830–1889) in Leipzig geweckt worden. Volkmann konnte viele Frauen zunächst einmal vom Krebs befreien, indem er die kompletten Brustdrüsen amputierte. Trotzdem stieß diese Behandlung an ihre Grenzen. Nach einiger Zeit erlitten viele Patientinnen Rückfälle im Bereich des Brustmuskels, entlang der Lymphknotenketten in der Achselhöhle, hinter dem Schlüsselbein oder hinter dem Brustbein.

Teilerfolge waren nicht die Sache für einen Mann wie Halsted. Er entwickelte eine Art »Zentrifugaltheorie« der Krebsausbreitung.[18] Mit zunehmendem Wachstum des Ursprungstumors und mit zunehmender Krankheitsdauer verhalte sich der Krebs wie ein sich immer schneller drehender Kreisel, der seine Tochterzellen in immer weiter ausgreifenden Radien um den Ursprungsherd in den Körper ausstreue. Die Aufgaben der Chirurgen sei es, diesen Radien mit dem Skalpell nachzuspüren, um den Krebs, soweit nur irgend möglich, wieder einzufangen und die Krankheit ein für allemal aus dem Körper zu eliminieren.

Die logische Konsequenz war, die Schraube der Brustkrebschirurgie immer weiter zu drehen. Aus der einfachen Mastektomie[19] wurde die radikale Mastektomie, schließlich die superradikale und gar die ultraradikale Mastektomie. Bei diesen Operationen wurde den Patientinnen nicht nur die Brust, sondern auch der darunter liegende große Brustmuskel, die Lymphknotengruppen in der Achselhöhle, schließlich auch die Lymphknoten hinter dem Schlüsselbein und manchmal sogar das Schlüsselbein selbst und einige Rippen entfernt. Das gedankliche Prinzip war einfach: Je mehr Gewebe entfernt würde, desto größer sei die Chance, auch noch die letzten versprengten Tumorzellen einzufangen, und desto mehr Patientinnen müssten gerettet werden können.

Der Preis dafür war allerdings hoch, und bezahlen mussten ihn die operierten Frauen. Diese Operationsart glich einer Verstümmelung; insbesondere die Entfernung des großen Brustmuskels führte dazu, dass der Arm der betroffenen Seite fast funktionslos wurde. Der Ehrgeiz, so viele Lymphknoten wie möglich zu entfernen, hatte oft groteske Schwellungen des betroffenen Arms aufgrund eines Lymphstaus zur Folge. Tatsächlich gelang es Halsted mit seinen Operationsverfahren, die Rückfallraten im Bereich der Brust und ihrer unmittelbaren Umgebung immer weiter zu senken. Im Sommer 1907 präsentierte er seine Ergebnisse auf einem Kongress amerikanischer Chirurgen in Washington. Die Zahlen schienen ihm recht zu geben. Immerhin lebte fünf Jahre nach der Operation noch knapp die Hälfte der von ihm operierten Frauen ohne irgendein Anzeichen für eine Tumorerkrankung. Im Vergleich zu früheren Ergebnissen war das ein beindruckender Fortschritt.

Noch bis vor wenigen Jahren blieb unter Chirurgen diese Radikalität das entscheidende Kriterium im Kampf gegen den Krebs. Aber schon bei der differenzierteren Betrachtung von Halsteds eigenen Ergebnissen hätte das Dogma der Radikalität in Wanken geraten können. Bei 60 der 100 Frauen, die Halsted operiert hatte, fanden die Pathologen keine Absiedlungen des Tumors in den Lymphknoten, die bei der Operation entfernt wurden. Von diesen 60 Frauen ohne Lymphknotenbefall lebten fünf Jahre nach der Operation noch 45 Frauen ohne einen Hinweis auf einen Rückfall. Von den restlichen 40 Frauen, bei denen zum Zeitpunkt der Operation in den mitentfernten Lymphknoten unter dem Mikroskop *tatsächlich* Absiedlungen des Krebses zu beobachten waren, lebten fünf Jahre nach der Operation *trotz* radikaler Entfernung der befallenen Lymphknoten nur noch drei Frauen!

Halsteds Ergebnisse konnten also auch vollkommen anders interpretiert werden. Frauen mit scheinbar lokal begrenztem Brustkrebs lassen sich nach dieser Lesart in Wahrheit in zwei Gruppen aufteilen. Eine erste Gruppe bilden diejenigen Frauen, die tatsächlich eine lokale oder zumindest regionär begrenzte Erkrankung haben. In dieser Gruppe finden sich vor allem Frauen mit sehr kleinen Tumoren innerhalb der Brustdrüse, die keinen oder allenfalls einen sehr begrenzten Befall der unmittelbar benachbarten Lymphknoten aufweisen. Bei der zweiten Gruppe handelt es sich um Patientinnen, bei denen die Erkrankung nur scheinbar noch lokalisiert ist. In Wirklichkeit sind bei diesen Frauen schon zum Zeitpunkt der Diagnose viele Krebszellen im Blut- und Lymphgefäßsystem des Körpers unterwegs, die offensichtlich über die entsprechende Ausstattung verfügen, sich über kurz oder lang in Organen anzusiedeln und dort zu Metastasen heranzuwachsen.

Das Grundproblem der Krebschirurgie besteht darin, diejenigen Patienten zu identifizieren, bei denen der Krebs die Grenze zur Systemkrankheit noch nicht überschritten hat. Zu Halsteds Zeiten gab es außer den konventionellen Röntgenbildern keine Möglichkeit, auf unblutige Weise in den Körper von Patienten hineinzuschauen. So war es oft nicht einmal möglich, vor einer Operation diejenigen Patienten zu identifizieren, die nach heutigen radiologischen Kriterien bereits sichtbare Metastasen aufwiesen.

Die Radiologie hat uns sehr viel weiter gebracht und die Nachweisgrenzen verschoben. Das Grundproblem ist aber bis heute nicht gelöst. Durch moderne Verfahren[20] gelingt es zwar, Metastasen aufzuspüren, wenn sie eine Größe von einigen Millimetern erreicht haben. Es ist aber bis heute nicht möglich, Mikrometastasen oder gar einzelne zirkulierende Tumorzellen zuverlässig darzustellen. Zu Halsteds Zeiten und auch in den Jahrzehnten danach wurden zweifellos viel zu viele Frauen durch eine Operation verstümmelt, obgleich sich ihr Schicksal längst an anderer Stelle entschieden hatte.

Halsteds Doktrin der radikalen Chirurgie birgt aber noch ein weiteres Problem – das der Übertherapie. Viele der 60 Frauen mit den vergleichsweise kleinen Tumoren und ohne Befall der Lymphknoten wären vermutlich auch durch einen weniger »heroischen« Eingriff als Halsteds Variante der radikalen Mastektomie gerettet worden. Mittlerweile wissen wir, dass Halsteds »Zentrifugaltheorie«, die Vorstellung von einer geordneten, stufenweisen Ausbreitung der Krebserkrankung, ziemlich schief ist.[21] Der Übergang vom lokalen Problem zur Systemerkrankung gleicht eher Cäsars Schritt über den Rubikon. Wenn die Würfel einmal gefallen sind, bleibt jeder Versuch der Heilung durch eine rein lokal begrenzte Form der Therapie vergebens.

Auf den Einzelfall bezogen ist der Zeitpunkt, zu dem eine Krebszelle zum Vagabunden wird, erratisch und unvorhersehbar. Möglich ist eine Streuung von Krebszellen bereits ab dem Zeitpunkt, an dem die Krebszellen die Basalmembran durchbrechen[22] und in Kontakt mit Blut- oder Lymphgefäßen kommen. Statistisch betrachtet wächst die Gefahr der Metastasierung mit der Dauer der Erkrankung und mit der Größe des Ursprungstumors. Wie ich aber im 3. Kapitel erklärt habe, entscheidet letztendlich die Biologie des Tumors über das Entstehen von Metastasen.

Nicht jede Krebszelle kann zur Metastase werden. Dies setzt ganzes Bündel molekularer Veränderungen voraus, die die biologische Ausstattung der Krebszelle so modifizieren, dass sie in die Lage versetzt wird, auf Wanderschaft zu gehen und als einzelne Zelle in fremder Umgebung zu überleben, zu siedeln und zu wachsen.

Auch wenn Krebszellen manchmal eine gewisse Disziplin aufweisen und sich zunächst über ein, zwei oder gar drei regionale Lymphknotenstationen ausbreiten, bevor sie ins System streuen, ist das eher die Ausnahme und nicht die Regel. Beim Brustkrebs wie auch bei sehr vielen anderen Krebsformen ist ein ausgeprägter Befall von benachbarten Lymphknoten ein Indiz dafür, dass der Rubikon zur Systemkrankheit sehr wahrscheinlich bereits überschritten wurde, selbst wenn Metastasen zu diesem Zeitpunkt noch nicht nachzuweisen sind. Der Streit um die richtige Therapiestrategie war also vorprogrammiert. Schon zu Halsteds Zeiten rief die Doktrin der radikalen Chirurgie Kritiker auf den Plan. Der bekannte Chirurg George Washington Crile (1864–1943) brachte seine Vorbehalte damals mit folgenden Worten auf den Punkt: »Wenn eine Krebskrankheit bereits so fortgeschritten ist, dass der Brustmuskel entfernt werden muss, um den Tumor zu entfernen, dann ist der Krebs meist schon im ganzen Körper.«[23]

Glaubenskriege lassen sich nur durch Fakten beenden – diese sollten allerdings erst fast 80 Jahre nach Halsteds furiosem Referat auf dem Tisch liegen. Der Mann, der dem Streit ein Ende machen sollte, war ein Chirurg aus Philadelphia namens Bernhard Fisher. Er stellte das Dogma der radikalen Mastektomie endlich auf den wissenschaftlichen Prüfstand. Fisher war Chirurg und Wissenschaftler. Skepsis lag ihm näher als das Vertrauen in Autoritäten. Bezeichnenderweise lautete sein Mantra: »In God we trust, all other must have data.« (Auf Gott vertrauen wir, alle anderen müssen Daten vorlegen.)[24] Gegen viele Widerstände rief er 1967, genau 60 Jahre nach Halsteds bahnbrechendem Vortrag, eine Studie ins Leben, die das Ziel hatte, drei verschiedene Behandlungsstrategien von Brustkrebs direkt miteinander zu vergleichen. In den folgenden Jahren nahmen insgesamt 1765 Patientinnen an diesem Versuch teil. Per Los wurde entschieden, ob sie sich einer radikalen Mastektomie in der Tradition Halsteds, einer einfachen Mastektomie oder lediglich einer Entfernung des sichtbaren Tumors mit gewissem Sicherheitsabstand und anschließender Bestrahlung der Brust unterziehen sollten. Die ersten Ergebnisse dieser Studie wurden 1982 vorgestellt und waren eine wissenschaftliche Sensation: Die Überlebenschancen der Frauen in allen drei Gruppen waren gleich groß! An diesem Ergebnis sollte sich auch 25 Jahre später nichts ändern.[25]

Ich habe die Geschichte der Brustkrebschirurgie ausführlich geschildert, weil sie beispielhaft für ein Kernproblem der Krebschirurgie steht. Die Doktrin größtmöglicher Radikalität ist nicht der Weisheit letzter Schluss. Jede Operation hat eine Kehrseite. Sie produziert Nebenwirkungen. Je radikaler der Eingriff ist, je weiter die Resektionsgrenzen über den sichtbaren Tumor hinausgeschoben werden, desto kleiner wird der Anteil der Patienten, die von einer solchen Ausdehnung der Operation noch profitieren.

Viele Patientinnen mit wenig aggressiven Tumoren hätten durch schonendere Operationen geheilt werden können. Und die meisten Patientinnen mit hoch aggressiven Varianten profitieren nicht, weil bei ihnen Metastasen auftreten, denen sie zum Opfer fallen. Für die Gesamtheit *aller* Patientinnen wird die Kosten-Nutzen-Relation immer schlechter, mag es auch einzelne Frauen geben, denen ein noch radikalerer Eingriff helfen würde.

Kein Chirurg sollte versuchen, so lautet die Lehre aus dieser bitteren Bilanz, gegen die Biologie eines Tumors zu operieren. Sind die entsprechenden genetischen Weichen gestellt, können auch kleine Tumoren bereits alle lokalen Fesseln hinter sich gelassen haben. Manche Krebsformen wie der sogenannte kleinzellige Lungenkrebs oder das anaplastische Schilddrüsen-Karzinom sind dafür berüchtigt, extrem früh in den Körper zu streuen.

Aber auch innerhalb einer Krebsform wie dem Brustkrebs ist die Bandbreite des biologischen Verhaltens sehr groß.[26] Die Geschichte, die in diesem Buch erzählt wird, liefert dafür ein unseliges Beispiel. Hinter dem scheinbar uniformen Bild einer Krebszelle unter dem Mikroskop kann sich eine erhebliche genetische Varianz verbergen. Schätzungen gehen davon aus, dass die Zellen durchschnittlicher Karzinome zwischen 50 und 80 verschiedene Genmutationen aufweisen. Es sind daher unzählige unterschiedliche Kombinationen wachstumsfördernder Mutationen denkbar, die jeweils in ein ganz unterschiedliches biologisches Verhalten der einzelnen Tumorerkrankung münden können. Wir fangen gerade erst an, den Konsequenzen dieser genetischen Vielfalt innerhalb einzelner Krebsformen auf die Spur zu kommen. Um den vielen verschiedenen Erscheinungsformen des Krebses und damit dem einzelnen Patienten gerecht zu werden, gilt es Strategien zu entwickeln, die geeignet sind, für jede Form der Krebserkrankung und für jedes einzelne Krankheitsstadium die richtige Balance zwischen Aggressivität und Zurückhaltung zu finden.[27]

Trotz aller Fortschritte der nicht operativen Therapieformen ist die Tumorchirurgie auch 100 Jahre nach Halsted die wichtigste Säule der Krebstherapie geblieben. Sie hat in dieser Zeit ihre Möglichkeiten gewaltig erweitert. Praktisch jedes Organ ist einer Operation zugänglich. Viele Tumoren, die zu Halsteds Zeit als nicht operabel galten, können heute entfernt werden. Halsteds Erben beschränken sich nicht mehr nur auf das Entfernen von Gewebe. Sie haben auch Techniken entwickelt, um die Defekte, die eine Krebsoperation hinterlässt, bis zu einem gewissen Grad wieder zu reparieren. Nicht nur durch eine bessere chirurgische Technik, sondern auch dank der Fortschritte der Anästhesie und der Intensivmedizin sind aus Hochrisikooperationen inzwischen Routineeingriffe geworden. Der Patientenanteil, der aufgrund der Therapie und nicht wegen der Krankheit stirbt, ist seit Billroths Zeiten drastisch gesunken. Wenn keine Indizien für abgewanderte Krebszellen vorliegen, bleibt die Operation vielfach die Therapie der ersten Wahl. Abgesehen von den Krebsformen, die sehr früh zur Metastasierung neigen, kann die Mehrzahl dieser Patienten durch eine Entfernung des Tumors tatsächlich geheilt werden.

Mindestens genauso wichtig wie die Fortschritte der Operationstechnik, der Narkose und der Nachbetreuung der operierten Patienten war ein anderer Lernprozess. Dabei geht es um die Umstände, die einen Krebspatienten für die Therapie mit dem Skalpell überhaupt qualifizieren. Die Krebschirurgie muss lernen, in welchen Fällen eine Operation erfolgversprechend ist und wann Chirurgen besser die Finger von dem Patienten lassen sollten. Die Definition der Kriterien dieses Auswahlvorgangs ist ein schwieriger Prozess. Im Lauf der letzten 100 Jahre wurden diese Kriterien immer komplexer und subtiler. Die Chirurgen mussten dabei lernen zu teilen und abzugeben.

Ende des 19. Jahrhunderts stand die Chirurgie im Kampf gegen den Krebs allein auf weiter Flur. Ein Krebsmedikament war nicht in Sicht; andere Formen der Therapie waren kaum vorstellbar. In dieser vertrackten Situation war es ausgerechnet ein Ereignis im beschaulichen Würzburg, das der Medizin plötzlich eine ganz neue Option an die Hand gab. Die hoch abstrakten Probleme, die Wilhelm Conrad Röntgen umtrieben, lagen thematisch weit ab von den existentiellen Nöten der Krebskranken und ihrer Ärzte. Trotzdem erschien buchstäblich fast aus dem Nichts ein ganz neues Instrument der Krebstherapie. An der Schwelle zum 20. Jahrhundert gelang im Elfenbeinturm der neuen, bislang kaum verstandenen Physik eine ganz ungewöhnliche Entdeckung, die Geschichte machte.

Vom Stahl zum Strahl

10. Oktober 2008

*L*angsam entspannte sich ihr Körper. Sie nahm die Arme herunter, zögernd und bedächtig, als traue sie dem Frieden noch nicht recht. Die Positionslaser zeichneten feine rote Linien auf ihre Haut. Ich gab ihr einen Kuss auf die Nase. »Und? Wie war's?«

Imogen grinste mich an: »Im Vergleich zur Chemo fast wie Kinderfasching. Und trotzdem: Auch sehr, sehr merkwürdig. Ziemlich spooky. Eigentlich war gar nichts. Buchstäblich nichts – kein Ziehen, kein Zwacken, kein Hauch, kein Wärmegefühl, fast wie Vodoo.«

Sobald der Beschleuniger das letzte Photon abgestrahlt und die tonnenschwere Stahltür freigegeben hatte, war ich zu Imogen in den Bunker gelaufen, um ihr vom Tisch zu helfen. Der letzte Teil der Behandlung hatte heute begonnen – die Nachbestrahlung der operierten Brust.

»Und das soll helfen?«

»Ja sicher.«

Imogen zog ihre Nase in Falten: »Ihr killt alle Krebszellen, die da noch drinstecken könnten?«

»Mit großer Wahrscheinlichkeit. Aber vielleicht ist da ja gar nichts mehr. Das wissen wir blöderweise nicht.«

»Und den Rest meiner Brust lassen die Strahlen in Ruhe?«

»Ganz so spurlos wird es nicht bleiben. In spätestens drei bis vier Wochen wird die Haut anfangen, sich zu beschweren. Aber mehr als ein mittlerer Sonnenbrand wird es nicht werden. Wenn wir im Juni ans Meer fahren, sieht der Brust keiner mehr an, dass sie mal bestrahlt wurde.«

Ich tippte auf ihren Busen: »Trotzdem passiert da drin gerade ziemlich viel. Da ist gerade ganz schön viel DNA zu Bruch gegangen ...«

• • •

Nur selten hat ein wissenschaftliches Ereignis ein solches öffentliches Aufsehen erregt wie die Entdeckung der X-Strahlen. Sie waren wie geschaffen, die Phantasien eines breiten Publikums zu beflügeln. Der Natur war ein Phänomen entlockt worden, das sich den fünf menschlichen Sinnen vollkommen entzieht. Unsichtbar, unfassbar, laut- und geruchlos, hinterlassen die Strahlen doch deutlich sichtbare physikalische, chemische und schliesslich auch biologische Spuren. Es war kein Wunder, dass X-Strahlen und Radioaktivität Faszination und Furcht, Hoffnung und Argwohn in gleichem Maße provozieren konnten.

Niemand, weder Röntgen noch Antoine Henri Becquerel noch deren Zeitgenossen, hatte damals eine genaue Vorstellung davon, wie diese Strahlung eigentlich beschaffen war. Menschen wie Marie und Pierre Curie hatten sich der Enträtselung dieses Geheimnisses verschrieben. Die Jagd auf die physikalische Natur der Radioaktivität und der X-Strahlen wurde zu ihrer Lebensaufgabe. Andere waren pragmatischer und dachten bereits wenige Wochen nach den aufsehenerregenden Berichten von Röntgen und Becquerel über praktische Anwendungsmöglichkeiten nach.

Röntgen selbst hatte mit der ersten Röntgenaufnahme einer menschlichen Hand den Anstoß zur Geburt der Radiologie gegeben. Die neue Technik der Nutzung von Röntgenstrahlen zu Diagnosezwecken[28] verbreitete sich mit rasender Geschwindigkeit. In seiner *Geschichte der Makaland-Feldtruppe* berichtet ein gewisser Winston Churchill, damals noch Kriegsberichterstatter, dass im August 1897 ein Röntgengerät in ein Feldlazarett der britischen Kolonialtruppen am Fuße des Himalaya transportiert wurde; es sollte eine Gewehrkugel im Körper eines verwundeten Offiziers aufspüren.[29] Dabei waren seit der ersten Beschreibung der X-Strahlen durch Wilhelm Conrad Röntgen gerade einmal 20 Monate vergangen.

Denn sie wussten nicht, was sie tun ...

Zur selben Zeit, als die ersten Röntgengeräte durch Nordindien kutschiert wurden, gab es einige visionäre Köpfe, die sich Gedanken über mögliche therapeutische Anwendungen der neu entdeckten Strahlen machten. Drei Wochen nach Röntgens Entdeckung schrieb der hellsichtige ungarische Pathologe Endre Höyges: »Es gibt keinen Zweifel, dass die chemisch wirksamen Strahlen auch biologisch aktiv sind und eines Tages eine therapeutische Rolle in der Medizin haben werden.«[30] Sehr bald wurden einige Wirkungen der neuen Strahlung auf Lebewesen offensichtlich.[31] Die ersten Röntgenröhren waren primitiv. Sie verfügten über keinerlei Abschirmung oder Filterung. Weil Ende des 19. Jahrhunderts niemand an mögliche Gefahren durch die Strahlung dachte, war der Umgang mit Röntgenröhren und mit radioaktiven Isotopen lässig bis fahrlässig. Menschen, die regelmäßig mit Röntgenröhren arbeiteten, wurden hohen Dosen von Streustrahlung ausgesetzt. Die unvorsichtige Naivität lieferte bald erste Hinweise auf schreckliche biologische Wirkungen der Strahlung.

Die Radiumsalze, welche die Curies in mühevoller Arbeit isoliert hatten, waren für Forscher ein kostbares Gut; so kostbar, dass Antoine Henri Becquerel stets eine Phiole mit Radiumsalz in seiner Jackentasche am Körper zu tragen pflegte. Eines Tages musste er feststellen, dass sich just an dieser Stelle im Bereich seiner Bauchhaut eine kleine, offene und schlecht heilende Wunde gebildet hatte. Auch andere Wissenschaftler berichteten über Hautrötungen, Verhärtungen der Haut und Haarverlust.

Aus diesen anekdotischen Schilderungen ließen sich noch keine belastbaren Hypothesen über mögliche Ursachen oder über die Mechanismen der Einflüsse der Strahlung auf Gewebe oder einzelne Zellen ableiten. Das hielt jedoch den einen oder anderen Mediziner nicht davon ab, in hoffnungslos scheinenden Fällen die therapeutische Wirkung der neuen »Wunderstrahlen« einfach auszuprobieren.

Wir wissen nicht, ob der kaum 21-jährige Medizinstudent Emil Grubbe wirklich ahnte, dass die energiereichen Strahlen schnell teilende Zellen abtöten können. Vielleicht war es auch eine schamanistische Mischung aus Neugier und Glauben, die ihn dazu brachte, eine ältere Patientin namens Rose Lee mit Röntgenstrahlen zu behandeln.[32]

Rose hatte Brustkrebs. Rasch nach ihrer Brustoperation war der Krebs im Bereich der alten Narbe wieder aufgeflammt. Der Tumor wurde seither unaufhaltsam größer und wuchs in die Tiefe der Brustwand hinein. An eine Operation war nicht mehr zu denken, und so blieb nichts außer Abwarten, Zusehen und Trost spenden.

Grubbe war nicht nur Mediziner. Er arbeitete auch zeitweise in einer Fabrik in Chicago, welche die Vakuumröhren für Röntgengeräte herstellte. Diese Doppelrolle brachte ihn auf die Idee, die Röntgenröhre als Therapeutikum bei einer Krebserkrankung einzusetzen. Grubbe klebte die Umgebung des Tumors mit Zinnfolie aus einer chinesischen Teekiste ab und bestrahlte dann Nacht für Nacht den Tumor, insgesamt 14 Nächte lang. Und tatsächlich zeigte die Prozedur Wirkung. Die Knoten wurden weich und schrumpften. Allerdings brach nach einiger Zeit die Haut über dem Tumor auf. Nach Abschluss der Bestrahlung begann die Wunde, langsam zu heilen. Das Wachstum des Tumors schien zunächst einmal gestoppt.

Wenige Monate später klagte Rose Lee dann über Übelkeit und Schwindel. Es stellte sich heraus, dass sie Hirnmetastasen hatte. Kurze Zeit später starb sie am Befall des Gehirns. Trotz des traurigen Endes dieser Geschichte ist Grubbes Bericht vermutlich die erste Schilderung einer erfolgreichen Therapie mit energiereichen Strahlen.[33]

Grubbe hatte damit nicht nur demonstriert, dass Krebszellen durch ionisierende Strahlung abgetötet werden können. Das Auftreten der Hirnmetastasen kurze Zeit nach der Therapie lieferte auch ein Indiz dafür, dass die Strahlung nicht auf Krebszellen wirkt, die außerhalb des bestrahlten Gebietes liegen. Wenn Strahlung Krebs tötet, dann handelt es sich offensichtlich um direkte Effekte der Strahlung auf die Zellen im Tumor, also – ähnlich wie die Chirurgie – um ein lokal wirkendes Therapieverfahren.

Andere anekdotisch anmutende Berichte über den erfolgreichen Einsatz der neuen Strahlen bei Krebspatienten sollten nur wenig später folgen. Im Jahr 1900 behandelte der Schwede Thor Stenbeck in Stockholm einen Hauttumor erfolgreich mit Röntgenstrahlen[34] und konnte allem Anschein nach sogar eine längerfristige Heilung erzielen. Die Strahlentherapie dieser Zeit war allerdings nichts weiter als Experimentierfreude, gepaart mit unerschütterlichem Optimismus und Improvisationstalent. Die ersten Strahlentherapeuten glichen prähistorischen Seefahrern, die versuchten, mit Flößen aus Schilfrohr unbekannte Ozeane zu überqueren, ohne eine genaue Vorstellung von Weg und Ziel, und ohne über taugliche Navigationsinstrumente zu verfügen.

Die damaligen Röntgenröhren konnten Spannungen von einigen 1000 Volt erzeugen und produzierten damit Photonen-Strahlung.[35] Die Energie dieser Lichtquanten war zwar prinzipiell geeignet, chemische Bindungen aufzubrechen und dadurch insbesondere die DNA der Tumorzellen zu schädigen. Nach heutigen Maßstäben waren die technischen Möglichkeiten dieser Geräte aber absolut unzureichend. Die Strahlungsenergien, die diese Röhren produzierten, waren zu niedrig, um tief ins Gewebe einzudringen. Ein gewisser Prozentsatz der Strahlung durchdrang den Körper, sonst wäre es gar nicht möglich gewesen, Röntgenbilder zu erstellen. Aber schon auf den ersten Zentimetern des Gewebes wurde ein Großteil der eingestrahlten Energie konventioneller Röntgenstrahlung absorbiert. Daher ließen sich tief im Körper gelegene Tumoren kaum mit solchen Strahlenqualitäten behandeln.[36]

Zu allem Überfluss fehlte es an Kompass und Sextant, um mit der Strahlung im Körper zu navigieren. In den Anfangsjahren gab es keine Möglichkeit, die räumliche Verteilung der Strahlendosen im Körper zu bestimmen, zu berechnen oder auch nur zuverlässig abzuschätzen. Auf dieser wackligen Basis ließen sich keine standardisierten Behandlungsprotokolle aufbauen, die geeignet gewesen wären, Therapieerfolge zu beurteilen und zu vergleichen. Niemand wusste, wie und warum diese Therapie überhaupt funktionierte. Nicht nur die Physik der Strahlung, auch das Innere der Zelle war eine *Black Box*. An diesen Voraussetzungen gemessen wirken manche der berichteten Erfolge fast wie Wunderheilungen.

Im November 1908 wurde in Paris ein 16-jähriges Mädchen vorstellig, das seit Jahren an Kopfschmerzen, Übelkeit und zuletzt auch an schwindender Sehkraft litt. Eine Röntgenaufnahme der Schädelbasis bestätigte den Verdacht: Das Mädchen litt an einem seltenen Tumor der Hirnanhangdrüse. Dieses Adenom des Hypophysen-Vorderlappens wurde immer größer und begann auf die Sehnervenkreuzung zu drücken. Eine chirurgische Entfernung des Tumors schien außerordentlich riskant. Also konnte der führende Strahlenmediziner der Stadt, Antoine Beclère, sowohl die Eltern des Mädchens als auch seine Kollegen überreden, etwas zu tun, das vor ihm noch keiner je versucht hatte: Er wollte das Wachstum dieses Tumors mit Röntgenstrahlen stoppen.37 Die Hirnanhangdrüse liegt hinter den Augenhöhlen ziemlich genau in der Schädelmitte, tief unter der Hautoberfläche. Tumoren in diesen Tiefen waren mit den damaligen Röntgengeräten kaum zu behandeln. Aufgrund der begrenzten Energien der Strahlung wurde ein Großteil der Strahlenwirkung im Gewebe zwischen Haut und Tumor absorbiert. Um das unzulängliche Eindringvermögen der Röntgenstrahlen zu kompensieren, dachte sich Beclère einen Trick aus. Er justierte die unförmige, glühbirnenartige Röntgenröhre 20 Zentimeter vor der rechten Schläfe des Mädchens und bestrahlte sie aus dieser Richtung etwa 10 Minuten lang. Danach wiederholte er die Prozedur von der linken Seite, dann von vorn und schließlich von schräg hinten. Die Zentralstrahlen dieser vier Einstrahlrichtungen sollten sich alle in einem Punkt überschneiden, im Tumor.

Dieses Prinzip der Mehrfelder-Bestrahlung – eine aus der Not geborene Technik – bot einen nicht zu überbietenden Vorteil. Denn dort, wo sich die Strahlen kreuzen, in diesem Fall im Tumor, also im Schädelzentrum, addieren sich die Strahlendosen aller vier Einstrahlwinkel. Das gesunde Gewebe, das in Strahlrichtung vor dem Tumor liegt, wird dagegen nur mit einem Viertel der gesamten Dosis belastet. Die Technik der Superposition mehrerer Strahlen aus verschiedenen Richtungen ist bis heute der wichtigste Kunstgriff geblieben, um gesundes Gewebe in der Umgebung des Tumors zu schonen.

Zwei Monate lang unterzog Beclère das Mädchen dieser Prozedur. Vielleicht mochte er es selbst kaum glauben, aber sein improvisiertes Arrangement war erfolgreich. Schon nach 24 Stunden ließen die Kopfschmerzen des Mädchens nach. Nach 38 Tagen besserte sich ihr Sehvermögen. Im Jahr 1931 erhielt Beclère einen Brief von einer inzwischen fast 40-jährigen Frau. Sie teilte ihm mit, dass sie gerade Mutter eines gesunden Kindes geworden sei.

Der Brief stammte von niemand anderem als dem 16-jährigen Mädchen, das Beclère 23 Jahre zuvor bestrahlt hatte.[38]

Obwohl ich mich ehrfürchtig vor Beclères Intuition und Erfindungsgabe verneige, glichen er und seine Kollegen Ärzten, die Medikamente hoffnungsvoll verschreiben, von denen sie jedoch nicht wissen, warum sie helfen könnten. Wie oft ihr neues »Medikament« verordnet und in welcher Dosis es eingenommen werden sollte, wussten sie ebenfalls nicht. Sie wussten nicht einmal, wie viel Wirkstoff in einer einzelnen »Pille« tatsächlich enthalten war.

Katalog der drängendsten Probleme

Anfang des 20. Jahrhunderts changierte die Strahlentherapie irgendwo in einem Bereich zwischen mesmerisierendem Wunderglauben und seriöser Wissenschaft. Im Jahr 1904 zog der Franzose Joseph Belot eine erste Bilanz. In einer Mischung aus Selbstkritik und Resignation schrieb er: »Empirismus ist Trumpf; Messungen gibt es nicht; die Radiotherapie ist noch keine Wissenschaft«.[39] Der neuen Disziplin fehlte in der Tat fast alles, was sie zur Wissenschaft hätte machen können. Ihr fehlten die physikalischen und biologischen Grundlagen, aber auch die geeigneten Instrumente, um sich diese Erkenntnisse zu verschaffen. Es bestand also auf absehbare Zeit wenig Hoffnung, mehr Licht in das Dunkel bringen zu können.

Wie so oft wurde auch hier die Wissenschaft aus klugen und vor allem gut definierten Fragen geboren. Eine Handvoll rühriger Ärzte und Wissenschaftler formulierte einen Katalog der drängendsten Probleme rund um die Strahlentherapie. Dieser Katalog umfasste neun Punkte:

1. Wie wirken die Strahlen auf Zellen?
2. Welche Dosen sind notwendig, um einen Tumor zu kurieren?
3. Welche Dosen verträgt ein Patient?
4. Was ist die optimale »Darreichungsform« der Strahlung?
5. Wie lässt sich die Wirkung der Bestrahlung auf eine Tumorzelle verstärken?
6. Wie kann man gesundes Gewebe vor der Strahlung schützen?
7. Wie bringe ich die Dosis in den Tumor?
8. Wie messe ich die Dosis?
9. Wie treffe ich das Ziel?

Die ersten vier Fragen sind biologischer Natur. Sie leiteten die Geburt der Strahlenbiologie ein. Die letzten drei Fragen betreffen technische oder physikalische Probleme. An ihnen arbeitet sich seither die medizinische Physik ab. Bei der Lösung des fünften und sechsten Problems hat die Radioonkologie den unschätzbaren Vorteil, sich das Beste aus beiden Welten nehmen zu können. Zur Lösung dieser Probleme können Ansätze aus der Physik und der Strahlenbiologie miteinander konkurrieren oder sogar kooperieren. Im Wesentlichen ist es genau dieser Katalog von insgesamt neun Fragen, der die Radioonkologie bis heute beschäftigt.

Strahlenbiologie

Keiner von Curies und Becquerels Zeitgenossen wusste, wie und warum die X-Strahlen auf menschliches Gewebe wirken. Ein erster Hinweis kam kurz nach der Jahrhundertwende aus Deutschland. Der deutsche Strahlenforscher Hermann Heinicke fand heraus, dass Zellen je nach Zelltyp unterschiedlich auf Strahlung reagieren und dass bestimmte Zelltypen wie weiße Blutkörperchen empfindlicher als andere sind.[40] Insbesondere in Deutschland war es bis Ende der zwanziger Jahre üblich, Tumoren mit einer einzigen, sehr hohen Strahlendosis zu behandeln. Die Krebsgeschwulste reagierten zwar rasch auf diese drastische Prozedur und schrumpften. Leider litt auch das gesunde Gewebe der Umgebung über die Maßen. Oft wurde die Haut im Bestrahlungsfeld zerstört, und es bildeten sich schlecht heilende Wunden. Die Strahlung war offensichtlich in der Lage, Zellen umzubringen. Aber warum tat sie das, und was lief dabei in einer Zelle ab?

Auch aufgrund der Beobachtungen Hermann Heinickes glaubten die beiden französischen Radiobiologen Jean Bergonie und Louis Tribondeau im Jahr 1906 endlich eine Regel gefunden zu haben, mit der sie Voraussagen über die relative Strahlenempfindlichkeit verschiedener Typen von Zellen machen konnten. Das Gesetz von Bergonie und Tribondeau besagte, dass Zellen besonders empfindlich auf Strahlung reagieren, wenn sie drei Eigenschaften besitzen: Erstens müssen sie sich schnell teilen, und die gesamte Population muss eine hohe Teilungsrate haben. Zweitens sollten sie undifferenziert und möglich wenig spezialisiert sein. Und drittens sollten sie in ihrem Leben als Zelle noch viele Zellteilungen vor sich haben können.[41] Diese geforderten

Charakteristika lesen sich wie ein Steckbrief von Krebszellen. Sollten die beiden Franzosen recht behalten, so war das geradezu eine Verheißung für die Radioonkologie. Wenn Krebszellen prinzipiell empfindlicher auf Strahlung reagieren als gesundes Gewebe, dann war ein Ansatz gefunden, den Krebs endlich auf der Basis der biologischen Unterschiede zwischen Krebszellen und gesunden Zellen behandeln zu können. Damit hatte die Strahlenbiologie ihre erste wissenschaftliche Hypothese.

Vor allem in Deutschland, Frankreich und Großbritannien brannten Forscher darauf, das von Bergonie und Tribondeau postulierte Gesetz experimentell zu überprüfen. Bis zum Beginn der fünfziger Jahre gab es allerdings keine Möglichkeit, menschliche Tumorzellen im Labor zu züchten und in Kulturflaschen über längere Zeit am Leben zu erhalten. Es mussten zunächst also andere, aus heutiger Sicht oft ziemlich exotisch anmutende Modellsysteme entwickelt werden, um die Strahlenempfindlichkeit von Geweben zu testen. Fast zwangsläufig gerieten dabei einige Aspekte in den Blickpunkt, an die vorher niemand gedacht hatte, die aber die Wirkungen von Strahlung auf biologische Systeme beeinflussen können. Eines dieser vielen Experimente sollte die zukünftige Praxis der Strahlentherapie ganz entscheidend beeinflussen.

Der Franzose Claude Regaud war Leiter der medizinischen Abteilung von Marie Curies Radium-Institut in Paris. Die Regel von Bergonie und Tribondeau im Hinterkopf suchte er in den zwanziger Jahren nach Modellen, die den Eigenschaften von Krebszellen so nahe wie möglich kamen. Dabei kam er auf die Idee, die Hoden von Widdern zu bestrahlen. Hodengewebe enthält vor allem Spermien und ihre Vorläuferzellen. Diese Stammzellen der Spermien sind undifferenziert, sie vermehren sich rasch, und sie haben eine hohe Teilungskapazität. Außerdem war die Fruchtbarkeit der Tiere ein leicht zu beobachtender Gradmesser für die Wirkungen der Strahlung auf die Keimzellen.

Bei der Bestrahlung der Widderhoden stellte Regaud fest, dass es nicht möglich war, die Widder mit einer einzelnen Applikation zu sterilisieren, ohne dass dabei die Haut über den Hoden stark geschädigt wurde und dort eine schlecht heilende Wunde entstand. Als er die Dosis aber in viele kleine Einzelportionen aufteilte und diese über einen Zeitraum von Wochen verteilte, machte der Franzose eine erstaunliche Beobachtung: Die Tiere wurden steril, ohne dass die Haut über den Hoden irgendwelche Schäden aufwies.[42]

Diese Beobachtung war eine Sensation. Wählte man nämlich die Bestrahlungsportionierung geschickt, so konnte man den Abstand zwischen der

Strahlenempfindlichkeit von Krebszellen und gesunden Zellen vergrößern. Verblüffenderweise profitierten davon genau die Zellen, welche den Kriterien von Bergonie und Tribondeau genügten, wenn man die Bestrahlungsdosis auf viele Einzelportionen verteilte. Schnell wachsende Zellen können Strahlenschäden offensichtlich weniger gut reparieren.

Spätestens nach dem zweiten Internationalen Radiologenkongress 1928 setzten sich Regauds Vorstellungen in der Gemeinde der Strahlentherapeuten durch.[43] Selbst die Deutschen, die bisher am vehementesten das Konzept der einer einzigen hohen Einzeldosis verfochten hatten, ließen sich eines Besseren belehren.[44]

Die Annäherung an die optimierte Darreichungsform in Gestalt einer fraktionierten Radiotherapie erfolgte damals rein empirisch. Auch heute noch gleicht es fast einer Kunst, das Verhältnis von Gesamtdosis, Höhe der Einzeldosen und Behandlungszeit so zu justieren, dass für eine gegebene Konstellation von Tumor und relevantem Normalgewebe ein optimales Verhältnis von Wirkung und Nebenwirkung erreicht wird. Glücklicherweise verfügen wir inzwischen über eine ganze Reihe von Zellkultur- und Tiermodellen, um diese Stellschrauben mit Hilfe von Laborversuchen vorzujustieren.

Als Regaud und sein Mitstreiter Coutard Ende der zwanziger Jahre das Prinzip der Fraktionierung einführten, hatte noch niemand eine Vorstellung davon, was Strahlung im molekularen Zoo einer Zelle eigentlich anrichtet. Selbst ein so zentraler Begriff wie das Gen war zu dieser Zeit immer noch eine reine Mendelsche Abstraktion. 1930 wusste niemand, wie ein Gen aussieht. Die Erbinformation sollte nach Mendel in Form von in sich abgeschlossenen, nicht weiter teilbaren Paketen weitergegeben werden. Aber niemand wusste, ob diese »Pakete« tatsächlich eine materielle Grundlage haben, geschweige denn, wo sie in einer Zelle zu verorten wären. Letzten Endes war es erst Oswald Avery, der nachwies, dass Gene tatsächlich Moleküle »aus Fleisch und Blut« sind.[45]

Die DNA ist ein gewaltiges Molekül. Verpackt auf wenige Millionstel Kubikmillimeter schlummert in jedem Zellkern eine fast zwei Meter lange Kette von Nukleotiden. Seine schiere Größe macht dieses Riesenmolekül zum leichten Ziel beim Beschuss der Zelle mit energiereichen Photonen. Ich habe erklärt, dass elektromagnetische Wellen (Photonen),[46] wenn sie sehr kurzwellig[47] sind (< 240nm), genügend Energie besitzen, um Elektronen aus der Hülle eines Atoms herauszuschlagen. Sie können damit chemischen Bindungen aufbrechen und Moleküle zerschlagen. Treffen Photonen auf die DNA, so brechen chemische Bindungen auf. Seitengruppen werden verändert, Purin- oder Pyrimidinbasen werden abgespalten und einzelne Nukleinsäuren strukturell verändert. Vor allem aber kommt es zu Strangbrüchen.

Wir haben gesehen, dass energiereiche Strahlung mutagen ist. Sie verändert den genetischen Text und kann daher Krebs auslösen. Die eingestrahlte Dosis entspricht im Wesentlichen der Anzahl der zerstörerischen Energiepakete, mit denen eine Zelle bombardiert wird. Mit der Zahl der Treffer steigt zunächst die Gefahr von Mutationen. Irgendwann ist aber eine Grenze erreicht, jenseits welcher Mutationen der DNA irrelevant werden, weil das Leben der Zelle selbst unmittelbar bedroht ist. Die Dosis von einem Gray[48] entspricht der Hälfte einer heute in der Krebstherapie üblichen Tagesdosis im Rahmen einer drei- bis siebenwöchigen Behandlung. Schon eine solche Dosis verursacht in einer einzelnen Zelle etwa 40–50 Doppelstrangbrüche und über 1000 Einzelstrangbrüche. Viele Zellen, insbesondere Tumorzellen, die oft Defekte ihrer DNA-Reparatursysteme aufweisen,[49] können solche massiven Schäden nicht kompensieren und sterben nach wenigen weiteren Zellteilungen ab. Andere »begehen« schon unmittelbar nach dem massiven Beschuss »Selbstmord«. Der Beschuss mit energiereichen Photonen schädigt die DNA nicht nur direkt. Auch aus der Hülle kleiner Moleküle wie dem Wasser schlägt die Strahlung Elektronen heraus. Sie spaltet die Wassermoleküle und produziert dabei aggressive chemische Substanzen, sogenannte freie Radikale. Wenn ausreichend Sauerstoff vorhanden ist, reagieren diese hochaggressiven chemischen Stoffe mit der DNA der Krebszelle und fixieren die direkten Strahlenschäden. Hohe Strahlendosen an der richtigen Stelle verwandeln den Fluch der Strahlung unter Umständen in einen Segen. Es entbehrt nicht einer gewissen bitteren Ironie, dass wohl der eine oder andere Tumor durch Strahlung verursacht wurde, um später durch Strahlung geheilt zu werden.

Die molekularen Wege zum Zelltod sind vielfältig und verschlungen. Es hängt sehr vom Zelltyp ab, welcher Pfad zum Tod tatsächlich beschritten wird.[50] Diese Vielfalt ist einer der Gründe, warum das ehrwürdige Gesetz von Bergonie und Tribondeau nur noch als Faustregel betrachtet werden kann. Die Erforschung der Mechanismen und Wege des Zelltodes hat sich inzwischen zu einem eigenen bedeutenden Zweig der Strahlenbiologie entwickelt. Sie wird getrieben von der Hoffnung, Medikamente zu entwickeln, die entweder bestrahlten Tumorzellen den entscheidenden zusätzlichen Stoß in die Grube versetzen oder gesunde Zellen vor dem radiogenen Zelltod schützen können.

Der Krieg als Vater vieler, aber nicht aller Dinge

Zufall und Versehen, beide Faktoren spielen in der Geschichte der Naturwissenschaften eine größere Rolle, als die meisten von uns annehmen würden. Auch bei der Entdeckung der Röntgenstrahlen hatte eine Mischung aus Zufall und technischen Unzulänglichkeiten ihre Hand mit im Spiel. Als Wilhelm Conrad Röntgen am 8. November des Jahres 1895 mit der Kathodenstrahlröhre herumhantierte, fiel ihm plötzlich auf, dass ein speziell beschichtetes Papier in der Umgebung der Röhre zu leuchten begann. Dieses Leuchten war auch dann noch zu erkennen, als er die Entladungsröhre mit dicker schwarzer Pappe abschirmte. Die Röhre war eine ziemlich primitive Installation, die auf den ersten Blick einer überdimensionierten Glühbirne glich. Das, was diese Röhre aussandte, war in so ziemlich jeder Hinsicht das Gegenteil dessen, was sich ein Strahlentherapeut wünscht. Die Strahlung war inkonstant, sie streute stark, sie changierte über ein weites Energiespektrum.

Die Unzulänglichkeiten waren Röntgens Glück. Die starke Streustrahlung der Röhre war vermutlich der Grund, warum der Zufall ihm die Chance bot, die Strahlung überhaupt zu entdecken.

Ein Röntgenstrahl zur Krebstherapie muss vor allem drei Anforderungen erfüllen: Er muss möglichst konstant sein. Er sollte scharf fokussierbar sein, eine hohe mittlere Strahlungsenergie und einen möglichst geringen Anteil von Strahlung mit niedrigerer Energie haben.

1913 gelang William Coolidge, damals Vize-Präsident der Entwicklungsabteilung von General Electric, die. entscheidende Verbesserung. Es entstanden Geräte, die nicht nur zur Behandlung von Hautkrankheiten taugten, sondern auch im Halbtiefenbereich von einigen Zentimetern wirksam waren. Diese sogenannten Orthovolt-Röhren arbeiten mit Spannungen von bis zu 300000 Volt. Photonen-Strahlung dieser Energie wird allerdings immer noch zum großen Teil bereits in oberflächlich gelegenen Schichten oder in dichteren Strukturen wie dem Knochen absorbiert. Eine Bestrahlung von Tumoren tief im Körperinnern ist mit Orthovolt-Strahlung nicht ohne massive Überdosierungen des darüber liegenden gesunden Gewebes durchführbar.

Seltsamerweise zeichneten sich im Zweiten Weltkrieg Lösungen für Probleme ab, die in Friedenszeiten unbearbeitet liegen geblieben waren. Der verzweifelte Abwehrkampf der Royal Air Force gegen die deutsche Luftwaffe und die Jagd der Royal Navy auf die deutschen U-Boote sorgten in Großbritannien und auch in den Vereinigten Staaten für einen gewaltigen Innovationsschub im Bereich der Erforschung elektromagnetischer Wellen. Radar- und Funktechnik wurde plötzlich zur Überlebensfrage für eine ganze Nation. Daher verwundert es nicht, dass ausgerechnet in Großbritannien eine Maschine entwickelt wurde, bei der die Elektronen nicht im elektrischen Spannungsfeld einer Röhre, sondern durch elektromagnetische Wellen beschleunigt werden. Eine Elektronenquelle pumpt Elektronen in eine evakuierte Röhre, wo sie in einem elektromagnetischen Feld eingefangen und wie ein Surfer, auf einer Welle reitend, von dieser beschleunigt wird.

Die Morgenröte der High-Tech-Medizin brach im Jahr 1948 in London an. Damals wurde im Hammersmith Hospital ein technisches Ungetüm installiert, das mehrere Stockwerke des Gebäudes in Anspruch nahm und Elektronen mit einer Energie von 8 000 000 eV ausspucken konnte. Dieser erste Linearbeschleuniger verwendete noch die produzierten Elektronen selbst zur Bestrahlung der Tumore. Elektronen haben allerdings den Nachteil, dass sie aufgrund ihrer Masse und ihrer Ladung weniger tief ins Gewebe eindringen können als Photonen mit vergleichbarer Energie.

Die ultimative Bestrahlungsmaschine, der Linearbeschleuniger, der hochenergetische Photonen produziert, war schließlich vor allem der Initiative von Henry Kaplan zu verdanken.[51] Dieser umtriebige Amerikaner war Professor für Radiologie an der Universität von Stanford in Kalifornien. Die klassische Form der Radiologie, die Diagnostik, langweilte ihn allerdings eher. Was ihn wirklich interessierte, waren die therapeutischen Möglichkeiten der Strahlung, insbesondere ihre Möglichkeiten bei der Behandlung von Krebs. Kaplan war sich schmerzlich bewusst, dass die Ausrüstung der Strahlentherapeuten für diesen Zweck noch ziemlich unzureichend war. Er setzte alles daran, diesen Zustand zu ändern. Stanford bot Anfang der fünfziger Jahre ein ideales Umfeld für seine Absichten. Auch die Physiker der Universität waren daran interessiert, Geräte zu entwickeln, die Photonen mit bisher ungekannten Energien produzieren konnten. Kaplan wollte dafür sorgen, dass dabei auch ein neues Werkzeug für die Strahlentherapie entstand.

Tatsächlich sollte 1956 in einem Lagerkeller in San Francisco der erste Linearbeschleuniger der Welt installiert werden, der ausschließlich für medizinische Zwecke entwickelt wurde. Damit stand jetzt eine Strahlenkanone zur Verfügung, die Photonen lieferte, deren Energie so hoch war, dass sie kaum gebremst den kompletten Körperquerschnitt eines Menschen durchdringen

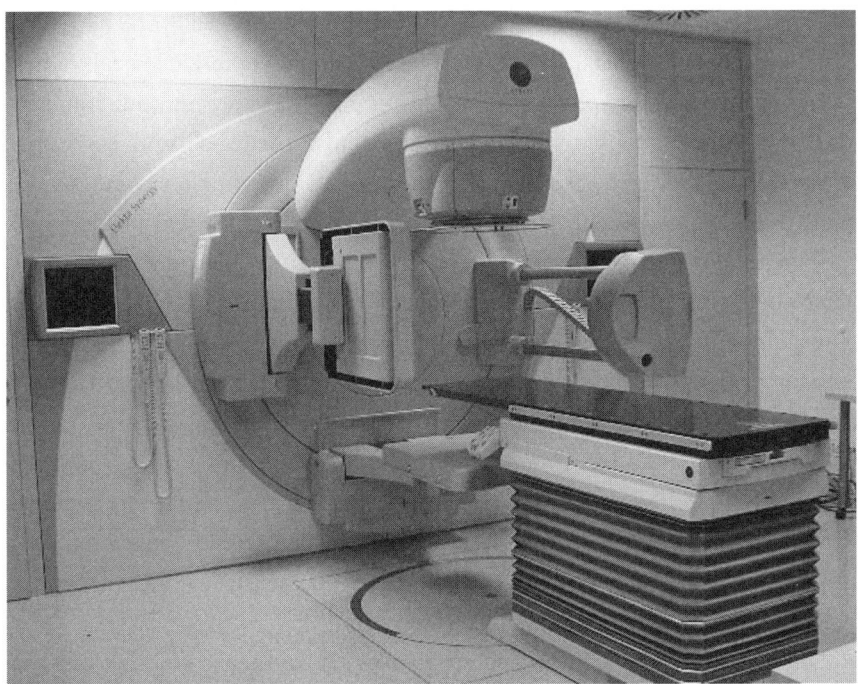

Abbildung 11: Moderner Linearbeschleuniger mit Roboter-gesteuertem Tisch und integriertem Computertomographen (Cone-beam-CT) zur Überprüfung der korrekten Lagerungsposition.

konnten. Jeder noch so tief gelegene Tumor war jetzt für die Strahlung erreichbar geworden. Der Linearbeschleuniger ist heute das »Arbeitspferd« aller Strahlentherapeuten rund um den Globus. Die heutigen Geräte haben mit ihrem Urahn aus dem Jahr 1956 zwar ähnlich viel gemein wie ein VW Käfer aus den fünfziger Jahren mit einem aktuellen Golf-Modell – am Grundprinzip des Linearbeschleunigers hat sich aber bis heute nichts verändert.

Denn endlich wissen sie, was sie tun

In gewisser Hinsicht sind Chirurgen glückliche Menschen. Sie sehen ganz unmittelbar die (hoffentlich segensreichen) Folgen ihres Tuns. Auch Ärzte, die mit Pillen, Pülverchen und Tropfen hantieren, betreiben ein einigermaßen handfestes Geschäft. Medikamente sind Substanzen, die in die Hand genommen und abgewogen werden können. So bereitet es keinerlei Probleme, jedem Patienten exakt vergleichbare Dosen verordnen und verabreichen zu können. **Die Strahlentherapie dagegen** arbeitet mit einem Therapeutikum von geradezu platonischer Abstraktion. Photonen sind immateriell und ungreifbar. Unsere Möglichkeiten, Strahlung zu messen, zu quantifizieren und zu vergleichen, sind ausschließlich mittelbarer Natur. Erst mit der Entwicklung von Coolidges Kathodenstrahlröhre standen Geräte zur Verfügung, die wenigstens auf Seiten der Produktion einigermaßen verlässlich konstante Mengen an Strahlung zur Verfügung stellen konnten. Weit schwieriger als die Quantifizierung dessen, was die Röntgenröhre verlässt, war aber die Abschätzung der Strahlendosis, die im Tumor tatsächlich ankommt. Die Dosis beim Austritt aus der Strahlenkanone unterscheidet sich von dem, was im Zielgebiet ankommt. Sobald Photonen auf Materie treffen, wird ein Teil der Strahlung gestreut, geschwächt oder absorbiert. Viele Photonen werden von ihrer Bahn abgelenkt, gebremst, verschluckt, oder ihre Energie wird in aus Elektronen bestehende Sekundärstrahlung umgewandelt.

Um Strahlung nachzuweisen und zu messen, mussten zunächst entsprechende Messkammern und Detektoren entwickelt werden. Erst dann konnte eine physikalische Einheit definiert werden, mit der die Strahlung objektiv quantifiziert werden konnte. Diese Einheit wurde zunächst *rad* genannt, später dann in »Gray« [Gy] umgetauft.[52] Vorher wussten sich die Strahlentherapeuten nicht anders zu helfen, als den Rötungsgrad der Haut als Messlatte zu nehmen. Die Einführung einer objektiver Messgröße war notwendig, um die Verteilung von Strahlendosen experimentell bestimmen zu können.

Aus Messungen an wassergefüllten Phantomen, die bei unterschiedlichen Feldgrößen und Strahlungsenergien durchgeführt wurden, entstand eine Art von Kartenmaterial, das für bestimmte Standardsituationen die Dosisverteilung der Strahlung von der Hautoberfläche in die Tiefe des Gewebes zweidimensional abbildet. Ähnlich wie die Wetterkarten mit Hilfe von Isobaren die Grenzen eines Gebiets mit identischem Luftdruck markieren oder die Höhenlinien auf einer Wanderkarte Regionen gleicher Höhe über dem Meeresspiegel kennzeichnen, begrenzen die Isodosen solcher »Karten« (Tiefendosisprofile) Regionen, innerhalb deren eine bestimmte Bestrahlungsdosis nicht unterschritten wird. Mittels solcher einfachen Modelle konnten die Strahlentherapeuten seit Mitte der zwanziger Jahre das Schicksal der Strahlung nach dem Eintritt in den Körper immerhin näherungsweise nachvollziehen.[53]

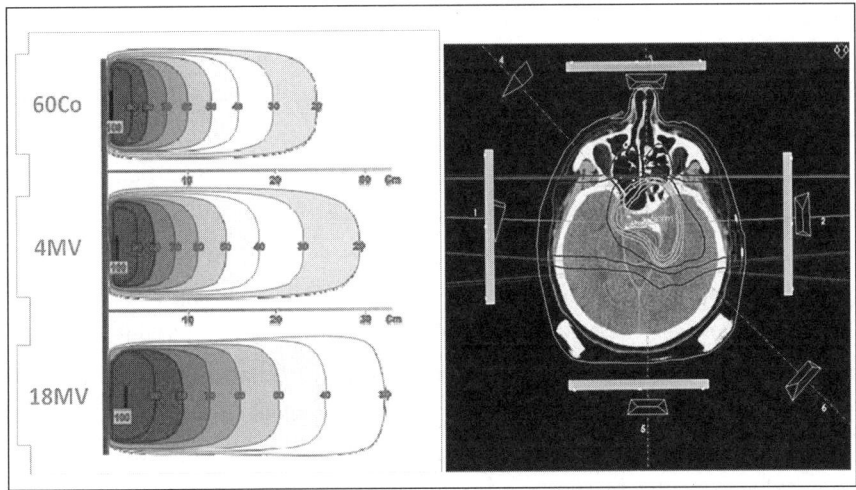

Abbildung 12 *Links:* 2D-Bestrahlungsplanung: Darstellung der Isodosen verschiedener Strahlungsenergien von der Hautoberfläche in die Tiefe eines Körpers hinein (Daten gewonnen am Messphantom).
Rechts: 3D-Bestrahlungsplanung: individuell berechnete Isodosen des Bestrahlungsplans eines Hirntumors (ein repräsentativer Schnitt aus einem »Stapel« von 50 CT-Schnitten).

Damit war Strahlung endlich zu einer Art von »Medikament« geworden, das in objektiver und von Patient zu Patient vergleichbarer Dosierung verschrieben werden konnte. Mit der Möglichkeit, objektive und vergleichbare Dosen zu verschreiben, war endlich auch eine der notwendigen Voraussetzungen geschaffen, verlässliche klinische Studien durchführen zu können, um sich an die optimale Dosierung der Strahlung bei der Behandlung der verschiedenen Krebserkrankungen heranzutasten.

Die Strahlentherapie wird erwachsen

Als Henry Kaplan die Physiker und Ingenieure der Universität Stanford drängte, ihm endlich die ultimative Strahlenkanone zu bauen, hatte er einen sehr konkreten Plan im Kopf. Kaplan wusste aus Laborversuchen, dass aus Stammzellen des Blutes und des Immunsystems entstandene Krebszellen sehr empfindlich auf Bestrahlung reagieren. Er wusste natürlich auch, dass die

Leukämie selbst kein geeignetes Ziel für eine Strahlentherapie ist. Also suchte er nach einer Alternative, die zumindest im frühen Stadium als lokales Problem betrachtet werden kann, die aber auf Krebszellen beruht, die mit denen der Leukämie eng verwandt sind.[54]

Die Erkrankung, die sich Kaplan auserkoren hatte, war der Morbus Hodgkin. Namenspatron dieser Krankheit ist der englische Anatom Thomas Hodgkin. Er war so etwas wie der »Bibliothekar des Todes« im Londoner Guy's and St. Thomas' Hospital. Im frühen Winter des Jahres 1832 kündigte Hodgkin bei der britischen Gesellschaft für Medizin und Chirurgie einen kleinen Vortrag mit dem unspektakulären Titel »Über einige krankhafte Erscheinungen in Lymphknoten und Milz« an.[55] Es fanden sich – vielleicht wegen der zurückhaltenden Formulierung des Titels – nur acht Zuhörer im Hörsaal ein. In seinem Vortrag stellte Hodgkin nichts Geringeres als die Behauptung auf, er habe eine vollkommen neue Krankheit entdeckt. In den Jahren zuvor hatte er eine Reihe von Leichen hauptsächlich junger Männer seziert, die alle dieselben schwer erklärbaren Veränderungen aufgewiesen hatten. Ihre Lymphknoten und oft auch ihre Milz waren massiv geschwollen gewesen. Hodgkin machte im Vortrag eine Bemerkung, deren Tragweite erst sehr viel später erkannt werden sollte. Er stellte fest: »... die Erkrankung scheint nach und nach einen Lymphknoten nach dem anderen zu befallen ...«

Erst knapp 70 Jahre später fand der österreichische Pathologe Carl Sternberg in den Lymphknoten solcher Patienten große Zellen mit einem merkwürdig gelappten, zweiteiligen Kern. Sternberg nannte sie »Eulenzellen«, weil sie aufgrund ihres brillenartig geformten Zellkerns wie die Augen einer Eule wirkten. Es war ihm allerdings nicht klar, welche Art von Erkrankung sich hinter der Entstehung dieser »Eulenzellen« verbarg.[56] Der Morbus Hodgkin gab sein Geheimnis nur Schritt für Schritt preis. Als ich Anfang der neunziger Jahre in Tübingen Medizin studierte, war es längst offensichtlich, dass es sich beim Morbus Hodgkin um eine Form von Lymphdrüsenkrebs handelt. Trotzdem waren die Pathologen auch damals noch immer auf der Jagd nach der Ursprungszelle der Erkrankung. Inzwischen wurde eine Vorläuferzelle der B-Lymphozyten[57] als Keimzelle der Erkrankung enttarnt.

Es mag nicht nur an Hodgkins britischem Understatement gelegen haben, dass seine Entdeckung zunächst vor allem mit Achselzucken zur Kenntnis genommen wurde. Die Entdeckung einer neuen Erkrankung mag interessant sein, wenn allerdings eine wirkungsvolle Therapie außerhalb jeder Reichweite zu liegen scheint, erlischt das breite Interesse rasch, und es glimmt allenfalls innerhalb eines kleinen Kreises akademisch interessierter Spezialisten weiter. Für die klinisch tätigen Ärzte und vor allem für die Betroffenen blieb die Krankheit für lange Zeit hoffnungslos.

Erst durch die Initiative Henry Kaplans, mehr als 100 Jahre nach Hodgkins Vortrag, wendete sich das Blatt. Kaplans Idee entstand nicht im luftleeren Raum. Er wusste, dass der Schweizer René Gilbert bereits in den dreißiger Jahren Hodgkin-Patienten mit einem gewissen Erfolg mit Röntgenstrahlen behandelt hatte. Unter Bestrahlung hatten sich die geschwollenen Lymphknoten von Gilberts Patienten meist rasch zurückgebildet. Aber bei nahezu jedem Patienten trat nach kurzer Zeit ein Rückfall auf, oft in den Lymphknoten, die in unmittelbarer Nachbarschaft zu den Bestrahlungsfeldern lagen. Kaplan kannte auch die Arbeiten der Kanadierin Vera Peters, die berichtet hatte, dass langfristige Heilungen von Menschen mit Morbus Hodgkin in frühen Stadien möglich seien, wenn die Lymphknotenstationen des Körpers weit über die sichtbar befallene Region hinaus bestrahlt wurden.

Kaplan betrat also kein völliges Neuland. Trotzdem revolutionierte seine Studie nicht nur die Behandlung des Morbus Hodgkin, sondern in gewisser Hinsicht auch die gesamte Strahlentherapie. Sein Konzept war scheinbar einfach. Da es damals keine etablierte Standardtherapie des Morbus Hodgkin gab, bildete er zwei Gruppen von Patienten. Die Kontrollgruppe bestrahlte er lediglich im Bereich der sichtbar befallenen Lymphknoten. Diese Behandlung, das wusste man, war einigermaßen gut verträglich und bot zumindest die Chance, die Erkrankung eine gewisse Zeit zurückzudrängen.

Mit dieser Kontrollgruppe sollten Patienten verglichen werden, bei denen nicht nur die offensichtlich befallenen Stationen, sondern sämtliche Lymphknotengruppen vom Hals bis in die Leisten bestrahlt wurden. Kaplans These war, dass diese ausgedehnte Form der Bestrahlung des lymphatischen Systems zu einem nachhaltigeren Erfolg, vielleicht sogar zu einer Heilung der Erkrankung führen könnte. Wie in jeder ordentlichen randomisierten Studie entschied das Los, welcher Behandlungsgruppe ein Patient zugeteilt wurde.

Schon bald zeigte sich, dass in der Gruppe mit den ausgedehnten Bestrahlungsfeldern deutlich weniger Rückfälle zu beklagen waren. Der Abstand zwischen den Gruppen wurde mit zunehmender Zeit immer größer. Als nach fünf Jahren viele Patienten, die ausgedehnt bestrahlt wurden, immer noch gesund waren, wagte Kaplan zu hoffen, eine bisher unheilbare Erkrankung in vielen Fällen doch heilen zu können. Er sollte recht behalten.[58] Die Extended-Field-Bestrahlung[59] war tatsächlich die erste Therapie, die den Patienten mit Morbus Hodgkin in einem frühen Stadium[60] die Chance auf Heilung bot.

Die bessere Qualität der Strahlung aus den neuen Linearbeschleunigern trug einen wesentlichen Teil zum Erfolg der Studie bei. Das war aber längst nicht alles. Kaplans Studie war auch aus anderen Gründen stilbildend. Sie markierte eine Zeitenwende und läutete die Ära der Strahlentherapie als ernstzunehmender zweiter Säule der Krebstherapie ein. Ihr Erfolg entbehrt nicht einer gewissen Ironie. Schließlich folgte sie ja im Prinzip derselben Logik, die die radikale Tumorchirurgie in eine Sackgasse führte. Wie konnte das sein? Zunächst einmal hatte Kaplan den richtigen Riecher und vielleicht auch eine Portion Glück, als er die Erkrankung auswählte, bei der er sein Konzept erproben wollte. Im Prinzip lässt sich jede Tumorzelle mit ionisierenden Strahlen abtöten, wenn nur die Dosis entsprechend hoch gewählt wird. Die Crux ist, dass bei jeder Bestrahlung grundsätzlich auch gesundes Gewebe belastet wird. Daher lässt sich die Bestrahlungsdosis in der Praxis nicht beliebig erhöhen. Irgendwann wird die Grenze erreicht, jenseits derer eine Bestrahlung dem Patienten mehr schadet als nutzt.

Das Verhältnis der Krebszellen von Radioresistenz und Strahlenempfindlichkeit des bestrahlten gesunden Gewebes ist die Größe, die über den Erfolg oder Misserfolg einer Strahlentherapie entscheidet. Je nach Tumortyp, Tumorgröße, Lokalisation, Beschaffenheit und Volumen des bestrahlten gesunden Gewebes ist dieser therapeutische Korridor unterschiedlich breit. Im Grunde haben alle wissenschaftlichen Bestrebungen der Radioonkologen, Strahlenbiologen und medizinischen Strahlenphysiker ein einziges Ziel: Sie wollen den therapeutischen Korridor verbreitern. Denn in vielen Situationen ist er immer noch zu schmal, um genügend Raum für ein wirksames Therapiekonzept zu lassen.

Die Zellen des Hodgkin-Lymphoms sind glücklicherweise relativ strahlenempfindlich. Daher reichen vergleichsweise moderate Dosen aus, um mit hinreichender Wahrscheinlichkeit auch die letzte Tumorzelle abzutöten. Mit solchen Dosen ließen sich selbst die ausgedehnten Bestrahlungsfelder realisieren, die Kaplan verwendete, ohne dass allzu gravierende Nebenwirkungen entstanden. In diesem Fall sorgte also die Biologie der Tumorzelle dafür, dass der therapeutische Korridor breit genug war.[61]

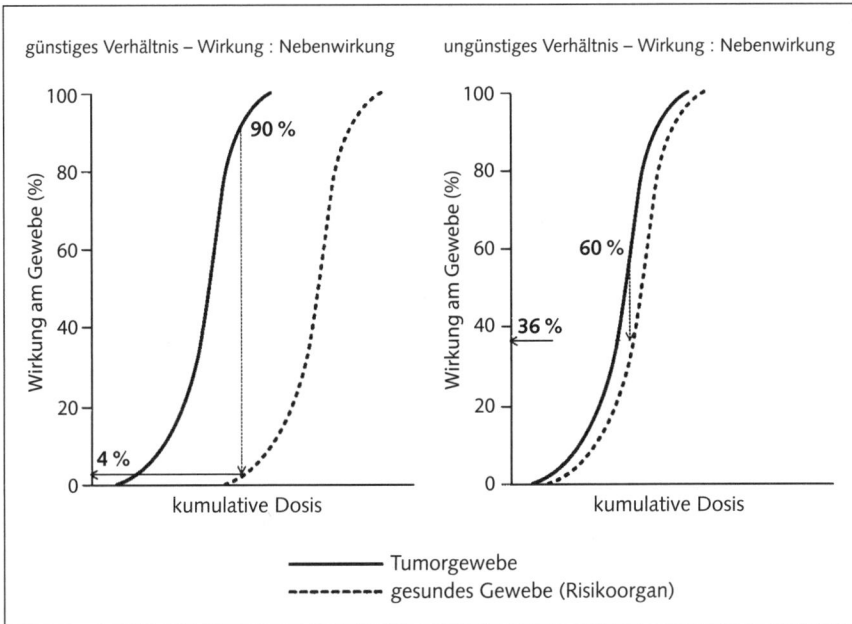

Abbildung 13: Schematische Darstellung des therapeutischen Korridorproblems (Vergleich zweier fiktiver Situationen).
Links: günstige Konstellation – breiter Korridor: Bei einer Dosis, die 90 Prozent aller Tumoren heilt, entstehen nur bei 4 Prozent der Patienten schwerere Nebenwirkungen am gesunden Gewebe.
Rechts: ungünstige Konstellation – schmaler Korridor: Bei einer Dosis, die 60 Prozent aller Tumoren heilen könnte, entstehen bei 36 Prozent der Patienten schwerere Nebenwirkungen am gesunden Gewebe.

Aus einem weiteren Grund hatte Kaplan im Gegensatz zu Halsteds Epigonen Erfolg: Er unterwarf die Hodgkin-Patienten vor der Aufnahme in die Studie einer rigorosen Auswahl. So trivial es klingt: Ein Arzt sollte, bevor er sich auf eine Behandlungsstrategie festlegt, nur solche Patienten auswählen, die eine reelle Chance haben, von dieser Strategie auch tatsächlich zu profitieren. Er muss wissen, ob die gewählte Therapie dem Stadium der Erkrankung und dem Zustand des Patienten angemessen ist. Ohne eine adäquate Patientenselektion werden Patienten entweder unnötig aggressiv oder zu lax behandelt: Sie werden übertherapiert, untertherapiert oder schlicht falsch therapiert. Auch eine ausgedehnte Bestrahlung des Lymphsystems bleibt eine lokale Therapie. Wenn die Erkrankung die Grenze zur Systemkrankheit überschritten hat, produziert eine solche Form der Strahlentherapie Nebenwirkungen, ohne den Patienten nachhaltig zu nützen.

Kaplan war sich darüber im Klaren, dass Erfolg oder Misserfolg seiner Studie entscheidend von der Auswahl der richtigen Patienten abhing. Nur Patienten im Frühstadium des Morbus Hodgkin sollten in die Studie aufgenommen werden. Um diese Gruppe möglichst präzise einzugrenzen, wurden alle Patienten vor dem Einschluss in die Studie einer ganzen Batterie rigoroser Tests unterworfen. Auf der Suche nach verborgenen Manifestationen der Erkrankung nutzte er fast jedes diagnostische Mittel, das ihm Mitte der sechziger Jahre zur Verfügung stand[62] – selbst den chirurgischen Blick in den Bauchraum der Patienten. Die Krebsmediziner nennen diese Diagnostik-Mühle »Staging«. Die Elemente und Methoden des Stagings können je nach Krebserkrankung unterschiedlich sein, das Ziel bleibt stets das Gleiche. Vor jeder Therapieentscheidung sollten möglichst zuverlässige Informationen über den Ausbreitungsgrad einer Erkrankung vorliegen. Halsted und seine Kollegen operierten viele Patienten vergeblich, weil ihnen die geeigneten Kriterien und Instrumente zur Selektion der richtigen Patienten für ihre radikale Therapie fehlten. Solange diese Informationslücken nicht gefüllt werden konnten, gingen sie nach der Maxime vor: Im Zweifel operieren.

Es gibt noch einen dritten Grund, warum in Kaplans Fall das radikalere Konzept Erfolg hatte. Obwohl es sich in beiden Fällen um eine lokale Form der Therapie handelt, gibt es einen fundamentalen Unterschied zwischen der Strahlentherapie und der Chirurgie: Während der Chirurg Gewebe entweder entfernen oder in Ruhe lassen kann, kann die Strahlung räumlich differenziert dosiert werden.

Das Beispiel des Morbus Hodgkin hat uns gelehrt, dass sich bei vielen Krebserkrankungen jenseits des sichtbaren Tumors einzelne Zellen bereits in Strukturen der Umgebung angesiedelt haben können. Solche versprengten Zellen können zu Gefahrenquellen für einen lokalen Rückfall werden. Sie müssen daher bei der Erstellung eines Bestrahlungskonzepts berücksichtigt werden. Da die Krebszellen dort nur potentiell, und wenn, dann in deutlich geringerer Zahl vorhanden sind, können diese Bereiche unter Umständen mit deutlich geringeren Dosen behandelt werden als der sichtbare Tumor. Wie die Matroschkas, die vielfach ineinander gesteckten, russischen Holzpüppchen, kann auch ein Bestrahlungsplan aus mehreren ineinander verschachtelten Zielvolumina bestehen. Mit steigender potentieller Tumorzelldichte steigt auch die einzustrahlende Dosis von außen nach innen stufenweise an.

Bei den meisten Tumoren kennen wir die Lage dieser möglicherweise kontaminierten Risikogebiete. Aber wir wissen a priori im Einzelfall nicht, ob und in welcher Situation eine adjuvante Bestrahlung solcher nur möglicherweise befallener Regionen Sinn macht und ob sie die statistischen Überlebenschancen eines Patienten tatsächlich verbessert. Diese Fragen können nur durch entsprechende klinische Studien geklärt werden. Auch in dieser Hinsicht war Kaplans erste Hodgkin-Studie so etwas wie die »Mutter aller Studien« zu Zielvolumenkonzepten in der Strahlentherapie. Seither wurden viele weitere Studien einzig und allein zu dem Zweck unternommen, herauszufinden, wie weit der Strahl über die Grenzen des sichtbaren Tumors hinausreichen sollte.

Nahdistanz

Beim Zerfall radioaktiver Isotope entstehen oft energiereiche Gammastrahlen. Die Gammastrahlen sind aber physikalisch identisch mit den Photonen-Strahlen aus Röntgenröhren. Der prinzipielle Unterschied beruht lediglich darauf, dass sie bei Kernreaktionen und nicht in der Atomhülle entstanden sind. Die Energie der Gammastrahlung, die bei Zerfall von Radium entsteht, war deutlich höher als alles, was die frühen Röntgenröhren produzieren konnten. Die Natur schlug in diesem Fall die Technik des Jahres 1900 um Längen.

Es lag also nahe, die hohe Energie der Radium-Strahlung auch therapeutisch zu nutzen. Schon im Jahr 1903, ein Jahr nach der Entdeckung des Radiums, berichtete die Amerikanerin Margaret A. Cleaves über den Fall einer Patientin mit Gebärmutterhalskrebs, die durch die Bestrahlung mit einer Radiumquelle geheilt werden konnte.[63]

Bis zur Erfindung des Linearbeschleunigers waren die Gammastrahlen oft die einzige Möglichkeit, auch in die tieferen Schichten des Körpers vorzudringen. Ein radioaktives Material wie Radium hat aber noch einen weiteren Vorzug: Es kann nicht nur als Strahlenquelle für eine Bestrahlung aus der Distanz genutzt werden. Radioaktive Isotope können auch in den Körper eingeführt und dadurch direkt mit dem Tumor in Kontakt gebracht werden. Die einfachste Variante dieses Prinzips ist die Kontaktbestrahlung von Hauttumoren durch die Auflage von Radiumquellen. Findige Gynäkologen kamen aber schon sehr bald auf die Idee, auch Tumoren der Gebärmutter und des Gebärmutterhalses durch Radiumeinlagen in die Scheide zu behandeln. Damit war die Brachytherapie[64] geboren. Das Prinzip dieser Form der Strahlentherapie beruht darauf, eine Strahlenquelle möglichst nahe am oder bestenfalls sogar im Tumor zu platzieren. Im Jahr 1910 entwickelte der Amerikaner Robert Abbé eine Methode, Tumoren mit Radium-Nadeln zu spicken.[65] Abbe behandelte mit dieser Technik vor allem Sarkome. Je nach Aktivität der Nadeln beließ er sie für einige Stunden bis Tage im Tumor und entfernte sie dann wieder.

Im Vergleich zur Teletherapie, der Bestrahlung von außen, hat die Brachytherapie einen großen konzeptionellen Vorteil. Die Strahlung aus einer Quelle, die im Tumor steckt, muss nicht erst viele Schichten gesunden Gewebes durchdringen, bevor sie ihr Ziel erreicht. Dadurch ermöglicht die Brachytherapie eine konkurrenzlos gute Schonung von Risikoorganen. Direkt an der Quelle herrschen extrem hohe Strahlendosen, diese fallen aber mit wachsendem Abstand vom zerfallenden Isotop exponentiell ab.

Mit einer einzelnen ortsständigen Quelle lassen sich allerdings nur sehr kleine Tumoren vernünftig behandeln. Je größer der zu behandelnde Tumor ist, desto mehr verwandelt sich der Vorzug der Brachytherapie in einen Nachteil. Wenn große Tumoren bestrahlt werden sollen, müssen mehrere Quellen aneinandergestückelt werden, was zu einer sehr inhomogenen Verteilung der Strahlung mit Über- oder Unterdosierungen in den Überschneidungsbereichen führen kann.

Ein weiterer Nachteil der Radium-Therapie war die schwierige Handhabung des Materials. Im Gegensatz zu Röntgenröhren lassen sich Isotope nicht einfach abschalten. Bei der Einlage von Radium in die Scheide oder beim Spicken von Tumoren mit Radium-Nadeln wurde das medizinische Personal einer erheblichen Strahlenbelastung ausgesetzt. Die Radium-Therapie der frühen Jahre verlangte also nicht nur den Patienten, sondern auch den Ärzten einiges an Heldenmut ab. Noch heute steht vor dem Hamburger St. Georg-Krankenhaus, einer der Keimzellen der Strahlentherapie in Deutschland, ein Denkmal, das den Radiologen und Strahlentherapeuten gewidmet ist, die selbst Opfer der Strahlung wurden.[66]

Nicht nur seine problematische Handhabung, sondern auch bestimmte physikalische Eigenschaften machten das Radium nicht gerade zur idealen Strahlenquelle. Die Brachytherapie blieb daher für Jahrzehnte im Wesentlichen auf die Behandlung gynäkologischer Tumoren begrenzt. Erst in den sechziger Jahren kam es zu einer Ausweitung der Brachytherapie, als durch die Entwicklung der Atomindustrie radioaktives Material vom knappen Gut zum Massenprodukt wurde. Vor allem standen nun völlig neue Isotope wie Cäsium132 oder Iridium192 in großen Mengen zur Verfügung.

Iridium192 ist ein Isotop, das beim Zerfall Elektronen und schließlich Photonen mit einer Energie von etwa 355 keV produziert. Es ist relativ stabil und hat eine Halbwertszeit von knapp 74 Tagen. Es kann außerdem gut in Form dünner Drähte gegossen und auch über größere Strecken transportiert werden, bevor es zum Einsatz kommt. Und im Gegensatz zu den Radium-Nadeln konnten diese kurzen Stifte nicht nur direkt in den Patienten gesteckt werden. Die Strahlentherapie entwickelte vielmehr Roboter, die diese kleinen Quellen über dünne Katheder in die richtige Position bringen konnten. Diese Katheder konnten in aller Ruhe auch Tage vor der eigentlichen Bestrahlung zum Beispiel im Rahmen einer Operation am Tumor an geeigneter Stelle implantiert werden. Die sogenannte Nachladetechnik[67] hatte gegenüber der herkömmlichen Form der Brachytherapie mehrere Vorteile.[68]

Damit konnte auch in der Brachytherapie das Prinzip der fraktionierten Bestrahlung eingeführt werden, dass sich in der Teletherapie schon in den 1930er-Jahren aus gutem Grund durchgesetzt hatte.[69] Die Brachytherapie wird heute nicht nur bei Tumoren der Gebärmutter, sondern auch in relativ vertrackten Situationen, bei inoperablen Tumoren der Zunge und des Mundbodens, bei Sarkomen oder auch bei Rückfällen von Tumoren im Nasen- oder Rachenraum nach einer Bestrahlung von außen angewendet. Sie kann auch genutzt werden, um vielleicht noch verbliebene Tumorreste zu eliminieren, wenn der Chirurg gezwungen war, sehr knapp am Tumor entlang zu schneiden.

Von der Konfektion zum Maßanzug

Das Bessere ist der Feind des Guten. Anfang der siebziger Jahre war die Strahlentherapie erwachsen geworden. Die Medizinphysiker hatten eine Reihe recht befriedigender Antworten auf die drängenden Fragen der Messung, Quantifizierung und Verschreibung der Bestrahlungsdosis gefunden. Anhand von Kalkulationen, die auf Messungen an Modellen beruhten, und anhand entsprechender Tabellen konnte zumindest abgeschätzt werden, wie viel der verschriebenen Dosis tatsächlich im Ziel ankam. Die technologische Entwicklung hatte ein solides Plateau erreicht, und die Strahlentherapie war zu einer tragenden zweiten Säule der Krebstherapie geworden. Die Zeit war reif für die nächste Revolution. Diese Revolution hatte zwei eng verwandte Väter, den Computer und die Computertomographie.[70]

Es liegt auf der Hand, dass die neuen Bilder aus dem Körperinnern für die Strahlentherapeuten eine gewaltige Verheißung darstellten. Vor der Einführung der Computertomographie mussten sich die Radioonkologen mit konventionellen Röntgenbildern behelfen. Diese waren nur zweidimensional, und sie konnten den Tumor selbst oft kaum oder überhaupt nicht abbilden.[71] Die Planung der Bestrahlungsfelder beruhte auf den Kenntnissen aus den Anatomielehrbüchern und auf der Orientierung an knöchernen Landmarken. Mit der Computertomographie (CT) lässt sich der Tumor selbst und seine Lagebeziehung zu den Organen der Nachbarschaft bildhaft darstellen. Diese Bilder liefern eine ungleich präzisere Darstellung dessen, was bestrahlt werden soll, als die herkömmlichen Röntgenbilder. Die Strahlentherapeuten verwendeten sie allerdings nicht wie ein Maler, der versucht, die Konturen der Vorlage nach Augenschein und per Hand in sein Bild zu übertragen. Die Nutzung der Computertomographie zur Definition der zu bestrahlenden Volumina ist eher mit dem Prinzip einer Blaupause zu vergleichen.

Damit eine Blaupause gelingt, müssen Vorlage und Kopie bei jedem neuen Arbeitsschritt wieder exakt zur Deckung gebracht werden. Genau das geschieht, wenn auch mit größerem technischen Aufwand, bei der CT-gestützten Bestrahlungsplanung. Die Voraussetzung für den Erfolg der Prozedur ist, dass der Patient im Bestrahlungsraum exakt genauso positioniert wird wie zu dem Zeitpunkt, an dem die Aufnahmen gemacht wurden, auf denen die Planung der Bestrahlung beruht. Zu diesem Zweck sind im Computertomographen drei Laser eingebaut, ein Längs-, ein Quer- und ein Höhenlaser, die ihre grellroten Lichtlinien auf die Haut des Patienten zeichnen. Diese Linien kreuzen sich in einem imaginären und willkürlich festgelegten Punkt im Innern des Patienten, dem Referenzpunkt. Dieser Punkt wird so markiert, dass er im erstellten Bildmaterial jederzeit wiedergefunden werden kann. Er dient als räumlicher Bezugspunkt, um die Anatomie des Patienten und seines Tumors mit der Geometrie der Bestrahlungseinrichtung in Beziehung zu setzen. Die Linien, die der Laser auf den Patienten wirft, werden auf seiner Haut oder auf entsprechenden Maskensystemen, mit denen der Patient am Tisch fixiert ist, eingezeichnet. Da im Bestrahlungsraum das identische Lasersystem installiert ist, kann der Patient in diesem Koordinatensystem bei jeder Bestrahlung in Bezug zum Bestrahlungsgerät wieder an derselben Stelle positioniert werden.

Im Gegensatz zur Blaupause muss bei einer Bestrahlung die Position von Vorlage und »Kopie« nicht in zwei, sondern in allen drei Dimensionen des Raumes kongruent sein. Daher werden je nach Anforderungen an die Präzision entsprechende Positionierungshilfen verwendet, die den Patienten jedes Mal in möglichst dieselbe Körperhaltung bringen. Das können Schalen aus speziellen, verformbaren Kunststoffen oder Vakuumkissen sein, in denen der Patient dann wie in einem Kokon liegt. Bei besonders hohen Anforderungen an die Übereinstimmung werden Kopf- oder Körpermasken hergestellt, mit denen der Patient am Bestrahlungstisch fixiert wird.

Im Extremfall, bei der Bestrahlung von Tumoren im Auge, an der Netzhaut oder am Sehnerv, wenn die Lagerungspositionen um weniger als einen Millimeter variieren sollten, werden unter Umständen sogar Metallringe mit Hilfe von Schrauben in der Schädelkalotte verankert und anschließend fest mit dem Bestrahlungssystem verbunden. Inzwischen gibt es auch Bestrahlungsgeräte, die einen Computertomographen integriert haben, so dass auch während der Bestrahlung selbst Lagevariationen im Körperinnern, die durch Schrumpfung des Tumors oder durch Organbewegungen entstehen, zum Teil berücksichtigt und kompensiert werden können.[72]

Die Nutzung des Computertomographen zur Bestrahlungsplanung ermöglichte aber noch einen weiteren entscheidenden Schritt hin zu einer individuell auf den einzelnen Patienten zugeschnittenen Bestrahlung. Ein Computertomogramm liefert ein individuelles 3D-Modell der Anatomie des Körpers inklusive der Krebsherde. Dieses 3D-Modell entsteht auf der Basis der unterschiedlichen Dichteverteilung im Körper. Röntgenstrahlen werden bei ihrer Reise durch den Körper in Abhängigkeit vom Material, das sie durchqueren, in unterschiedlicher Weise abgeschwächt. Diese Informationen über die differentielle Abschwächung von Röntgenstrahlen sammelt der Computertomograph und errechnet daraus ein Bild. Die Informationen über die räumliche Verteilung der Dichte im Gewebe des Körpers kann aber auch genutzt werden, um den Weg eines therapeutischen Photonen-Strahls nach Eintritt ins Gewebe vorauszuberechnen.

Die 3D-Bestrahlungsplanung liefert also nicht nur präzisere Informationen über die Lage des Tumors. Auf der Basis der topographischen Informationen der CT-Bilder in Kombination mit der Information über die räumliche Verteilung der Dichte kann die geplante Bestrahlung auf dem Computer simuliert und dabei ein individuelles Modell der zu erwartenden räumlichen Verteilung der Strahlung im Körper errechnet werden.

Der Computertomograph kreiert Querschnittsbilder des Körpers, die, in Schichten aufeinandergestapelt, in der Summe eine dreidimensionale anatomische Darstellung ergeben. Diese Bilder werden auf einen Bestrahlungsplanungs-Rechner übertragen. Da die heutigen Rechnersysteme anatomisch (noch) blind sind, muss an dieser Stelle des Prozesses der Arzt eingreifen. Mit einer entsprechenden Software kennzeichnet er auf dem Bildschirm vor sich die relevanten Organe der Region wie zum Beispiel Herz, Lunge, Niere, Leber oder auch Nervenbahnen und natürlich das Gewebe des Tumors. Dann legt er Schnitt für Schnitt verschiedene Zielvolumina um das Tumorgewebe herum fest. Diese Zielvolumina sind die Regionen, die entweder manifest oder potentiell mit Tumorzellen kontaminiert sind und die jeweils mit einer bestimmten, vom Arzt festgelegten Dosis bestrahlt werden sollen. Aus dem Stapel der vielen einzelnen Schichten rekonstruiert der Rechner dann durch Extrapolation eine dreidimensionale Darstellung der Lage und der Gestalt des Tumors, der Zielvolumina und der Risikoorgane in der Umgebung.

Jetzt kommen die Physiker zum Zuge. Sie berechnen anhand des Computers eine möglichst optimale Kombination von Strahlungsenergien, Bestrahlungsfeldern, Feldkonfigurationen und Einstrahlwinkeln mit dem Ziel, den Tumor mit der verordneten Dosis möglichst gleichmäßig abzudecken und gleichzeitig die gesunden Gewebe der Nachbarschaft so wenig wie möglich zu belasten (vgl. Abb. 12, S. 339).

Die Zeit der Strahlentherapie von der Stange war damit vorbei. Seit Einführung der CT-gestützten 3D-Bestrahlungsplanung in den neunziger Jahren ahnen die Radioonkologen, wie sich die Strahlung in einem individuellen Körper tatsächlich verteilt. Damit wurde eine Behandlung nicht nur planbarer und sicherer. Von den Unwägbarkeiten der althergebrachten Bestrahlungsplanung befreit, konnte auch versucht werden, die Grenzen der Belastbarkeit des gesunden Gewebes weiter als bisher auszureizen.

Skulpturen aus Licht

Tumoren halten sich nicht an die Formensprache der euklidischen Geometrie. Sie wachsen nicht nur zu einfachen geometrischen Körpern wie Kugeln, Ovoiden oder gar Quadern heran. Wie heimtückische kleine Gnome können sie sich zu bösartigen, grotesken Skulpturen mit Armen, Beinen, Zapfen, Tentakeln, Einkerbungen und Ausstülpungen entwickeln. Der ideale Bestrahlungsplan sollte diese kapriziösen topographischen Irrungen, Wirrungen und Windungen eines Tumors nachvollziehen können wie ein Bildhauer, der sein Wachsmodell mit einer dünnen Tonschicht überzieht, die schließlich zur Hohlform eines Bronzegusses werden soll.

Es scheint kaum möglich, sich diesem Ideal mit Hilfe von Röntgenstrahlen auch nur annähern zu wollen. Röntgenstrahlen sind im Grunde nichts anderes als Licht.[73] Sie breiten sich im Raum aus wie Licht, nur dass sie von festen Körpern begrenzter Dichte kaum reflektiert werden. Ein energiereicher Röntgenstrahl durchdringt den menschlichen Körper fast wie der Lichtkegel einer Taschenlampe das nächtliche Dunkel eines Zimmers. Eine Blende aus entsprechend dickem Blei vermag ihm einen bestimmten Querschnitt zu verleihen, ähnlich wie sich mit einer Pappschablone das Taschenlampenlicht in Form eines Kreises, Sterns oder Herzens auf die Wand des Zimmers projizieren lässt. Einmal auf den Weg geschickt, lässt sich der Strahl aber nach der Einblendung auf seinem Weg mit menschlichen Mitteln weder krümmen,[74] verformen noch stoppen. Aus der Blickrichtung des Strahls betrachtet kann der Schattenriss eines Tumors in seinen zwei Dimensionen ohne große Schwierigkeiten nachgezeichnet werden. Der Wechsel in die dritte Dimension bereitet allerdings gewaltige Schwierigkeiten. Schneiden sich mehrere Strahlenkegel in einem Punkt, wie die Scheinwerfer, die den Conférencier ins sprichwörtliche Rampenlicht rücken, bildet der Überschneidungsbereich ein ziemlich plumpes räumliches Gebilde, das sich irgendwo zwischen den beiden Extremen Quader und Kugel bewegt. Die Außenkonturen komplizierter geometrischer Gebilde mit Ausstülpungen und Vertiefungen lassen sich durch Strahlung nicht ohne Weiteres nachzeichnen. Solche Gebilde in Gänze zu erfassen, bedeutete zwangsläufig, auch gesundes Gewebe mit hohen Dosen zu bestrahlen.

Mit der Rechenkapazität moderner Computer wurden die Strahlentherapeuten in den letzten zehn Jahren zu Bildhauern des Lichts. Ihr Meißel ist eine

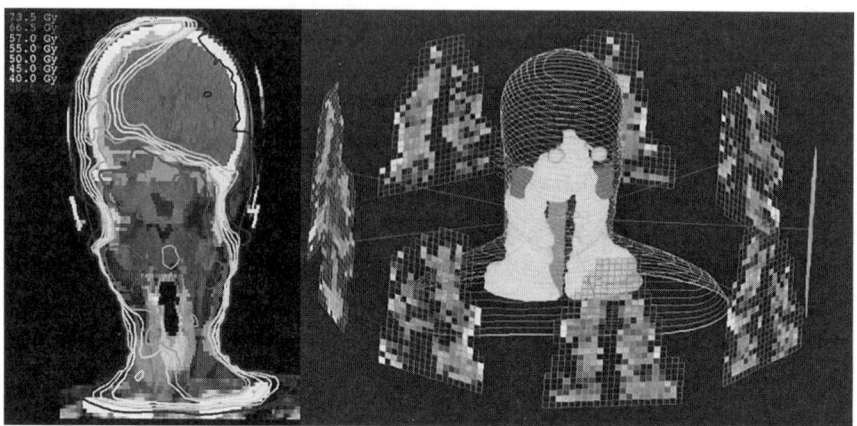

Abbildung 14: Anpassung der räumlichen Verteilung der Bestrahlungsdosis an einen hochgradig irregulär geformten Tumor (rot/gelb) mit Hilfe der intensitäts-modulierten Strahlentherapie (IMRT). Diese Dosisverteilung entsteht durch die Überlagerung mehrerer Bestrahlungsfelder aus unterschiedlichen Winkeln, die ihrerseits vielfach segmentiert und dadurch über die Fläche des Querschnitts in ihrer Intensität abgewandelt sind. (Die unterschiedlichen Graustufen repräsentieren die jeweils eingestrahlten Dosen auf eine bestimmte Fläche.)

Technik, die unter dem sperrigen Namen intensitätsmodulierte Strahlentherapie (IMRT) bekannt wurde. Dabei setzt ein Computer im virtuellen Körper des Patienten, den ihm ein speziell angefertigtes Computertomogramm liefert, oft über 100 einzelne Strahl-Segmente zusammen. Dabei entsteht eine Dosisskulptur, die der tatsächlichen Form des Tumors einigermaßen nahe kommt. Mit solchen Techniken gewinnen die Strahlentherapeuten weitere Handlungsspielräume, die genutzt werden können, um gesundes Gewebe zu schützen und die Risiken von Nebenwirkungen zu minimieren, oder aber um die Dosis im Tumor zu erhöhen und so hoffentlich mehr Patienten als bisher zu kurieren.

Fazit – Das Fenster der Gelegenheit optimal nutzen: Stahl und Strahl müssen kooperieren

Viele Krebsformen besitzen glücklicherweise eine Art von angeborener Bodenständigkeit. Sie wachsen zunächst lokal begrenzt, bevor sie nach Monaten oder auch erst nach Jahren die Neigung entwickeln, auf Wanderschaft zu gehen. Andere Krebsformen hingegen sind genetisch so ausgestattet, dass sie bereits zum Zeitpunkt der Diagnose den Rubikon heimlich überschritten haben, ohne dass diese unheimliche Saat mit den Mitteln der Radiologie zu entdecken wäre. Bis zum Beweis des Gegenteils[75] sollten fast alle Krebserkrankungen als lokales Problem betrachtet werden. So ergibt sich ein mehr oder weniger breites Spektrum, um mit Hilfe der Chirurgie, der Strahlentherapie oder einer Kombination beider Verfahren zahlreiche Krebsformen erfolgreich therapieren zu können.

Die Erfahrung hat gezeigt, dass vor allem in frühen Stadien die operative Entfernung des Tumors viele Krebserkrankungen heilen kann. Die Chirurgie ist die Therapie der Wahl bei vielen Patienten mit lokal begrenzten Tumoren des Mund-, Nasen- und Rachenraums, der Speiseröhre, des Magens, der Leber, der Niere, der Blase, des Darms, der Brust, der weiblichen Geschlechtsorgane, der Prostata oder der Haut. Auch manche Hirntumoren, viele Sarkome und auch nicht-kleinzellige Lungentumoren in frühen Stadien lassen sich mit Hilfe des Skalpells tatsächlich heilen.

Aber selbst die trägeren, bodenständigeren Tumoren werden manchmal erst entdeckt, wenn es für eine Operation zu spät ist. Sie sind dann bereits so eng mit gesunden Strukturen der Umgebung verwachsen, dass auch der versierteste Chirurg sie nicht mehr vollständig entfernen kann. Solange es sich trotzdem noch um lokal begrenzte Erkrankungen handelt, können solche Patienten unter Umständen durch eine hochdosierte Strahlentherapie gerettet werden. Typisches Beispiel für solche Konstellationen sind Tumoren der Prostata, die bereits über die Kapsel des Organs in die Umgebung vorgewachsen sind, oder fortgeschrittene Tumoren im Mund- und Rachenbereich. Glücklicherweise neigen beide Tumorformen erst spät zur Metastasierung. Manche Tumoren des Gehirns sind so ungünstig gelegen, dass die chirurgische Entfernung des Tumors nur um den Preis schwerer neurologischer Folgeschäden vorgenommen werden könnte. Auch in solchen Fällen ist die Strahlentherapie meist die bessere Option.

Mit einem gewissen Recht ist die Onkologie besessen vom Versprechen auf Heilung. Wenn es um Leben oder Tod geht, scheinen alle anderen Probleme nachrangig zu sein. Wenn aber alternative Therapieoptionen mit vergleichbaren Heilungschancen zur Verfügung stehen, rückt die Frage nach dem Preis des Überlebens wieder in den Vordergrund. Daher sollten beide Disziplinen, die Chirurgie und die Strahlentherapie, gehört werden, bevor die Entscheidung zur Therapie getroffen wird. Manchmal geht mit der Entfernung des Tumors die Funktion des betroffenen Organs unwiederbringlich verloren. Entfernt der Chirurg ein Analkarzinom, verliert der Patienten dabei den Schließmuskel und ist lebenslang auf einen künstlichen Darmausgang angewiesen. Entfernt er einen fortgeschrittenen Kehlkopftumor, geht der komplette Kehlkopf und damit die Fähigkeit zum normalen Sprechen für immer verloren. In solchen Konstellationen hat die Strahlentherapie als organerhaltende Alternative die Chirurgie oft ersetzt.

Kein Tumor hält der Bestrahlung stand, wenn die Dosis hoch genug gewählt wird. Trotzdem sind in der Realität viele fortgeschrittene Tumoren durch Strahlentherapie allein nicht heilbar, weil die verschriebene Dosis immer einen Kompromiss zwischen erhoffter Wirkung und zu befürchtenden Nebenwirkungen darstellt. Daher wird Strahlung mittlerweile, wenn die Strahlentoleranz der gesunden Gewebe eine weitere Eskalation der Dosis begrenzt, auch in Kombination mit Krebsmedikamenten verordnet.[76] Solche kombinierten Konzepte gehören mittlerweile zur Standardbehandlung von inoperablen Tumoren der Mund-, Nasen-, Rachen- und Kehlkopfregion, von fortgeschrittenen Tumoren der Speiseröhre, aber auch von inoperablen Tumoren des Binde- und Stützgewebes. Auch Krebserkrankungen der Gebärmutter, Scheide oder Vulva, die nicht chirurgisch entfernt werden können, werden mit solchen Kombinationen aus Strahlung und Medikamenten behandelt.

Oft entsteht das optimale Therapiekonzept allerdings nicht durch Konkurrenz, sondern durch Kooperation. Die Fähigkeit zu räumlich differenziertem Vorgehen macht die Strahlentherapie zum idealen Partner der Chirurgie. Auch wenn die chirurgische Entfernung eines Tumors etwas konkurrenzlos Endgültiges zu haben scheint, hat die Erfahrung gezeigt, dass auch lokale Rückfälle und nicht nur Metastasen die Erfolge der Chirurgie schmälern. Die Grenzen des sichtbaren Tumors sind nicht immer die Grenzen der Krebserkrankung. Einzelne Tumorzellen können in die unmittelbare Umgebung des sichtbaren Tumors oder in angrenzenden Lymphknoten vagabundieren. Daher ist die Operation nicht immer der Weisheit letzter Schluss. Bei vielen Krebsarten hat sich in bestimmten Stadien eine Kombination von Operation und Bestrahlung bewährt. Nach der operativen Entfernung des sichtbaren Tumorgewebes werden die erweiterte Tumorregion und gegebenenfalls auch das angrenzende Lymphabflussgebiet nachbestrahlt, um möglichst jede vielleicht noch verbliebene Krebszelle abzutöten. Insbesondere wenn die Abstände vom Tumor zum Schnittrand sehr klein sind oder wenn der Pathologe in der Aufarbeitung des Operationspräparats Tumorzellen in den Lymphknoten gefunden hat, kann eine Kombination von Operation und adjuvanter Strahlentherapie sinnvoll sein.

Solche kombinierten Konzepte wurden in den letzten 30 Jahren zur Standardbehandlung für bösartige Hirntumoren, für lokal fortgeschrittene, aber operable Tumoren im Mund-, Rachen- und Kehlkopfbereich, für fortgeschrittene Tumoren des Enddarms, der Gebärmutter, des Gebärmutterhalses, des Hodens und für manche Sarkome. Beim Brustkrebs hat diese Form der Kombinationsbehandlung aus Operation und Strahlentherapie die Radikaloperationen von Halsted abgelöst. Dadurch ist es heute möglich, mehr als 70 von 100 Frauen mit Brustkrebs ihre Brust zu erhalten. In den frühen Stadien der Erkrankung bietet die Entfernung des Tumors mit vergleichsweise kleinem Sicherheitsabstand eine ähnlich hohe Heilungschance wie die Radikaloperationen, wenn die Brust anschließend nachbestrahlt wird.

Manchmal ist es von Vorteil, die Reihenfolge umzudrehen und Tumoren vor einer Operation zu bestrahlen. Die Onkologen nennen diese Behandlungssequenz dann eine neoadjuvante Strahlentherapie. Eine Vorbestrahlung verkleinert den Tumor und kann unter Umständen inoperable in operable Erkrankungen verwandeln. Sie kann auch helfen, durch die Verkleinerung des Resektionsgebietes operative Verstümmlungen zu vermeiden.[77] Beim Enddarmkrebs in fortgeschrittenem Stadium hat sich die Form der Therapie seit einigen Jahren durchgesetzt. Auch bei Sarkomen, Tumoren der Speiseröhre oder bei lokal begrenzten, aber nicht ohne weiteres operablen Lungentumoren ist sie in Erprobung.

Seit den Zeiten von Röntgen und Halsted haben sich Chirurgie und Strahlentherapie in geradezu schwindelerregendem Tempo weiterentwickelt. Bei einzelnen Krebserkrankungen wie dem Hodenkrebs oder dem Morbus Hodgkin sind nicht nur die technologischen Fortschritte gewaltig. Während zur Wende vom 19. zum 20. Jahrhundert die meisten Erkrankten dem Hodenkrebs zum Opfer fielen, starben im Jahr 2006 nur noch 156 von fast 5000 erkrankten Männern an diesem Krebs.[78]

Trotzdem mutet das Verhältnis zwischen Krebsforschung und Krebs manchmal wie das berühmte Rennen zwischen Hase und Igel an. Trotz des gewaltigen Innovationsschubs der letzten 100 Jahre beginnt die Krebssterblichkeit erst in jüngster Zeit langsam zurückzugehen, nachdem sie bis in die neunziger Jahre stetig angestiegen ist. Auf den Krebsstationen liegen immer noch viel zu viele Menschen, die sterben werden, weil sie dem Zugriff von Chirurgie oder Radioonkologie längst entglitten sind. Es gibt eine Grenze, die für Stahl und Strahl immer unüberwindlich bleiben wird. Sobald der Krebs seine angestammte Heimat verlassen und sich im Körper ausgebreitet hat, kann ihn keine lokale Form der Therapie mehr zurückholen. Wenn Pandoras Büchse einmal geöffnet wurde, dann können sowohl Chirurg als auch Strahlentherapeut bestenfalls noch lindern, aber nicht mehr heilen.

Jenseits dieser Grenze bedarf es anderer Instrumente. Nur eine im ganzen Körper wirksame Therapie kann einer systemischen Erkrankung gerecht werden. Mit anderen Worten, was viele Krebspatienten dringender brauchen als Skalpell oder Linearbeschleuniger, wäre ein wirksames Krebsmedikament.

9. Kapitel

Die Jagd auf eine lernäische Schlange – Warum gibt es nicht die Pille gegen den Krebs?

Dienstag, 14. Oktober 2008

Imogen blickte mit gemischten Gefühlen zur Decke. Am Galgen über ihrem Bett baumelte ein Beutel mit einer unspektakulären, wässrigen Flüssigkeit. Der Beutel enthielt 5-Fluoruracil, schon wieder ein Zytostatikum – 478 Milliliter Tortur oder Verheißung. Als ich die Rollklemme öffnete, begannen die Tropfen nach und nach in den Infusionsschlauch zu fließen und zogen eine ölige Spur in Richtung der Infusionsnadel, die in ihrer Armvene steckte. Als das Medikament in den Körper floss, kroch ein Gefühl der Kälte ihren Arm hinauf.

Wir saßen schon wieder im 6. Stock des alten Ziegelbaus der Tübinger Frauenklinik und blickten über die Dächer des Universitätsviertels. Der Herbst hatte den Sommer verdrängt. Imogen hatte die Chemotherapie in den letzten Monaten kennen und hassen gelernt. Das 5-Fluoruracil war neuer Wein in alten Schläuchen.

»Weißt du, langsam werde ich zum Profi für Zytostatika-Degustationen. Erst EC, das ekelhafte Lachsrot des Epirubicin, in Kombination mit dem trügerisch dezenten Cyclophosfamid. Seither kann ich keine roten Pullis mehr tragen, und schon beim Anblick des Linoleums vorne im Eingangsbereich wird mir schlecht.«

Dabei hatte sicher irgendein einfühlender Innenarchitekt geglaubt, mit dem freundlichen Rot etwas menschliche Wärme in die kühle Architektur der Klinik zu bringen.

Damals, im Frühsommer 2008, war es jedes Mal dasselbe gewesen. Am frühen Nachmittag waren wir nach Hause gekommen, und Imogen hatte eine bleierne Müdigkeit verspürt. Die Wirkung des EC setzte rasch ein. Meist gegen 16 Uhr erbrach sie sich zum ersten Mal, danach immer wieder bis in den Abend hinein. Die Mittelchen gegen Übelkeit, die ich immer wieder nachspritzte, zeigten bei ihr wenig Wirkung.

Seit dieser Zeit stellte sie vor jeder Chemotherapie einen kobaltblauen Plastikeimer neben ihr Bett. Sie hatte ihn Buggs getauft. Im Laufe der folgenden Chemotherapie-Zyklen wurde er so etwas wie Imogens Maskottchen. Der treue Eimer setzte mit seiner kühlen und beruhigenden blauen Farbe einen trotzigen Kontrapunkt zum stechenden Rot des Medikaments.

Der Spätsommer war dann Taxotere-Zeit. Kein Erbrechen mehr, dafür wurde jeder Bissen im Mund zu stumpfem Pappmaché, kein Geschmack, stattdessen das Gefühl, die Mundhöhle mit kochendem Tee verbrannt zu haben.

Jetzt, über ein halbes Jahr später, war die Behandlung glücklicherweise fast abgeschlossen. Der Tumor war entfernt, Lymphknoten waren nicht befallen gewesen.

»Ich bin gespannt, was jetzt kommt. EC war ein Paukenschlag, Taxotere eher ein quälender Dauerton, eine Art pharmakologischer Tinnitus. Und jetzt Cyclophosfamid, 5-FU, Methotrexat ...? Kindern wird immer erzählt, Medizin muss bitter sein, damit sie wirkt. Aber mit dem Zeug haben sie vielleicht doch ein bisschen übertrieben ...«

Imogen hatte ihren Galgenhumor nicht verloren. Tropfen für Tropfen leerte sich der Beutel. »Der Krebs ist draußen. Eigentlich bin ich ja gesund – nur noch ein paar Bestrahlungen. Chemo vor der OP, Chemo nach der OP. Meinst du, ich brauch' das Zeug in den Beuteln überhaupt noch?«

Ich zuckte die Schultern: »Wenn ich das wüsste, wäre ich der schlaueste Onkologe der Welt.« Ich war mir allerdings nicht sicher, ob ich es in diesem Fall wirklich wissen wollte ...

...

Unter dem Lindenblatt – auf der unendlichen Suche nach der verwundbaren Stelle der Krebsarten

Eine systemische Erkrankung erfordert eine systemische Therapie. Üblicherweise denken wir dabei an ein Medikament. Die meisten Medikamente nehmen Korrekturen im Körper vor. Sie dämpfen den Überschuss, sie kompensieren den Mangel und bringen aus dem Lot Geratenes wieder ins Gleichgewicht.

Krebsmedikamente haben eine andere Aufgabe. Sie sollen töten. Damit sind sie am ehesten vergleichbar mit den Antibiotika. Das sind Medikamente, die schädliche Eindringlinge erkennen und vernichten sollen. Aus der Perspektive ihrer Gegner, der Bakterien, sind es Gifte. Antibiotika sind Substanzen, welche die Eigenschaft haben, in Bakterien einzudringen, dort an lebenswichtige Moleküle zu binden und deren Produktion oder Funktion zu hemmen. Genau das würden wir uns von einem Krebsmedikament auch wünschen. In der Tat haben Krebsmedikamente und Antibiotika gemeinsame Wurzeln.[1]

Die Entdeckung der Bakterien durch Louis Pasteur oder Robert Koch hatte die Medizin an der Schwelle zum 20. Jahrhundert in eine nie gekannte Euphorie versetzt.[2] Plötzlich fanden Krankheiten, die über Jahrhunderte Rätsel aufgegeben hatten, ihre ganz natürliche Erklärung. Ein vollkommen neues Konzept von Krankheit war geboren: Winzige, aber eigenständige fremde Lebewesen dringen in den Körper ein, vermehren sich auf Kosten ihres Wirts und verursachen Probleme. Zeitgleich zum Aufstieg der Mikrobiologie boomte auch eine ganz andere Branche – die Chemie. Die Industrie, insbesondere die Textilfabrikation, hungerte nach neuen Substanzen, vor allem nach synthetischen Farben. Die Chemiker des 19. Jahrhunderts wollten nicht nur die molekulare Zusammensetzung der Welt ergründen. Sie waren in erster Linie Pragmatiker. Sie schickten sich an, die Natur zu transformieren und dabei völlig neue chemische Verbindungen entstehen zu lassen, weil sie ganz bestimmte Nutzanwendungen im Kopf hatten. Eine der größten kommerziellen Erfolge der Chemie waren synthetische Farbstoffe wie die neuen Anilinverbindungen.[3] Tatsächlich war es zunächst die Fähigkeit, Dinge überhaupt einfärben zu können, die einigen dieser neuen synthetischen Chemikalien die Tür zur Welt der Medizin öffneten. Forscher, die Zellen oder Gewebe unter dem Mikroskop beobachteten, suchten schon lange nach Substanzen, um einzelne Substrukturen in den Zellen selektiv zu färben und so besser von der Umgebung differenzieren zu können.

Derselbe Paul Ehrlich, der auch die kühne These vom Immunsystem als Wächter über den Krebs aufgestellt hatte,[4] wollte das Panoptikum dieser vielen, vollkommen neuen chemischen Verbindungen für die Medizin erschließen. Ehrlich war der Meinung, dass nicht nur Mutter Natur, sondern möglicherweise auch die Welt der synthetischen Chemie eine Fundgrube für neue Medikamente darstellen könnte.

Seine ersten Experimente galten einem einzelligen Parasit namens Trypanosoma gondii, dem Erreger der berüchtigten Schlafkrankheit. Nach unzähligen Versuchen mit Dutzenden von Substanzen stieß Ehrlich endlich auf das Trypan-Rot, einen grellroten Farbstoff. Dieser Stoff haftete nicht nur fest an den Trypanosomen, er konnte auch das Wachstum der Parasiten in Kaninchen hemmen, ohne den Tieren sichtbar zu schaden. Elektrisiert von seinem Erfolg machte er weiter und stellte im Jahr 1910 auf einem Kongress in Wiesbaden einen Stoff mit dem unspektakulären Namen Substanz 606 vor. Sie war in der Lage, Treponema pallidum, den Erreger der Syphilis, zu bekämpfen. Sie kam als Medikament unter dem Namen Salvarsan auf den Markt und war in mehrfacher Hinsicht eine Sensation: Salvarsan war nicht nur das erste wirksame Antibiotikum, genau genommen war es auch das erste Medikament, das auf einer synthetisch hergestellten Chemikalie beruhte. Der Einsatz beim Menschen war das Ergebnis systematischen und zielgerichteten Experimentierens an entsprechenden Modellen. Salvarsan war konstruiert, um Lebewesen abzutöten, die sich im Menschen parasitär und ungehemmt vermehren. Die Analogie zur Krebstherapie lag also auf der Hand.[5]

Auf der Suche nach der Natur des Krebses war die Medizin über Jahrhunderte vollkommen im Dunkeln getappt.[6] Den ersten wichtigen Schritt in die richtige Richtung hatte wenige Jahrzehnte zuvor Rudolf Virchow gewiesen, der Krebs als eine Erkrankung der Zelle charakterisierte. Krebs war eine geheimnisvolle Metamorphose, die aus loyalen Dienern des Körpers auf noch mysteriöse Weise hemmungslose, aggressive und expansionistische Egozentriker machte. Zu Ehrlichs Zeiten hatte niemand eine Vorstellung davon, was diesen Amoklauf auslösen konnte. Seine Idee, ein Medikament gegen Krebs zu entwickeln, schien daher ähnlich aussichtsreich wie der Plan eines Ausflugs zum Mond. Solange die Ursache des plötzlichen Expansionsdrangs der Krebszellen im Dunklen lag, blieb Paul Ehrlich nichts übrig, als sich aufs Ausprobieren zu verlegen. Er testete Amine, Amide, Schwefelverbindungen, arsen- oder bromhaltige Stoffe, Alkohole – nichts funktionierte. Dabei war es oft trivial, eine Substanz zu finden, die Krebszellen abtötet. Das Problem war, dass diese Gifte keinen Unterschied zwischen den Krebszellen und den gesunden Zellen machten.[7]

Was fehlte, war ein Medikament, das seine Wirkung selektiv entfaltet, also Krebszellen tötet, aber den Rest des Körpers verschont. Damit war Ehrlich auf das Kernproblem jeder Form der medikamentösen Krebstherapie gestoßen. Diese fiktive Substanz, ausgestattet mit der Fähigkeit zur selektiven Vergiftung von Krebszellen, ist so etwas wie der heilige Gral der Onkologie. Ehrlichs Methode des »Herumprobierens« war in erster Linie eine ungeheure Fleißarbeit. Bei der Suche nach Wirkstoffen gegen Bakterien hatte sie Erfolg gehabt. Bei der Jagd auf die Krebszellen versagte sie. Und als Ehrlich kurz nach der Verleihung des Nobelpreises von Kaiser Wilhelm II. zur Privataudienz gebeten wurde, war er selbst längst ernüchtert. Er musste die Hoffnungen seines euphorischen Regenten auf die rasche Entwicklung eines Krebsmedikaments aus deutschen Laboratorien enttäuschen.[8]

Auf unserem Planeten existiert kaum ein Lebewesen, das uns fremder ist als die Bakterien. Sie bilden ein vollkommen eigenes Reich von Lebewesen, das der Prokaryonten. Praktisch alle anderen Lebewesen unseres Planeten gehören dagegen zum Reich der kernhaltigen Lebewesen, dem der Eukaryonten. Die letzten gemeinsamen Vorfahren von Mensch und Bakterie lebten vor weit mehr als über einer Milliarde Jahre, zu Anbeginn der belebten Welt. Entsprechend fremdartig wirken aus menschlicher Perspektive manche der molekularen Bestandteile der Bakterien. Ich habe die fundamentalen Unterschiede zwischen Bakterien und Säugetieren schon im 4. Kapitel kurz dargestellt. Wegen dieser Unterschiede kann der angeborene Teil unseres Immunsystems solche Eindringlinge ohne Schwierigkeiten als fremd erkennen.

Krebszellen dagegen sind »Fleisch von unserem Fleische«. Ihre unselige Metamorphose beruht auf vergleichsweise winzigen Veränderungen im großen Buch des genetischen Textes.[9] Kleine und kleinste Veränderungen der Struktur können gewaltige Folgen für die Funktion der betroffenen Zellen haben. Medikamente aber zielen auf Strukturen. Sie wirken vor allem dann selektiv, wenn sie auf molekulare Ziele zugeschnitten sind, die in gesunden Zellen prinzipiell nicht zu finden sind. So gesehen waren Bakterien ein leichtes Ziel. Sie verfügen über viele Moleküle, die für das Bakterium lebenswichtig, allen menschlichen Zellen hingegen vollkommen fremd sind.[10] Krebszellen dagegen mussten Paul Ehrlich und seinen Zeitgenossen wie ein fast unüberwindlicher Gegner erscheinen: ein Gegner wie Siegfried, der Drachentöter, der im Drachenblut gebadet hatte und dessen Haut dadurch undurchdringlich geworden war für jede von Menschenhand geführte Waffe. Wer sich an die Sage von den Nibelungen erinnert, weiß aber, dass ein Lindenblatt auf Siegfrieds Schulter landete, als er im Drachenblut badete. Dieses kleine Blatt bedeckte ein Stückchen Haut zwischen den Schulterblättern, das dadurch vom Blut unbenetzt und daher verwundbar blieb.

Vor 100 Jahren wagte kaum ein Krebsforscher zu hoffen, dass auch Krebszellen eine solche verwundbare Stelle aufweisen könnten. Selbst die größten Optimisten hatten keinerlei Vorstellung davon, wo die Stelle mit dem Lindenblatt zu suchen sei oder – um es mit anderen Worten zu sagen – worin die molekularen Unterschiede zwischen Krebszellen und gesunden Zellen bestehen könnten. Solange diese Frage nicht geklärt war, schien der Versuch, ein Krebsmedikament zu entwickeln, etwa so erfolgversprechend wie der Versuch, eine Harpune aus großer Höhe in einen trüben und kaum bevölkerten Teich zu schleudern – in der Hoffnung, dabei nicht nur irgendeinen Fisch, sondern auch noch ausgerechnet einen 9 Pfund schweren Karpfen aufzuspießen.

Ehrlich jedenfalls starb während des Ersten Weltkriegs an den Folgen einer Tuberkulose, die er sich bei Arbeiten in Robert Kochs Labor Jahre zuvor zugezogen hatte, ohne dass er der Lösung des Krebsproblems auch nur einen Schritt nähergekommen war.

Der weiße Tod und die große Dunkelheit – akute lymphatische Leukämie

»Wo aber Gefahr ist, wächst das Rettende auch.« Auch wenn Hölderlins trotziges Diktum für viele krebskranke Menschen wie der Gesang eines ängstlichen Kindes im Dunkeln klingen mag, so gab es in der Geschichte der Krebsmedizin tatsächlich Momente, in denen ein Lichtstrahl der Hoffnung plötzlich und unerwartet ausgerechnet dort hinfiel, wo zuvor schwärzeste Finsternis herrschte.

Bis in die fünfziger Jahre war die Leukämie bei Kindern das wahrscheinlich bitterste und deprimierendste Kapitel im Buch der an Enttäuschungen gewiss nicht armen Onkologie. Kinder leiden glücklicherweise selten an Krebs. Doch im Unterschied zu den Erwachsenen ist ausgerechnet die akute lymphatische Leukämie (ALL) die bei Weitem häufigste Krebserkrankung im Kindesalter. Bis vor 60 Jahren war diese Diagnose gleichbedeutend mit einem Todesurteil. Die Leukämie raffte die kleinen Körper der erkrankten Kinder schneller hinweg als jede andere bekannte Form des Krebses.

Im Jahr 1860 wurde Maria Speyer, die fünfjährige Tochter eines Würzburger

Schreiners, ins örtliche Universitätsspital eingeliefert. Maria, bis vor zwei Tagen ein fröhliches und lebhaftes Kind, war müde, fast apathisch, und ihr Körper war übersät von unerklärlichen blauen Flecken, als sei sie furchtbar verprügelt worden. Schon am Morgen nach der Aufnahme ins Krankenhaus bekam sie hohes Fieber und eine ausgeprägte Nackensteife.

Damals war Michael Anton Biermer, ein Schüler Virchows, in Würzburg tätig. Biermer nahm dem Kind Blut ab und traute seinen Augen kaum. Als er den Ausstrich des kindlichen Blutes unter dem Mikroskop begutachtete, musste er feststellen, dass das Blut des kleinen Mädchens voll war mit Millionen ungewöhnlich geformter weißer Blutkörperchen. Biermer, ganz im Sinne Virchows, zog sofort die richtigen Schlüsse. Aufgeregt zeigte er seinen Kollegen diesen »exquisiten Fall einer Leukämie«. Biermers Enthusiasmus war in gewisser Weise verständlich: Noch nie zuvor hatte jemand das Krankheitsbild der Leukämie bei einem Kind beschrieben.

Schon wenige Stunden nach seinem spektakulären Fund begann die kleine Maria, Blut zu erbrechen und fiel ins Koma. Sie starb nicht einmal drei Tage, nachdem die ersten Beschwerden aufgetreten waren.[11]

Fast 80 Jahre später – im Jahr 1937 – veröffentlichte Henry Luce, der Gründer des Nachrichtenmagazins *Time*, einen vielbeachteten Artikel mit dem bezeichnenden Titel »Krebs: Die große Dunkelheit«.[12] Die Aussichten auf eine medikamentöse Behandlung von Krebserkrankungen hatten sich in den 80 Jahren seit dem Tod der kleinen Maria nicht um Haaresbreite verbessert. Vor allem der »Weiße Tod«, die Leukämie, hatte nichts von seinem Schrecken verloren. Ärzte, Schwestern und vor allem die Eltern der betroffenen Kinder standen dieser Krankheit immer noch hilflos gegenüber.

Die Leukämie schien eine seltsame Chimäre, einerseits eine Erkrankung des Blutes, die einen Mangel an roten Blutkörperchen und Blutplättchen verursacht, andererseits aber eine produktive Erkrankung, die atypische weiße Blutkörperchen generiert, die sich wie Krebszellen vermehren. Der Ursprung dieser leukämischen Zellen blieb diffus. Sie entstanden im Knochenmark, ohne dass sie näher zu lokalisieren oder räumlich einzugrenzen waren. Trotz aller Fortschritte in Chirurgie und Strahlentherapie lag diese Erkrankung weit jenseits der therapeutischen Möglichkeiten der Medizin der dreißiger Jahre. Aufgrund ihrer Janusköpfigkeit – und vielleicht auch, weil die Beschäftigung mit ihr weder Erfolgserlebnisse noch wissenschaftliche Meriten versprach – war die Leukämie so etwas wie der Paria unter den Krebskrankheiten. Leukämie war bis in die fünfziger Jahre eine in jeder Hinsicht ungeliebte Krankheit, für die sich niemand recht verantwortlich fühlte. Die Hämatologen, die Spezialisten für Blutkrankheiten, die Kinderärzte und die Krebsmediziner schoben sich gegenseitig die Zuständigkeit zu wie eine heiße Kartoffel. Wer sich um die Kinder kümmerte, die an Leukämie erkrankt waren, brauchte vor allem ein großes Herz und ein unglaubliches Maß an Frustrationstoleranz.

Eine fatale Senfgas-Katastrophe und einige Analogieschlüsse

Am wolkenverhangenen Morgen des 2. Dezember im Jahr 1942 steuerten 105 Junkers Ju 88-Bomber der zweiten deutschen Luftflotte den Hafen der süditalienischen Stadt Bari an. Im Hafen lag eine kleine Flottille von *Liberty*-Schiffen. Sie sollten die amerikanische Invasionsarmee in Italien mit Nachschub versorgen. Eines dieser Schiffe war ein unauffälliger Frachter mit dem Namen *John Harvey*. Im Bauch der *John Harvey* befand sich eine Ladung, die so geheim war, dass niemand, nicht die Besatzung, nicht die Soldaten der Flottille und schon gar nicht die Einwohner der nahegelegenen Stadt wussten, was unter dem Deck des Schiffs schlummerte. Ausgerechnet dieser Frachter erhielt einen Volltreffer. Eine Luftmine traf das Vorderdeck, das Schiff wurde zerrissen und sank binnen weniger Minuten. Das Desaster war perfekt, denn bei der Explosion des Frachters wurden große Teile der ominösen und fatalerweise höchst flüchtigen Ladung freigesetzt: Fast 70 Tonnen Senfgas breiteten ihre tödlichen gelben Schleier über Meer, Hafen und vor allem über die angrenzende Stadt Bari aus.[13]

Die Konsequenzen waren furchtbar. 628 Matrosen und Marineangehörige, die sich in der näheren Umgebung der Explosion aufgehalten hatten, trugen durch das Gas schwere Verletzungen davon. Von diesen Verletzten starben 83 in den ersten Wochen nach dem Bombardement an den Folgen der Gasvergiftung. Bis heute weiß kein Mensch, wie viele Bewohner der nahen Stadt Bari innerhalb der nächsten Monate dem Senfgas erlagen.[14]

Nach dieser Katastrophe wollte das US-Militär unbedingt mehr über die medizinischen Folgen der verschiedenen Typen von Giftgasen herausfinden. Mit einer Reihe von Forschungsinstitutionen auf dem amerikanischen Kontinent wurden entsprechende Verträge geschlossen, und Forschungsmittel begannen zu fließen. Für die Wirkungen des Senfgases interessierten sich vor allem die beiden Pharmakologen Louis Goodman und Alfred Gilman an der renommierten Universität von Yale. Auf der Suche nach Literatur über Senfgas stießen Goodman und Gilman auf eine Arbeit, die schon 25 Jahre zuvor, kurz nach Ende des Ersten Weltkriegs, veröffentlicht worden war. Die Arbeit war von zwei Engländern verfasst und beschrieb den sogenannten »Krumbhaar-Effekt«.[15] Die beiden Pathologen Edward und Helen Krumbhaar hatten britische Soldaten untersucht, die im Jahr 1917 auf den nebligen Feldern rund um das belgische Städtchen Ypern Opfer deutscher Senfgas-Angriffe[16] geworden waren. Sie hatten dabei eine bemerkenswerte Beobachtung gemacht: Viele Soldaten, die die akute Wirkung des Giftgases überlebten, litten noch lange unter den Folgen der Vergiftung. Noch viele Monate, nachdem die akute Wirkung des Gases abgeklungen war, konnte bei vielen der Opfer eine Störung ihrer Blutbildung beobachtet werden. Ihr Knochenmark schien wie leergeräumt. Sie produzierten deutlich zu wenige weiße Blutkörperchen und waren daher anfällig für Infektionen aller Art. In den Irrungen und Wirrungen der Zwischenkriegszeit und des Zweiten Weltkriegs fand diese Arbeit so gut wie keine Beachtung.

Goodman und Gilman brachte der fast schon vergessene Artikel auf eine ungewöhnliche Idee. Ein Kennzeichen der Leukämie war die überschießende Produktion weißer Blutkörperchen. Das Knochenmark von Leukämiekranken war geradezu vollgestopft von atypischen Vorläuferzellen der weißen Blutkörperchen. Nicht nur die Leukämie ist eine Krebserkrankung, die von Stammzellen des Blutes und des Immunsystems ausgeht. Auch der Lymphdrüsenkrebs beruht auf dem ungehemmten Wachstum von Zellen aus der Großfamilie der Leukozyten.[17]

Vielleicht könnte sich der Krumbhaar-Effekt bei Menschen, die zu viele weiße Blutkörperchen bilden, vom Fluch in einen Segen verkehren. Um diese gewagte Hypothese an der Realität zu messen, war es allerdings notwendig, die Chemikalie zu entschärfen und sie in einer Form zu verabreichen, die nicht zu der beim Senfgas gefürchteten Zerstörung der Atemwege führt.

Goodmans und Gilmans Idee war denkbar einfach. Möglicherweise reichte es aus, die »Darreichungsform« der Substanz zu verändern. Goodman und Gilman umgingen einfach die Atemwege und injizierten eine chemisch leicht modifizierte Form von Senfgas, das Mechlorethamin, in gelöster Form in die Blutbahn gesunder Kaninchen. Ihre Vermutung schien sich zu bestätigen. Nach der Injektion war bei den Kaninchen der Krumbhaar-Effekt zu beobachten, und zwar ohne dass die Tiere unter den fürchterlichen Folgen einer akuten Gasvergiftung litten.

Ermutigt vom Erfolg der Tierexperimente überredeten sie im Jahr 1942 den Chirurgen Gustav Langzog, einen 42-jährigen Mann, der an Lymphdrüsenkrebs litt, mit mehreren intravenösen Dosen von gelöstem »Senfgas« zu behandeln. Tatsächlich bildeten sich die Tumorknoten des Mannes zurück, ohne dass er allzu sehr unter den Nebenwirkungen des neuen Medikaments zu leiden hatte. Der Erfolg war allerdings nur vorübergehend. Eine langfristige und dauerhafte Heilung ließ sich mit dieser Form der Therapie nicht erzielen. Wenige Monate nach den Injektionen kehrte der Krebs zurück.

Trotzdem war dieses Experiment eine der wichtigsten Zäsuren in der Geschichte der Krebsbehandlung. Neben Stahl und Strahl hatten Goodman und Gilman das dritte Standbein der Krebstherapie gefunden, das zwar noch höchst fragil und kaum belastbar war.[18] Der Krieg verdammte Goodman und Gilman zur Geheimniskrämerei. Ihre sensationelle Beobachtung konnten sie erst 1946 publizieren.

Fast zur selben Zeit tauchte am düsteren Horizont der medikamentösen Krebstherapie ein weiterer Hoffnungsschimmer auf. Der Mann, der dafür verantwortlich war, hieß Sidney Farber. Inspiriert vom Hämatologen George Minot betrachtete er die Leukämie eher als eine Erkrankung der Blutbildung und nicht so sehr als Krebserkrankung in eigentlichen Sinn – was auch immer das in diesen Tagen bedeuten mochte. Er sah in ihr eine Krankheit, die auf einer gestörten und in Teilen auch reduzierten Blutbildung beruht. George Minot und die Engländerin Lucy Willis hatten entdeckt, dass bestimmte Formen der gestörten Produktion von roten Blutkörperchen auf einem Mangel an den Vitaminen B_{12} (Cobalamin) oder B_6 (Folsäure) beruhen.[19]

Ein zugegeben etwas kruder Analogieschluss brachte Farber auf die Idee, zu versuchen, die gestörte Blutbildung im Rahmen der Leukämie durch die Gabe von Folsäure zu korrigieren. Da die leukämiekranken Kinder, die auf den Stationen von Farbers Klinik lagen, keinerlei Aussicht auf irgendeine kausale Therapie ihrer Erkrankung hatten, fiel es ihm nach heutigen Maßstäben leicht, eine entsprechende Studie zur Behandlung dieser Kinder mit Folsäure ins Leben zu rufen.

Diese Studie war eine Katastrophe. Nicht nur, dass die Folsäure offensichtlich vollkommen wirkungslos war. Einige Kinder reagierten nach der Einnahme von Folsäure so heftig, als wären ihre Krebszellen gefüttert worden.

Die Zahl der Krebszellen schoss in die Höhe, und leukämische Zellen fingen an, sich auch außerhalb des Blutkreislaufs in anderen Geweben und selbst in der Haut auszubreiten. Sofort wurde der Versuch gestoppt. Die Kinderärzte der Klinik waren entsetzt, und die ohnehin skeptische Haltung gegenüber Farbers unkonventionellen Ideen schlug in offene Ablehnung um.

Farber jedoch versetzte gerade das Ausmaß des Debakels in eine ambivalente Stimmung. Natürlich war er ebenfalls schockiert. Aber die unerwartete Wirkung der Folsäure brachte ihn auf eine völlig neue Idee. Er war gezwungen, sein Konzept von der Erkrankung neu zu überdenken.[20] Wenn die Leukämie nicht als Bildungsstörung des Blutes zu verstehen wäre, sondern tatsächlich in erster Linie als eine Krankheit, die durch überschießende und ungehemmte Produktion der weißen Blutkörperchen gekennzeichnet ist, so wäre vielleicht genau die umgekehrte Strategie angebracht: Wenn Folsäure das Wachstum von Blut-Stammzellen anregt, dann könnte der Entzug von Folsäure die außer Kontrolle geratene Vermehrung möglicherweise unterbrechen.

Dieses Mal kam Farber der Zufall zu Hilfe. Yellapragada Subbarao, ein indischer Chemiker, war kurz zuvor bei dem Versuch, synthetische Varianten der Folsäure herzustellen, auf Stoffe gestoßen, die genau das Gegenteil dessen bewirkten, was er gesucht hatte. Obwohl diese Varianten chemisch der Folsäure ähnelten, wirkten sie als Antagonisten und blockierten ihre Wirkung in den Zellen. Im Dezember 1947 erhielt Farber aus den Labors von Subbarao ein kleines Päckchen, das einen Stoff namens Aminopterin enthielt. Das Aminopterin war bereits die zweite Version eines Folsäure-Antagonisten.

Seit September hatte Farber einen kleinen zweijährigen Jungen, Robert Sandler, unter seine Fittiche genommen. Robert war im Spätsommer 1947 an akuter lymphatischer Leukämie erkrankt. Der kleine Junge hatte bereits einige Therapieversuche mit Pteroylaspartam-Säure (PAA) hinter sich, einer Substanz, die ebenfalls die Wirkung der Folsäure hemmen sollte. Der Erfolg von PAA war – vorsichtig ausgedrückt – begrenzt. Zwar stieg die Zahl der Krebszellen in seinem Blut nicht weiter an, aber der Zustand des Jungen verschlechterte sich trotz der Therapie zusehends.

Trotzdem riskierte Farber am 28. Dezember 1947 einen weiteren Versuch mit der neuen Substanz, dem Aminopterin, einer leicht abgewandelten Variante von PAA. Diesmal übertraf die Wirkung alle Erwartungen. Zwischen September und Dezember hatten sich die leukämischen Zellen im Blut mehr als versiebenfacht. Jetzt begann die Zellzahl zum ersten Mal seit Beginn der Erkrankung wieder zu fallen, erst langsam, dann immer rascher, bis sich das Blutbild fast vollkommen normalisiert hatte. Am erfreulichsten aber war, dem kleinen Robert ging es Schritt für Schritt besser. Er hatte keine Blutungen mehr. Die massiv vergrößerte Milz schrumpfte wieder auf Normalmaß, und im Januar 1948 konnte er zum ersten Mal seit vielen Wochen das Bett verlassen.[21] Ähnlich wie bei dem Patienten von Goodman und Gilman war die Wirkung des Aminopterins allerdings begrenzt. Nach einiger Zeit kam die Leukämie zurück, und wenige Monate nach dem Rückfall starb der kleine Robert im Laufe des Jahres 1948.

Trotzdem – diese beiden Geschichten markieren eine Zeitenwende in der Krebstherapie. Zum ersten Mal hatten die Ärzte Medikamente in Händen, die Krebszellen töten, den Wirt aber am Leben lassen. Die Selektivität beider Substanzen schien allerdings wenig ausgeprägt zu sein. Beide Medikamente, das Mechlorethamin, die chemische Variante des Senfgases, und auch das Aminopterin verursachten nicht unerhebliche Nebenwirkungen. Wie bei jedem anderen Medikament lässt sich die therapeutische Dosis nicht beliebig steigern. Mehr als bei den meisten anderen Medikamenten war die Suche der richtigen Dosierung bei diesen neuen Chemotherapeutika eine Wanderung über einen sehr schmalen Grat zwischen zwei Abgründen. Bei Unterdosierung blieb das Medikament wirkungslos, und der Patient starb rasch an der Erkrankung. Schon eine mäßige Überdosierung konnte aber so schwere Nebenwirkungen verursachen, dass der Patient an der Therapie starb. Das »therapeutische Fenster« war unsäglich schmal.[22] Beide Substanzen bewiesen aber zumindest, dass es möglich war, pharmakologisch einen Fuß in die Tür zu bringen, in einen sehr schmalen Spalt, der sich offensichtlich zwischen den biologischen Eigenschaften von Krebszellen und normalen Körperzellen auftut.

Intuition, Querdenken, Analogien, Hartnäckigkeit und Glück

Weder Goodman noch Gilman oder Farber wussten, worauf der kleine, aber bedeutende Unterschied zwischen Tumorzellen und gesunden Zellen beruht. Und sie wussten letztlich auch nicht, was in einer Krebszelle vor sich geht, wenn sie mit Mechlorethamin oder Aminopterin behandelt wird. Die Entdeckung dieser beiden Substanzen war nicht das Ergebnis jahrzehntelanger systematischer Forschung *from bench to bedside* – vom Labor bis ans Krankenbett. Am Anfang stand nicht die Entschlüsselung der molekularen Vorgänge in der Krebszelle als Basis für die Entwicklung eines Therapieprinzips, das über viele Zwischenschritte ermöglicht, ein Medikament zu konzipieren, das später auch Krebspatienten gegeben wird und ihnen tatsächlich hilft.

Die ersten beiden Chemotherapeutika waren eher das Resultat eines methodischen Kurzschlusses. Der Erfolg beruhte auf einer Kombination von Intuition und kreativer Querdenkerei, auf mutigen bis gewagten Analogieschlüssen, auf stierköpfiger Hartnäckigkeit und einer gehörigen Portion Glück. Keine der beiden Substanzen konnte auch nur einen der behandelten Patienten definitiv heilen. Doch sie erwiesen sich als Türöffner. Nicht nur Onkologen, auch Patientenorganisationen meinten nun endlich, die Morgenröte zu sehen.

Binnen eines Jahrzehnts schwang das Pendel von unheilvoller Skepsis zu verhaltenem Optimismus. Getrieben durch eine groß angelegte politisch-mediale Kampagne, die nicht zuletzt durch eine Gruppe von Mäzenen und Lobbyisten um Sidney Farber initiiert wurde, gründete das Nationale Krebsforschungsinstitut der USA: das Cancer Chemotherapy National Service Center (CCNSC). Zwischen 1954 und 1964 testete das CCNSC 82 700 synthetische chemische Verbindungen und 17 200 Pflanzeninhaltsstoffe auf ihre Brauchbarkeit als Krebsmedikament. Zu den Boomzeiten dieses Screening-Programms »verbrauchten« die Laboratorien des Instituts dabei über eine Million Labormäuse im Jahr.[23]

Nicht jeder Onkologe teilte allerdings die Begeisterung für dieses Großforschungsprogramm. Einige Krebsforscher sahen in dieser Form der Wissenschaft eine Art von Schleppnetzfischerei ohne Plan und Ziel, eine blinde Jagd in Gewässern, von denen niemand wusste, wie fischreich sie tatsächlich sind. Die Kritiker meinten, dass Aufwand und Ertrag des Programms in keinem rechten Verhältnis zueinander standen. Gemessen am Einsatz gingen aus dieser konzertierten Aktion tatsächlich nur wenige Chemotherapeutika hervor, die heute noch in Gebrauch sind.

Manch dicker Fisch gerät rein zufällig an den Angelhaken. Es entbehrt nicht einer gewissen Ironie, dass ausgerechnet ein Krebsmedikament wie Cisplatin seine Entdeckung purem Glück und einem aufmerksamen Wissenschaftler verdankt. Das Cisplatin ist heute eines der gebräuchlichsten und wichtigsten Chemotherapeutika zur Behandlung solider Tumoren.[24]

Im Jahr 1965 wollte der Biophysiker Barnet Rosenberg herausfinden, ob elektrische Ströme die Teilung von Bakterien stimulieren. Er verwendete dabei Kulturflaschen mit Elektroden aus Platin. Rosenberg musste erstaunt feststellen, dass – ganz entgegen seiner Annahme – die Bakterien ihre Zellteilung immer dann einstellten, wenn das System unter Spannung gesetzt wurde. Er fand bald heraus, dass dieser Effekt nichts mit der Elektrizität zu tun hatte. Immer wenn der Strom floss, reagierte das Platin der Elektroden mit der Salzlösung zu einer löslichen Verbindung namens Cisplatin. Es stellte sich heraus, dass es diese Platin-Verbindung war, welche die Teilung der Bakterien unterbrach.

Diese Geschichte zeigt, dass die Einführung neuer Chemotherapeutika bis weit ins letzte Viertel des 20. Jahrhunderts hinein zum guten Teil auf reiner Empirie beruhte. Merkwürdigerweise schien sich kaum jemand dafür zu interessieren, wie und warum ein Chemotherapeutikum auf Tumorzellen wirkt.

Der schmale Spalt – Variationen eines immer gleichen Themas

Der Damm der Skepsis gegenüber der medikamentösen Krebstherapie brach genau zu einer Zeit, als sich die Biologie in einer der größten Umbruchphasen ihrer Geschichte befand. Im Jahr 1944 hatte Oswald Avery mit seiner Entdeckung der DNA die Aufmerksamkeit der wissenschaftlichen Welt auf ein bisher weitgehend ignoriertes Molekül gelenkt.[25] Von da an ging es Schlag auf Schlag. Schon neun Jahre später entschlüsselten James Watson und Francis Crick die geheimnisvolle räumliche Struktur des riesenhaften DNA-Moleküls und kamen damit der Funktionsweise des genetischen Textes ein gutes Stück näher. Bereits Ende der fünfziger Jahre waren die grundlegenden Vorgänge bei der Verdopplung der Erbsubstanz bekannt. In einem Zeitraum von kaum 20 Jahren war die Biologie in eine völlig neue Welt vorgedrungen und begann jetzt in atemberaubender Geschwindigkeit, das komplizierte Spiel der Moleküle im Innern der Zelle zu entschlüsseln.[26]

Im 2. Kapitel dieses Buches habe ich die unterschiedlichen Phasen des Zellzyklus und die Grundzüge der Zellteilung dargestellt. Im Zentrum dieses Zyklus des Lebens steht die DNA. Die G1-Phase, die erste Phase im Leben einer neuen Zelle, ist durch die Produktion und Bevorratung unzähliger neuer Nukleotide geprägt. Diese Nukleotide sind der Stoff, aus dem die Buchstaben des genetischen Textes gemacht sind. Der Produktion von Proteinen und Nukleotiden folgt die S-Phase, die Phase der DNA-Replikation. Aus eins mach zwei:

Die Doppelhelix wird aufgespleißt, entwunden, und indem die einzelnen Stränge als Matrix genutzt werden, entstehen Buchstabe für Buchstabe zwei neue Doppelstränge, jeder ein Zwilling des andern. Nach der S-Phase verfügt eine Zelle also über ein Original und eine Kopie ihres kompletten genetischen Textes. Die Zelle ist jetzt diploid und fast schon bereit, zwei neue Tochterzellen zu bilden. In der folgenden G2-Phase werden die letzten Vorbereitungen für die Zellteilung – die Mitose – getroffen.

Der kritische Punkt der Mitose ist die gerechte Verteilung der genetischen Information auf beide Tochterzellen. Daher wird die DNA zu Beginn der Mitose in handliche Pakete von paarigen Chromosomen verpackt. Während des Teilungsvorgangs werden die Paare getrennt, und der Spindelapparat der Zelle ordnet jeweils 23 Chromosomen symmetrisch in den gegenüberliegenden Polen der Zelle an, bevor dann die endgültige Trennung erfolgt.

Dieser komplexe Prozess, der mit der Neusynthese der DNA beginnt und bei der Zellteilung endet, ist eine Achillesferse der Krebszellen. Die Vorgänge rund um die DNA-Replikation und die Zellteilung in Krebszellen unterscheiden sich nicht grundsätzlich von den Abläufen in gesunden Zellen. Was die Tumorzellen aber angreifbar macht, ist die Tatsache, dass sich Krebszellen rascher und öfter teilen als die meisten gesunden Zellen unseres Körpers. Aufgrund ihres höheren DNA-Umsatzes sind sie verletzlicher gegenüber Medikamenten, welche die DNA schädigen oder die Schritte der Zellteilung hemmen. Zunächst einmal beruht also der »schmale Spalt« auf rein quantitativen Unterschieden zwischen den bösen und den guten Zellen.

Bei manchen Krebserkrankungen können zusätzliche qualitative Unterschiede zwischen Krebszelle und gesunder Zelle den Chemotherapeutika das Leben leichter machen. Im 3. Kapitel habe ich erklärt, dass viele Tumoren genetische Veränderungen aufweisen, die zu Defekten der Systeme der DNA-Reparatur führen. Solche Zellen sind aufgrund ihrer reduzierten DNA-Reparaturkapazität anfälliger gegen DNA-schädigende Substanzen.

Trotzdem bleibt der Spalt schmal. In vielen Fällen gibt es Überschneidungen zwischen der Zellteilungsrate von Krebszellen und manchen Körperzellen. Alle Chemotherapeutika sind Zytostatika. Es handelt sich um Stoffe, welche die Zellteilung hemmen und die Vermehrung von Zellen unterbinden. Jedes klassische Chemotherapeutikum greift dabei in Vorgänge ein, die zur normalen Grundausstattung jeder teilungsfähigen Zelle gehören. Das erklärt, warum die Chemotherapeutika zu den nebenwirkungsträchtigsten Medikamenten gehören, die wir kennen. Die Kollateralschäden treffen sämtliche gesunden Körperzellen, die ebenfalls hohe Zellteilungsraten aufweisen. Dazu gehören vor allem die blutbildenden Zellen, die Keimzellen, die Zellen der Haut und der Schleimhäute und auch die Zellen in den Haarwurzeln des Körpers.

Das erklärt die typischen Nebenwirkungen von Chemotherapeutika. Praktisch jedes dieser Medikamente verursacht Blutbildveränderungen. Sie vermindern die Zahl der roten Blutkörperchen, der Blutplättchen und der weißen Blutkörperchen. Das kann zu Müdigkeit und eingeschränkter Belastbarkeit führen, zu einer erhöhten Blutungsneigung und zur Anfälligkeit für Infektionen durch Bakterien, Viren oder sogar Pilzen.[27] Viele Chemotherapeutika verursachen Verdauungsstörungen und Durchfall, Hautveränderungen, oder sie führen zu Haarausfall. Extrem empfindlich gegen Chemotherapeutika sind auch die sehr teilungsaktiven Keimzellen im Hoden und im Eierstock. Daher verursachen viele Chemotherapien vorübergehende oder auch dauerhafte Unfruchtbarkeit.

In der Krebstherapie sind heute weit über 50 verschiedene Chemotherapeutika in hunderten von Kombinationen im Einsatz. In manchen Fällen folgte der Weg, den diese Substanzen in die Klinken nahmen, dem geordneten Gang des wissenschaftlichen Erkenntnisprozesses. In der Mehrzahl der Fälle waren es aber krumme, gewundene Pfade, gepflastert von Abkürzungen und Zufällen. Wie und warum die einzelnen Medikamente wirken, stellte sich in dem einen oder anderen Fall erst heraus, nachdem der klinische Beweis ihrer Wirksamkeit bereits angetreten war.

Was aber bedeutet es, wenn wir sagen, ein Medikament sei »wirksam« gegen eine bestimmte Form von Krebs? Bevor ich im letzten Teil dieses Kapitels darüber spreche, wie weit uns dieser Typ von Medikamenten auf dem Weg zur Lösung des Krebsproblems vorangebracht hat, werfen wir einen Blick in die Apotheke der Onkologen.

Saboteure und trojanische Pferde: Die Antimetabolite

Als Sidney Farber zu den Folsäure-Antagonisten griff, hatte er nicht die geringste Ahnung, warum Folsäure für die geregelte Produktion von Blutkörperchen unentbehrlich ist. Die Rolle der Folsäure im Stoffwechsel der Zelle wurde erst in den folgenden Jahrzehnten enträtselt.

Folsäure ist notwendig[28] für die Synthese von Guanin, Adenin und Thymin, die Buchstaben der DNA.[29] Werden diese biochemischen Reaktionen durch den Entzug von Folsäure gehemmt, fällt der Nachschub an DNA-Bausteinen aus. Die Wirkung der modernen Nachfolger des Aminopterin[30] beruhen alle auf diesem Prinzip. Sie werden noch heute, meist in Kombination mit anderen Substanzen, vor allem zur Therapie von Leukämien und Lymphomen eingesetzt.

Die Produktion von Nukleotiden lässt sich nicht nur durch Unterbrechung des Nachschubs, sondern auch durch Blockade der Steuerenzyme der entsprechenden biochemischen Reaktionen hemmen. Solche Medikamente[31] sind insbesondere bei Darm- und Brustkrebs wirksam. Alle Medikamente, die den Nachschub an DNA-Bausteinen beeinträchtigen, werden als Antimetabolite bezeichnet. Manche von ihnen wirken wie indirekte Sabotage durch Lieferung minderwertigen Baumaterials. Moleküle wie das Cytosin-Arabinosid, das 6-Mercaptopurin oder das Fludarabin sind den echten Nukleotiden so ähnlich, dass sie verwechselt und in den DNA-Strang eingebaut werden. Dort wirken sie wie Sand im Getriebe. Auch sie werden in erster Linie zur Therapie von Leukämien eingesetzt.

Auf den ersten Blick scheint die Aufklärung der biochemischen Wirkmechanismen dieser Medikamente wie eine typisch akademische Glasperlenspielerei ohne allzu große Bedeutung für die Praxis. Wer aber ein wenig über den Lebenszyklus einer Zelle nachdenkt, dem wird klar, dass die Wirkung von Antimetaboliten ins Leere laufen muss, wenn eine Zelle die S-Phase bereits hinter sich gebracht hat. Wenn alle 3 Milliarden Bausteine des Genoms kopiert und die DNA-Stränge verdoppelt sind, dann kümmert es die Zelle wenig, wenn weiterer Nachschub an DNA-Bausteinen ausbleibt.

Dieses Phänomen nennen die Onkologen Zellzyklus-Spezifität. Manche Chemotherapeutika entfalten ihre Wirkung nur in bestimmten Phasen des Zellzyklus. Die Zellzyklus-Spezifität ist eine mögliche Erklärung dafür, warum die ersten Behandlungen von Leukämien oder Lymphomen mit Einzelsubstanzen wie dem Aminopterin oder mit Mechlorethamin zwar Wirkung zeigten, aber nie alle Krebszellen beseitigen konnten. Wenn Tumorzellen in allen Lebensphasen attackiert werden sollen, müssen andere und am besten mehrere Wirkprinzipien zur gleichen Zeit zum Einsatz gebracht werden.

Breitseite und Blutgrätsche: Alkylantien und DNA-Interkalation

Senfgas ist eine schreckliche Waffe – nicht nur weil sie quälende Beschwerden verursacht. Senfgas ist das Gegenteil von Selektivität. Getragen vom Wind breitet es sich diffus aus und tötet unterschiedslos alles, was ihm in die Quere kommt, Soldaten und Zivilisten, Freund und Feind, Mensch und Tier. Senfgas tötet jedes Individuum, welches das Pech hat, sich zur falschen Zeit im Wirkungskreis dieser diabolischen Chemikalie zu bewegen.

Durch zwei Kunstgriffe gelang es Goodman und Gilman, aus einer Waffe ein brauchbares Medikament zu machen. Das Senfgas wurde chemisch leicht verändert und in eine flüssige Form gebracht. Damit konnte es über die Venen unter Umgehung der Atemwege direkt in den Blutkreislauf eingeschleust werden, ohne die üblichen Verwüstungen in den Lungen zu verursachen.

Das Mechlorethamin war aber nur der erste Schritt. Mittlerweile gibt es eine ganze Reihe weiterer Abkömmlinge dieser Stickstoff-Lost-Verbindung, die durch Variationen der ursprünglichen chemischen Grundstruktur entstanden sind. Manche dieser Abkömmlinge wie das Busulfan, das Melphalan und das Chlorambucil werden immer noch vor allem zur Therapie von Krebserkrankungen des blutbildenden Systems eingesetzt. Andere wie das Cyclophosfamid, das Ifophosfamid und das Trofosfamid sind Chemotherapeutika mit einem sehr breiten Wirkungsspektrum, die auch bei der Behandlung von vielen Karzinomen und Sarkomen Verwendung finden.[32]

Weil sie ähnlich wie ionisierende Strahlung zu direkten DNA-Schäden führen, sind die Alkylantien janusköpfige Medikamente. Alle Chemotherapeutika, besonders aber die Alkylantien sind Mutagene. Wie die Strahlung können sie also nicht nur Krebszellen bekämpfen, sondern auch Krebs auslösen. Wenn es in der Praxis um Leben und Tod geht, ist dieser Effekt meist zu vernachlässigen. Insbesondere bei Krebserkrankungen, die mehrheitlich jüngere Menschen treffen und die durch Chemotherapie inzwischen mit hoher Wahrscheinlichkeit geheilt werden können, spielt die Frage des richtigen Augenmaßes beim Einsatz von Alkylantien eine immer größere Rolle.

Aus der grünen Küche der Natur: Spindelgifte

Viele Menschen haben ein Faible für einfache Dichotomien. Die Einteilung der Welt in Gegensatzpaare wie schwarz-weiß oder gut-böse macht das Leben übersichtlich. Wir mögen Filme, die klare Grenzen zwischen Helden und Schurken ziehen. Leider trüben diese verlockend klaren Kategorien oft den Blick für Zwischentöne, welche die Wirklichkeit eigentlich ausmachen.
Die Chemie hat nicht gerade den besten Leumund. Auch wenn wir sie täglich nutzen, sind den meisten von uns die Artefakte aus den Hexenküchen der Chemiker alles in allem suspekt. Die Biologie hingegen ist positiv besetzt. Unzählige Produkte, nicht nur Nahrungsmittel, sondern auch Kosmetika, Reinigungsmittel, selbst Treibstoff oder Drogen wie Tabak[33] sind bemüht, ihre natürliche Herkunft zu betonen, und schmücken sich mit Adjektiven wie »biologisch«, »natürlich«, »naturnah« oder dem Präfix »Bio« wie mit einem Gütesiegel.

Wäre es nicht wunderbar, wenn wir den aggressiven Krebsmedikamenten, die sich vom Inbegriff des Bösen – dem Giftgas – ableiten, eine sanfte, aber wirksame Alternative aus der grünen Küche der Mutter Natur entgegensetzen könnten?[34] Tatsächlich sind Pflanzen und Pflanzenextrakte seit Anbeginn der Heilkunde in den Arzneischränken aller medizinischen Kulturen der Welt zu finden. Nur weil die meisten dieser Medizin-Kulturen vorwiegend aus einer magischen und animistischen Gedankenwelt hervorgegangen sind und oft keinerlei Kenntnisse der tatsächlichen Biologie des Körpers oder einer Krankheit hatten, müssen ihre Arzneien nicht grundsätzlich wirkungslos sein. Die Evolution ist blind für Inhalte und hat trotzdem über die Jahrtausende höchste erfolgreiche Konzepte des Lebens hervorgebracht. In ähnlicher Weise könnte die Verbindung von Erfahrung und Tradition auch in solchen präwissenschaftlichen Kulturen über die Generationen wirksame Medikamente oder Therapieformen selektieren.[35]

In der philippinischen Heilkunde wurde seit Jahrhunderten eine Pflanze verwendet, die im tropischen Gürtel rund um den Globus weit verbreitet ist. Die rosafarbene Catharanthe, auch Madagaskar-Immergrün genannt, wurde kurioserweise oft als Appetitzügler eingesetzt, eine Anwendung, die doch vor allem die überfütterten Wohlstandsgesellschaften des 20. Jahrhunderts interessieren sollte. Tatsächlich bestand vor allem im reichen Amerika schon früh ein erhebliches kommerzielles Interesse an Schlankmachern aller Art. Aber nicht nur die Jagd nach Schlankheitspillen hatte seit dem Zweiten Weltkrieg zahlreiche Forschungsprogramme motiviert, die systematisch Heilpflanzen untersuchten, die bei Naturvölkern seit Generationen etabliert waren.

Im Rahmen eines solchen Forschungsprogramms machte der Amerikaner Robert Laing Noble im Jahr 1952 die Beobachtung, dass die Extrakte des Madagaskar-Immergrüns bei Ratten zu einem starken Rückgang der weißen Blutkörperchen führen. Es war just die Zeit, als die ersten Erfolge von Farber, Goodman und Gilman publik wurden. In diesen Tagen reagierte die Gemeinde der Onkologen elektrisiert auf jede neue Substanz, die ähnliche Eigenschaften zu haben schien, wie die wenigen Medikamente, die bisher erfolgreich bei Leukämien erprobt wurden.

Die chemische Analyse des Extrakts aus der Wurzel der Pflanze brachte über 70 verschiedene Alkaloide ans Tageslicht, die alle eine biologische Wirkung besaßen und daher von medizinischem Interesse sein konnten. Die beiden interessantesten Vertreter dieser sogenannten Vinca-Alkaloide waren das Vinblastin und das Vincristin. Diese beiden Substanzen überstanden erfolgreich unzählige Testreihen und wurden in den sechziger Jahren als eine völlig neue Klasse von Zytostatika in die Klinik eingeführt.

Ich verwende an dieser Stelle mit voller Absicht nicht den Begriff Chemotherapeutika, sondern das Wort Zytostatika. Vinblastin und Vincristin sind reine Naturstoffe. Sie werden aus der Pflanze lediglich isoliert, von den vielen anderen Inhaltsstoffen abgetrennt und gereinigt. Diese subtile Unterscheidung zwischen Chemotherapeutika und Zytostatika hat sich im täglichen Umgangston der Kliniken dieser Welt fast vollkommen verwischt. Für die Ärzte, die mit diesen Medikamenten umgehen, und für die Patienten, die sie erhalten, spielt ihre Herkunft keine Rolle. Auch wenn Vincristin und Vinblastin rein pflanzlicher Provenienz sind, handelt es sich um Zellgifte. Wie alle andern Zytostatika hemmen sie die Zellteilung und führen schließlich zum Absterben von Zellen. Die Substanzklasse der Vinca-Alkaloide wird inzwischen nicht nur bei Leukämien, sondern auch zur Behandlung von vielen soliden Tumoren eingesetzt werden. Vinca-Alkaloide greifen allerdings nicht die DNA selbst, sondern die Proteine des Spindelapparates an. Im Verlauf der Mitose trennt der Spindelapparat die Chromosomenpaare voneinander und sorgt dafür, dass sie gerecht auf beide Tochterzellen verteilt werden.

Auch wenn es sich um pflanzliche Substanzen handelt, sind diese Medikamente ausgesprochen wirksam, aber sie verursachen dieselben Nebenwirkungen wie ihre Vettern aus den Chemielabors. Ein spezielles Problem der Vinca-Alkaloide ist außerdem, dass sie in höherer Dosierung schwere Nervenschäden hervorrufen können.

Im Grunde unseres Herzen wissen wir, dass Geschichten von strahlenden Helden und finsteren Schurken in den meisten Fällen nicht der Wirklichkeit, sondern der Feder phantasiebegabter Autoren entstammen. Trotzdem ist es schade, dass auch der Traum vom sanften Zytostatikum aus Pflanzen einfach zu schön ist, um wahr zu sein. Mehr als das, er muss ein Traum bleiben, denn er trägt einen tiefen Widerspruch in sich. Ein nebenwirkungsfreies Zytostatikum ist wie ein schwarzer Schimmel, eine *contradictio in adjecto*. Alle Substanzen, die in den Prozess der normalen Zellteilung eingreifen, schädigen auch gesunde Zellen.

Während die Entdeckung der Vinca-Alkaloide wieder einer Serie von Zufällen zu verdanken war, ist eine andere hochwirksame Substanz pflanzlicher Herkunft[36] tatsächlich das Produkt systematischen Screenings. Am Nationalen Krebsforschungszentrum der USA (NCI) wurde im Jahr 1960 unter der Leitung von Jonathan Hartwell ein ambitioniertes Programm aufgelegt, das zum Ziel hatte, das gewaltige Reich der Pflanzen Schritt für Schritt nach vielversprechenden Wirkstoffen zu durchforsten.

Im August 1962 sammelte der Botaniker Arthur Barkles zusammen mit drei seiner Studenten in den Wäldern Kaliforniens, Washingtons und Oregons über 600 unterschiedliche Pflanzenarten. Darunter befanden sich Rinden, Blätter, Früchte und Zweige eines Baums, der nur in den Küstenregionen Washingtons zu finden ist. Teile dieses Baumes, der pazifischen Eibe (Taxus brevifolia), hatten noch nie zuvor den Weg in ein pharmakologisches Labor gefunden.

Die beiden Pharmakologen Monroe Wall und Mansukh Wani stellten zunächst einfache alkoholische Extrakte dieser Pflanzen her. Sie stellten rasch fest, dass schon das wilde Stoffgemisch, das sie mit einfachen Mitteln aus der Eibe gewonnen hatten, das Wachstum von Tumorzellen in der Kultur hemmen konnte. In mühevoller Kleinarbeit gelang es ihnen schließlich, aus diesem Gemisch die entscheidende Reinsubstanz zu isolieren und ihre chemische Struktur aufzuklären. Nach seiner Quelle, der Eibe (latein. = Taxus), nannten sie den vielversprechenden Stoff folgerichtig Taxol.[37]

Seit den 1990er Jahren gehören Taxol und Taxotere zu den wichtigsten und am häufigsten eingesetzten Zytostatika.[38] Sie werden in der Therapie von vielen soliden Tumoren, vor allem aber bei der Behandlung von Brustkrebs und mancher Formen von Lungenkrebs eingesetzt.

Mit den Waffen des Darwinismus

Homo homini lupus: Der Mensch ist dem Menschen ein Wolf.[39] Bakterien gehen allerdings auch nicht freundlicher miteinander um – im Gegenteil. Gegen ihresgleichen setzen sie sich oft hartnäckig und mit allen Mitteln zur Wehr. Die größten Feinde der Bakterien sind Bakterien. Im Kampf untereinander greifen sie zu einer ziemlich paradoxen Waffe: Sie produzieren Antibiotika. Ähnlich wie Pilze, die das Penicillin zur chemischen Kriegsführung gegen Konkurrenten aus der Welt der Mikroben einsetzen, so synthetisieren viele Arten von Bakterien Substanzen, die antibiotisch auf konkurrierende Bakterienstämme wirken.

Der amerikanische Mikrobiologe Selman Waksman war einer der ersten, die sich in dieser fremden Welt umtaten und Bakterien aus dem Erdboden nach Stoffen durchsuchten, die auch dem Menschen nützlich werden könnten. Dabei stieß er auf ein Antibiotikum, das von Bakterien der Gattung der Streptomyceten produziert wurde. Waksman taufte den Stoff Actinomycin D.[40] Von Bakterien produziert, wirkte das Actinomycin als potentes Antibiotikum gegen andere Bakterien. Allerdings stellte sich heraus, dass es nicht taugte, um bakterielle Infektionen des Menschen zu behandeln. Actinomycin D produzierte zu viele Nebenwirkungen. Der Stoff tötete nicht nur Bakterien, er verschonte auch menschliche Zellen nicht.

Während die Mikrobiologen diese Substanz enttäuscht ad acta legten, begannen sich die Onkologen für sie zu interessieren. Es war wieder Sidney Farber, der Waksman überredete, ihm Actinomycin D für seine Versuche zur Verfügung zu stellen. Er testete den Stoff zunächst an Mäusen mit verschiedenen Formen von bösartigen Tumoren und war begeistert.[41] Nach wenigen Gaben des Medikaments schienen sich die Tumoren zu verflüchtigen. Gespannt verfolgte Farber das weitere Schicksal seiner Mäuse. Tatsächlich blieben bei vielen Tieren die Tumoren verschwunden, so dass er nicht umhin konnte, sie als geheilt zu betrachten.

Rasch wechselte Farber vom Tierversuch auf die Patienten – mit gemischtem Erfolg. Beim Menschen hatte die Substanz bei Weitem nicht das breite

Wirkspektrum wie in den Tieren. Trotzdem zeigte Actinomycin D bei einigen Krebsformen durchaus Wirkung, allen voran bei einer seltenen Form von Nierenkrebs bei Kindern, dem Wilms-Tumor.[42] Bei dieser Erkrankung trägt das Medikament auch heute noch einen entscheidenden Teil zur inzwischen guten Prognose der Kinder mit einer solchen Krankheit bei.

Die Quelle, die Waksman angezapft hatte, war sehr ergiebig. Sie speiste sich schließlich aus der Logik der Evolution. In den sechziger Jahren wurden nach und nach weitere Substanzen entdeckt, die Bakterien im Kampf gegen ihre Artgenossen entwickelt hatten und die sich als Zytostatika nutzen ließen. Die bekanntesten dieser Stoffe gehören zur Gruppe der Anthracycline. Vertreter der Anthracycline sind Medikamente wie das Daunorubicin, das Doxorubicin und eben das grellrote Epirubicin, mit dem auch Imogen behandelt wurde.[43]

»Es war ein Desaster …« von der Dosis-Eskalation zu den ersten Erfolgen

Auf den letzten Seiten habe ich viel über Chemotherapie und Chemotherapeutika berichtet. Die wichtigste Frage blieb aber unbeantwortet: Bergen diese Krebsmedikamente endlich die ersehnte ultimative Lösung des Krebsproblems?

Jeder weiß, dass dies bislang nicht der Fall war. Aber wie weit hat uns die Chemotherapie gebracht? Wo liegen die Möglichkeiten, aber auch die Grenzen der heute verfügbaren Zytostatika? Diese Frage kann und soll hier nicht für jede Tumorerkrankung *en détail* beantwortet werden. Chemotherapie wird heute unter sehr unterschiedlichen Umständen mit ganz unterschiedlichen Zielen eingesetzt. In welchen Situationen, wie und zu welchem Zweck wird Krebs mit Zytostatika behandelt? Das sind die Fragen, denen der letzte Teil dieses Kapitels gewidmet ist.

Als Sidney Farber Anfang der fünfziger Jahre die ersten Kinder mit Aminopterin behandelte, reagierten die Kollegen an seiner Klinik – vorsichtig ausgedrückt – mit gemischten Gefühlen. Ohne Zweifel war es ihm gelungen, die Krankheit bei einigen der kleinen Patienten zurückzudrängen. Manchen Kindern ging es unter der Therapie auch besser. Nach Absetzen der Behandlung hielt dieser Zustand allerdings nur für wenige Monate an. Dann kam die

Krankheit zurück, oft mächtiger und aggressiver als zuvor. Auf eine erneute Gabe des Medikaments reagierten diese Rückfälle fast nie an. Die meisten dieser Kinder starben binnen weniger Monate.

Unter diesen Umständen von Erfolg zu sprechen ist also zumindest eine Frage der Perspektive. Nicht wenigen Kinderärzten in Farbers Umgebung schien der Preis der Chemotherapie zu hoch, wenn wenige Monate später doch der Rückfall und am Ende der Tod stand. Diesen Standpunkt könnte man auch heute noch teilen, wenn Farbers Therapie nicht der erste Schritt auf einem langen Weg in die richtige Richtung gewesen wäre. Akute Leukämie ist eine »Alles oder Nichts«-Erkrankung. Im Gegensatz zu manchen anderen Krebserkrankungen ist es kaum möglich, mit dieser Krankheit über Jahre einen Modus Vivendi zu finden. Unbehandelt führt sie oft schon nach Wochen zum Tode.

Die Krankheit gibt die Richtung vor: Wenn ein auskömmliches Leben mit der Erkrankung nicht möglich ist, kann das Ziel der Therapie nur die Heilung sein. Die aggressiven Formen der Leukämie lassen aber nicht nur bei der Wahl des Therapieziels wenig Spielraum. Sie schränken auch die Wahl der Mittel ein. Da es sich um eine nicht lokalisierbare Krebserkrankung handelt, ruht die Last der Behandlung fast ausschließlich auf der Chemotherapie. Ohne Medikamente, die in der Lage sind, auch die letzte Krebszelle auszulöschen, ist dieser Krebs nicht zu besiegen.[44]

Die akute Leukämie mochte Farber und seinen Zeitgenossen wie die Hydra erscheinen, die sagenumwobene, riesenhafte lernäische Wasserschlange mit den neun Köpfen, die in den schwer zugänglichen Sümpfen von Lerna im Süden Griechenlands ihr Unwesen trieb. Niemand wagte es, sich mit der neunköpfigen lernäischen Hydra zu messen. Denn sie trug acht Köpfe, die zwar sterblich waren, die aber nachwuchsen, sobald einer von ihnen vom Rumpf getrennt wurde. Zudem sagte man dem neunten in der Mitte stehenden Kopf Unsterblichkeit nach. Sie zu erlegen war die vielleicht schwierigste von insgesamt zwölf Aufgaben, die der antike Sagenheld Herakles vollbringen musste. Herakles stellte die Schlange, packte sie, und begann ihr mit seiner Keule nach und nach die Köpfe zu zerschmettern. Trotz seiner übermenschlichen Kraft geriet er in Bedrängnis. Kaum hatte er einen der Köpfe der Hydra zerschlagen, wuchsen zwei neue nach. Sein Unterfangen schien hoffnungslos.

Erst als Herakles Verstärkung in Gestalt seines Neffen Iolaos erhielt, wendete sich das Blatt. Sie griffen jetzt von zwei Seiten gleichzeitig an, und Iolaos bediente sich dabei einer zusätzlichen Waffe. Er hatte sich mit einer Fackel gerüstet und brannte jeden der enthaupteten Hälse aus, so dass keine neuen Köpfe mehr nachwachsen konnten. Auf diese Weise machten sie es dem Ungeheuer unmöglich, sich von den Verletzungen zu erholen und dadurch sogar noch an Gefährlichkeit zu gewinnen. Endlich schlug Herakles der Hydra auch das scheinbar unsterbliche Haupt ab. Er begrub es am Wege und wälzte einen schweren Fels darüber.

Ähnlich simpel, brutal, aber effektiv war auch die Antwort der Onkologen auf das Versagen der Chemotherapie der ersten Generation. Die Dosis der verabreichten Medikamente wurde bis an die äußerste Grenze des Machbaren gesteigert, um so viele Tumorzellen wie möglich auf einen Schlag zu vernichten. Außerdem wurde der Angriff aus mehreren Richtungen gleichzeitig geführt. Die dürre Sprache der Medizin kennt diese Strategie als Hochdosis-Polychemotherapie. Die amerikanischen Onkologen Emil Frei und Emil Freireich waren die Ersten, die im Jahr 1961 einen solchen Großangriff wagten. Die Mehrfach-Kombination, die sie einsetzten, trug bezeichnenderweise den Namen VAMP. Obwohl die Kombination dieser vier Buchstaben eigentlich nur ein harmloses Akronym für die vier verwendeten Medikamente sein sollte, schien der Name Programm. Wie ein Vampir sog VAMP den kleinen Patienten in den ersten Wochen die Lebensgeister aus dem Leib. Emil Freireich selbst erinnert sich: »Wir begannen die Therapie, und nach einer Woche waren die Kinder fürchterlich, fürchterlich krank. Den meisten ging es schlechter als zu Beginn der Behandlung. Es war ein Desaster ...«[45]

Dieser erste Versuch einer hochdosierten Polychemotherapie war ein Vabanque-Spiel mit ungewissem Ausgang, das immer am Rand einer Katastrophe entlangschlitterte. Die Kombination war zwar wirksam, aber sie war so toxisch, dass ständig die Gefahr bestand, die Kinder durch die Therapie umzubringen.

Glücklicherweise besserte sich der Zustand der meisten Kinder nach einigen Wochen. Der erste vorsichtige Blick durch das Mikroskop belohnte die Mühen dann mit einem erstaunlichen Bild. Weder im Blut noch im Knochenmark war bei der Mehrzahl der Kinder auch nur eine einzige Krebszelle mehr erkennbar. Es folgten Monate des Wartens. Aber Mitte der sechziger Jahre begann sich abzuzeichnen, dass der Erfolg diesmal von Dauer war. Die Leukämie blieb geschlagen.

VAMP ist längst nicht mehr das Maß der Dinge in der Behandlung von Leukämien. Seit den sechziger Jahren haben die Kinderonkologen viel dazugelernt.⁴⁶ Kaum 30 Jahre nach den ersten Gehversuchen der Chemotherapie war Farbers Traum in großen Teilen Wirklichkeit geworden. Die akute Leukämie von Kindern war zu einer heilbaren Erkrankung geworden. Sie wird inzwischen nicht mehr mit einem einzigen Medikament, sondern mit wechselnden Kombinationen von mehr als einem halben Dutzend unterschiedlicher Zytostatika behandelt. Der gleichzeitige Einsatz mehrerer Medikamente soll das Risiko primärer Resistenzen minimieren und verhindern, dass Krebszellen durch die Maschen schlüpfen, weil sie sich gerade in einer Phase des Zellzyklus befinden, in der sie für das eine oder andere Medikament unempfindlich sind.

Es stellte sich auch heraus, dass viele Wiederholungen und Modifikationen der Prozedur nötig sind, um auch noch die letzte Krebszelle mit möglichst hoher Wahrscheinlichkeit abzutöten. Eine moderne Leukämiebehandlung ist ein kompliziertes Programm, das sich über viele Monate hinzieht. Die Ärzte lernten außerdem nach und nach, die unausweichlichen Nebenwirkungen besser in den Griff zu bekommen.⁴⁷

Bei allen Verbesserungen gibt es aber eine rote Linie, die einer weiteren Eskalation eine Grenze setzt. Diese rote Linie wird von den gesunden Stammzellen des Blutes im Knochenmark markiert. Diese Zellen sind die gesunden Verwandten der leukämischen Zellen. Sie sind daher ebenfalls ausgesprochen empfindlich gegenüber allen Formen von Giften, die die Zellteilung hemmen. Jede Chemotherapie tötet einen Teil dieser Stammzellen ab und verursacht damit manchmal schwerwiegende, aber in der Regel vorübergehende Veränderungen des Blutbilds. Die verbliebenen Stammzellen kompensieren solche Ausfälle in der Regel rasch – vorausgesetzt die Chemotherapie war so dosiert, dass eine ausreichende Zahl gesunder Blut-Stammzellen überlebt hat.

Leider gibt es sehr aggressive Formen der Leukämie, bei denen ein paar Krebszellen die Dosierungen überleben, welche die konventionellen Formen der Polychemotherapie nicht überschreiten sollten, weil sie ihre Konzession an die Stammzellen des Blutes zu machen haben. Ende der sechziger Jahre wurde vor allem in Seattle eine Strategie entwickelt, mit der auch diese Hürde genommen werden sollte.

Die Grundidee war einfach: Wenn die Chemotherapie so hoch dosiert werden muss, dass dabei das komplette blutbildende System des Patienten abstirbt, dann muss ihm nach der Therapie eben neues Knochenmark transplantiert werden. Es war vor allem Edward Donnall Thomas, einer von Sidney

Farbers Schülern, der eine Technik entwickelte, die Blut-Stammzellen aus dem Knochenmark gesunder Spender zu »ernten« und sie dann wie eine Bluttransfusion in den Kreislauf eines Empfänger zu übertragen. Es stellte sich heraus, dass die Stammzellen genetisch so ausgestattet sind, dass sie sich nach der Transfusion selbständig ihre Nischen im leergeräumten Knochenmark des Empfängers suchen und mit ein wenig Glück dort anwachsen und die Blutbildung wieder ankurbeln.

Auch wenn das Prinzip einfach erscheint, so war der Weg zur Realisierung einer solchen allogenen Knochenmarks- oder Stammzelltransplantation zwischen genetisch nicht identischen Individuen mit ungeheuren Schwierigkeiten gepflastert. Mit den fremden Blut-Stammzellen wird dem Empfänger schließlich auch ein völlig fremdes Immunsystem eingepflanzt, das sich dann gegen die gesunden Organe der neuen, ihm fremden Umgebung wenden kann. Vor der Transplantation muss daher sichergestellt werden, dass zwischen den Gewebe-Antigenen von Spender und Empfänger eine möglichst weitgehende Übereinstimmung herrscht. Außer bei Transplantationen zwischen Geschwistern gleicht die Fahndung nach einem geeigneten Spender der Suche nach der berühmten Nadel im Heuhaufen. Selbst bei großer Übereinstimmung zwischen den Gewebemerkmalen kann das Transplantat seine neue Umgebung attackieren, und es kommt zum Kampf des neuen Immunsystems gegen seinen Wirt.[48] Die Onkologen bezeichnen diese Komplikation einer Allotransplantation als »Graft versus Host«-(GvH-)Reaktion.

Daher muss das neue Immunsystem oft noch lange Zeit nach der Transplantation durch Medikamente bis zu einem gewissen Grad an die Kandare genommen werden, um die GvH-Reaktion weitgehend zu unterdrücken. Bei Unterdosierung solcher Medikamente droht eine lebensgefährliche Eskalation der GvH-Reaktion, bei zu hoher Dosierung wächst eventuell das Spendermark nicht an, und es drohen schwere Infektionen oder gar ein Rückfall der Leukämie.

Vor allem in den Anfangsjahren gelang die Fahrt durch diese schmale Passage zwischen Skylla und Charybdis nur selten. In Thomas' erster Studie zur allogenen Knochenmarktransplantation überlebten nur 12 von 100 der behandelten Patienten. Inzwischen ist auch diese ultimative Form der Chemotherapie in hochspezialisierten Zentren zur Routine geworden. Sie kann manchem Patienten das Leben retten, dem mit einer konventionellen Form der Chemotherapie nicht zu helfen gewesen wäre.

Die Chemotherapie der akuten Leukämie ist gleichzeitig Archetyp und Extremvariante der medikamentösen Krebstherapie. Bei dieser Krebserkrankung ist sie die einzige Therapie, die eine Aussicht auf Heilung bietet. Sie ist ohne Alternative, ein Spiel um Leben und Tod, und geht mit einem hohen Risiko einher, dessen Gewinnchancen sich in den letzten vier Jahrzehnten aber glücklicherweise stark verbessert haben. Vor 60 Jahren war die akute lymphatische Leukämie gleichbedeutend mit einem Todesurteil. Inzwischen können mehr als vier von fünf Kindern von dieser Krankheit geheilt werden – Tendenz steigend.

Ähnliche Erfolge sind von der Behandlung der aggressiven, schnell wachsenden Formen des Lymphdrüsenkrebses zu berichten. Kaplans Großfeldbestrahlung des Morbus Hodgkin wurde inzwischen durch eine sehr effiziente Form der Chemotherapie weitgehend abgelöst.[49] Die Chemotherapie ist auch hochwirksam bei den sogenannten Blastomen. Das sind seltene Tumoren, die aus Resten embryonaler Zellen entstehen und daher fast nur im frühen Kindesalter auftreten. Zu diesen Kolibris der Onkologie gehören die Retinoblastome der Netzhaut, die Neuroblastome und die Medulloblastome, Tumoren des peripheren oder zentralen Nervensystems und das Nephroblastom,[50] eine seltene Tumorerkrankung der Nieren. Noch günstiger ist die Situation bei den seltenen Krebserkrankungen der Keimzellen von Hoden und Eierstöcken. Die Heilungschancen dieser Erkrankungen nähern sich langsam der magischen 100 Prozent-Grenze.

Bei einigen Krebserkrankungen scheint die moderne Chemotherapie der Lösung des Krebsproblems also sehr nahe zu kommen. Aber alle diese Erkrankungen sind in mehrfacher Hinsicht Exoten. Sie alle machen zusammen kaum 5 Prozent aller Krebserkrankungen aus. Sie sind nicht nur selten. Sie entstehen auch aus sehr speziellen Zellen, die sich stark von den meisten anderen Körperzellen unterscheiden. Die gesunden Vorfahren, aus denen sich solche Krebserkrankungen entwickeln, zeichnen sich alle durch ein hohes Zellteilungspotential aus. Sie verfügen daher auch über sehr wirksame Mechanismen zur Kontrolle und Begrenzung des Zellwachstums. Ihre »Selbstmordprogramme«[51] sind hocheffizient und auch nach der Verwandlung in eine Krebszelle oft noch intakt. Im Vergleich zu den Zellen von häufigen Tumoren wie Brust-, Prostata- oder Darmkrebs müssen sie – salopp ausgedrückt – nur angepustet werden, um sie in den zellulären Suizid zu treiben.

In den neunziger Jahren gab es Versuche, die Logik der Dosis-Eskalation von den Leukämien auf die Karzinome zu übertragen. Vor allem der Brustkrebs stand im Visier solcher Bemühungen. Alle diese Studien endeten in einem Debakel. Selbst eine Hochdosis-Chemotherapie mit Unterstützung durch Transplantation von Stammzellen ist nicht in der Lage, eine metastasierte Brustkrebserkrankung dauerhaft zu kurieren.

Die schlechte Nachricht zur Chemotherapie lautet: Bis heute lässt sich keine der häufigen Krebserkrankungen des Erwachsenen ausschließlich durch Medikamente heilen.[52] In letzter grausamer Konsequenz bedeutet das, dass bei metastasierten Erkrankungen kaum eine Aussicht auf Heilung besteht.

Trotzdem hat die Entwicklung der Chemotherapie auch die Behandlung dieser Krebserkrankungen verändert. Bei metastasierten Karzinomen kann sie helfen, die Krankheit zurückzudrängen, Zeit zu gewinnen und Symptome zu lindern. In bestimmten Situationen kommt sie aber auch als dritte Komponente ins Spiel, um in Kombination mit Operation oder Strahlentherapie die Rückfallgefahr einer scheinbar noch lokalisierten Erkrankung zu verringern.

Das Beste aus mehreren Welten: Multimodale Krebstherapie

Les jeux sont faits. Vielleicht sind es diese kurzen Momente, während die Kugel noch erratisch taumelt und der Teller des Roulette-Tisches langsam an Schwung verliert, die das Spielen zur Sucht machen können. In diesen wenigen Sekunden ringen die Cherubim des Erfolgs mit den Dämonen des Verlusts um die Oberhand. In dieser magischen Intermediärzeit wähnt der manische Spieler alle Chancen noch in seiner Hand, obwohl ein Laplacescher Dämon vielleicht längst alle Strippen gezogen hat.

Jeder Krebspatient ist gezwungen, eine pervertierte Variante dieses Spieles zu durchleben. In seinem Fall handelt es sich aber um ein Russisches Roulette im ursprünglichen Sinn des Wortes – um ein böses Spiel um Leben oder Tod.

Die Rede ist von der Zeit des Stagings. Nach dem Bekanntwerden der Diagnose durchlebt jeder Krebspatient diese furchtbare Phase der Ungewissheit. In dieser Zeit werden all die Untersuchungen durchgeführt, die klären sollen, wie weit sich die Erkrankung im Körper bereits ausgebreitet hat. Wenn die bildgebenden Untersuchungen[53] bereits Metastasen nachweisen, dann ist auch unter Ausnutzung aller heutigen Therapiemöglichkeiten eine Heilung meist ausgeschlossen. Die Ausnahme von dieser Regel bilden die knapp

5 Prozent aller Krebserkrankungen, die durch eine Chemotherapie zu heilen sind.[54]

Wenn diese Untersuchungen abgeschlossen sind, ohne dass Metastasen entdeckt wurden, dann ist es an der Zeit, erst einmal durchzuatmen. Das Tückische am Krebs ist aber, dass keine vollständige Entwarnung gegeben werden kann. Auf der Suche nach Metastasen müssen wir uns auf die Instrumente der Radiologie verlassen. Wir haben gelernt, dass keine noch so raffinierte radiologische Untersuchung eine hundertprozentige Garantie dafür bieten kann, dass der Körper frei von Krebszellen ist.[55]

Streng genommen gibt es also neben den tatsächlich lokal begrenzten Tumoren und den offensichtlich metastasierten Fällen noch eine dritte Kategorie von Krebserkrankungen. Das sind die Tumorerkrankungen, die sich zum Zeitpunkt ihrer Entdeckung bereits im Stadium der okkulten Metastasierung befinden.

Kein Patient weiß, ob er zur ersten oder zur dritten Kategorie gehört. Bis dato gibt es keine Möglichkeit, einzelne im System zirkulierende Tumorzellen oder Mikrometastasen zuverlässig nachzuweisen. Lediglich aus der Retrospektive – durch die Analyse der Häufigkeiten von Rückfällen in Bezug auf die Art des Primärtumors, seiner Größe, den eventuellen Befall von Lymphknoten und gegebenenfalls dem Grading[56] des Tumors – lässt sich eine statistische Aussage darüber treffen, wie hoch das Risiko ist, dass in einer gegebenen Konstellation in Zukunft Metastasen entstehen werden.

Wir haben dadurch gelernt, dass manche Krebsformen extrem früh dazu neigen, in den Körper zu streuen, während andere oft lange noch lokale Erkrankungen sind, auch wenn der Ursprungstumor bereits eine beachtliche Größe erreicht hat.[57] Bei vielen Tumoren sind es die Mikrometastasen, die auf längere Sicht selbst den Erfolg der ambitioniertesten Lokaltherapie zunichte machen. Sie sind der Grund dafür, dass Halsteds Doktrin der radikalen Chirurgie beim Brustkrebs kaum Früchte trug.[58] Sie sind verantwortlich dafür, dass mindestens drei Viertel aller Patienten mit lokal fortgeschrittenen nichtkleinzelligen Formen des Lungenkrebses an ihrer Erkrankung sterben, auch wenn sie vom Tumor selbst befreit werden. Weder die Chirurgie noch die Strahlentherapie sind in der Lage, diese versprengten und noch unsichtbaren Keime einer systemischen Krebskrankheit zu erreichen.

Wie sieht es aber mit Krebsmedikamenten aus? Können die Krebsmedikamente wenigstens diese Keime einer kryptogenen Systemerkrankung abtöten, um aus einem disseminierten wieder ein lokalisiertes Problem zu machen, das durch Chirurgie oder Strahlentherapie geheilt werden könnte? Schon lange bevor das erste Zytostatikum durch den Körper eines Patienten floss, gab es Ärzte, die diese Hoffnung hegten.

Ausgerechnet ein Chirurg hatte schon in den dreißiger Jahren verstanden, dass das Konzept immer radikalerer Operationen zu kurz griff. Dieser Chirurg war der Meinung, dass die Möglichkeiten seiner Zunft der Biologie vieler Krebserkrankungen nicht gerecht werden konnten. Der New Yorker Willy Meyer hatte in den ersten Jahrzehnten des 20. Jahrhunderts unabhängig von Halsted radikale Techniken der Brustchirurgie entwickelt und verfeinert.[59]

Meyer zufolge war die Krebschirurgie bei vielen Erkrankungen an eine Grenze gestoßen. Er war überzeugt, dass diese Grenze nur durchbrochen werden könnte, wenn die Chirurgen ihre Form der Behandlung mit anderen kombinieren würden. In vielen Fällen müsse die Operation mit einer medikamentösen Form der Therapie kombiniert werden, die geeignet sei, die oft schon im Körper zirkulierenden bösen Keime einer beginnenden Systemerkrankung zu vernichten.

Es dauerte allerdings noch Jahrzehnte, bis diese Idee in die Tat umgesetzt werden konnte. Lange fehlte es an geeigneten Medikamenten, um das Konzept einer adjuvanten Chemotherapie in der Praxis zu erproben. Ende der sechziger Jahre hatte die Chemotherapie den prinzipiellen Nachweis ihrer Wirksamkeit erbracht. Im großen Drama der Krebstherapie trat sie aber in zwei sehr unterschiedlichen Rollen auf. Ihre Stärken konnte sie vor allem bei der Behandlung der onkologischen Exoten ausspielen. Bei den Leukämien und manchen Formen von Lymphdrüsenkrebs übernahm sie den Part des einsamen und strahlenden Retters. Ihre Rolle bei den häufigen Krebserkrankungen war dagegen die eines Komparsen. Bei der Therapie von Tumorerkrankungen wie Brustkrebs, Darmkrebs oder dem Krebs der Prostata spielte die Chemotherapie in dieser Zeit kaum eine Rolle. Sie betrat die Bühne des Geschehens erst dann, wenn sich das Stück bereits zur Tragödie gewendet hatte und jede Form der Therapie bestenfalls Linderung und vielleicht ein wenig zusätzliche Lebenszeit schenken konnte.

Auch als eine Reihe eventuell wirkungsvoller Substanzen zur Verfügung stand, um das Konzept einer adjuvanten Chemotherapie zu testen, war noch eine weitere Hürde auf dem Weg zur multimodalen Krebstherapie zu nehmen. Diese zweite Hürde war die Mauer in den Köpfen vieler Ärzte. Vielen Chirurgen war die Idee suspekt, ausgerechnet die Krebspatienten mit den lokal begrenzten Tumoren, die ihre ureigenste Klientel darstellten, nach der Operation den Onkologen zur Chemotherapie zu überantworten.[60] Ihre Bedenken waren nicht nur durch die Furcht um ihre Pfründe begründet. Sie hatten durchaus substantiellere Vorbehalte. In der Rolle des einsamen Retters darf eine Therapie auf einen groben Klotz auch einen groben Keil setzen. Wenn es nur die Alternative »Therapie oder Tod« gibt, dann sind die Risiken und Nebenwirkungen einer Behandlung zunächst einmal zweitrangig.

Ganz anders ist die Situation beim adjuvanten Einsatz einer Chemotherapie bei einer lokal begrenzten Krebserkrankung. Diese Form der Therapie ist eben nicht alternativlos. Wir wissen nicht, welche Patienten von der zusätzlichen Gabe von Medikamenten überhaupt profitieren. Ein nicht unerheblicher Teil der Erkrankten wird bereits durch die Operation allein geheilt werden.[61] Andere Patienten erleiden trotz unterstützender Therapie einen Rückfall. Nur diejenigen haben einen Nutzen, bei denen schon zum Zeitpunkt der Operation im Körper zirkulierende Krebszellen vorhanden sind, welche durch die zusätzliche adjuvante Therapie abgetötet werden. Da wir nicht voraussagen können, welcher Patient zur Gruppe gehört, die profitiert, müssen grundsätzlich alle Patienten behandelt werden. Eine adjuvante Therapie, der es gelingt, die Überlebenschancen einer Krebserkrankung um 10 Prozent zu verbessern, wird als großer Erfolg gefeiert. Wir müssen uns allerdings vor Augen halten, dass in diesem Fall zehn Patienten behandelt werden müssen, um einen zu retten. Und neun von zehn der Therapierten haben keinerlei Nutzen von dieser Behandlung.

Die Nutzen-Risiken-Kalkulation einer adjuvanten Chemotherapie muss daher ganz anders aussehen als beim primären Einsatz eines Medikaments. Auch wenn die Verbesserung der statistischen Überlebenschance durch eine adjuvante Therapie klar belegt ist, kann das Gespräch mit dem Betroffenen über Für und Wider einer solchen Behandlung schwierig sein. Gerade weil es mehrere Optionen gibt, erfordert die Aufklärung über eine solche Therapie Fingerspitzengefühl und ein Gespür für die Mentalität des Betroffenen. Je geringer das absolute Risiko ist, an der Erkrankung zu sterben, desto schwieriger wird die Güterabwägung im Einzelfall.[62]

Am Anfang stand wie so oft eine Enttäuschung. Die sechziger Jahre waren eine Zeit des gesellschaftlichen Umbruchs. Selbst die pharmazeutische Industrie ließ sich – nicht ganz uneigennützig – vor den Karren der sexuellen Revolution spannen. Aus ihrer Perspektive war die Pille nicht nur ein Instrument weiblicher Emanzipation, sondern vor allem ein Kassenschlager. In den Labors rund um den Globus fahndeten Wissenschaftler nach besseren und verträglicheren synthetischen weiblichen Geschlechtshormonen.

Zu Beginn der sechziger Jahre hatte eine Gruppe britischer Chemiker eine Substanz synthetisiert und unter der Bezeichnung ICI 46474 zum Patent angemeldet, die eigentlich als künstliches Östrogen gedacht war. Dieser Wirkstoff war als Verhütungsmittel konstruiert worden. Obwohl das ICI 476474 oder Tamoxifen, wie es schließlich genannt wurde, dem natürlichen Östrogen sehr ähnlich war und perfekt zum Östrogen-Rezeptor der Zelle zu passen schien, bewirkte es das Gegenteil dessen, was intendiert war. Es blockierte die Wirkung des natürlichen Östrogens an der Zelle und wirkte als Anti-Östrogen.

Diese Substanz wäre wie so viele andere in den Archiven der Pharmaindustrie verschwunden, hätte sich nicht eine kleine Gruppe von Krebsforschern seit geraumer Zeit für Hemmstoffe von Geschlechtshormonen interessiert. Einige Wissenschaftler wie den auf Hormone spezialisierten Biologen Arthur Whalpole trieb der Gedanke um, dass das Wachstum mancher Tumoren vielleicht doch nicht so autonom war wie allgemein angenommen. Ihr Verdacht betraf vor allem Krebserkrankungen, die aus Zellen hervorgehen, deren Leben selbst der Steuerung durch Geschlechtshormone unterworfen ist. Jede Frau registriert, wie sich die Zellen ihrer Brustdrüsen im Verlauf des Monatszyklus in Abhängigkeit vom schwankenden Östrogen-Spiegel im Blut verändern. Auch Leben und Überleben der Drüsenzellen der Prostata sind von der Versorgung mit Testosteron, dem männlichen Geschlechtshormon, abhängig. Die Frage lag nahe, ob die Krebszellen, die aus solchen Zellen hervorgehen, nicht immer noch in diesen alten Abhängigkeiten gefangen sind.

Schon in den dreißiger Jahren kam Charles Huggins, ein amerikanischer Chirurg, der Lösung dieses Problems ziemlich nahe. Sein Studienobjekt waren Hunde, weil Hunde neben den Menschen zu den wenigen Säugetieren gehören, die regelhaft an Prostatakrebs erkranken. Da Huggins kein Medikament zur Verfügung hatte, das die Wirkung des Testosterons hätte blockieren können, griff er zur groben chirurgischen Alternative. Er entfernte die Hoden der erkrankten Tiere. In den Hoden werden über 90 Prozent des körpereigenen Testosterons produziert. Tatsächlich schrumpften die Prostata-Tumoren dieser Tiere nach der Kastration schon binnen weniger Tage.[63]

Ähnliche Beobachtungen gab es auch beim Brustkrebs. Ende des 19. Jahrhunderts hatte der experimentierfreudige schottische Chirurg George Beatson von den Schäfern der Highlands gelernt, dass sich die Euter von Kühen verändern und schrumpfen, wenn den Tieren die Eierstöcke entfernt werden. Diese Beobachtung brachte ihn auf die vielen Kollegen dubios erscheinende Idee, dass die Entfernung der Eierstöcke womöglich auch das Wachstum von Brustkrebszellen hemmen könnte. Was aus heutiger Perspektive undenkbar scheint: Beatson stellte seinen Gedankenblitz sofort auf den Prüfstand und setzte seine Idee in die Tat um. Er entfernte drei Frauen, die an metastasiertem Brustkrebs litten, die Eierstöcke. Vermutlich auch zu Beatsons eigenem Erstaunen reagierten die Patientinnen aber auf seine Therapie, und die Tumoren begannen zu schrumpfen.[64]

Inspiriert von verschiedenen kursierenden Anekdoten suchten Whalpole und seine Kollegen einen Kooperationspartner, mit dem sie ihre Idee der antihormonellen Therapie des Brustkrebses an echten Patientinnen testen konnten. Sie fanden eine solche Partnerschaft in der Person von Mary Cole, einer Onkologin und Strahlentherapeutin am Cristie Hospital in Manchester.

1969 lief die erste Studie mit Tamoxifen an. 64 Frauen mit fortgeschrittener, bereits metastasierter Erkrankung wurden mit dem Medikament behandelt. Das Ergebnis übertraf alle Erwartungen. Die Mehrzahl der Frauen sprach auf die Therapie an. Viele davon reagierten sogar außerordentlich deutlich. Ihre Lungenmetastasen schrumpften, von Tumorzellen durchsetzte Lymphknoten schmolzen ein, und die zerfressenen Knochen begannen wieder, ein normales Knochengerüst aufzubauen. Auch wenn diese Behandlung keine definitive Heilung versprach, so war das Tamoxifen doch offenbar eine außerordentlich wirksame und vor allem nebenwirkungsarme Therapie.[65]

Eine wichtige Frage war aber noch offen. Kurz nachdem George Beatson fast 80 Jahre zuvor seinen ersten Bericht über die Erfolge der Ovarektomie[66] beim Brustkrebs verfasst hatte, fing eine Gruppe von Londoner Chirurgen an, sein Konzept bei einer größeren Gruppe von Patientinnen zu überprüfen. Ihre Studie bestätigte im Großen und Ganzen die erstaunliche Wirksamkeit der Entfernung der Eierstöcke. Es stellte sich aber auch heraus, dass nicht alle Frauen auf die Behandlung ansprachen. Bei knapp einem Drittel der behandelten Frauen war keinerlei positive Wirkung zu beobachten.[67] Einer der Chirurgen stellte resigniert fest, dass es leider vollkommen unmöglich sei vorauszusagen, welche Patientin von der Entfernung der Eierstöcke profitieren würde und welche nicht.[68]

Jahrzehnte später sah sich auch Mary Cole mit diesem Problem konfrontiert: Das Tamoxifen wirkte, aber es wirkte, ähnlich wie die Ovarektomie, nur bei etwa zwei Dritteln der behandelten Patientinnen.[69] Das Rätsel der Wirkung der Antiöstrogentherapie wurde von Craig Jordan geknackt. Nur die Krebsformen, die ihren Östrogen-Rezeptor nicht verloren hatten, sprechen auf die Behandlung an.

Cole und Whalpole hatte damit nicht nur ein völlig neues Therapieprinzip für bestimmte Krebsformen entwickelt. Mit Hilfe von Craig Jordan war es zum ersten Mal möglich geworden, ein Medikament individuell denjenigen Patienten zukommen zu lassen, deren Tumor auch mit den entsprechenden molekularen Zielen für die Therapie ausgestattet ist.

Das Tamoxifen vereinigte zwei Eigenschaften in sich, die es zum idealen Kandidaten machte, eine völlig neue Rolle für Medikamente in der Krebstherapie zu definieren. Tamoxifen war bei geeigneter Auswahl der Patientinnen außerordentlich wirksam; und es war im Vergleich zu den meisten Zytostatika risikoarm und gut verträglich. Mehr als jedes andere Medikament schien es geeignet, Willy Meyers Traum, Chirurgie und adjuvante medikamentöse Therapie zur Prävention von Metastasen zu kombinieren, wahr werden zu lassen.

Es war der Amerikaner Bernie Fisher, der im Januar 1977 die erste große Studie zum unterstützenden Einsatz von Tamoxifen bei Frauen mit lokal begrenztem Brustkrebs ins Leben rief. Anfang der 80er-Jahre lagen die ersten Ergebnisse vor: Die Kombination mit Tamoxifen reduzierte die Zahl der Rückfälle nach einer Operation um fast die Hälfte! Seit Mitte der achtziger Jahre wird daher weltweit fast allen Frauen mit Östrogen-abhängigem Brustkrebs eine adjuvante, das heißt unterstützend antihormonelle Therapie empfohlen.

Zunächst gab es erhebliche Vorbehalte, die nebenwirkungsträchtige Chemotherapie in ähnlicher Weise als adjuvante Form der Behandlung einzusetzen. Der junge amerikanische Onkologe Paul Carbone[70] biss auf Granit, als er Ende der sechziger Jahre versuchte, bei lokal begrenzten Mammakarzinomen die Operation durch eine anschließende Chemotherapie zu ergänzen, konnte aber in den USA nicht realisiert werden.

Es blieb daher einem kongenialen italienischen Duo vorbehalten, die Chemotherapie in ihre neue Rolle einzuführen. Im Sommer 1973 starteten Gianni Bonadonna und Umberto Veronesi in Mailand mit ihrer Studie. Nach den entsprechenden Voruntersuchungen zum Ausschluss von Fernmetastasen und nach erfolgreicher operativer Entfernung des Tumors in der Brust wurden die betroffenen Frauen einer von zwei Behandlungsgruppen zugelost. Wie bisher nach der Operation üblich wurde die erste Gruppe von Frauen lediglich nachbeobachtet. Die zweite Gruppe erhielt im Anschluss an die Entfernung des Tumors noch sechs Kurse einer Dreier-Kombination der Zytostatika Cyclophosfamid, Methotrexat und 5-Fluoruracil.[71] Mit dieser Studie machten sich die beiden Italiener zunächst wenig Freunde. Sie wurde von der chirurgischen Zunft argwöhnisch beobachtet. Bonadonna drückt in seine Erinnerungen drastisch, aber wohl realitätsnah aus: »Sie waren nicht nur skeptisch. Sie waren Feinde ...«[72]

Als Bonadonna an einem nebligen Wintermorgen des Jahres 1975 in der Maschine nach Brüssel saß, um auf dem europäischen Onkologen-Kongress die ersten Zwischenergebnisse seiner Studie vorzutragen, muss seine Anspannung gewaltig gewesen sein. Nachdem er seine Ausführungen beendet hatte, herrschte im großen Auditorium in Brüssel zunächst gebanntes Schweigen: Fast die Hälfte der Patientinnen der Kontrollgruppe hatten einen Rückfall erlitten, während zwei Drittel der Frauen, die mit Chemotherapie nachbehandelt worden waren, gesund blieben. Mit anderen Worten: Die adjuvante Chemotherapie mit dem CMF-Schema hatte eine von sechs Frauen vor einem Rückfall bewahrt. Inzwischen erhalten fast alle jüngeren Frauen mit entsprechenden Risikosituationen und Frauen mit hormonunabhängigem Brustkrebs eine Form adjuvanter Chemotherapie.

Aber die Ergebnisse von Bonadonna und Veronesi haben nicht nur die Behandlung des Brustkrebses revolutioniert. Sie haben die gesamte onkologische Landschaft verändert. Vom Kopf bis in das kleine Becken hat sich das Konzept der multimodalen Therapie bei vielen nicht-metastasierten Krebserkrankungen inzwischen durchgesetzt. Dazu gehören nicht nur die aggressiven Formen vieler Hirntumoren, sondern auch die Karzinome des Magens, des Darms, der Bauchspeicheldrüse, des Eierstocks und manche Tumoren der Lunge.

Bei einigen Erkrankungen werden sogar alle drei Säulen der Krebstherapie kombiniert. Operable, aber fortgeschrittene Tumoren im Mund-, Rachen- und Kehlkopfbereich mit entsprechenden Risikofaktoren werden nach der Entfernung des Tumors durch eine Kombination von Bestrahlung und Chemotherapie nachbehandelt. Bei fortgeschrittenen Tumoren des Enddarms wird diese Kombination der Operation vorangestellt, aber auch manche Krebserkrankungen des weiblichen Genitaltrakts werden mit einer solchen Dreierkombination behandelt.

Die multimodale Krebstherapie ist nicht der ersehnte große und spektakuläre Durchbruch. Durch die fortschreitende Optimierung solcher Konzepte konnten aber in den letzten 20 Jahren die Heilungschancen vieler Tumorerkrankungen Stückchen um Stückchen verbessert werden.

Lindernde Gifte?

Sonntag, 20. Dezember 2009

Ich zögerte. Es fiel schwer, das, was mir auf dem Herzen lag, in die passenden Worte zu kleiden.

»Imogen, es kann sein, dass bald der Punkt kommt, an dem du entscheiden musst, wie weit du gehen möchtest, um dem Krebs noch ein bißchen Zeit abzuzwacken.« Sie legte ihre Stirn auf meine Schulter: »Ich weiß.«

Schon die Blutwerte der letzten Wochen hatten es angedeutet. Das Computertomogramm vor einigen Tagen hatte dann allen Schönredereien ein Ende gemacht: Er wuchs wieder – trotz Chemotherapie!

Wir spazierten am Flussufer entlang. Nebel lag über dem Wasser, und die Dezemberkälte hatte die kahlen Äste am Ufer mit dickem Rauhreif überzuckert.

»Weißt du, die letzten drei Monate hatte ich das Gefühl, auf einer kippeligen Wippe zu verbringen. Bis Anfang Dezember hab' ich es geschafft, die Balance zu halten. Ich hatte mich sogar an die Chemo gewöhnt, solange ich das Gefühl hatte, dass sie auf meiner Seite was drauflegt, wenn der Krebs nach unten zu ziehen beginnt. Aber seit zwei oder drei Wochen merke ich, dass etwas aus dem Lot geraten ist. Ich werde weniger, und er wird mehr. Und jetzt geht auch der Deal mit der Chemo nicht mehr auf.«

Ich zog sie enger an mich: »Du hast recht. Es hat keinen Sinn, mit dem Zeug weiterzumachen. Der Tumor scheint sich daran gewöhnt zu haben. Wir müssen was anderes probieren.«

»Noch eine Chemo?« Imogen schaute mich an. »Glaubst du dran?«

»Ich weiß es nicht. Ich weiß es wirklich nicht. Es gibt schon noch ein paar Sachen, die wir ausprobieren können.« Ich war mir tatsächlich vollkommen unsicher. Die Chance, dass eine Chemotherapie anspricht, wird mit der zunehmenden Zahl der Versuche immer geringer.

Wir waren inzwischen an einer kleinen Fußgängerbrücke angekommen.

Der Weg gabelte sich. Der Nebel wurde immer dichter. Der Pfad vor uns verlor sich nach knapp 30 Metern im weißgrauen Dunst. Auch das andere Flussufer war kaum noch zu sehen.

Ich schaute Imogen an. »Wir sollten es probieren. Aber du musst mir eins versprechen. Vergiss die Laborwerte, vergiss die Röntgenbilder. Du musst das Gefühl haben, dass das Leben mit der Chemo besser ist als ohne. Nichts anderes zählt ...«

Wir gingen über die Brücke.

...

Als sich Martin von Tours an einem kalten Wintertag dem Stadttor von Amiens näherte, bemerkte er an der Mauer vor dem Tor einen frierenden, unbekleideten Mann, im Schmutz kauernd. Er hatte Mitleid mit ihm, und so nahm er sein Schwert und teilte kurzerhand seinen Umhang. Er hüllte den zitternden, alten Mann in die abgetrennte Hälfte seines dicken, wärmenden Mantels. Diese berühmte Geste begründete nicht nur die bekannteste Legende vom heiligen Martin. Das Umhüllen mit dem Mantel wurde auch zum Archetyp menschlicher Fürsorglichkeit.

Wo Ärzte nicht mehr heilen können, ist Fürsorge und Linderung ihre vornehmste Aufgabe. Auch heute noch ist Krebs oft unheilbar. Immer noch stirbt weltweit fast die Hälfte der Krebspatienten an ihrer Krankheit. Dem Tod gehen oft einige Lebensjahre mit der Erkrankung voraus. Was für diese Patienten zu tun bleibt, ist Fürsorge. Die Linderung (Palliation) der Krankheit und ihrer Symptome ist eine der wichtigsten Aufgaben der Onkologie. Der Begriff Palliation stammt nicht zufällig vom lateinischen Verb *palliare* ab, was so viel heißt wie »ummanteln« oder »mit einem Mantel umhüllen«.

Dieser »Mantel« der Palliativtherapie kann unterschiedlichster Natur sein. Wenn von palliativer Medizin die Rede ist, denken viele in erster Linie an die Behandlung von Schmerzen oder im weiteren Sinn an die symptomatische Therapie von all den körperlichen Problemen und Beschwerden, die vom Krebs verursacht werden können.[73] Auf den ersten Blick scheint es daher nicht sonderlich plausibel, um die Lebensqualität zu verbessern, eine nebenwirkungsträchtige Behandlung wie die Chemotherapie einzusetzen. Trotzdem hat sich die medikamentöse Tumortherapie auch in dieser unspektakulären, aber wichtigen Rolle inzwischen fest etabliert. Gerade bei Erkrankungen wie dem metastierten Brustkrebs gelingt es mit einer palliativ intendierten Antihormon- oder auch Chemotherapie manchmal, den Krebs in die Rolle einer chronischen Erkrankung zu drängen, die zwar nicht abgeschüttelt werden kann, mit der die Patientinnen aber unter Umständen Jahre, manchmal sogar Jahrzehnte ein auskömmliches Leben führen können. Auch bei anderen häufigen Krebserkrankungen wie dem Darmkrebs, dem Eierstockkrebs, den langsam wachsenden, aber inkurablen Formen von Lymphdrüsenkrebs und sogar bei einigen Varianten des Lungenkrebses[74] kann dies gelingen.

Es ist außerordentlich schwierig, eine allgemeine Regel dafür aufzustellen, wann eine palliative Chemotherapie angebracht ist. Manche Krebserkrankungen wie Brust- oder Darmkrebs sind dafür eher prädestiniert sind als andere, weil wir für sie über eine breite Palette Medikamente verfügen, die durchaus wirksam sein können. Die definitive Entscheidung zur palliativen Chemotherapie kann aber immer erst nach der Prüfung der individuellen Gegebenheiten jedes Einzelfalls erfolgen. Dabei sind die Aspekte, die ein Arzt objektiv überprüfen kann, nur eine Seite der Medaille. Natürlich muss er sich vergewissern, ob die Krebserkrankung dem Patienten genügend körperliche Reserven gelassen hat, um eine solche Therapie zu überstehen.[75] Vor allem nicht schaden *(primum nihil nocere)* – Hippokrates' berühmtes Diktum ist speziell in der Palliativtherapie immer noch das oberste Gebot.

Die andere Seite der Medaille kann nur aus dem Blickwinkel des Patienten in Augenschein genommen werden. Jede palliative Therapie muss in das Lebenskonzept des Betroffenen passen. Dazu gehört weit mehr als eine potentielle Verträglichkeit und die Aussicht auf Wirksamkeit. Aber davon soll im letzten Kapitel die Rede sein.[76]

Auch wenn es inzwischen viele Studien gibt, die untersucht haben, unter welchen Bedingungen eine palliative Chemotherapie Sinn machen könnte, folgt die Behandlung im Einzelfall jedes Mal wieder dem Prinzip von Versuch und Irrtum. Die erste Hürde ist die Verträglichkeit der Behandlung. Meist stellt sich schon nach den ersten Gaben eines Medikaments heraus, ob der Patient imstande ist, mit der Therapie ein vernünftiges Leben zu leben. Die zweite Hürde steht am Ende der ersten Therapiephase, meist nach einer Zeit von acht bis zwölf Wochen. Spätestens dann muss sich zeigen, ob die Behandlung auch wirksam ist. Das Minimalziel ist ein Wachstumsstillstand, erwünscht ist aber die eindeutige Verkleinerung, im Idealfall natürlich das Verschwinden der Tumormassen. Die Überprüfung der Wirkung einer Therapie erfolgt meist mit den Mitteln der Radiologie.[77] Spricht ein Tumor auf eine Behandlung an, so wird die Therapie in der Regel fortgesetzt. Für die optimale Dauer einer palliativen Chemotherapie können aber ebenfalls kaum allgemein verbindliche Regeln aufgestellt werden. Manchmal ist es sinnvoll, so lange zu behandeln, wie eine Wirkung auf den Tumor nachgewiesen werden kann. Nicht selten sind aber Pausen und therapiefreie Intervalle notwendig.

Meldet sich das Raubtier zurück, steht die schwierige Entscheidung an, ob die Behandlung wieder aufgenommen werden soll. Oft muss dann eine Umstellung auf eine andere Form der palliativen Chemotherapie vorgenommen werden, die sich erneut an den beiden Hürden Verträglichkeit und Wirksamkeit beweisen muss. Das Maß der Dinge ist dabei immer die Lebensqualität des Patienten, die in der Gesamtheit aller ihrer Facetten schwer zu objektivieren ist. Im Verlauf einer Erkrankung können die Kriterien und Eckpunkte der Entscheidungen in Fluss geraten. Die einzige Konstante ist der Wandel. Gute Palliativtherapie setzt also einen fortwährenden Dialog zwischen Behandler und Behandeltem voraus. Ein Aspekt jedoch ist leider allen Formen der palliativen Chemotherapie gemeinsam: Ihre Wirkung ist in zweierlei Hinsicht begrenzt.

Segen und Fluch der evolutionären Fitness

Die Chemotherapie ist ein unsicherer Kantonist. Selbst bei ihrer Paradedisziplin, der Behandlung der Leukämien, gibt es immer wieder Patienten, bei denen die Medikamente nicht die erwartete Wirkung zeigen. Noch schlimmer ist die Lage, wenn solide Tumoren, Karzinome oder gar Sarkome behandelt werden sollen. Selbst die wirksamsten Kombinationen von Medikamenten sprechen oft bei weniger als der Hälfte aller Patienten an.

Und damit nicht genug: Selbst wenn die Medikamente Wirkung zeigen und die Metastasen schrumpfen, ist der Erfolg fast nie von Dauer. Nach Monaten, bestenfalls nach wenigen Jahren, verlieren sie ihre Wirkung, und die Tumoren beginnen auch, wenn sie behandelt werden, wieder zu wachsen. Manchmal gibt es die Option, die Strategie zu wechseln und neue Medikamente auszutesten. Das makabre Spiel beginnt dann von vorn.

Von der Handvoll der oben beschriebenen Ausnahmen[78] abgesehen scheitern alle bekannten Formen der medikamentösen Krebstherapie über kurz oder lang an zwei unterschiedlichen Formen von Resistenz. Von primärer Zytostatikaresistenz spricht man, wenn eine Krebserkrankung von vornherein nicht auf die üblichen Zytostatika anspricht. Nehmen wir zum Beispiel den Morbus Hodgkin, die große Erfolgsgeschichte der medikamentösen Onkologie. Mit Hilfe der Chemotherapie[79] werden inzwischen weit über 80 Prozent aller Hodgkin-Patienten von ihrer Erkrankung geheilt. Die Zellen des Morbus Hodgkin und die mancher anderer Formen von Lymphdrüsenkrebs sind unter anderem deshalb oft erfolgreich mit Zytostatika zu behandeln, weil sie über Sollbruchstellen verfügen. Wie ihre Vorfahren, die Stammzellen des blutbildenden Systems, verfügen diese Zellen über hoch effiziente Selbstmordprogramme. Diese Systeme bestehen aus Kaskaden von Proteinen, deren Aktivierung im zellulären Harakiri endet. In solchen Zellsystemen haben die Zytostatika vergleichsweise leichtes Spiel. Sie müssen nur den ersten Stein ins Rollen bringen, die Kaskade gerät in Bewegung und erledigt den Rest.[80]

Wenn Krebserkrankungen aus ein und demselben Zelltyp hervorgegangen sind, kann sich das Muster der mutierten Krebsgene von Patient zu Patient erheblich unterscheiden. Auch Krebszellen, die sich unter dem Lichtmikroskop gleichen wie ein Ei dem anderen,[81] können sich auf der Ebene der Gene deutlich unterscheiden. Trotzdem produzieren manche Varianten exzessiv hohe Mengen eines Protein namens Bcl-2. Damit sind sie resistenter gegenüber der üblichen Chemotherapie als andere Lymphome.

Dies ist nur ein Beispiel unter vielen. Manche Zelltypen sind seit unzähligen Generationen den Umgang mit Giften gewohnt. Dazu gehören die Zellen der Darmschleimhaut oder auch professionelle Entgifter wie die Leberzellen.[82] Daher hat die Evolution solche Zellen mit einer hohen Aktivität von Genen wie dem mdr-1 ausgestattet, wobei mdr für *multi-drug resistance*, engl. für *multiple Medikamenten-Resistenz*, steht. Diese Gene produzieren molekulare Pumpen, die Gifte wieder aus der Zelle entsorgen können, wenn ihre Konzentration im Zellinnern ein erträgliches Maß überschritten hat. Nicht nur Genmutationen, auch die normale genetische Vielfalt der Menschen trägt zu individuellen Unterschieden in der Reaktion auf Medikamente bei.[83]

In den letzten 25 Jahren wurden immer neue genetische Ursachen primärer Zytostatikaresistenz entdeckt. Enzyme bauen Medikamente ab. Eiweiße verändern ihre Gestalt, um sich dem Zugriff der Zytostatika zu entziehen. Proteinsysteme werden hochgefahren, um die Schäden, welche die Chemotherapie an der DNA anrichtet, wieder zu reparieren. Eine Zelle hat viele Möglichkeiten, sich der Wirkung eines Medikaments zu entziehen.

Vielleicht wird der individuelle Blick in die Gene einmal dazu führen, dass jedem Patienten ein individueller Cocktail von Medikamenten auf den Leib geschneidert wird, dessen Rezeptur auf der Basis der individuellen genetischen Signatur seines Tumors zusammengestellt wurde. Aber davon und von anderen realen und irrealen Utopien wird im nächsten Kapitel die Rede sein.

Auch wenn ein Zytostatikum anfangs wirkt, kann der Erfolg von kurzer Dauer sein. Leider sind Tumoren höchst dynamische Systeme, deren molekulare Signatur sich wandeln kann. Werden sie erst im Verlauf einer Therapie gegen ein Zytostatikum resistent, dann spricht man von sekundärer Resistenz. Immer wenn die Behandlung nicht alle Tumorzellen abtöten kann, ist die Entstehung solcher sekundärer Resistenzen fast unausweichlich, denn die überlebenden Krebszellen haben das mächtigste Prinzip der Biologie auf ihrer Seite – das Prinzip der Evolution.

Die Auseinandersetzung zwischen Krebszellen und Zytostatika ist eine Rekapitulation der Evolution im Kleinen.[84] Alle notwendigen Zutaten sind vorhanden: Eine große Population von ebenso egoistischen wie reproduktionsfähigen Individuen mit unterschiedlicher genetischer Fitness, ein entsprechender Selektionsdruck,[85] und – aufgrund der kurzen Generationszyklen der Krebszellen – auch genügend Zeit für Anpassungsvorgänge. Die Armada der Krebszellen ist ein heterogener und vor allem flexibler Gegner. Durch die Rückmutation zu zellulären Egoisten entstand eine Population selbstsüchtiger einzelliger Individuen, ausgerüstet mit der gesamten genetischen Fitness, die in den vielen Jahrmillionen der Phylogenese des Menschengeschlechts akkumuliert wurde. Krebserkrankungen – zumal wenn sie metastasiert sind – bestehen aus einer Unzahl zellulärer Individuen.

Wir müssen uns vor Augen führen, dass ein einziger Tumor mit einem Volumen von 100 Millilitern aus zehnmal mehr Zellen besteht, als unsere Erde Menschen trägt. Obwohl alle diese Zellen klonale Kinder einer einzigen Ur-Tumorzelle sind, ist diese Armada nicht so gleichförmig, wie man vielleicht vermuten könnte. Mit der Zahl der Individuen wächst auch die genetische Heterogenität der Population. Die genetische Instabilität,[86] die viele Tumorerkrankungen kennzeichnet, ist mitverantwortlich. Denn es reicht aus, wenn sich unter den vielen Milliarden Tumorzellen eine Handvoll Zellen mit einer genetischen Variante befinden, die sie gegen ein bestimmtes Medikament immun macht. Ist das der Fall, dann betreibt eine Chemotherapie langfristig sogar das Geschäft dieser Subklone. Nach und nach werden die Milliarden sensibler Tumorzellen eliminiert, und der Tumor schrumpft. Manchmal verschwindet er sogar für einige Zeit von der Bildfläche der Radiologen. Übrig geblieben sind aber die paar Zellen, denen die Chemotherapie nichts anhaben kann. Nach und nach gewinnen diese Zellen die Oberhand, das Kräftegleichgewicht verschiebt sich, und ein neuer Tumor beginnt zu wachsen.

Inzwischen gehen viele Krebsforscher davon aus, dass es – wie bei vielen anderen Zelltypen auch – innerhalb der Krebszellpopulation einen besonderen Pool von Tumor-Stammzellen gibt, die über ein besonderes Regenerationspotential verfügen und vielleicht so etwas wie der eigentliche Motor der Erkrankung sind. Manche gehen sogar so weit, diese Stammzellen zum eigentlichen Problem zu erklären. Ihrer Meinung nach war bisher vielleicht der falsche Gegner im Visier der wissenschaftlichen und therapeutischen Bemühungen.[87]

Kein Medikament kann alle Krebszellen auf einen Schlag vernichten. Die Mega-Dosen, die zu einem solchen ultimativen Coup nötig wären, würde kein Mensch überleben. Daher wird eine Chemotherapie meistens zyklisch in Abständen von ein, zwei, drei oder vier Wochen verabreicht. Bei jedem Zyklus wird dabei hoffentlich ein erheblicher Teil der Krebszellen vernichtet. Die Intervalle zwischen den Zyklen lassen den gesunden Zellen des Körpers, insbesondere den Stammzellen des Blutes, die nötige Zeit zur Regeneration. Die zyklische Gabe bietet außerdem die Chance, im folgenden Zyklus auch die Zellen zu erwischen, die sich Wochen zuvor in einer ungünstigen Phase des Zellzyklus befunden haben.

Die Kehrseite dieser Strategie ist aber, dass auch der Krebs Zeit gewinnt. Die Mutationsraten in Tumoren sind hoch. In den Intervallen können neue, nicht präformierte genetische Varianten entstehen, die besser mit dem Selektionsdruck zurechtkommen und sich langsam der Therapie entziehen. Wir existieren, weil wir das Produkt der mächtigen Gesetze der Evolution sind. Da aber Naturgesetze für alle und ohne Unterschied gelten, spielen sie in diesem Fall auch den Krebszellen in die Hände.[88] Diese Zellen haben den großen Kooperationsvertrag vielzelliger Organismen aufgekündigt. Sie treten als pervertierte, aber autonome kleine Darwinmaschinen auf der Bühne der Evolution wieder in Erscheinung, einzig daran interessiert, die Welt oder zumindest ihren Wirt mit Kopien ihres Selbst zu bevölkern.

Fazit – Chemotherapie im Dilemma:
Wenn Krebs zum Problem des ganzen Körpers geworden ist

Die Entwicklung eines wirksamen Medikaments gegen Krebszellen erinnert an den Versuch, einen Kreis zu quadrieren. Eine Chemotherapie hat konkurrierende Ziele: Sie soll Krebszellen abtöten, ohne den gesunden Körper irreversibel zu schädigen. Bisher zielen aber alle konventionellen Zytostatika auf eine Maschinerie, die auch in fast allen gesunden Zellen präsent ist. Die Unterschiede, die die Zytostatika nutzen, sind quantitativer, nicht qualitativer Natur. Eine definitive Chemotherapie mit dem Ziel, den Krebs zu heilen, ist ein Gang über einen schmalen Grat. Die Tür zur Behandlung steht oft nur einen schmalen Spalt breit offen. Meistens überlappen sich Wirkungen und Nebenwirkungen. Trotzdem hat diese Form der Chemotherapie die Behandlung mancher Krebserkrankungen revolutioniert. Sie kann eine kleine Gruppe von Krebserkrankungen tatsächlich heilen. Es mag eine glückliche Fügung des Schicksals sein oder auch in der Natur der Sache liegen: Ausgerechnet die Zellen der akuten Leukämie, des »flüssigen« Krebses, haben besondere biologische Eigenschaften, die sie zu einer durch konventionelle Zytostatika heilbaren Krankheit machen. Diese Eigenschaften teilt sie mit einer Handvoll weiterer, sehr spezieller Krebsformen.

Beim Gros der Krebserkrankungen muss sich die medikamentöse Tumortherapie mit einer bescheideneren Rolle zufrieden geben. Im Verbund mit Operation oder Strahlentherapie, in Form einer adjuvanten Chemotherapie, tragen Krebsmedikamente dazu bei, die Heilungschancen vieler scheinbar lokal begrenzter Tumorerkrankungen zu verbessern. Sie helfen, weil sie im Körper zirkulierende Tumorzellen abtöten oder weil sie die lokale Wirkung der Bestrahlung erhöhen.

In ihrer dritten Rolle, als palliative Therapie, kann es der Chemotherapie gelingen, das Leben mit dem Krebs zu verlängern oder zumindest erträglicher zu gestalten. Bei metastasierten Krebserkrankungen[89] vermag sie die Mauer zwischen Leben und Tod ein Stückchen zu verschieben. Eingerissen wurde diese Mauer aber bisher nicht. Auch heute noch ist fast keine der häufigen Krebserkrankungen heilbar, wenn sie einmal die Schwelle zur Systemerkrankung überschritten hat. Auch in unserem Fall sollte sich diese Regel bewahrheiten. Die Frage bleibt, ob es dennoch Grund zur Hoffnung gibt …

10. Kapitel

Sanfte Träume – Gibt es eine Hoffnung auf alternative Krebstherapien?

Donnerstag, 30. Dezember 2010

Dunkel, trübe und unergründlich wie ein Moorsee blubberte das Gebräu in dem stählernen Kessel, der vor mir auf dem Herd stand. Blasen stiegen auf. Sie rissen eine Vielzahl von Fragmenten wundersamer, mir unbekannter, getrockneter Pflanzenteile mit an die Oberfläche. Langsam kühlte sich der Sud ab. In dem Kessel befand sich ein Kräutertee. Eine Freundin hatte Imogen diesen Tee zugesandt, zusammen mit einem rührenden Brief und Kopien von Berichten über allerlei wundertätige Wirkungen. Die Kräutermischung aus Klettenwurzel, Sauerampfer, Ulmenrinde, Brunnenkresse, Benediktenkraut, Braunalge, Rotkleeblüten und Rhabarberwurzel entstammte angeblich dem über Generationen tradierten Wissen von Medizinmännern und Heilkundigen des Stammes der Ojibwa-Indianer aus dem Osten Kanadas.[1] Dieses Gemisch sollte den euphorischen Bekundungen des Beipackzettels und auch des Internets zufolge bei einer Vielzahl von Krankheiten und Beschwerden – natürlich inklusive Krebs – erstaunliche Wirkungen entfaltet haben. Knapp vier Monate zuvor waren die Metastasen in Imogens Lungen entdeckt worden. Seither hatten wir vier wechselvolle Monate hinter uns gebracht. Seit September ließ ich Imogen in unserer Tagesklinik in regelmäßigem Abstand alle drei Wochen zwei verschiedene Zellgifte in ihre Venen laufen. Diese Chemotherapie hatte eine gewisse Wirkung gezeigt. Den rasch wachsenden Knoten war zunächst einmal Einhalt geboten worden.

Krebs, der stillhält, wird als geschenkte Zeit empfunden. Trotzdem durchquerten wir in diesen vier Monaten auch Schluchten schwärzester Finsternis. Die Dunkelheit solcher Tage üben allerdings einen seltsam kontrastierenden Effekt auf das Erleben der Zwischenzeiten aus. Knappe Ressourcen erscheinen besonders kostbar. Und so tauchten die normalen, kleinen Rituale des Herbstes plötzlich in ein nie gekanntes, glanzvolles Licht. Im Oktober hatten wir endlich geheiratet, ein wunderschönes, allen überflüssigen Zierrats entkleidetes Fest mit einigen wenigen Freunden. Das Kastanienklauben mit unserer kleinen Tochter, die Spaziergänge im bunten Herbstlaub, im Morgennebel am Fluss, wurden zu Festen des Alltags.

Vor zehn Tagen hatte sich der Krebs zurückgemeldet. Die Chemotherapie hatte ihre Macht über die Tumorzellen verloren. Plötzlich reichten die kleinen Fluchten des Alltags nicht mehr aus. Was jetzt nottat, waren Träume. Träume sind nicht nur legitim, sie sind schön und unverzichtbar. Sie sind umso schöner, wenn sie einen kleinen, realen Kern haben, der auch im grellen Licht der Wirklichkeit noch Bestand hat, weil er auf eine konkrete Utopie verweist. Im zweiten Teil dieses Kapitel geht es um solche Träume handfester Natur, um utopische Geschichten, blaue Blumen, die aber im erdigen Humus eines rasch wachsenden Verständnisses unseres Körpers und der Krebserkrankung wurzeln: Es geht um Fiction, *die gleichzeitig auch* Science *ist.*

Imogen hörte die Geschichten über die konkreten Utopien der Krebsforscher gerne. Sie schienen ihr wie eine Verheißung, die etwas Schönes und Beruhigendes hat. Sie hörte sie gern, obwohl ihr vollkommen klar war, dass sie selbst den Eintritt dieser Verheißungen wohl nicht mehr erleben würde ...

Trügerische Alternativen oder: Träume wie Schäume

Im Schatten des rasant wachsenden Baumes medizinischen Wissens trieb in den letzten 100 Jahren auch ein Pflänzchen aus, das nicht im Boden der naturwissenschaftlichen Tradition des Abendlandes wurzelt. Die Rede ist von der Alternativmedizin oder besser: von allem, was sich hinter diesem Begriff versammelt. Hinter dem Banner der Alternativmedizin scharen sich die Vertreter unterschiedlichster »Heilkunden«, Methoden und Traditionen, von A wie Atemtherapie bis Z wie Zaubertee. Manchmal treten Synonyme wie ganzheitliche oder – etwas bescheidener – komplementäre Medizin an seine Stelle. All diesen Begriffen gemeinsam ist aber eine suggestive Logik, die uns glauben lässt, den vielen medizinischen Disziplinen werde nicht einfach noch eine weitere hinzugefügt, sondern hier sei ganz grundsätzlich ein Gegenmodell zur herkömmlichen Medizin aus der Taufe gehoben worden. Dieser Gegenentwurf pocht – zu Recht oder zu Unrecht – auf Eigenständigkeit, manchmal auch auf Gleichberechtigung neben der konventionellen Schulmedizin.

Nicht zuletzt ist damit oft auch die Forderung nach Alimentierung durch das öffentliche Gesundheitswesen verbunden.

Neben dem erfolgreichen »Label« Alternativmedizin wirkt die überkommene Schulmedizin heute wie ein hässliches Entlein. Durch diesen Begriff stigmatisiert, schmeckt die »Schulmedizin« nach Karbol und bitteren Pillen, wirkt verknöchert, orthodox; es scheint, sie kuriere nur an den Symptomen herum und sei längst an ihre Grenzen geraten. Metastasierte Erkrankungen sind in der Regel auch heute noch unheilbar. Auch die kurativen Methoden konventioneller Medizin sind keine Spaziergänge. Trotz aller Fortschritte produzieren Chirurgie, Strahlentherapie und Chemotherapie oft nicht unerhebliche Nebenwirkungen. Es ist daher kein Wunder, dass die Verheißung einer alternativen Form von Medizin, einer Medizin, die sanft ist und womöglich sogar dort Heilung versprechen könnte, wo die Schulmedizin mit ihrem Latein am Ende ist, auf fruchtbaren Boden fallen kann.

Die subtilen Konnotationen der Dichotomie der Begriffe von Schulmedizin und Alternativmedizin tragen ihren Teil dazu bei. Jeder kennt die Klischees: Die Schulmedizin sei artifiziell, kalt, mechanistisch, nebenwirkungsreich und huldige in unzulässiger Weise einem reduktionistischen Weltverständnis. Die Methoden der alternativen Medizin dagegen seien sanft, natürlich und effektiv, weil sie an die Wurzeln gehen und dabei stets den ganzen Menschen im Auge haben.

Was ist dran an solchen Klischees? Um sich dieser Frage zu nähern, müssen wir uns klarmachen, worin sich Schul- und Alternativmedizin prinzipiell und systematisch unterscheiden. Der Begriff »Alternative« ist in gewisser Hinsicht eine negative Definition. Ihr Terrain entsteht durch Abgrenzung von der ungeliebten Verwandtschaft. Um diese Grenzen ziehen zu können, müssen wir erst den Geltungsbereich der »konventionellen« Medizin vermessen. Nun ist die Geschichte der Medizin allerdings eine Geschichte des Wandels, der Paradigmenwechsel, der schleichenden wie sprunghaften Veränderungen, eine Geschichte der Spezialisierung und der Diversifizierung. Vom ausgehenden Mittelalter bis ins 19. Jahrhundert hinein gab es lediglich die »Doctores beyder Arzneyen«, die Chirurgie und ihre konservative Schwester, die (innere) Medizin. Diese beiden Fächer definierten sich aufgrund ihrer unterschiedlichen Methodik.

Mit dem wachsenden Verständnis für die Anatomie des Körpers, den Aufbau, die Funktion und die Pathologie der Organe entstanden in der zweiten

Hälfte des 19. Jahrhunderts die am Organ orientierten Disziplinen wie die Augenheilkunde, die Hals-Nasen-Ohren-Heilkunde, die Urologie, die Orthopädie oder die Dermatologie. Quer zu diesen Disziplinen entstanden Fächer wie die Kinder- und Frauenheilkunde – Spezialisierungen, die sich über ihr spezifisches Patientenklientel definieren. Im 20. Jahrhundert ließen neue technische Verfahren und das neue Verständnis funktioneller Zusammenhänge auf molekularer Ebene das Panoptikum der medizinischen Disziplinen um Fächer wie die Endokrinologie, die Mikrobiologie, die Immunologie, die Onkologie, die Strahlentherapie, die Radiologie oder die Nuklearmedizin anwachsen.

Mittlerweile ist die »Schulmedizin« nicht einmal mehr für den Fachmann zu überschauen, sondern ein Konglomerat von Disziplinen, Diagnose- und Therapie-Verfahren. Sie replantiert Gliedmaßen, rekonstruiert Gesichter und transplantiert Organe, und sie verfügt über ein Repertoire von vielen tausend Medikamenten. Sie nutzt Substanzen aus dem Kräutergarten ebenso chemische Präparate und in Genlabors erzeugte Produkte. Sie arbeitet mit ultravioletter und ionisierender Strahlung, mit Wärme und Kälte, mit Ultraschall und Magnetfeldern, sie salbt, massiert, cremt, schient, schneidet, bohrt, schraubt, näht und transfundiert – und lässt sogar immer noch zur Ader. Sie nutzt High-Tech-Produkte genauso selbstverständlich wie Kräuteraufgüsse, Stützstrümpfe, Massage, wie Gesprächs-, Verhaltens- oder Biofeedback-Therapie. All das und noch viel mehr gehört zum anerkannten Kanon schulmedizinischer Verfahren.

Die Schulmedizin ist weder auf bestimmte Krankheiten noch auf bestimmte therapeutische oder diagnostische Methoden noch auf ein bestimmtes Patientenkollektiv festgelegt. Die gegenwärtige Medizin ist grenzenlos, kontaktfreudig und manchmal gefräßig, wenn es darum geht, sich neue Ideen und Methoden einzuverleiben. Die Schulmedizin hat keinerlei Berührungsängste – mit einer einzigen Ausnahme.

Medizin ist, methodisch betrachtet, eine angewandte Naturwissenschaft und unterliegt erkenntnistheoretisch dem Regelwerk der empirischen Wissenschaften. Wissenschaft, und damit auch Medizin, zeichnet sich durch klar definierte Regeln und Normen für die Aufstellung, Überprüfung, Widerlegung oder Bestätigung von Hypothesen aus. Der große gemeinsame Nenner der Schulmedizin ist die Verpflichtung auf ein naturwissenschaftliches Weltbild – nicht mehr, nicht weniger. Ihr Verständnis vom Körper und seinen Fehlfunktionen fußt auf den Gesetzen der Physik, der Chemie und der Biologie.

Die Chemotherapie selbst ist allerdings ein ausgezeichnetes Beispiel dafür, dass manche Behandlungsformen klinisch eingesetzt werden, ohne dass es eine konsistente Theorie gab, wie diese Therapie eigentlich funktioniert. Solche Formen erkenntnistheoretischer Kurzschlüsse sind unter Umständen legitim und manchmal sogar dringend notwendig. Medizin kann oft nicht warten. Lebensbedrohliche Situationen können zum Handeln zwingen, auch wenn der feste Boden einer wohlbegründeten Theorie fehlt.

Allerdings muss die Medizin auch solche *ad hoc* entwickelten Verfahren einem rigorosen Praxistest unterziehen. Diesen Praxistest haben wir bereits kennengelernt. Es ist die klinische Studie.[2] Seit ihrem Eintritt in die Moderne war das Lebenselixier der Medizin die Entwicklung und Überprüfung von Hypothesen mit Hilfe des Experiments und die permanente Evaluierung ihrer Voraussagen und Behandlungsverfahren durch klinische Studien und im medizinischen Alltag. Dabei muss die Medizin unbedingt vorurteilsfrei sein. Auch Behandlungsformen und Verfahren dubioser Herkunft, die von einem mythologischen oder esoterischen Überbau umwölkt werden, gehören nicht prinzipiell zu den Unberührbaren. Sollte ein solches Verfahren die rigorose empirische Prüfung überstehen und sich als wirksam erweisen, ist es an der Medizin, nach plausiblen Erklärungen für seine Wirksamkeit zu suchen.

Manchmal muss sie ihr Theoriengebäude umbauen, in Teilen sogar umwerfen oder erweitern. Im Normalfall aber findet sie den Mechanismus hinter dem Mythos und damit eine Erklärung, die mit ihrem Weltbild vereinbar ist. Nicht selten wurden in den mit Zauberkraft aufgeladenen Kräutersuden animistischer Medizinmänner Wirkstoffe gefunden, die eine sehr weltliche Erklärung für ihre wundersame Wirkung lieferten. Auch die Studien der Neurophysiologen zu den erstaunlichen Aspekten des Placebo-Effekts sind ein Beispiel für die integrative Kraft der Wissenschaft.

Aus den Kreisen überzeugter Anhänger der Alternativmedizin wird gerne der Satz kolportiert: »Wer heilt, hat recht.« Der Satz ist richtig, weil er tautologisch ist. Trotzdem kann er zur Falle werden. Der glückliche Verlauf eines Einzelfalls taugt grundsätzlich nie zum Beweis der Wirksamkeit einer Behandlungsmethode. *Post hoc* ist nicht *propter hoc*:[3] Nur weil zwei Phänomene aufeinander folgen, muss es zwischen beiden noch keinen kausalen Zusammenhang geben. Das gilt selbst bei Erkrankungen wie dem Krebs, die ohne Therapie fast immer zum Tode führen.[4]

Oft ist es sogar außerordentlich schwierig nachzuweisen, dass eine bestimmte Heilmethode den Heilungsprozess tatsächlich ursächlich herbeigeführt oder zumindest eingeleitet hat. Die Überprüfung der Wirksamkeit einer Therapie muss dem exakt festgelegten und komplexen Regelwerk wissenschaftlichen Arbeitens folgen.[5] So gesehen gibt es in der Schulmedizin zwei Kategorien von Diagnose- oder Therapieverfahren. Die einen gehören schon zum Kanon, weil sie die Prüfungen bestanden haben, und die anderen sind noch auf dem Prüfstand.

Nimmt man die Begriffe »Schulmedizin« und »Alternativmedizin« ernst, dann teilen sie die Welt in zwei streng voneinander getrennte Reiche. Im einen Reich gelten die Gesetze des wissenschaftlichen Arbeitens. Eine kategorische Abgrenzung der Alternativmedizin als Medizin eigener Art kann im Grunde nur bedeuten, dass dieses Regelwerk in ihrem Reich nichts gilt oder für bedeutungslos erachtet wird. Denn einzig und allein die Verpflichtung auf dieses Regelwerk ist es, was die Schulmedizin in ihrem Innersten zusammenhält. Wenn die im Erdenmaßstab geltenden Naturgesetze universell gültig sind – und das ist zumindest die derzeit gängige Arbeitshypothese –, kann es keine prinzipiellen Unterschiede zwischen schul- und alternativmedizinischen Verfahren geben. Dann gibt es lediglich wirksame Therapien, unwirksame Therapien und solche, über deren Wirksamkeit noch nicht entschieden werden konnte.

Daher muss dieser Abschnitt mit einer Enttäuschung enden. Ich halte das weite Feld der Alternativmedizin nicht für das kaum bekannte und zu selten bereiste Land, in dem verborgene Schätze schlummern. Schätze, die nur gehoben werden müssten, um uns der universellen Heilung aller Krebskrankheiten ein Stück näher bringen.

Keines der heute propagierten alternativen Verfahren hat je einen halbwegs überzeugenden Hinweis abgeliefert, dass es in der Lage wäre, die eine oder andere Krebsform zurückzudrängen oder gar zu heilen. Damit soll nicht behauptet werden, dass all diese Verfahren a priori und aus Prinzip unwirksam sein müssen. Nur sollte endlich die unglückliche Vorstellung von zwei grundsätzlich unterschiedlichen Arten von Medizin über Bord geworfen werden. Die Medizin muss neugierig all das beschnuppern, was sich auf dem Markt der alternativen Heilverfahren tummelt. Dafür gibt es inzwischen sogar Lehrstühle. Sie muss überprüfen, was hoffnungsvoll erscheint, und übernehmen, was sich als wirkungsvoll erweist. Methoden und Verfahren aber, die geprüft und für unwirksam befunden wurden, sollten getrost auf den großen Müllhaufen der Medizingeschichte geworfen werden.

Warum habe ich meiner Frau trotzdem und bis zu dem Tag, an dem sie nicht mehr selbst schlucken konnte, den indianischen Zaubertee gekocht? Weder ich noch Imogen glaubten damals ernsthaft daran, dass dieses moorige Gebräu irgendeine greifbare Wirkung auf den Verlauf ihrer Erkrankung haben würde. Aber die Hoffnung ist ein irrlichternder Vogel. Wenn nirgendwo festes Land in Sicht ist, dann verschaffen ihm auch die Trauminseln der Imagination manchmal kleine Verschnaufpausen auf seinem verzweifelten Flug über einen viel zu weiten und viel zu öden Ozean.

Und mehr noch: Gerade weil Imogen wusste, wie wenig der Glaube an den Tee in meine Vorstellungswelt passte, war sie gerührt, und der tägliche Zaubertee wurde zu einem Ritual der Liebe und des gegenseitigen Vertrauens. Bei allen Krebserkrankungen, die nicht zur Heilung, sondern in den Tod führen, kommt die Erkrankung irgendwann an einen Punkt, an dem die Medizin zurück und ins zweite Glied treten muss.[6] Leben, auch und gerade das Leben von hoffnungslos Krebskranken, braucht Raum für Träume.

Das große Reich der alternativen Medizin kann den Stoff für diese Tagträume liefern, nicht mehr und nicht weniger. Solche Träume sind wichtige Ruhekissen. In diesem Sinne können sie komplementär zur Medizin im herkömmlichen Verständnis hilfreich sein. Wer will, mag in ihnen auch eine erweiterte Form der Palliativmedizin sehen. Sie sind kleine Fluchten, aber sie sollten keine Labyrinthe werden, aus denen der Fliehende nicht wieder zurück in die Wirklichkeit findet.

Vielleicht wäre »Metamedizin« ein passenderer Begriff, weil er das eine oder andere Missverständnis vermeiden könnte. Denn eines sind die Verfahren der Alternativmedizin auf keinen Fall: Sie sind keine Alternative zu etablierten Behandlungsformen der Schulmedizin. Leider gibt es immer wieder Beutelschneider und Scharlatane, zuweilen selbst Opfer ihres eigenen Wahngebäudes, die ihre obskuren Methoden genau dafür ausgeben und tatsächlich etablierte Behandlungsverfahren ersetzen wollen.

Ist damit bereits alles gesagt? Müssen wir akzeptieren, dass viele Krebserkrankungen auf unabsehbare Zeit unheilbar bleiben? Oder finden wir auch im grauen Reich der Wissenschaft noch Platz für Träume – Träume, die sich womöglich in eine konkrete Utopie übersetzen lassen?

Realität und handfestere Utopien

1. Januar 2010

Mir wurde zunehmend kälter. Ich zog die Wolldecke bis an den Hals. Der südliche Teil der Stadt verschwand immer mehr hinter einem Amalgam aus Nebel und Pulverdampf. Nur die Silhouette des Roßbergs, einige hundert Meter über dem Tal, hob sich noch klar gegen den Nachthimmel ab. Das neue Jahr war gerade eine Stunde alt geworden. Aus den Häusern auf der anderen Seite der Straße klangen Fetzen der üblichen Silvesterlustbarkeiten zu uns herüber. Man prostete sich in froher Erwartung auf das kommende Jahr zu. In der Wohnung hinter mir war es still. Unsere kleine Tochter schlief und auch Imogen war längst zu Bett gegangen. Der Krebs war jetzt zum Taktgeber geworden und so konnte Imogen den gliedernden Ritualen des Kalenderjahrs keinen Sinn mehr abgewinnen. Dieses Silvester sollte wohl ihr letztes sein.

Ich nahm einen tiefen Schluck aus dem Rotweinglas und noch während mein Blick über die Stadt wanderte, schickten mich meine Gedanken zurück in die Vergangenheit.

Es waren kaum mehr als vier Monate vergangen, seit diesem fatalen Tag im August, an dem der Krebs in unser Leben zurück gekommen war. Das Hirn des Onkologen in mir wusste damals sofort, dass wir uns jetzt auf einer Reise mit unwägbarer Route, aber mit einem unausweichlichen Ziel befanden. Am Ende dieser Reise stand der Tod. Brustkrebserkrankungen in diesem metastasierten Stadium waren nach dem Stand der Dinge keine heilbaren Krankheiten. Auch Imogen war sich dessen vollkommen bewusst. Die Bilder vom 25. August 2009 sprachen außerdem eine eindeutige Sprache: Ihr Krebs wuchs mit unglaublicher Geschwindigkeit. Auf ein Stillhalteabkommen schien sich diese Krankheit nicht einlassen zu wollen, nicht einmal für wenige Monate.

In der damaligen Situation war die Empfehlung der Krebsmedizin klar und unzweideutig: Ihre einzige Option war eine »palliative Chemotherapie«. Auch ich hätte jeder anderen Patientin genau diese Empfehlung gegeben. Der Ratschlag war vernünftig und er gründete sich auf viele, viele klinische Studien. Eine palliative Chemotherapie bot keine Aussicht auf Heilung, aber wenigstens die Chance, diesem Krebs noch ein paar Monate, vielleicht sogar ein oder zwei Jahre abzuhandeln.

Mich aber hatte die Diagnose von Imogens Lungenmetastasen in einen Zustand des gespaltenen Bewusstseins versetzt. Das Hirn des Onkologen schien zu wissen, was zu tun war, aber das Herz des Partners wollte sich damit nicht zufrieden geben.

Ich suchte also fieberhaft nach etwas Neuem. Echte medizinische Innovationen verbreiten sich in Fachkreisen wie ein Lauffeuer. Es ist eine Fama, dass irgendwo auf unserem Globus Ärzte neue, erfolgreiche Therapien zur Anwendung bringen könnten, ohne dass die Fachwelt dies nicht unmittelbar erfahren würde. Spezialisten nehmen bahnbrechende neue Publikationen ihres Fachgebiets binnen Tagen zur Kenntnis.

Ich setzte mich also an den Rechner und stöberte durch die großen medizinischen Literatur-Datenbanken. Da die aktuelle Fachliteratur wenig Hoffnungsvolles zu bieten hatte, durchforstete ich auch sämtliche Berichte der großen Krebskongresse der letzten zwei Jahre.

In San Antonio, Texas, war tatsächlich wenige Monate zuvor auf einem großen Brustkrebskongress eine Studie vorgestellt worden, die mich aufhorchen ließ. Eine US-amerikanische Onkologin hatte einer konventionellen Chemotherapie eine Substanz hinzugefügt, die etwas vollkommen Neues war.

Gemessen an dem, was eine Optimierung der Chemotherapie normalerweise zu bieten hat, waren die ersten Ergebnisse sehr vielversprechend: Statt des üblichen Drittels sprach über die Hälfte der Patientinnen auf die neue Therapie an und tatsächlich lebten die behandelten Frauen auch fast doppelt so lange wie andere, die ausschließlich eine Chemotherapie erhalten hatten.[7]

Freudig zeigte ich Imogen meinen Fund und diskutierte die Idee auch noch mit einem befreundeten Kollegen in der Schweiz, einem ausgewiesenen Spezialisten für medikamentöse Brustkrebstherapie. Er hatte besagte Studie natürlich ebenfalls zur Kenntnis genommen. Wir alle meinten, dass diese Substanz einen Versuch wert war.

Allerdings gab es da ein Problem. Der Stoff war noch in der Erprobung und weit davon entfernt, als Medikament zugelassen zu sein. Die Entwicklung solcher Substanzen bis hin zur Zulassung ist so aufwendig, dass sie heutzutage fast ausschließlich in den Händen großer milliardenschwerer Pharmakonzerne liegt. Sie halten die Patente und sie halten die Hand fest auf den Deckeln der Arzneifläschchen.

So war es auch in diesem Fall. In keiner Apotheke dieser Welt gab es diesen

Stoff zu kaufen. In nächster Zeit war auch keine weitere passende Studie mit diesem Medikament geplant. Es gab nur einziges potentielles Schlupfloch, doch an die Substanz heranzukommen.

Das Zauberwort hieß: Compassionate use. *Eine gute deutsche Übersetzung des Begriffs gibt es nicht. Er bedeutet nichts weiter als die »Freigabe aus Mitgefühl«. Gemeint ist die gelegentlich praktizierte Vergabe solcher nicht zugelassener Substanzen an einzelne Patienten, die an einer passenden Erkrankung leiden und denen keine vernünftige therapeutische Alternative zur Verfügung steht.*

Damals folgten hektische Tage, angefüllt mit ungezählten Telefonaten und E-Mails. Mit Hilfe einiger Kollegen hatte ich mich bis in die Vorstandsetage der deutschen Sektion des Konzerns durchgearbeitet und war auf Verständnis und die Zusage auf Unterstützung gestoßen.

Wenige Tage später folgte die Enttäuschung. Das letzte Wort hatte der Mutterkonzern und der sagte definitiv: No!

Viele Pharmakonzerne fürchten die Praxis des compassionate use *wie der Teufel das Weihwasser. Leider musste der Onkologe in mir zugeben, dass sie dafür unter Umständen sogar gute Gründe haben. Eine vielversprechende Substanz ist noch kein gutes Medikament. Es ist* work in progress. *Der endgültige Nachweis der Wirksamkeit ist noch nicht mit der Sicherheit erbracht, die wir Ärzte üblicherweise fordern, bevor eine neue Therapie in die klinische Routine integriert und zur Standardtherapie wird. Je weiter außerdem die Praxis der vorläufigen »Freigabe aus Mitgefühl« Verbreitung findet, desto weniger Patienten werden bereit sein, an den entsprechenden randomisierten Studien[8] teilzunehmen, die die Wirksamkeit des Medikament ja erst definitiv beweisen sollen. Als Teilnehmer an einer solchen Studie haben die Patienten schließlich nur eine 50:50-Chance, das ersehnte Medikament auch tatsächlich zu erhalten. Es besteht die Gefahr, dass sich die Katze auf diese Weise in ihren eigenen Schwanz verbeißt. Darüber hinaus können experimentelle Therapien auch Risiken bergen, die nur aufgrund der noch geringen Anzahl der bis dato behandelten Patienten noch nicht zu Tage getreten sind.*

Trotzdem konnte ich mich mit dem Veto zunächst nicht abfinden und haderte tagelang mit der Entscheidung und mit den zwei Seelen, die in meiner Brust wohnten.

Derweil lief uns die Zeit davon. Es war schließlich Imogen, die den Knoten zerschlug und mich wieder auf den Boden zurückholte: »Martin, du weißt, auch wenn das Zeug gut sein mag, es ist keine Wunderdroge. Es wird mir mein altes Leben nicht zurückbringen.«

Imogen hatte recht: Die nackten Zahlen waren kaum geeignet, Traumschlösser wachsen zu lassen. Statistisch betrachtet verlängerte die Zugabe der Substanz zu einer konventionellen Chemotherapie das Stillhalteabkommen mit dem Krebs[9] durchschnittlich von 3,6 auf 6 Monate. Am Tag darauf saß Imogen vor mir auf einem Sessel in unserer Tagesklinik, und ich stach ihr die Nadel in die Vene, über die in den nächsten Stunden der erste Kurs einer Zweifach-Kombination konventioneller Zytostatika in ihren Körper laufen sollte – ohne die neue »Wunderdroge«.

Was aber war an diesem Stoff so Besonderes, dass er selbst mein professionell verbildetes Hirn verleitete, sich für Tage in Träumereien zu verspinnen? Es waren nicht die nackten Zahlen der Statistik, der großen Gleichmacherin, die mich beeindruckten. Es war etwas anderes an diesem Medikament, das damals den prosaischen Namen BSI-201 trug, was mich gefangen nahm. Seine Wirkung beruhte auf einem vollkommen neuen Prinzip. Es führt eben nicht den ebenso brutalen wie letzten Endes meist vergeblichen Frontalangriff auf den Apparat der Zellteilung, den die Krebszellen mit den meisten andern Zellen des Körpers gemein haben.

Diese Substanz nahm gezielt einen ganz speziellen Gendefekt ins Visier, den die Tumorzellen mancher Frauen mit dem »triple-negativen« Brustkrebs akquiriert haben. Es war der Traum, dass es innerhalb der großen Gruppe der Patientinnen einzelne Frauen geben könnte, denen gerade diese Form der Therapie auf den Leib geschneidert sein könnte und die daher dem ebenso unbarmherzigen wie unbestechlichen Diktum der Statistik entgehen würden. Es war der Traum von einer ganz neuen Form der maßgeschneiderten und zielgerichteten medikamentösen Krebstherapie.

• • •

Alle konventionellen Krebsmedikamente nehmen den komplexen Apparat ins Visier, der die Teilung der Zellen vorbereitet und steuert.[10] Ich habe schon erklärt, dass Zellteilung ein Kennzeichen fast aller lebenden Zellen ist, so dass Kollateralschäden an gesunden Zellen unvermeidlich und der Verschreibung dieser Medikamente enge Grenzen gesetzt sind.

Wäre es nicht eleganter, das Übel direkt an seiner Wurzel zu packen? Wir haben in den ersten Kapiteln gesehen, dass die Verwandlung einer gesunden Zelle zur Krebszelle durch kritische Mutationen in zwei Klassen von Genen ausgelöst wird. Diese Mutationen lockern die Bremsen der Zellteilungsmaschine und treten gleichzeitig das Gaspedal des Zellzyklus voll durch. Was läge also näher, als die defekten Gene selbst einfach wieder zu reparieren? Reden wir von Science Fiction, oder ist so etwas denkbar? Tatsächlich hat die molekulare Genetik in den letzten 30 Jahren mehrere Techniken entwickelt, die uns gestatten, den großen Text des Lebens nicht nur zu lesen, sondern auch gezielt umzuschreiben.[11] Wir können einzelne Gene in einer Zelle ausschalten, und wir können auch völlig neue, sogar fremde Gene in das Genom einbauen. Diese Strategie hat aber mehrere gewaltige Haken. Die Vehikel, die genetisches Material in eine Zelle transportieren, sind viel zu unzuverlässig, um alle Krebszellen zu erreichen.

Keine der heute gebräuchlichen Techniken zur Transfektion von genetischem Material ist in der Lage, in einem ausgewachsenen Organismus gezielt die komplette Population von vielen Millionen oder gar Milliarden Krebszellen zu transfizieren, ohne auch nur eine einzige Krebszelle auszulassen. Damit nicht genug der Probleme. Vermutlich reicht zwar eine Handvoll Mutationen in kritischen Schlüsselgenen aus, um eine Zelle auf die schiefe Bahn zu bringen. Wir wissen aber, dass ein Tumor im Laufe seiner Karriere immer mehr zusätzliche Mutationen anhäuft.[12] Die Zellen einer Leukämie weisen oft 15 bis 20, die von soliden Tumoren manchmal sogar zwischen 50 und 100 verschiedene Genmutationen auf. Bisher haben wir aber keine Ahnung, welche dieser vielen Veränderungen für den Tumor tatsächlich überlebenswichtig sind und welche Gene daher repariert werden müssten.

Die Gentherapie im klassischen Sinn ersetzt ein defektes Gen durch ein gesundes. Sie wird daher vor allem bei Erbkrankheiten erprobt, die durch den Ausfall eines bestimmten, einzelnen Gens verursacht werden. Ich selbst bin überzeugt, dass zumindest diese Form der Gentherapie nie eine realistische Option auf eine erfolgreiche Krebstherapie darstellen wird. Ich würde mich freuen, wenn mich die Zukunft Lügen straft. Trotzdem sollten wir uns auf der Suche nach einer magischen Kugel, die ausschließlich auf die kranken Zellen eines Organismus abzielt, an anderer Stelle umsehen. Wenn schon die Krebsgene selbst sich der gezielten Manipulation entziehen, so birgt vielleicht der Blick auf ihre Produkte eine Chance, den heiligen Gral der Krebstherapie zu finden.

Die magische Kugel?

Im Sommer 1985 bestieg eine Gruppe chinesischer Krebsforscher unter der Leitung von Zhen-Yi Wang die Linienmaschine von Peking nach Paris.[13] Auf dem Flughafen Charles de Gaulle erwartete sie der französische Hämatologe Laurent Degos. Dieser Flug war der Beginn einer ungewöhnlichen, fruchtbaren Kooperation. Im Gepäck der Chinesen befand sich eine Substanz, die die Begehrlichkeiten der Franzosen geweckt hatte. Der Stoff ihrer Träume war die Retinsäure, eine oxidierte Form des Vitamin A. Das mag etwas seltsam klingen, weil man Vitamin A doch problemlos in jeder Apotheke kaufen kann. In der Natur kommt Retinsäure in zwei Varianten vor, als cis- und als trans-Retinsäure. Die chemische Zusammensetzung der beiden Varianten ist exakt identisch, sie unterscheiden sich nur in ihrer räumlichen Struktur.

Laurent Degos interessierte sich seit Längerem für eine seltene Untergruppe der Leukämien. Diese Promyelozyten-Leukämie entsteht aus Zellen, die sich weigern, erwachsen zu werden. Ihre zellulären Wurzeln, die Promyelozyten, sind unreife Vorstufen der Granulozyten. Sie spricht außerordentlich schlecht auf konventionelle Chemotherapien an. Seit den siebziger Jahren suchten Wissenschaftler daher nach Substanzen, die der ewigen Pubertät der mutierten Promyelozyten ein Ende machen und sie zu reifen Granulozyten heranwachsen lassen. Bei entsprechenden Tests waren sie eher zufällig auf eine Substanz gestoßen, die einige vielversprechende Ergebnisse lieferte. Das Problem war, dass diese Chemikalie, die Vitamin-A-Säure, sich überaus kapriziös verhielt. Manchmal funktionierte das Experiment, manchmal wieder nicht. Die Ergebnisse ließen sich kaum reproduzieren, und niemand wusste, warum.

Wang und Degos spekulierten, dass dieses launische Verhalten vielleicht durch die unterschiedlichen und ziemlich willkürlichen Mischungsverhältnisse von cis- und trans-Retinsäure in der jeweiligen Präparation entstanden war. Sie vermuteten, dass nur eine der beiden Varianten biologisch aktiv ist. In der Nähe von Shanghai lag eine pharmazeutische Fabrik, die in der Lage war, reine trans-Retinsäure zu liefern. Im Jahr 1986 startete Wang eine erste Studie zum Einsatz von trans-Retinsäure bei 24 Patienten mit Promyelozyten-Leukämie. Die Ergebnisse waren erstaunlich. Die leukämischen Zellen veränderten sich: Ihr Kern wuchs. Nach und nach war eine Metamorphose in Richtung reifer Granulozyten zu beobachten. Aus den unreifen Egoisten schienen wieder reife und verantwortliche Mitglieder des zellulären Gemeinwesens zu werden.

Noch überraschender war, dass die Krebszellen jetzt den Preis für ihre exzessiv verlängerte Jugend zu bezahlen schienen. Bei der Verwandlung in reifere Zellen begannen sie abzusterben. Es war kaum zu glauben: Die alleinige Therapie mit einem Vitamin-Abkömmling wies eine der hartnäckigsten Formen der Leukämie in ihre Schranken.

Die Retinsäure allein brachte allerdings nicht die definitive Heilung. Nach Monaten scheinbarer Gesundheit meldete sich der Krebs zurück. Also modifizierten Wang und Degos ihr Konzept. Sie kombinierten Alt mit Neu und verabreichten den Patienten die Retinsäure in Verbindung mit einer konventionellen Chemotherapie. Diese Kombination war der Durchbruch. Durch die Vitamin-A-Säure der Kraft der Jugend beraubt, wurden die Krebszellen anfällig für die Chemotherapie. Die Kombination beider Strategien ist mittlerweile in der Lage, knapp drei Viertel aller Patienten mit einer Promyelozyten-Leukämie dauerhaft zu heilen.

Wang und Degos hatten nicht nur die Behandlung einer seltenen Form von Leukämie revolutioniert. Ohne dass sie wussten, wie und warum, hatten sie eine Behandlung erfunden, die eine spezifische Veränderung der Krebszelle gezielt wieder »repariert«. Diesmal vollzog sich der Erkenntnisprozess noch von der Krone zur Wurzel. Am Anfang stand die reine Empirie. Die Entschlüsselung des rätselhaften Mechanismus der beeindruckenden Wirkung der trans-Retinsäure lieferte die Molekularbiologie wenige Jahre später nach.[14]

Zum ersten Mal in der Geschichte der Medizin war es gelungen, eine Krebskrankheit mit einem Medikament zu behandeln, das die entscheidende zelluläre Veränderung, auf der die Krankheit beruht, direkt ins Visier nimmt.[15] Das Prinzip des maßgeschneiderten Krebsmedikaments[16] war geboren. In diesem sehr speziellen Fall war es allerdings notwendig, die angeschlagenen Krebszellen zusätzlich durch eine konventionelle Chemotherapie endgültig ins Jenseits zu befördern. Trotzdem war das entscheidende Zünglein an der Waage die trans-Retinsäure, die gezielt die Folgen der wichtigsten Genmutation der Promyelozyten-Leukämie konterkarierte.

Der Beweis war erbracht, dass eine spezifische Krebstherapie möglich ist. Dieser Erfolg machte Appetit auf mehr. Die achtziger Jahre waren eine entscheidende Wendezeit der Krebsforschung. Seit der Entdeckung von ras und src[17] legte die molekulare Onkologie ständig neue Enden des gewaltigen genetischen Wurzelgeflechts der Krebserkrankungen frei.[18] In den neunziger

Jahren sollte die Arbeit der onkologischen Grundlagenforscher dann zum ersten Mal auch praktische Früchte tragen. Während die Paten des Erfolgs der Vitamin-A-Säure-Therapie noch Zufall und Empirie hießen, stand diesmal tatsächlich ein Krebsgen am Anfang.

Nachdem der Gruppe um Robert Weinberg 1982 die spektakuläre Entdeckung des ras-Onkogens gelungen war,[19] nutzen sie die neu entwickelten Techniken für die Suche nach weiteren möglichen Krebsgenen.

Noch im selben Jahr entdeckte der aus Bombay stammende Post-Doktorand Lakshmi Charon Padhy in einem seltenen Tumor von Ratten ein weiteres Krebsgen.[20] Dieser Tumor war ein Neuroblastom, eine Krebsgeschwulst, die aus unreifen Ganglienzellen des vegetativen Nervensystems entsteht. Weinberg nannte das suspekte Gen seiner Herkunft entsprechend *neu*.

Ein Aspekt des neu-Gens war ungewöhnlich. Sein Genprodukt, das Neu-Protein,[21] fand sich nicht wie bei den meisten anderen Eiweißen im Innern der Zelle, sondern es steckte in der Zellmembran und ragte weit aus der Zelle heraus. Zwei Jahre später entdeckten amerikanische Wissenschaftler das menschliche Pendant zum neu-Gen der Ratte. Dieses Gen war eng verwandt mit einem kurz zuvor charakterisierten menschlichen Gen für einen Rezeptor für Wachstumsfaktoren auf menschlichen Hautzellen, dem »human epidermal growth factor receptor« (her). In Analogie zur bereits bekannten Verwandtschaft wurde das menschliche Gen der Einfachheit halber her2[22] genannt. Eine Mutation im her2-Gen führt zur deutlich vermehrten Präsenz des Wachstumsfaktor-Rezeptors auf der Oberfläche der betroffenen Zellen.

Der Amerikaner Dennis Slamon, ein Onkologe von der University of California in Los Angeles, fand heraus, dass eine solche Mutation vor allem beim Brustkrebs einen erheblichen Einfluss auf den Verlauf der Erkrankung hatte. Bei knapp einem Viertel aller Brustkrebserkrankungen finden sich Mutationen im her2-Gen. Diese Tumoren zeigen ein besonders aggressives Verhalten. Frauen mit solchen Brustkrebs-Varianten haben eine deutlich schlechtere Überlebenschance als die meisten Frauen mit Brustkrebs ohne diese Mutation. Auch die biologische Bedeutung der Mutation im her2-Gen wurde rasch entschlüsselt. Die Mutation führt zur Überaktivität des Rezeptors. Der Zelle wird vorgegaukelt, sie erhalte von außen den Befehl, sich unausgesetzt teilen zu müssen. Die trügerische Botschaft des veränderten Rezeptors befreit sie aus ihrer Abhängigkeit von externen Wachstumsfaktoren. So entzieht sie sich der Kontrolle der Regelkreise des Körpers.[23] Die exponierte Lage des

Her2-Proteins an der Zelloberfläche war ungewöhnlich. Sie machte das Her2 auch zum leichten Ziel für einen passenden Antikörper. Die Pathologen machten sich das zunutze, um die entsprechende Veränderung im Tumorgewebe betroffener Frauen nachzuweisen.

In den siebziger Jahren war es den beiden Immunologen Georges Köhler und Cesar Milstein gelungen, dem Immunsystem seine uralten Exklusivrechte auf die Produktion von Antikörpern streitig zu machen und eine Technik zu entwickeln, mit deren Hilfe gezielt Antikörper gegen fast jedes gewünschte Protein künstlich hergestellt werden konnten. Die Forscher waren so gefesselt von den wissenschaftlichen und diagnostischen Möglichkeiten ihres neuen Spielzeugs, dass zunächst niemand daran dachte, diese Antikörper möglicherweise auch als Medikament einzusetzen. Antikörper markieren die erkannten Proteine nicht nur, sie können auch deren Funktion blockieren und damit Signalketten unterbrechen oder Rezeptoren ausschalten.

Auf diese Idee kam der Deutsche Axel Ullrich. Dennis Slamons Beobachtung, dass die Überaktivität von Her2 zu einer auffallend aggressiven Form von Brustkrebs führt, lieferte Ullrich die entscheidende Inspiration. Her2 stellte ein vielversprechendes Ziel für eine maßgeschneiderte Tumortherapie dar. Möglicherweise war das die Achillesferse dieser hochaggressiven Untergruppe von Brustkrebserkrankungen. Auf den normalen Zellen des Körpers schien Her-2 selten und in geringer Konzentration präsent zu sein. Drei wesentliche Zutaten für eine Erfolgsgeschichte waren vorhanden: ein Krebsgen; ein Tumor, bei dem dieses Gen eine Hauptrolle zu spielen schien; und ein Medikament, mit dem die Auswirkungen dieser Genmutation blockiert werden konnten.[24]

Für Barbara Bradfield, eine 49jährige Frau aus Kalifornien, kam diese Idee genau zur rechten Zeit. 1990 entdeckte Barbara einen Knoten in ihrer linken Brust.[25] Gewebeproben sollten ihren schlimmen Verdacht bestätigen: Sie litt an Brustkrebs und hatte Glück im Unglück: Bei weiteren Untersuchungen stellte sich heraus, dass die Erkrankung noch auf die Brust und die angrenzenden Lymphknoten begrenzt zu sein schien. Metastasen konnten nicht entdeckt werden. Es folgte die übliche Prozedur. Die Tumorknoten wurden operativ entfernt, und im Anschluss daran unterzog sich Barbara einer adjuvanten[26] Chemotherapie. Aber nach einer kurzen Phase trügerischer Ruhe meldete sich die Krankheit zurück. Ihr Krebs hatte gestreut und auch ihre Lungen waren jetzt befallen. Nach dem Stand der Dinge schien die Situation ziemlich hoffnungslos. Was die Ärzte vorschlugen, hörte sich nach Schadensbegrenzung an. Barbara lehnte daher eine erneute Chemotherapie ab.

Stattdessen fraß sie sich durch Stapel von Berichten über alternative pflanzliche Therapieansätze. Außerdem plante sie eine Reise nach Mexiko. Sie hatte zwar der Schulmedizin den Rücken gekehrt, ließ sich aber von ihrem Onkologen breitschlagen und willigte ein, einige Stückchen ihres Tumorgewebes an das Labor von Dennis Slamon an der UCLA zu schicken. Vermutlich hatte Barbara diese Röhrchen mit ihren Tumorproben längst vergessen, als eines Nachmittags im Sommer 1991 ihr Telefon läutete. Am Apparat war Dennis Slamon selbst. Barbaras Tumor enthielt unglaubliche Mengen des Her2-Proteins. Sie war eine ideale Kandidatin für Slamons neue Studie, die erste klinische Erprobung des neuen Her2-Antikörpers.

Nach anfänglichem Zögern willigte sie ein und ließ es auf den Versuch ankommen – wahrscheinlich die glücklichste Entscheidung ihres Lebens. Was sich in den nächsten Wochen in Barbaras Körper abspielte, übertraf alle Erwartungen. Die Knoten hinter dem Schlüsselbein wurde weicher und schmolzen ein. Sie schrumpften und schrumpften, bis schließlich nichts mehr zu tasten war. Zur Überprüfung des Behandlungserfolgs wurde zwei Monate nach Therapiebeginn eine erste Computertomographie durchgeführt. Der Bildschirm präsentierte nichts Geringeres als ein kleines Wunder: Auch die Metastasen in der Lunge gingen deutlich zurück. Im April 1993 war kein einziger Tumorknoten mehr nachzuweisen.

Barbara lebt heute noch, gesund und ohne Anzeichen, dass der Krebs zurückkommen könnte. Sie wurde zu einer Ikone der amerikanischen Frauen-Selbsthilfegruppen. Der Verlauf ihrer Erkrankung und die Wirkung des Antikörpers waren außergewöhnlich – in jeder Hinsicht. Nicht jede Frau in der Studie profitierte im selben Maße von dem neuen Medikament. Trotzdem ließ die abschließende Beurteilung der Ergebnisse der ersten großen klinischen Studie mit dem neuen Antikörper bei der Firma Genentech die Sektkorken knallen. Unter dem Handelsnamen Herceptin wurde die Substanz im Jahr 1998 als Standardmedikament zur Behandlung von Frauen mit metastasiertem Brustkrebs und einer nachgewiesenen Überaktivität von Her2/Neu zugelassen. Wenige Jahre später stellte sich heraus, dass auch Frauen mit lokal begrenztem Brustkrebs von einer vorbeugenden, adjuvanten Gabe von Herceptin profitieren, wenn sie an der besagten aggressiven, Her2/Neu-positiven Variante von Brustkrebs leiden.

Die Idee von der zielgerichteten Blockade der schädlichen Produkte einzelner Krebsgene war Wirklichkeit geworden. Mittlerweile gibt es weitere therapeutisch wirksame Antikörper gegen Verwandte des Her2/Neu aus der großen Familie der Rezeptoren epidermaler Wachstumsfaktoren.

Antikörper sind aber nur eine von vielen Möglichkeiten, gezielt ins Räderwerk der Wachstumsmaschinerie der Krebszellen einzugreifen. Auch andere, tiefer in der Zelle verankerte Interventionspunkte wären denkbar, wenn kleinere Moleküle zur Verfügung ständen, die in die Krebszellen eindringen und stromabwärts von den Rezeptoren in die außer Kontrolle geratenen Signalketten regulierend eingreifen könnten. Wir erinnern uns: Die Rezeptoren der Wachstumsfaktoren stehen am Anfang komplexer Signalketten, die Wachstum und Teilung einer Zelle steuern.[27]

Seit den siebziger Jahren haben die Kinasen die Phantasie der Medikamentenentwickler beschäftigt. Sie gehören zu den wichtigsten Regulatoren vieler Prozesse rund um die Zellteilung. Im menschlichen Genom finden sich über 500 Bauanleitungen für verschiedene Varianten von Kinasen. Viele davon sind Proto-Onkogene.[28]

Die Geschichte der Entwicklung von kleinen Molekülen[29] zur Hemmung von Kinasen beginnt in Japan während der siebziger Jahre. Auf der Suche nach Giften in Meeresbakterien stieß eine Gruppe japanischer Wissenschaftler im Jahr 1976 auf ein großes kreuzförmiges Molekül namens Staurosporin. Dieses Staurosporin drängte sich in die Spalten auf den Oberflächen sehr vieler Kinasen und legte ihre biologische Funktion lahm. Seine brutale Wahllosigkeit war der Tod für fast jeden Zelltyp, der mit ihm in Kontakt kam. Mit anderen Worten, Staurosporin war ein ausgesprochen wirksames Zellgift, kein geeignetes Medikament, doch das Prinzip schien verlockend.

Bei dem Schweizer Pharmakonzern Ciba-Geigy machte sich eine Gruppe von Biochemikern auf die Suche nach selektiveren Kinase-Inhibitoren. Nach vielen Rückschlägen war es Anfang der neunziger Jahre so weit. Die Gruppe hatte eine Handvoll Substanzen gefunden, die gezielt nur ganz bestimmte Typen von Kinasen hemmen konnten. Was sie jetzt brauchten, war die geeignete Krankheit, um das Prinzip zu testen. Wenige Jahre zuvor waren die molekularen Veränderungen aufgeklärt worden, die sich hinter dem berühmten Philadelphia-Chromosom verbergen.[30]

Schon 1960 war diese merkwürdige chromosomale Veränderung bekannt, die regelmäßig bei Krebspatienten zu finden ist. Die chromosomale Veränderung entsteht durch die Migration des abl-Gens aus seiner angestammten Heimat im Chromosom 9 auf das Chromosom 22. Dort gerät das abl-Gen in schlechte Gesellschaft.[31] Unter dem Einfluss seiner neuen Nachbarschaft, der breakpoint-cluster Region (bcr), entzieht sich das Gen der normalen Transkriptionskontrolle.[32] Es wird unkontrolliert abgelesen, in Boten-RNA umgeschrieben und schließlich in ein Protein übersetzt. Die Folge davon ist nichts anderes als die exzessive Überproduktion einer Tyrosinkinase namens Abl.

Dem jungen Onkologen Brian Druker musste daher die Schweizer Kollektion wie ein Geschenk des Himmels erscheinen. Seit Anfang der neunziger Jahre steckte die Behandlung dieser Erkrankung, der chronisch myeloischen Leukämie (CML), in einer Sackgasse. Diese neue Form der Behandlung schien der CML dagegen geradezu auf den Leib geschneidert zu sein. Wie kaum eine andere Krebserkrankung wird die chronisch myeloische Leukämie durch diese eine Genmutation geprägt. Sie tritt nicht nur bei praktisch allen Fällen der Krankheit auf. Sie scheint auch die Schlüsselrolle beim unkontrollierten Wachstum der Krebszellen einzunehmen.

Druker begann, die Wirkung der Tyrosinkinase-Inhibitoren zunächst im Labor an Zellkulturen und dann an Mäusen mit CML zu testen. Druker war mehr als begeistert: Während die Krebszellen sowohl in Kultur als auch im Tier wieder wie Butter in der Sonne schmolzen, blieb die normale Blutbildung der Mäuse, immerhin eng verwandt mit den CML-Zellen, von dem Kontakt mit der neuen Substanz mit dem sperrigen Namen CGP 57148 vollkommen unbeeindruckt.[33]

Der Weg eines Medikaments vom Labor in die Klinik ist lang, steinig und vor allem kostenintensiv. Trotz vielversprechender experimenteller Ergebnisse bleiben die meisten Testsubstanzen auf der Strecke, bevor sie auch nur mit einem einzigen Patienten in Kontakt gekommen sind. Die chronisch myeloische Leukämie ist eine relative seltene Krebserkrankung. Im Fall von CGP 57148 war der Novartis-Konzern, zu dem Ciba-Geigy mittlerweile gehörte, durchaus skeptisch, ob es sich jemals lohnen würde, einige hundert Millionen Dollar in die Entwicklung eines Medikaments zu stecken, das selbst im günstigsten Fall weltweit nur bei einigen tausend Patienten pro Jahr zum Einsatz kommen würde. Selbst wenn sich die Substanz als wirksam herausstellen sollte, schien es wenig wahrscheinlich, mit diesem Medikament jemals schwarze Zahlen zu schreiben. Es war vor allem Drukers Hartnäckigkeit zu verdanken, dass Novartis entgegen den Ratschlägen aller Marktanalysten zustimmte, eine begrenzte Menge der Substanz für klinische Tests zu Verfügung zu stellen.[35]

Der erste Mensch weltweit, der mit einem Tyrosinkinase-Inhibitor behandelt wurde, war Bud Romine, ein fast 65-jähriger Rentner aus Oregon. Bei ihm war einige Jahre zuvor eine chronisch myeloische Leukämie diagnostiziert worden. Mittlerweile galt er als »austherapiert«. Keines der gängigen Medikamente zeigte noch irgendeine Wirkung auf die Erkrankung. Am 25. Juni 1998 schluckte er die erste Tablette. Vermutlich war Brian Druker fast genauso angespannt wie Bud selbst.

Der Rentner vertrug die Therapie gut. Es traten keine wesentlichen Nebenwirkungen auf. Allerdings zeigte das Medikament auch keine messbare Wirkung. Den Regeln einer solchen Dosisfindungsstudie[36] entsprechend, steigerte Druker bei den nächsten Patienten Schritt für Schritt die Dosis. Das Eis hielt. Auch bei höherer Dosierung wurde die Behandlung gut vertragen.

Mit steigender Dosierung stellte sich langsam auch die erwünschte Wirkung ein. Bei Dosierungen, die fast sechsmal höher waren als die Startdosis, die Bud verabreicht wurde, entfaltete Imatinib, wie der Wirkstoff inzwischen hieß, seine volle Wirkung. Die Zahl der Krebszellen im Blut sank. Schon nach wenigen Wochen hatte sich bei den meisten Patienten das Blutbild normalisiert. Das Konzept funktionierte besser als jemals erwartet. Trotzdem stand das ganze Projekt immer noch auf Messers Schneide.

Das Jahr 2000 wurde zur Wasserscheide. Der wissenschaftliche Erfolg von Imatinib lag auf der Hand, der ökonomische Nutzen aber stand in den Sternen. Trotzdem gab Novartis sich einen Ruck und ging in die Offensive. Schon ein Jahr später wurde Imatinib unter dem Handelsnamen Glivec für die Therapie der chronisch myeloischen Leukämie zugelassen.[37]

Glivec erzielt keine Heilung der Krankheit im klassischen Sinne des Wortes. Das Medikament verändert aber den Charakter der chronisch myeloischen Leukämie (CML) von Grund auf. Bisher entzog sich die Krankheit nach wenigen Jahren jeder Form von medikamentöser Therapie. Die Mehrzahl der Erkrankten war fünf Jahre nach dem Ausbruch der Erkrankung nicht mehr am Leben. Glivec rottete zwar nicht die letzte Krebszelle aus, doch es nahm die Krankheit langfristig an die Kandare, so dass viele, insbesondere ältere Patienten mit chronisch myeloischer Leukämie, bei dauernder Einnahme von Glivec eine fast normale Lebenserwartung haben. Auch Bud Romine ist noch am Leben.[38]

Mit dem Erfolg stellte sich aber auch Ernüchterung ein. In dem Moment, als auch nicht so idealtypische Erkrankungen wie die chronisch myeloische Leukämie mit Tyrosinkinase-Inhibitoren behandelt wurden, bekam der Mythos von den Möglichkeiten der zielgenauen Therapie erhebliche Kratzer. So stehen zwar mit Tyrosinkinase-Inhibitoren wie Sutent, Nexavar oder Tarceva zum ersten Mal Medikamente zur Verfügung, die bei Krebserkrankungen wie dem primären Leberzellkrebs,[39] dem Nierenzellkrebs oder dem Krebs der Bauchspeicheldrüse eine gewisse Wirkung zeigen – alles Krankheiten, die kaum auf konventionelle Formen der Chemotherapie ansprechen. Anders als die Chemotherapie bei den akuten Leukämien oder beim Morbus Hodgkin verheißen heute die Vertreter der zielgerichteten Therapie keine definitive Heilung.[40] Sie erweitern zwar das Spektrum der therapeutischen Möglichkeiten, doch ihre Rolle ist ähnlich begrenzt und bescheiden wie die jeder konventionellen Form der Chemotherapie.[41]

Samstag, 27. Dezember 2008
Guten Morgen. Es ist halb neun, und das Logbuch von Mister Spock tut jetzt heute Folgendes kund: Was bisher geschah, ist nicht wichtig, aber was heute geschehen wird, ist wichtig. Heute ist ein besonderer Tag: Es geht in die Röhre, zu einem Besuch mit radioaktiven Teilchen. Ein CT wird erstellt, um nachzugucken, was diese Tablette gebracht hat, die den Krebszellen den Appetit verderben sollte. Folgende Veränderungen sind bisher festzustellen: Haut ist trockener, Fußnägel haben sich teilweise entzündet, Pickel auf Lippen und Nase. Wie ein Klingone sehe ich allerdings noch nicht aus.[42]

Christoph Schlingensief litt an Lungenkrebs. Nachdem die Chemotherapie ihre Wirkung verloren hatte, waren seine Ärzte auf eine kleine Tablette mit dem Namen Tarceva umgestiegen, ein Hemmstoff von Tyrosinkinasen. Die Geschichte von Christoph Schlingensief ist beispielhaft dafür, wie glänzend und elend zugleich diese neue, innovative Form der Krebstherapie sein kann. Tatsächlich konnte Tarceva den Verlauf seiner Erkrankung bremsen, ohne den umtriebigen und quecksilbrigen Geist ständig ans Krankenbett zu fesseln. Auch unter Therapie schrieb Schlingensief Bücher, inszenierte und trieb selbst sein babylonisches Herzensprojekt, das Opernhaus in Afrika, so schwungvoll voran, dass nach wie vor, auch nach seinem Tod, weiter daran gearbeitet wird.

Auch wenn zielgerichtete Medikamente Krebskrankheiten mit dem geeigneten genetischen Profil für einige Zeit in Schach halten können, spielt der Krebs mit diesen Medikamenten dasselbe frustrierende Spiel wie mit den konventionellen Zytostatika. Auch zielgerichtete Medikamente sind mit einer gewaltigen und mit allen Möglichkeiten evolutionärer Anpassung ausgestatteten Population von Krebszellen konfrontiert.[43] Jede medikamentöse Therapie löst unweigerlich das uralte darwinistische Rennen zwischen Hase und Igel aus. Unter Umständen gerät ihnen ihr großer Vorzug – die Selektivität – bei diesem Wettlauf sogar zum Nachteil. Bei einem Wirkstoff, der sich auf eine einzelne Genmutation kapriziert, ist die Gefahr groß, dass einige Krebszellen durchs Raster schlüpfen.

Die meisten Krebserkrankungen ketten ihr Schicksal nicht ausschließlich an die Wirkung eines einzelnen Krebsgens. Das Gegenteil ist die Regel. Wie vorsichtige Zocker diversifizieren Krebszellen und setzen nicht alles auf eine Karte. Oft ist auch nicht nur ein einzelnes Glied der Signalkette defekt. Zellen, die stromabwärts des Rezeptors oder an der am Rezeptor klebenden Tyrosinkinase noch weitere Defekte aufweisen, sind gegen die Wirkung zielgerichteter Medikamente oft von vornherein resistent.[44] Finden sich unter den unzähligen Krebszellen auch nur einige wenige genetische Varianten, an denen die zielgerichtete Therapie vorbeischießt, so schwindet die Krankheit nur scheinbar. Auf längere Sicht hat das Medikament bei einem solchen Szenario immer das Nachsehen. Für Tumoren, die gleichzeitig viele genetische Eisen im Feuer haben, reicht eine einzige magische Kugel nicht aus. Was Not tut, ist ein gezielter Angriff, allerdings als konzertierte Aktion und an allen Fronten gleichzeitig.

Der magische Schrotschuss

Wenn einzelne Krebszellen der magischen Kugel entkommen, dann brauchen wir vielleicht einen magischen Schrotschuss. Da jeder gestandene Waidmann weiß, dass ein zielgenauer Schrotschuss ein Widerspruch in sich ist, muss das Schrot magisch sein. Jedes einzelne Schrotkügelchen muss, wie von Geisterhand geführt, präzise an sein vorbestimmtes Ziel finden. Selbst wenn uns ein gütiger Magier mit solchem Zauberschrot ausstatten würde, müssten wir die relevanten Ziele kennen. Bis in die jüngste Zeit lag es weit jenseits jeder Vorstellungskraft, das komplette Genom von Krebszellen einzelner Patienten auf relevante Fehler zu durchsuchen, um daran die Therapie auszurichten.

In der Öffentlichkeit wird meist die Computerbranche als Inbegriff des rasanten technologischen Fortschritts betrachtet – nicht ganz zu Recht. Angeblich hat sich Bill Gates vor etwas mehr als zehn Jahren auf einer Computerfachmesse zu einem bildhaften Vergleich hinreißen lassen, um die Innovationskraft seiner Branche zu verdeutlichen. Er stellte fest: »Wenn General Motors mit der Technologie so mitgehalten hätte wie die Computerindustrie, dann würden wir heute alle 25-Dollar-Autos fahren, die mit einer Gallone Sprit 1000 Meilen weit kommen.«[45]

Gates hat nicht übertrieben. Das Mooresche Gesetz besagt, dass sich die Rechnerleistung seit 1980 alle anderthalb bis zwei Jahre verdoppelt hat. Auch wenn im Vergleich dazu der Fortschritt in der Krebstherapie eine Schnecke war – die analytischen Möglichkeiten der Biotechnologie brauchen sich hinter der Computerbranche nicht zu verstecken – im Gegenteil. In den Jahren zwischen 1980 und 2004 hat sich, vom breiten Publikum kaum bemerkt, die Geschwindigkeit der DNA-Sequenzierung ähnlich rasant entwickelt wie die Leistung von Computern.

Gegen das, was sich in der Biotechnologie allerdings in den acht Jahren danach abgespielt hat, bleibt auch eine optimistische Betrachtung der Fortschritte in der Rechenleistung von Computern weit zurück. Zwischen 2004 und 2012 hat sich die Geschwindigkeit beim Lesen genetischer Texte nicht etwa verfünfzig- oder verhundertfacht, sondern sie ist etwa eine Million Mal schneller geworden.[46]

Im Oktober 1990 wurde in den USA das gewaltige Human Genome Project aus der Taufe gehoben. Ziel dieses Projekts war es, die komplette Sequenz des Erbgutes eines Menschen, bestehend aus etwa 3 Milliarden auf 23 Chromosomen verteilten Basenpaaren zu lesen und zu entschlüsseln. Gemessen an der Sequenziertechnik der damaligen Zeit war das ein gewaltiges Unterfangen. Ursprünglich war geplant, die Sequenzierung des menschlichen Genoms bis zum Jahr 2010 abzuschließen. Schon zu Beginn des Projekts beteiligten sich über 1000 Wissenschaftler in 40 Ländern an dieser Mammutaufgabe. Dank der laufenden Verbesserung der Sequenziertechnik kam das Projekt schneller voran als erwartet. Seit April 2003 gilt das menschliche Genom offiziell als vollständig entschlüsselt.[47] Weltweit soll das Projekt 6 Milliarden Dollar verschlungen haben, etwa doppelt so viel, wie ursprünglich veranschlagt.

Heute – knapp zehn Jahre später – ist es mit einer optimierten, auf Mikrochips basierenden Sequenziertechnik möglich, das komplette menschliche Genom innerhalb von 24 Stunden zu einem Preis von etwa 40000 Euro zu entschlüsseln.[48] Die Kosten der DNA-Sequenzierung fallen weiter ins Bodenlose und werden vermutlich in drei Jahren für weniger als 1000 Euro zu haben sein.

Nicht nur das Genom – also die Gesamtheit aller Gene einer Zelle – kann heute in unglaublich kurzer Zeit gelesen werden. Mit sogenannten Microarrays ist es auch möglich, sich innerhalb weniger Tage ein Bild davon zu verschaffen, welche Gene in der betreffenden Zelle gerade aktiv sind. Während die Krebsforscher noch vor 20 Jahren der Boten-RNA jedes Gens mühsam einzeln nachspüren mussten, können sie heute sämtliche rund 30000 verschiedenen Boten-RNAs, also das gesamte Transkriptom einer Krebszelle, in einem einzigen Ansatz analysieren und mit dem der gesunden Zellen vergleichen.

Selbst vor der noch deutlich komplexeren Welt der Proteine macht die Analytik nicht Halt. Die parallele Analyse des kompletten Proteoms einer individuellen Krebszelle, also immerhin mehr als 100000 verschiedene Eiweiße, kommt in die Reichweite moderner Proteinanalytik. Schon heute wäre es theoretisch möglich, bei jedem einzelnen Patienten nachzusehen, welche individuelle Kombination genetischer Veränderungen in seinen Tumorzellen vorliegt und wie sich diese Mutationen auf die molekulare Ausstattung dieser Zellen auswirken. Krebsforscher lieben kurze, griffige Anglizismen. Deshalb haben sie das ganze Spektrum dieser neuen Analysentechniken des Genoms, Transkriptoms und Proteoms unter dem flapsigen Oberbegriff OMICS zusammengefasst. OMICS meint die vollständige Inventarisierung der zellulären Ausstattung an DNA, Boten-RNA und Proteinen. In wenigen Jahren werden wir also die »gläserne Krebszelle« haben. Es wird dann nicht nur möglich, sondern vielleicht auch bezahlbar sein, die kompletten genetischen Texte der Krebszellen jedes einzelnen Patienten vor Therapiebeginn zu lesen.

Weit schwieriger ist es aber, dieses Wissen in eine wirksame Behandlungsstrategie zu übersetzen. Im Ausblick auf eine fiktive Krebstherapie im Jahr 2050 wäre folgendes Szenario zumindest denkbar: Das klassische System der Einteilung der Krebskrankheiten nach ihren Ursprungszellen hat weitgehend an Bedeutung verloren. Es gibt keine Therapieschemata für Brustkrebs, Lungenkrebs oder Darmkrebs mehr. Die Auswahl der Krebsmedikamente erfolgt nicht mehr nach der Krebsform, sondern sie wird auf der Basis der genetischen Signatur jedes einzelnen Tumors getroffen. Vor einer Therapie wird ein Tumor auf der Ebene der Gene und ihrer Proteine bis ins kleinste molekulare Detail durchleuchtet. Mit Hilfe von Rechnern wird aus diesen ungeheuren Datenmengen eine detaillierte Landkarte der individuellen Architektur aller Signalwege der jeweiligen Krebszelle inklusive ihrer entscheidenden Webfehler rekonstruiert. Daraufhin wird ein Cocktail von zielgerichteten Medikamenten individuell zusammengestellt, der die wichtigsten Fehler in der molekularen Architektur der Krebszelle möglichst selektiv konterkarieren soll.[49] Ob diese Träumereien vom Reißbrett sich jemals in ein wirksames Therapiekonzept übersetzen lassen, steht in den Sternen. Die Schwierigkeiten auf dem Weg dorthin sind gewaltig.

Paradoxerweise manifestieren sich in Krebszellen die Findigkeit und die Flexibilität des Lebens selbst. Tumorzellen nehmen die Herausforderung an und nutzen auch noch das kleinste evolutionäre Schlupfloch, das ihnen eine Krebstherapie offen lässt.

Vielleicht sollten wir daher nicht nur auf Technologie von Menschenhand setzen, sondern versuchen, dem Krebs einen Gegner gegenüberzustellen, der von der Evolution mit derselben Plastizität und Flexibilität ausgestattet wurde. Wieso sollten wir nicht der Natur selbst einen Teil der Arbeit überlassen? Damit wären wir bei der zweiten Variante einer konkreten Utopie der Krebsbehandlung angelangt.

Zurück zur Natur oder Hilfe zur Selbsthilfe

They never come back? Geschlagene Champions erhalten keine zweite Chance? Dieses ungeschriebene Gesetz des Boxens wurde mehrfach durchbrochen. Es mag also mehr als nur der Mut der Verzweiflung sein, wenn die Krebsmedizin heute einige Hoffnungen auf die Rehabilitation eines Kombattanten setzt, der eigentlich längst am Boden zu liegen schien.

Metastasierte Krebserkrankungen[50] sind immer noch ein Menetekel für jede etablierte Form der Krebstherapie.[51] Ihre Zellen haben nicht nur eine Vielzahl von Mutationen angehäuft, die sie in der feindlichen Umgebung des Körpers zu ziemlich erfolgreichen Überlebenskünstlern machen. Sie scheinen auch längst durch alle Maschen des Immunsystems geschlüpft zu sein.[52] Was sollte eine Immuntherapie, jetzt, nachdem das Kind bereits in den Brunnen gefallen ist, gegen diesen übermächtig scheinenden Feind noch ausrichten können?

Die Argumente der Skeptiker sind bekannt: Tumorzellen unterscheiden sich oft kaum von gesundem Gewebe. Selbst wenn es im Anfangsstadium einer Erkrankung in den Krebszellen Strukturen gegeben hätte, die in gesundem Gewebe nicht zu finden sind und sie als Außenseiter und Sonderlinge hätten kenntlich machen können, scheint der Tumor ja offensichtlich eine Art Toleranzabkommen mit dem Immunsystem geschlossen zu haben. Möglicherweise wurden die Tumorzellen, die besonders immunogen[53] sind, einfach »herausgemendelt«, während die Krebszellen, die die Kunst der Mimikry besser beherrschten, langfristig überlebt haben und weiter proliferieren.

Die Immuntherapie ist ein weites Feld. Wir sollten uns wieder einmal zunächst darüber klar werden, was wir meinen, wenn wir das Wort von der Immuntherapie im Munde führen. Denn all diesen sehr berechtigten Einwänden zum Trotz gibt es schon heute bestimmte Formen der Krebsbehandlung, die durchaus als Immuntherapie bezeichnet werden können und die bei manchen Krebserkrankungen auch mit gewissem Erfolg zur Anwendung kommen.

Nehmen wir zunächst einmal die therapeutischen Antikörper. Wir haben sie in einer Rolle kennengelernt,[54] die die Natur nicht für sie vorgesehen hat. Antikörper wie das Herceptin wurden von Menschen konstruiert, um sie als Instrument zur selektiven Blockade der Produkte wildgewordener Krebsgene zu nutzen. Obwohl sie Artefakte sind, können sie ihre angestammte Rolle nicht verleugnen. Sie sind vermutlich auch und vielleicht sogar in erster Linie eine Form der Immuntherapie.[55] Es ist die ureigenste Aufgabe von Antikörpern, Eindringlinge zu markieren und sie dem Immunsystem damit als suspekt kenntlich zu machen. Das Immunsystem ist seit Jahrmillionen darauf trainiert, alles, was an einen Antikörper gekoppelt ist, als eine mögliche Gefahrenquelle wahrzunehmen und im Zweifelsfall zu eliminieren.[56] Die eindrucksvollen Wirkungen des Herceptins auf Her2/Neu-positive Formen von Brustkrebs beruhen zum Teil auch darauf, dass die Tumorzellen nach der Bindung an den Antikörper vom Immunsystem als suspekt erkannt und bekämpft werden.[57]

Inzwischen wurden mehr als ein halbes Dutzend weiterer Antikörper als Krebsmedikamente zugelassen. In Kombination mit konventioneller Chemotherapie haben sie vor allem die Behandlungsmöglichkeiten der B-Zell-Lymphome deutlich verbessert. Antikörper werden aber auch in der Therapie des Darmkrebses, bei metastasierten Plattenepithelkarzinomen des Rachen- und Kehlkopfbereichs, beim Lungenkrebs und beim Brustkrebs eingesetzt. Dabei wurden auch Techniken entwickelt, die Antikörper zusätzlich »aufzurüsten«. Sie werden mit radioaktiven Isotopen oder Zellgiften gekoppelt, damit sie lokal die Krebszelle auf kürzeste Distanz attackieren. Solche Kombinationen von Antikörpern und radioaktiven Isotopen (Zevalin) oder Antikörpern und Zellgiften (Mylotarg) sind bereits bei der Therapie von Lymphomen und bestimmten Formen von Blutkrebs in Erprobung.

Trotzdem sind Antikörper keine Wunderwaffen. Auch die Antikörper, in welcher Form auch immer, können kaum eine der häufigen Krebserkrankungen heilen, wenn sie sich erst einmal im ganzen Körper festgesetzt hat.[58]

Im vorigen Kapitel habe ich die Transplantation fremder (allogener) Blut-Stammzellen als lebensrettenden Ersatz für die eigene zerstörte Blutbildung nach einer Hochdosis-Chemotherapie vorgestellt. Sie ist mehr als das. Mit der Transplantation gelangen immunologisch kompetente »fremde« Zellen in den Körper, die ihre Aktivitäten nicht nur gegen den Wirt, sondern auch gegen vielleicht im Körper verbliebene Blutkrebszellen richten können. Lange Zeit wurde die Strategie der allogenen Transplantation von der Furcht vor dem Angriff des neuen, »an-transplantierten« Immunsystems auf den Körper des Wirts dominiert. Um die Gefahr von Abstoßungsreaktionen des Transplantats gegen gesundes Gewebe zu minimieren, wurden alle voll ausgebildeten Profikiller des Immunsystems, die ausgereiften zytotoxischen T-Zellen und auch die NK-Zellen, vor der Transplantation entfernt. Allerdings litt darunter auch die Fähigkeit des neuen Immunsystems, eventuell im Körper des Patienten noch verbliebene Krebszellen zu attackieren.

Die Immunologen und Transplanteure arbeiten zurzeit mit Hochdruck an Methoden, durch intelligente Vorauswahl des zu transplantierenden Zellgemischs diesen »Graft versus Leukämie-Effekt« zu steigern,[59] ohne den Wirt dabei zu gefährden.[60]

Leider profitieren von solchen optimierten und in Richtung Immuntherapie gewendeten Transplantations-Strategien im Moment fast ausschließlich die Patienten mit den onkologischen »Kolibris«. Wie im 9. Kapitel auch erwähnt, ist das Konzept der Hochdosis-Chemotherapie in Verbindung mit einer Transplantation von Knochenmark oder Blut-Stammzellen bei allen häufigen Krebserkrankungen wie den metastasierten Karzinomen bisher grandios gescheitert.⁶¹ Das mag sich in der Zukunft durch die Optimierung der immunologischen Wirkungen einer allogenen Transplantation oder durch eine neue Form von Kombination aus Transplantation und lokalen Therapieformen ändern. Trotz unbestrittener Erfolge blieb der große Wurf, eine wesentliche Verbesserung der Heilungschancen der häufigen Krebsformen mit Hilfe dieser beiden Formen der Immuntherapie, bisher aus.

• • •

»Gib dem Hungernden Fisch, so machst du ihn für einen Tag satt; lehrst du ihn fischen, so wird er nie wieder hungern.« Vielleicht legt dieses alte chinesische Sprichwort den Finger auf den entscheidenden Schwachpunkt der gerade geschilderten Konzepte der Immuntherapie: Die Behandlung mit Antikörpern oder auch der adoptive Transfer fremder, immunologisch aktiver Zellen sind passive Formen der Therapie. Sie munitionieren den Körper von außen. Dabei ignorieren sie das angestammte Immunsystem des Betroffenen. Im Falle der allogenen Transplantation eliminieren sie es sogar. Ein wenig erinnert dies an das Klischee von der misslungenen, nicht nachhaltigen Entwicklungshilfe.

Wie die klassischen Medikamente haben auch die meisten passiven Varianten der Immuntherapie mit einer Reihe konzeptioneller Nachteile zu kämpfen. Solche Behandlungsformen sind erschöpflich, invariant, und sie müssen erst an Ort und Stelle transportiert werden, um ihre Wirkung zu entfalten – ein scheinbar triviales Problem, das im Einzelfall aber ziemliche Schwierigkeiten aufwerfen kann.

Wenn ein Mensch unter einer metastasierten Krebserkrankung leidet, scheint der Wettlauf der Darwinmaschinen entschieden. In den Tumoren solcher Patienten herrscht das ungute Klima chronischer Entzündungen. Ein Milieu, das per Saldo immunsuppressiv wirkt, also eine Immunreaktion – beispielsweise in Bezug auf Arzneimittel – unterdrückt.⁶² Darüber hinaus verfügen die Tumorzellen über Strategien, ihre Hauptgegner – die zytotoxischen T-Zellen – in eine Art von Duldungsstarre (immunologisch gesprochen, die Anergie) zu versetzen oder sie sogar in den Selbstmord zu treiben.⁶³

So weit die schlechten Nachrichten. Trotz solcher Hiobsbotschaften träumen manche Tumorimmunologen immer noch den Traum von der Hilfe zur Selbsthilfe. Sie arbeiten daran, Tricks und Kniffe zu entwickeln, das scheinbar längst geschlagene Immunsystem eines Patienten wieder zurück in den Ring zu holen und gegen den Krebs in Stellung zu bringen. Tatsächlich ist die Lage nicht nur bedrückend und düster. Es gibt auch hoffnungsvolle Nachrichten. Die Idee einer Impfung gegen den Krebs hat in den letzten zehn Jahren sogar einen ziemlichen Auftrieb bekommen. Bisher wurden aktive Impfungen ausschließlich zur Abwehr von äußeren Feinden und in der Regel prophylaktisch eingesetzt. Auch beim Einsatz der Impfung zur Krebsprophylaxe geht es darum, eine Infektion mit Viren[64] zu verhindern, die die Entstehung von Krebserkrankungen wie den Leberzellkrebs oder den Gebärmutterhalskrebs fördern kann. Dieses Konzept sollte daher nicht mit einer Impfung gegen die Krebszelle selbst zum Zweck der Therapie einer bereits vorhandenen Krebserkrankung verwechselt werden. Letzteres ist ein ganz anderes, ungleich ambitionierteres Ziel.

Um die Problematik einer therapeutischen Impfung gegen den Krebs selbst und nicht gegen krebsauslösende Viren zu begreifen, müssen wir uns klarmachen, wie und warum eine aktive Impfung überhaupt funktioniert.

Die erste und wichtigste Voraussetzung für eine erfolgreiche Aktivierung des Immunsystems ist natürlich die Existenz molekularer Unterschiede zwischen Freund und Feind. Im Fall der Impfung gegen Viren oder Bakterien sind diese Unterschiede offensichtlich.[65] Bei einer Impfung gegen Krebszellen muss sich das Immunsystem aber mit ungleich subtileren Diskrepanzen zufriedengeben. Immerhin scheinen aber fast alle Tumoren über kleine Differenzen zu verfügen, die sie in irgendeiner, oft sehr schwer auszumachenden Weise von den normalen Zellen unterscheiden.[66]

Eine Impfung ist nichts anderes als der Versuch, die volle Aufmerksamkeit des Immunsystems auf solche bisher ignorierten Antigene zu lenken. Das Immunsystem verfügt im Wesentlichen über drei Komponenten, die in der Lage wären, Antigene in Krebszellen als solche zu erkennen und diese Unterschiede zu nutzen. Das größte und vielfältigste Repertoire an Molekülen, die fremde Strukturen erkennen, stellen ohne Zweifel die Antikörper und die Rezeptoren der B-Zellen dar.[67] Die Rezeptoren der T-Zellen dagegen registrieren auch das, was im Innern der Zellen vor sich geht.[68] Diese Killer-T-Zellen sind daher prädestiniert zum Gegenspieler der Krebszellen.

...

Die natürlichen Killerzellen (NK-Zellen) – die dritte Komponente des Systems – können subtile Unterschiede zwischen einzelnen kleinen Molekülen nicht erkennen, verfügen aber über allgemeine »Befindlichkeits-Antennen« für eine Zelle. Denn Krebszellen stehen unter Stress. Unter solchen Bedingungen kann sich die Zusammensetzung der Membran einer Zelle in charakteristischer Weise verändern. Solche Veränderungen registrieren die NK-Zellen.[69]

Es gibt viele Gründe, warum die verschiedenen Akteure des Immunsystems Krebszellen links liegen lassen. Manchmal ist einfach die Frequenz der Zellen mit den passenden Rezeptoren zu gering, um eine effektive Immunreaktion in Gang zu bringen. Ab und zu sind die Antigene unter den gegebenen Bedingungen zu schwach und ihre Passgenauigkeit suboptimal. Und oft stimmt auch der Kontext nicht. Es fehlt an professionellerer Unterstützung durch geeignete Antigen-präsentierende Zellen, um die passenden Killer-Zellen expandieren zu lassen. Und nicht zuletzt verfügen auch die Krebszellen selbst über Mittel und Wege, die Reaktion ihrer Gegner aktiv zu unterdrücken oder sich dagegen abzuschirmen.

Prinzipiell kann jeder dieser komplex ineinander verschränkten Teilaspekte durch einen Impfstoff moduliert werden. Manchmal reichen schon quantitative Veränderungen, um eine Immunreaktion zu provozieren. Die Welt der Immunologie ist nicht so ausschließlich schwarz-weiß gefärbt, wie lange angenommen wurde. Es ist vielmehr ein Reich, in dem es auf die Grautöne ankommt. Das Repertoire der Antikörper und auch der T-Zellen ist nicht vollständig blind für körpereigenes Gewebe. Zwar werden im Thymus alle T-Zellen aussortiert, die perfekt zu den gängigen körpereigenen Eiweißbruchstücken passen. Allerdings können T-Zell-Klone mit suboptimaler Passform diesen Selektionsprozess durchaus überstehen. Unter normalen Umständen ist deren Bindung zum Antigen nicht stark genug, um eine Aktivierung der T-Zellen auszulösen.[70] Im entsprechenden Kontext unter idealen Bedingungen und mit ein wenig Nachhilfe von außen lassen sich diese schlafenden Kohorten von Killer-T-Zellen allerdings reaktivieren. Auch sie können unter Umständen zu einer Armada effektiver Killer-Zellen anwachsen.[71]

Viele konventionelle Impfstoffe gegen Viren oder Bakterien kitzeln das Immunsystem wach, indem sie eine Infektion simulieren. Sie konfrontieren den Körper einfach mit dem abgetöteten Erreger oder auch einer lebenden Variante des Keims, die ihrer krankmachenden Eigenschaften beraubt wurde.

Es verbietet sich natürlich, den Patienten lebende Krebszellen zu spritzen, aber abgetötete oder zerkleinerte Tumorzellen ließen sich durchaus als Impfstoff verwenden. Damit wäre die simpelste Variante einer Impfung beschrieben. Allerdings scheint mit dieser Strategie nichts gewonnen, weil unser Immunsystem seit Beginn der Erkrankung ja bereits ständig mit lebenden und auch toten Krebszellen konfrontiert wird. Es muss daher zusätzlicher Aufwand betrieben werden, um ihm die Antigene des Tumors schmackhaft zu machen.

Abgetötete und zerkleinerte Krebszellen sind krude Gemische aus vielen tausend unterschiedlichen Bruchstücken. Wenn wir mit solchen Mixturen impfen, wissen wir nicht, welche Bestandteile dieses Gemisches relevant sind.[72] Man hat daher zahlreiche Versuche unternommen, diese Antigen-Mixturen durch Konzentration auf die effektivsten Bestandteile zu optimieren.[73]

Je nach Überzeugung und wissenschaftlicher Prägung experimentieren die Tumorimmunologen dabei mit Peptiden in unterschiedlichsten Präparationen und Mischungen, mit »nackter« DNA oder mit speziell präparierter Boten-RNA,[74] deren Sequenzen die Baupläne immunologisch interessanter Proteine codieren.

Die Optimierung des Antigens ist eine Sache. Sie erleichtert die Identifikation des Feindes. Sie ist eine notwendige, meist aber noch keine hinreichende Bedingung für die Auslösung einer wirksamen Immunreaktion. In die karge Sprache der Immunologie übersetzt heißt das: Ein Antigen ist noch lange kein Immunogen. T-Zellen sind kapriziöse Gebilde. Sie erwarten, dass ihnen das Antigen nicht von den Tumorzellen selbst, sondern von professionellem Personal auf einem silbernen Tablett serviert wird. Und sie verweigern sich oft, wenn es ihnen nicht durch zusätzliche Appetithappen schmackhaft gemacht wird.

Die Profis für die optimale Präsentation von Antigenen sind die sogenannten dendritischen Zellen.[75] Eingebettet in den MCH-Komplex einer dendritischen Zelle und garniert mit zusätzlichen co-stimulatorischen Molekülen stellt ein bisher verschmähtes Antigen für die T-Zelle manchmal plötzlich ein höchst verlockendes Angebot dar.[76] Viele kluge Leute zerbrechen sich den Kopf, wie dendritische Zellen motiviert werden könnten, Tumor-Antigene aufzunehmen und effektiver als bisher zu präsentieren. Um möglichst viele dendritische Zellen am Injektionsort eines Impfstoffs zu versammeln, wurde eine ganze Reihe von großen Molekülen entwickelt und getestet, die soge-

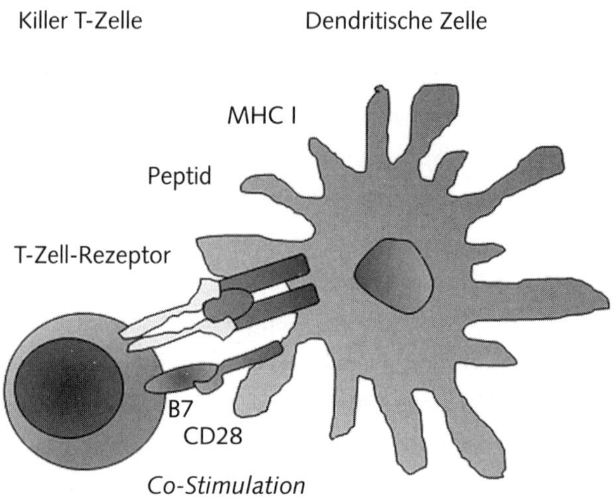

Abbildung 15: Eine professionelle Antigen-präsentierende Zelle (dendritische Zelle) präsentiert das Peptid-Antigen eines Tumors einer Killer-T-Zelle. Für eine effektive Aktivierung der Killer-T-Zelle sind zusätzliche Stimuli wie die Interaktion zwischen dem B7-Protein der Killer-T-Zelle und dem CD28-Molekül auf der dendritischen Zelle nötig.

nannten Adjuvantien. Sie werden mit dem Impfstoff vermischt und sollen eine Art akuter, lokaler Entzündungsreaktion generieren, die professionelle Antigen-präsentierende Zellen an den Ort des Geschehens lockt.[77]

Manche Immunologen halten das Problem der effektiven Antigen-Präsentation für so entscheidend, dass sie den schlecht kontrollierbaren Vorgängen im Körper nicht über den Weg trauen und die Prozedur ins Reagenzglas verlagern.[78]

Auch die optimale Formulierung eines Antigens und die Präsentation durch Profis reichen oft noch nicht aus, um Killer-T-Zellen in ausreichender Zahl zu aktivieren. Manchmal sind die Killer-T-Zellen auf weitere Helfer angewiesen. Bei vielen natürlichen Reaktionen des Immunsystems werden parallel zu den Killer-T-Zellen auch Massen von Helfer-T-Zellen aktiviert.[79] Es ist alles andere als trivial, einen Impfstoff-Mix so zusammenzustellen, dass er für beide T-Zell-Populationen in gleichem Masse attraktiv ist, zumal wir bisher noch recht wenig über die Tumor-Antigene wissen, die von den speziellen MHC-Molekülen der Klasse II präsentiert werden.

Die Helfer-T-Zellen verstärken nicht nur den Expansionsdrang der Killer-Zellen. Sie sorgen auch dafür, dass die Immunreaktion kein Strohfeuer bleibt. Unter dem Einfluss der T-Zell-Hilfe entstehen zytotoxische Gedächtnis-T-Zellen, die gewährleisten, dass sich die Immunreaktion nicht verbraucht und der Körper nachhaltige Vorräte an passenden Killer-Zellen anlegt. Eine erfolgreiche, therapeutische Krebsimpfung muss vermutlich mehr als nur eine akute Reaktion des Immunsystems provozieren. Sie sollte sich tief ins immunologische Gedächtnis eingraben. Es mag also sein, dass ein idealer Impfstoff eine Mischung von Antigenen enthalten muss, die geeignet ist, das Trio von Killer-T-Zellen, Helfer-T-Zellen und professionellen Antigen-präsentierenden Zellen an einen Tisch zu bringen.[80]

Im großen Zoo der Lymphozyten gibt es noch eine weitere Zell-Spezies. Rein äußerlich unterscheidet sie sich kaum von ihren Verwandten. Erstaunlicherweise hat diese Untergruppe der Lymphozyten aber eine vollkommen andere, um nicht zu sagen antagonistische Funktion. Die Rede ist von den Suppressor-T-Zellen. Diese Zellen dämpfen die Reaktionen ihrer Verwandtschaft und hemmen insbesondere die Funktionen der Killer-T-Zellen. So notwendig diese Gruppe von Zellen auch ist, um die Reaktionen des Immunsystems in geordneten Bahnen zu halten und die Immunabwehr nach geschlagener Schlacht wieder herunterzufahren, so sehr kann die Suppressor-T-Zelle den Tumorimmunologen das Leben schwer machen. Das chronisch entzündliche Milieu in vielen Tumoren wirkt nicht zuletzt deshalb immunsuppressiv, weil dort Botenstoffe produziert werden, die solche Suppressor-T-Zellen in den Tumor locken. Eventuell sind also zusätzlich zur Impfung Anstrengungen notwendig, um die freiwillige Selbstkontrolle des Immunsystems partiell auszuschalten oder die immunsupprimierenden Eigenarten eines Tumors zu blockieren.

Solche Ideen sind nicht ausschließlich Zukunftsmusik. Es ist bekannt, dass Stoffe, die die Enzymfamilie der Cyclooxygenasen hemmen, dem immunsuppressiven Milieu von Tumoren entgegenwirken. Zu diesen Hemmstoffen gehört uralte Bekannte wie das Aspirin und andere, neuere Medikamente, die vorrangig als Schmerzmittel entwickelt wurden. Auch schon an Patienten getestet wird ein Antikörper, der klingt, als wäre er nach einem alten Inkakönig benannt. Ipilimumab richtet sich gegen ein Molekül mit Namen CTLA-4, das im Verlauf einer Immunreaktion auf der Oberfläche von Killer-T-Zellen erscheint und die Aufgabe hat, die weiteren Aktivitäten der Killer-Zelle zu dämpfen.[81]

Diese Komplexität ist aber nicht nur eine harte Nuss. Sie bietet auch Chancen, weil sich unzählige Alternativen auftun, in dieses System einzugreifen. Wir müssen die Architektur der Wechselspiele von Tumor und Immunsystem noch besser verstehen, um zu erkennen, an welchen Stellen wir das System neu ausbalancieren müssen. Vielleicht gelingt es uns dann, die Waagschale wieder zugunsten des Immunsystems neu zu justieren.

Ganz gleich wie dieses Rennen ausgeht, eines scheint mir sicher: Die Strategie, die alle Probleme löst und alle Fragen beantwortet, oder gar einen einzigen Impfstoff gegen alle Krebsvarianten wird es nicht geben. Dafür sind die immunologischen Eigenschaften der verschiedenen Krebsformen und auch der genetische Hintergrund der Patienten zu unterschiedlich. Möglicherweise werden sich für bestimmte Krebsformen typische Antigene oder Antigen-Mischungen herauskristallisieren, mit denen bei der Mehrzahl der Patienten eine wirkungsvolle Reaktion des Immunsystems provoziert werden kann. Vielleicht wird es aber – ähnlich wie bei den selektiv wirkenden Krebsmedikamenten – notwendig sein, die Impfung so weit wie möglich zu individualisieren. Das würde bedeuten, bei jedem einzelnen Patienten die relevanten Tumor-Antigene aufzuspüren, diese nachzubauen und ihm daraus dann einen individuellen Impfstoff auf den Leib zu schneidern.[82]

Fazit – trügerische Alternativen, Modus Vivendi und Warten auf den großen Wurf

Auch wenn die drei großen Säulen der konventionellen Krebstherapie – Chirurgie, Strahlentherapie und Chemotherapie – in den letzten Jahrzehnten Bodengewinne erzielt haben, ihr Expansionsdrang wird immer an eine Mauer stoßen. Diese Mauer scheint mit den bisherigen Mitteln der Onkologie unüberwindbar. Fast alle häufigen Krebserkrankungen sind nicht mehr heilbar, sobald sie den Rubikon zur Metastasierung überschritten haben.

Was uns in solchen Situationen bleibt, sind Träume. Die Träume der ersten Art, die trügerischen Alternativen, sind Wolkenkuckucksheime. Auch sie sind schön, manchmal sogar wichtig und hilfreich, solange sie nicht für etwas gehalten werden, was sie nicht sind. Sie sind *keine alternativen* Krebstherapien. Sie können manchmal das Leben *mit* dem Krebs erträglicher gestalten. Wenn sie als echte therapeutische Alternative *gegen* den Krebs missdeutet werden, können sie schädlich und sogar gefährlich werden.

Auch die Träume der zweiten Art liefern (noch) keine einlösbaren Versprechen. Aber sie sind konkrete Utopien. Es ist die ureigenste Aufgabe von Wissenschaftlern – und der schönste Aspekt ihres Jobs –, solche Träume zu träumen und stets neue zu erfinden. Morgens, nachdem der Wecker geläutet hat, müssen sie in ihre Labors zurück, um ihre Traumgeschichten nach dem entscheidenden Fünkchen Realität zu durchforsten. Wer Träume dieser Art mitträumen will, muss den Blick hinter die Kulissen riskieren.

Das war der Grund, warum ich dieses Kapitel geschrieben habe. Imogen hörte diese Geschichten gern, auch wenn sie mich ab und an bremsen musste, mich nicht zu sehr in Details zu verheddern. Die individualisierte Form der Krebstherapie mit Medikamenten, die zielgenau auf die Gendefekte der Krebszellen ausgerichtet sind, und die Immuntherapie stellen nur zwei der zahllose blauen Phantasieblumen im Traumgarten der Wissenschaft dar. Aber diese beiden Blumen haben bereits eine Saat abgeworfen, die im Humus der Realität wurzelt. Bisher keimen nur erste zarte Pflänzchen der Hoffnung. Sie alle wachsen noch jenseits der Mauer, die von hieraus unüberwindlich scheint. Hemmstoffe von Tyrosinkinasen wie das Glivec haben die Behandlung zweier seltener Krebserkrankungen[83] revolutioniert.

Andere wie das Tarceva schenken Menschen wie Christoph Schlingensief ein wenig mehr Lebenszeit. Antikörper wurden Teil der Standardtherapie bei manchen Formen von Lymphdrüsenkrebs, beim Her2/Neu-positiven Brustkrebs und bei Darmtumoren ebenso eingesetzt wie in Kombination mit Bestrahlung oder Chemotherapie bei Karzinomen der Rachenregion. Meistens ergänzen sie die althergebrachten Therapieformen, verdrängen diese aber nicht.

Die Tumorimmunologie hat bereits Einfluss auf die Praxis der Transplantation von Knochenmark oder von Blut-Stammzellen gewonnen. In vielen großen Kliniken der Welt laufen Studien mit dem Ziel, das Immunsystem mit Hilfe von Impfungen beim Kampf gegen den Krebs zu unterstützen. Diese Entwicklungen haben bei manchen Krebserkrankungen zu echten, allerdings graduellen, manchmal auch nur marginalen Verbesserungen des Status quo geführt. Einige dieser Therapien verändern aber den Charakter der Erkrankung und verwandeln sie von einer akuten tödlichen Bedrohung in eine chronische, wenn auch unheilbare Krankheit.

Auf den großen Wurf warten wir noch. Die Menschen, die heute schon an Krebs erkrankt sind und denen die Medizin keine Aussicht auf Heilung bieten kann, erwartet eine fast übermenschliche Aufgabe. Sie müssen versuchen, mit der Krankheit einen Modus Vivendi zu finden, damit ihnen der Krebs nicht schon vor dem Tod das Leben raubt. Davon wird im letzten Kapitel die Rede sein.

11. Kapitel

Dichtung und Wahrheit – Gibt es Spontanheilungen?

Montag, 11. Januar 2010

Imogen machte auf dem Absatz kehrt. »Moment, ich hab' noch was vergessen.« Sie hastete zurück, die 90 Stufen durch unseren Garten zur Wohnung hinauf, um mit einem kleinen roten Köfferchen zurückzukehren. Ich kannte diesen Koffer bereits, und ich liebte ihn. Es war der Koffer der Engel. Er enthielt mehr als ein halbes Dutzend kleiner Engelsfiguren unterschiedlichster Herkunft und Gestalt. Imogen war keineswegs abergläubisch. Trotzdem gibt es Situationen, in denen die Fangnetze der Vernunft nicht mehr fest genug sind, um einen geplagten Geist noch auffangen zu können. Diese Engel begleiteten Imogen seit ihren regelmäßigen Gängen in die Tagesklinik der Frauenklinik zu den roten Giften, damals im Frühsommer 2008.

Dort, wohin wir heute unterwegs waren, war jede Unterstützung recht. Wir waren auf dem Weg in die Medizinische Universitätsklinik. Was anstand, war ein ziemlich verzweifelter Versuch, dem Krebs nochmals ein wenig Zeit abzuringen. Die Atempause über die Weihnachtstage war trügerisch gewesen. Immer wieder war der Spalt zwischen den Rippfellen mit Flüssigkeit vollgelaufen, immer wieder musste die Flüssigkeit abpunktiert werden, manchmal fast drei Liter, um den Lungen wieder Platz zum Atmen zu verschaffen. Es bestand kein Zweifel, der Krebs hatte in den letzten Wochen viel an Boden gewonnen.

Die Chemotherapien vor und nach der Operation eingeschlossen, sollte jetzt der fünfte Versuch folgen, der Erkrankung noch einmal wenigstens für begrenzte Zeit Herr zu werden. Ich hatte mich mit Imogen nach Rücksprache mit den Kollegen in der medizinischen Klinik und einem befreundeten Brustkrebsspezialisten in der Schweiz auf eine Zweierkombination von Zytostatika geeinigt, von denen eines brandneu war und nach den Ergebnissen einer großen, aktuell auf einem amerikanischen Kongress vorgestellten Studie einen gewissen Anlass zur Hoffnung bot.

Imogen war skeptisch. Sie gab mir klar zu verstehen, dass dieser Versuch ihr letzter sein würde. »Meinst du, dieses Zeug hilft mir noch? Oder kann ich jetzt nur noch auf ein Wunder hoffen?«
Ich nahm sie in dem Arm.
»Natürlich können wir an Wunder glauben, denn es gibt immer wieder Wunder.«
Ich weiß nicht, wie überzeugend ich war. Vermutlich stiegen mir dabei Tränen in die Augen. Aber obwohl ich nach diesem Satz schmerzhaft schlucken musste, war meine kühne Behauptung wenigstens ein kleines bisschen mehr als nur eine gut gemeinte Notlüge.

Wunder gibt es – sehr sehr selten

Wunder heißen Wunder, weil sie verwundern. Sie sind selten, ungewöhnlich, und wir haben keine plausible Erklärung, wie sie zustande kommen. Die Schilderungen der Wunder im Neuen Testament haben sich tief in unser kollektives Gedächtnis eingegraben. Sie wurden, zumindest in christlichen oder nachchristlichen Kulturkreisen, so etwas wie der Archetyp eines Wunders. Für viele Menschen hat der Begriff des Wunders eine religiöse Färbung, für manche sind sie gar der überzeugendste Hinweis auf die Existenz eines transzendenten Schöpfers und Weltenlenkers.

So betrachtet sind Wunder Ereignisse, die nur außerhalb und gerade durch die Verletzung der Regeln und Gesetze eines wissenschaftlichen Weltbilds entstehen können. Solche Wunder scheinen als unmittelbares Indiz für den göttlichen Eingriff ins Weltgeschehen gewertet werden zu müssen. Vermutlich genau aus diesem Grund hat die katholische Kirche die Wunder ›bürokratisiert‹ und einen ganzen Verwaltungsapparat geschaffen, der die wundersamen Ereignisse begutachtet, bewertet und kategorisiert.

Um das Jahr 1320 lag Peregrinus Laziosi auf seiner Bettstatt und haderte mit seinem Schicksal. Am folgenden Tag drohte die schwerste Prüfung seines Lebens. In den letzten Wochen waren Knoten an seinem Bein gewachsen. Inzwischen waren die Knoten zu einem riesigen, schlecht heilenden Geschwür geworden. Die Wundärzte wussten sich keinen Rat, als das Bein abzutrennen. In der Nacht vor der Operation fand Peregrinus lange keinen Schlaf. Er schleppte sich in den Kapitelsaal und betete stundenlang. Erschöpft fiel er schließlich in einen unruhigen Schlummer. Der Legende nach träumte er, wie sich Jesus vom Kreuz herabneigte und sein Bein heilte. Als Peregrinus am Morgen erwachte, war der Tumor verschwunden. Den verblüfften Ärzten blieb nichts, als ihre Sägen und Messer wieder ins Halfter zu stecken. Peregrinus lebte sein Leben als Mönch des Servitenordens und starb am 1. Mai des Jahres 1345 im für seine Zeit biblischen Alter von 80 Jahren. Schon zu Lebzeiten machte ihn die wunderbare Genesung zum Objekt religiöser Verehrung. 1609 bestätigte Papst Paul V. die Seligsprechung, 1726 folgte die Heiligsprechung.[1] Bezeichnenderweise gilt Peregrinus in der katholischen Kirche heute als der Schutzheilige der Fußleidenden, der Kutscher, der Wöchnerinnen und – der Krebskranken.

Hatte sich unter innigem Beten tatsächlich ein Sarkom über Nacht in Luft aufgelöst? Und wenn ja, warum? Bei solchen historischen Berichten ist natürlich gesundes Misstrauen angebracht. Bis tief ins 19. Jahrhundert hinein gab es keine zuverlässigen Instrumente, eine Krebserkrankung überhaupt zweifelsfrei zu diagnostizieren und sie von Wucherungen und Gewebevermehrungen anderer Genese zu unterscheiden. Außerdem verblassen Fakten, wenn sie über Jahrhunderte tradiert werden. Je mehr sich Tatsachen abschleifen, desto größer ist die Neigung, eine Geschichte durch erfundene Ornamente auszuschmücken. Geschichten über Wunder und Spontanheilungen, die viele hundert Jahre alt sind, erscheinen kaum geeignet, kritische Geister zu überzeugen. Wie sieht es aber mit Berichten über Spontanheilungen aus, die aus dem 20. Jahrhundert stammen und in medizinischen Journalen glaubwürdig dokumentiert sind?

Mitte der sechziger Jahre haben sich unabhängig voneinander die Chirurgen Tilden Everson und Warren Cole[2] sowie ein Mann namens Boyd[3] die Mühe gemacht, die gesamte medizinische Literatur des 20. Jahrhundert nach Berichten über Spontanheilungen von Krebserkrankungen zu durchforsten. Die Autoren stießen dabei zusammengenommen auf 237 Fälle, die ihren strengen Kriterien Stand hielten und tatsächlich als echte Spontanheilungen angesehen werden müssen. Die Autoren schlossen alle Berichte aus, bei denen die Diagnose nicht zweifelsfrei auf der Basis entnommener Gewebeproben gesichert war, sowie die Fälle, bei denen irgendeine wie auch immer geartete Form von Krebstherapie mit dem Verschwinden des Tumors in Zusammenhang gebracht werden konnte. 25 Jahre später nahmen sich zwei kanadische Psychologen nochmals die beiden Fallsammlungen vor, sahen sie kritisch durch und ergänzten sie um alle Berichte, die seit den sechziger Jahren neu in der Fachliteratur aufgetaucht waren. Aus 1199 Artikeln zum Thema *Spontanremission bei Krebs* – erschienen zwischen 1966 und 1987 – destillierten sie nochmals 504 weitere überzeugend dokumentierte Fälle von Spontanheilungen heraus. Ihre Analyse schloss schließlich 741 Fälle ein, über die im Verlauf des 20. Jahrhunderts berichtet worden war und die höchstwahrscheinlich als echte Spontanremissionen betrachtet werden konnten. Immerhin ließen also Gott oder die Natur innerhalb von 86 Jahren weltweit in mindestens 741 Fällen ein kleines oder auch größeres Wunder zu.

Wunder unter Ockhams Messer

Seither tauchten pro Jahr etwa 15–20 weitere Berichte über Spontanheilungen in der medizinischen Fachliteratur auf. Vermutlich ist das Phänomen sogar häufiger, als angesichts der publizierten Fälle zu vermuten ist. Wie oft werden austherapierte Patienten zum Sterben nach Hause entlassen, ohne dass ihre Ärzte etwas über ihr weiteres Schicksal erfahren? Höchstwahrscheinlich wurden viele Fälle nie publiziert und daher vom medizinischen Betrieb komplett übersehen.

Seit über 16 Jahren arbeite ich als Radioonkologe. In diesem Zeitraum wurden in der Tübinger Klinik für Radioonkologie knapp 35 000 Krebspatienten behandelt. Unter diesen 35 000 Geschichten kann ich mich an zwei Fälle erinnern, die den Kriterien einer Spontanheilung zumindest ziemlich nahe gekommen sind. Einer dieser Fälle war ein knapp 65-jähriger Mann mit einem großen, inoperablen Tumor im Rachenbereich. Nennen wir ihn Herrn S. Nach Abschluss der notwendigen Voruntersuchungen begann seine Therapie. Geplant war eine hochdosierte Bestrahlung des Tumors über einen Zeitraum von etwa sieben Wochen, begleitet von einer milden Form von Chemotherapie. Zunächst ging alles gut, aber schon wenige Tage nach Beginn der Behandlung entwickelte Herr S. eine schwere Lungenentzündung. Die Therapie musste abgebrochen werden; Herr S. wurde auf die Intensivstation verlegt. Mehrere Wochen musste er beatmet werden und lange Zeit schwebte er zwischen Leben und Tod. Langsam begann er sich von der Infektion zu erholen, aber als Folge der Langzeitbeatmung bildeten sich schwere Nervenschäden aus und es stellten sich Lähmungen ein, die Herrn S. vollständig ans Bett fesselten.

Fast drei Monate nach Abbruch seiner Strahlentherapie erreichte mich eines Samstagmorgens ein Anruf. Die Kollegen von der Intensivmedizin baten mich nochmals auf ihre Station, um das weitere Vorgehen im Falle des Herrn S. zu beraten. Als ich dort ankam, fand ich Herrn S. wach und ansprechbar vor. Er hatte die Infektion überstanden und war nicht mehr beatmungspflichtig, so dass die Verlegung in ein heimatnahes Krankenhaus oder in eine Rehabilitationsklinik anstand. Herr S. schwebte nicht mehr in akuter Lebensgefahr, befand sich aber in einem derart schlechten Zustand, dass wir uns nach eingehender Beratung mit ihm und seiner Familie entschlossen, die Krebsbehandlung nicht weiter aufzunehmen. Nicht einmal ein Drittel der geplanten Strahlendosis hatte Herr S. erhalten, und allen war bewusst, dass sein Krebs damit nicht besiegt sein konnte. Ich drückte ihm die Hand und verabschiedete mich.

Sechs Monate nach diesem Gespräch saß ich wie fast jeden Mittwochnachmittag in der Tumorsprechstunde des Tübinger Zentrums für Tumoren im Kopf- und Halsbereich. Die Tür ging auf, Herr S. betrat den Raum, kam aufrecht auf mich zu, ging auf seinen beiden eigenen Beinen – und war bester Stimmung. Von den schweren Nervenschäden hatte er sich nicht nur fast vollständig erholt, auch dort, wo der Tumor gewuchert hatte, spürte er keinerlei Beschwerden. Wir untersuchten ihn und registrierten eine Narbenplatte im Bereich des Mundbodens, aber nichts, was auf einen bösartigen Tumor hindeuten könnte. Zur Sicherheit veranlassten wir eine Computertomographie der Region und entnahmen einige Gewebeproben aus der Narbe. Zu unserer aller Überraschung bestätigten die Pathologen unseren Eindruck: Auch unter dem Mikroskop war keine einzige Krebszelle mehr zu entdecken. Bis heute[4] hat sich der Krebs von Herrn S. nicht zurückgemeldet. Jetzt, wenn ich an ihn denke, drücke ich ihm fest beide Daumen.

Es ist sehr schwer zu sagen, wie häufig Spontanheilungen tatsächlich auftreten. Im Jahr 1906 auf dem 1. Internationalen Kongress für Krebsforschung in Heidelberg schätzte der britische Krebsforscher Ernest Bashford, dass eine Spontanheilung bei 100 000 Krebserkrankungen zu beobachten ist. Das entspräche in Deutschland knapp fünf Fällen pro Jahr. Die meisten Ärzte haben also eine Spontanheilung noch nie mit eigenen Augen gesehen und werden ihr auch im Laufe ihres Berufslebens nicht begegnen. Wir können aber allen Skeptikern zum Trotz festhalten: Das Phänomen existiert.

Auch sehr seltene Ereignisse werden nicht als Wunder betrachtet, wenn es plausible und nachvollziehbare Erklärungen gibt, wie sie zustande kamen. Das gilt auch für Ereignisse, die sich offensichtlich dem Zufall verdanken. Kaum jemand würde auf die Idee kommen, dass der Gewinn des Lotto-Jackpots, sechs Richtige mit Zusatzzahl, nur durch den Eingriff einer höheren Macht zu erklären ist. Bei den Spontanheilungen ist es anders. Für sie haben wir bisher keine konsistente, wirklich überzeugende und vor allem im Einzelfall nachvollziehbare Erklärung. Wer mag, kann sie daher gern als Wunder der ersten Art, als Fingerzeig auf die Handschrift eines Gottes werten.

Der Franziskaner William von Baskerville, eine der beiden Hauptfiguren aus Umberto Ecos opulentem Roman *Der Name der Rose*, rief gern seinen geschätzten Lehrmeister Wilhelm von Ockham in den Zeugenstand, wenn er seinen Adlatus Adson von Melk überzeugen wollte, doch erst allen irdischen Spuren nachzugehen, bevor er, wie viele seiner Confratres, die vielen mysteriösen Ereignisse im Kloster der Benediktiner voreilig und ungeprüft einfach dem dämonischen Wirken höherer Mächte zuschrieb. Wilhelm von Ockham (1285–1347) lebte, anders als Ecos berühmteste Romangestalt William von Baskerville, tatsächlich. Sein Denken war seiner Zeit mindestens 200 Jahre voraus. Kritische Geister unter den Menschen schätzte er mehr als die Autorität der Kirchenväter. Wilhelm von Ockham dachte häufig und tiefsinnig über die menschliche Vernunft, ihre Möglichkeiten und Grenzen, nach. In seinen Schriften taucht immer wieder implizit eine Art von mentalem Hygieneprinzip als Gütekriterium des vernünftigen Denkens auf. Später wurde daraus eine der wichtigsten Grundregeln der Wissenschaftstheorie und ist heute als »Ockhams Messer« geläufig.

Entia non sunt multiplicanda praeter necessitatem lautet die bekannteste Formulierung seiner Maxime und lautet übersetzt in etwa: »Entitäten dürfen nicht über das Notwendige hinaus vermehrt werden«. Übersetzen wir diesen sperrigen Jargon in unsere heutige Alltagssprache, dann besagt »Ockhams Messer« etwa Folgendes: Bei unterschiedlichen Erklärungen eines Phänomens bevorzugt man die Hypothese, die am einfachsten und elegantesten ist und mit den wenigsten Zusatzannahmen und Voraussetzungen auskommt. Anders ausgedrückt: Überall dort, wo plausible irdische Begründungen (oder empirische Belege) zu finden sind, sollten wir keine übernatürlichen Wesen bemühen, um die weltlichen Phänomene um uns herum zu erklären.

Es ist daher nicht nur legitim, sondern auch spannend und vielleicht sogar hilfreich, sich die publizierten Fälle eingehender unter dieser Prämisse anzuschauen. Kann man vielleicht Gemeinsamkeiten und Parallelen finden, die uns auf die Spur einer irdischen Lösung des Rätsels führen? Gibt es Dinge, die diese Menschen richtiger gemacht haben als die vielen anderen Krebspatienten? Lagen besondere Konstellationen vor, die diese Fälle von den vielen anderen, fatal verlaufenen Krebserkrankungen unterscheiden? Gibt es bestimmte Tumoren, die eher zu Spontanheilungen neigen als andere?

Auch ein Wunder der zweiten, irdischen Art verliert für Menschen, die betroffen sind und hoffen wollen, nichts von seiner Anziehungskraft. Vielleicht können wir, wenn wir mehr über das Geheimnis der Spontanheilungen wissen, irgendwann einmal dem Glück sogar ein wenig nachhelfen.

Doppeltes Pech oder: Minus × Minus = Plus?

Schon als ganz junger Chirurg wurde William Bradley Coley (1862–1936) mit den Schattenseiten seines Berufs hart konfrontiert. Eine seiner ersten eigenen Patientinnen war die reizende, kaum 19-jährige Verlobte von John D. Rockefeller Junior. Seit Wochen wuchs ein Tumor an ihrem Oberarm mit rasender Geschwindigkeit und wurde als äußerst bösartige Variante eines Bindegewebekrebses diagnostiziert. Als sich die junge Frau bei Coley vorstellte, war es bereits zu spät. Selbst durch eine radikale Amputation des Armes einschließlich der Schulter wäre der Krebs nicht mehr vollständig zu entfernen gewesen. Obwohl sie zweifellos die beste medizinische Versorgung bekam, die es damals für Geld zu kaufen gab, starb Rockefellers Verlobte kurze Zeit nach der Diagnose an ihrer Erkrankung.

Brutal führte dieser Fall Coley die Grenzen seines Berufs in aller Deutlichkeit vor Augen. Ließ sich der Krebs nicht mit dem Messer entfernen, war der Patient verloren. Eine Alternative zum Skalpell war damals, an der Schwelle zum 20. Jahrhundert, nicht in Sicht. Coley suchte daher nach irgendeiner Spur, die aus dieser Sackgasse weisen könnte. Wochenlang vergrub er sich in den staubigen Archiven seines New Yorker Krankenhauses auf der Jagd nach Berichten über ungewöhnliche Heilungserfolge. Tatsächlich stieß er vor allem bei Patienten mit Sarkomen auf einige Fallberichte von spontanen Rückbildungen. Auf der Suche nach Gemeinsamkeiten und Querverbindungen zwischen diesen Fällen fiel ihm auf, dass von Tumoren berichtet wurde, die sich, oft mit starkem Fieber und schwere Infektionen eingehend, plötzlich zurückgebildet hatten. Und da entdeckte Coley die Geschichte eines jungen Mannes: Er war kurz zuvor stationär behandelt worden und hatte offensichtlich ein fortgeschrittenes Sarkom ohne jede spezifische Therapie überlebt. Diesen Mann machte Coley ausfindig, denn er wollte unbedingt mehr über die näheren Umstände dieser erstaunlichen Heilung erfahren. Unmittelbar vor der unerwarteten Rückbildung des Tumors, so stellte Coley fest, war eine schwere Infektion mit Streptokokken, also den Erregern der Wundrose, aufgetreten. Sollte sich hinter diesen Infektionen die Spur zur Lösung verbergen?[5]

William Coley sammelte die Berichte über die wundersamen Heilungen nicht aus Neugier. Er suchte nach Parallelen, in der Hoffnung, daraus Rezepte extrahieren zu können, wie das Glück zu zwingen sei. Wunder reproduzierbar machen – das war sein Ziel. Also begann er Streptokokken in aussichtslos fortgeschrittene Tumoren zu injizieren – mit zweifelhaftem Erfolg. Denn es schien, als wolle er den Teufel mit dem Beelzebub austreiben. Die Infektionen ließen sich so gut wie nicht kontrollieren und beschworen für die Patienten oft eine größere und unmittelbarere Lebensbedrohung heraus als ihr Krebs. Dann verfiel Coley auf die Idee, den Bakterien die Zähne zu ziehen. Er mischte zwei Bakterienstämme und tötete die Erreger vor der Injektion durch Hitze ab.

Der erste Mensch, dem er dieses Gebräu injizierte, war ein 19-jähriger Junge mit einem inoperablen Sarkom im Becken und in der Bauchhöhle. Fast vier Wochen lang wiederholte Coley die Prozedur. Jedes Mal bekam der Junge hohes Fieber, oft über 40°C. Trotzdem hielten beide – Arzt und Patient – die Rosskur durch. Und tatsächlich – das Geschwulst bildete sich zurück, ganz langsam zwar, aber es verschwand schließlich vollständig. Der Junge blieb geheilt. 16 Jahre später erlag er einem Herzinfarkt.

In den folgenden Jahren behandelte Coley trotz Skepsis in Kollegenkreisen über 200 Patienten mit Sarkomen und mit Lymphdrüsenkrebs, denen chirurgisch nicht mehr geholfen werden konnte, nach seiner Methode. Insbesondere bei den Sarkomen der Weichteile sind die publizierten Ergebnisse auch aus heutiger Sicht erstaunlich. Fünf Jahre nach der Behandlung lebte immerhin noch die Hälfte seiner Patienten. Bei Patienten mit Knochenkrebs waren die Erfolge von Coleys Methode dagegen ausgesprochen bescheiden.[6]

Und dennoch, obgleich Coley durchaus überraschende Erfolge vorweisen konnte, durchgesetzt hat sich sein Verfahren nie. Nach seinem Tod geriet es rasch in Vergessenheit. Dafür mag es mehrere Gründe geben. Sein Ansatz war ohne Zweifel exotisch und weitab vom Mainstream medizinischen Denkens. Auch wenn sich in den dreißiger Jahren einige weitere Ärzte überzeugen ließen und ebenfalls Coleys Methode anwandten, blieb dieses Verfahren im Wesentlichen eng an seine Persönlichkeit geknüpft. Seine »Bakterientherapie« war im Grunde die gewagte Unternehmung eines Einzelgängers. Coley selbst lieferte dem Vorschub, weil er in seinen zahlreichen Publikationen merkwürdigerweise nie die exakte Präparation seiner Bakterienextrakte beschrieben hatte.

Unmittelbar nach seinem Tod rückten innovative Verfahren wie die Chemotherapie und die Strahlentherapie ins Rampenlicht der Onkologie. Zudem lagen aber auch Mechanismen der geheimnisvollen Wirkung der Bakterien-Toxine vollkommen im Dunkeln. Das Immunsystem war in den dreißiger Jahren eine Terra incognita, und der Medizin dieser Zeit fehlte das Instrumentarium, dem Rätsel auf die Spur zu kommen. Schließlich hatte Coley selbst das Verfahren fast ausschließlich bei Sarkomen angewendet, die nur einen kleinen Bruchteil aller Krebserkrankungen ausmachen und in der Krebsmedizin von jeher stiefmütterlich behandelt werden. Vielleicht sind aber die heutigen Tumorimmunologen in gewisser Hinsicht die Enkel von William Bradley **Coley**.[7]

Zumindest scheint die Gleichung *Pech × Pech = Glück* manchmal aufzugehen. Im März 2003, über 100 Jahre, nachdem Coley dem jungen Sarkom-Patienten seine Mischung aus Bakterien-Toxinen in die Hüfte injiziert hatte, stellte sich in der Freiburger Universitätsklinik ein 61-jähriger Mann vor, der in einer denkbar schlechten Verfassung war. Seit fünf Tagen klagte er über Fieber, Kopfschmerzen und Husten. Sein Blutbild war hochgradig anormal. Alle drei Zellreihen des Blutes, die weißen Blutkörperchen, die Blutplättchen und die roten Blutkörperchen, waren deutlich vermindert. Dafür fanden sich große atypische Zellen im Blut. Diese sogenannten Blasten wiesen unmissverständlich auf Leukämie hin. Die Punktion des Knochenmarks und die Gewebeuntersuchungen bestätigten den Verdacht. Der Mann litt an einer akuten Form der Leukämie.

Gleichzeitig hatte er alle Zeichen einer Sepsis, einer schweren Blutvergiftung. Aufgrund der Infektion war es unmöglich, ihn wie üblich sofort mit Zytostatika zu behandeln. Stattdessen erhielt er für einige Tage eine ganze Palette von Antibiotika. Langsam erholte er sich. Die Infektion ließ nach. Überraschend normalisierte sich auch sein Blutbild. Die Zahl der normalen Leukozyten, Erythrozyten und Thrombozyten stieg wieder an. Die leukämischen Blasten im Blut verschwanden. Nach zwei Wochen wurde er entlassen. Elf

Tage später tauchte er mit allen Anzeichen einer erneuten Infektion wieder im Krankenhaus auf. Bakterien, die wohl aus seinem Venenkatheter stammten, hatten sich wieder in seiner Blutbahn ausgebreitet. Von der Leukämie dagegen fand sich keine Spur. Er wurde erneut mit Antibiotika behandelt und 17 Tage später wieder nach Hause entlassen. Da weder im Blut noch im Knochenmark Krebszellen zu finden waren, entschlossen sich die Ärzte, ihn zunächst einmal nur zu beobachten, ohne die üblichen Maßnahmen zur Behandlung einer Leukämie zu ergreifen.

Als der Mann zwei Jahre später zu einer Routinekontrolle erneut in die Klinik kam, war er immer noch gesund. Die Leukämie blieb verschwunden. Ähnlich wie bei Coleys Patienten verschwand die Erkrankung, *nachdem* der Patient eine schwere Infektion durchgemacht hatte. Auch Herr S., mein Patient mit einem Karzinom des Mundbodens, starb beinahe an einer Lungenentzündung. Von seinem Krebs aber ließ sich, als er sich erholt hatte, keine Spur mehr nachweisen, obwohl er nur Bruchteile der üblichen Bestrahlungsdosis erhalten hatte.

Beim Durchforsten der Fallberichte von Patienten mit Spontanremissionen fällt auf, dass häufig und weit mehr als zufällig über schwere Infektionen berichtet wird, die den Spontanremissionen vorausgingen. Vor einiger Zeit wurde eine Sammlung aller Fälle von Spontanheilungen von Darmtumoren der letzten 100 Jahre veröffentlicht. Bei mindestens sechs dieser 21 Fälle ging dem unerwarteten Rückgang des Tumors eine schwere Infektion voraus.[8] Noch deutlicher ist der Zusammenhang, wenn wir uns die sehr seltenen Berichte über Spontanremission von akuten Leukämien ansehen. Bei 12 von 13 Patienten musste der Betreffende vor dem spontanen Rückgang der Krebserkrankung eine schwere Infektion durchstehen.[9] Diese Duplizität der Ereignisse ist auffallend und erstaunlich. Vielleicht zeichnet sich hier tatsächlich ein gemeinsamer Nenner zumindest eines Teils der wundersamen Spontanheilungen ab. Die wirklich interessante Frage ist aber, *auf welche Weise* eine Infektion den Verlauf einer Krebserkrankung positiv beeinflussen könnte.

Eine mögliche Erklärung wäre das Fieber. Krebszellen mögen erhöhte Temperaturen nicht besonders und reagieren darauf empfindlicher als gesunde Zellen. Bereits Temperaturen von 40–41 °C können Krebszellen unter Umständen in den Zelltod treiben. Vermutlich ist das aber höchstens ein Teil der Wahrheit. Coley selbst hielt das Fieber eher für ein Epiphänomen, bestenfalls für einen Teilaspekt eines umfassenderen Wirkmechanismus der Toxintherapie.[10] Eine schwere bakterielle Infektion treibt das Immunsystem an den Rand seiner Möglichkeiten. Es kommt zur maximalen Aktivierung vieler Teilkomponenten der Immunabwehr. Es wäre denkbar, dass bei einem solchen breitangelegten Prozess viele immunkompetente Zellen kreuzaktiviert werden und dann nicht nur Infektionserreger, sondern auch Strukturen von Tumorzellen erkennen.[11] Es müssen nicht einmal die spezifischen, das heißt passgenau durch Tumor-Antigene stimulierten Killer-T-Zellen sein, die dem Krebs dabei das Leben schwer machen könnten. Möglicherweise setzt die Entzündungsreaktion auch Krebszellen unter Stress, so dass sie sich in einer Weise verändern, die sie zum Opfer von natürlichen Killer-Zellen (NK) macht.

Im Rahmen einer Sepsis kommt es zu einem wahren Sturm von Zytokinen. Solche Eiweiße wie Interleukin-1, Interleukin-2, Interferon-γ oder – *nomen est omen* – der Tumor-Nekrose-Faktor-α können nicht nur Lymphozyten aktivieren: Sie können viele Krebszellen auch unmittelbar schädigen. Unter Umständen stoßen sie sogar deren Selbstmordprogramme an.

Andere Berichte über Spontanremissionen erwähnen im Vorfeld der Rückbildung des Tumors zwar keine Infektion, aber einen operativen Eingriff. Auch dieser Zusammenhang könnte auf eine Beteiligung spezifischer oder unspezifischer immunologischer Effekte hinweisen. Verletzungen könnten akute Entzündungsvorgänge auslösen, die zu einer breiten Aktivierung des Immunsystems führen. So verführerisch es sein mag, aus der zeitlichen Koinzidenz einen Kausalzusammenhang abzuleiten, so ist diese Annahme zur Zeit doch vor allem eines: spekulativ. Denn seltene Ereignisse lassen sich schwer in experimentellen Modellen abbilden. Auf den endgültigen Beweis, dass das Immunsystem eine irdische Erklärung für manche wundersame Heilung liefert, warten wir noch.

Alle sind gleich, einige sind gleicher: Privilegierte Tumoren

Das operative Trauma oder die Infektion bilden den gemeinsamen Nenner etlicher Spontanheilungen. Wir finden diesen Zusammenhang in vielen, längst aber nicht in allen Fallgeschichten. Es gibt aber noch ein weiteres auffälliges Muster. Bei fast allen Formen von Krebs sind zwar spontane Rückbildungen beschrieben, aber es gibt zwischen den einzelnen Krebsformen große Unterschiede hinsichtlich der Chancen, dass ein so außerordentliches Ereignis auch eintritt. Wäre die Wahrscheinlichkeit einer Spontanheilung unabhängig von der Krebsart, so müssten wir hauptsächlich (oder viel häufiger) Berichte über Spontanheilungen von Brustkrebs, Prostatakrebs, Darmkrebs oder Lungenkrebs in der Literatur finden.

Genau das Gegenteil ist der Fall. Die Mehrzahl der Fälle betrifft Patienten mit Lymphdrüsenkrebs, Nierenzell-Karzinomen und malignen Melanomen. Außerdem gibt es über 40 Berichte von Spontanremission von Neuroblastomen. Wie bereits erwähnt, handelt es sich dabei um eine äußerst seltene Krebserkrankung, die fast ausschließlich Kleinkindern zustößt.[12] Offensichtlich gibt es Krebsformen, die für Spontanheilungen prädestiniert sind, und Krebsformen, die fast nie ein Wunder zulassen.

Woran könnte das liegen? Eine mögliche Erklärung beruht wieder auf der Immunologie. Es ist ausgesprochen auffällig, dass ausgerechnet zwei Krebsformen, die dem Immunsystem vergleichsweise leichte Ziele bieten, ganz oben auf der Liste zu finden sind. Nierenzellkarzinome und Melanome sind zwei Formen von Krebs, die relativ gut definierte Tumorantigene besitzen. Denn gerade bei diesen beiden Krebserkrankungen kann die Immuntherapie ihre bisher größten Erfolge vorweisen.

Eine weitere Erklärung für die Privilegierung bestimmter Krebsformen könnte der unterschiedliche Grad an Autarkie liefern, den die verschiedenen Formen von Krebs erreicht haben. Manche Krebserkrankungen hängen immer noch an einem Tropf. Sie sind auf eine externe Hormonversorgung angewiesen. Das Wachstum von fast 80 Prozent aller Brustkrebserkrankungen ist von der Versorgung mit weiblichen Geschlechtshormonen abhängig. Weit über 90 Prozent aller bösartigen Tumoren der Prostata sind auf eine Alimentierung mit Testosteron angewiesen. Nicht umsonst hat sich die Blockade der Hormonversorgung beim Brustkrebs und beim Prostatakrebs als Standardtherapie etabliert.[13]

Auch bei manchen anderen Krebsformen kann man mitunter Rezeptoren für Geschlechtshormone auf den Krebszellen nachweisen. Nun gibt es im Leben eines Menschen eine Reihe natürlicher Ereignisse, die zu starken hormonellen Schwankungen oder auch zum Versiegen der Produktion von Geschlechtshormonen führen. Die Wechseljahre der Frau sind das prominenteste Beispiel. Es wäre zumindest denkbar, dass solche natürlichen Ereignisse dem Wachstum hormonabhängiger Tumoren in die Quere kommen können. Allerdings ist auch diese Hypothese spekulativ. Wir kennen jedoch eine

Handvoll von Fällen, die diese Annahme stützen.[14] Vor allem beim Brustkrebs wurde über Erkrankungen berichtet, die sich genau in dem Moment spontan zurückzubilden begannen, als die betroffene Frau in die Wechseljahre kam. Es gibt einen skurrilen Fall in der Literatur, bei dem sich der Krebs sogar selbst den Ast abgesägt zu haben scheint, auf dem er saß. Als Metastasen des Brustkrebses bei der betroffenen Frau die Eierstöcke zerfressen hatten und diese Frau dadurch hormonell nicht mehr fruchtbar war, stockte das Wachstum des Krebses und kam zum völligen Stillstand.[15]

Spiegelbildliche Phänomene, die zeigen, dass viele Krebserkrankungen von einem Milieu abhängig sind, das der Körper des Wirts mitbestimmt, treten ebenfalls auf. Hormone sind für manche Tumoren wie Doping, das sie zum Wachsen geradezu anstachelt. Ich werde nie eine junge Frau vergessen, bei der im Laufe ihrer ersten Schwangerschaft ein sehr seltener, bösartiger Tumor der Speicheldrüsen gewachsen war. Nach der Geburt ihres Kindes konnte der Tumor operativ entfernt werden. Die Erkrankung gab Ruhe, bis sie zum zweiten Mal schwanger wurde. Dann begann der Alptraum erneut. An exakt derselben Stelle wucherte wieder ein bösartiger Tumor.

Die plötzliche Aktivierung der körpereigenen Abwehr oder die Unterbrechung lebenswichtiger Nachschublinien des Tumors durch äußere Ereignisse sind zwei plausible Ansätze, das Phänomen der Spontanheilung mit weltlichen Mitteln zu erklären.

Könnte eine Krebszelle wieder zur Vernunft kommen, das Stadium selbstbezogener Unreife hinter sich lassen und »freiwillig« wieder in die Gemeinschaft verantwortlicher und sozial kompetenter gesunder Zellen zurückkehren? Wäre dies denkbar? In der etwas spröderen Sprache der Biologie wird ein solcher Prozess als spontane Ausdifferenzierung bezeichnet.

Bei einigen sehr speziellen Krebsformen könnten solche Phänomene tatsächlich eine Rolle spielen. Jugend macht verführbar. Das gilt zumindest für Zellen. Bei unreifen Zelltypen wie den multipotenten Stammzellen, embryonalen Zellen oder Keimzellen sind viele der genetischen Bremsen gelockert, die auf die meisten andern, reiferen Zelltypen ihre disziplinierende Wirkung ausüben. Diese Zellen leben mehr als andere in einer Welt multipler Möglichkeiten, die geprägt ist von Expansionsdrang und sozialer Unreife. In einem solchen Kontext reichen schon wenige Mutationen, um das fragile Gleichgewicht zwischen Zellteilung und Wachstumskontrolle in Schieflage zu bringen und eine Zelle zur Krebszelle entarten zu lassen.

Es wäre daher denkbar, dass solche Typen von Krebszellen auch leichter wieder auf den Pfad der Tugend geführt werden können, wenn eine geeignete Substanz den entsprechen chemischen Schalter bedient. Ein Beispiel ist die Wirkung der Retinsäure im Kampf gegen die seltene Promyelozyten-Leukämie.[16] Bei mehreren seltenen Krebsformen wie den Neuroblastomen, Nephroblastomen, Chorionkarzinomen oder anderen Keimzelltumoren wäre es zumindest denkbar, dass irgendwelche externe oder interne Faktoren einen Differenzierungsprozess einleiten, der in eine Spontanheilung mündet.

Im Frühsommer 1995 bahnte sich unwiderruflich das Ende einer Ära an. Meine Studentenzeit und damit ein knappes Jahrzehnt kaum begrenzter Freiheit gingen dem Ende zu. Das dritte Staatsexamen stand vor der Tür. Es war damals üblich, die Namen der Prüfer erst kurz vor dem Examen zu erfahren. Ich saß vor dem Dekanat der Fakultät, öffnete den schicksalhaften Umschlag und war nicht unzufrieden. Es hätte schlimmer kommen können.

Einer der vier angekündigten Prüfer, der damalige Direktor der Kinderklink, war ein ausgewiesener Spezialist für Krebserkrankungen. Und er hatte bekanntermaßen eine Marotte. Er liebte es, Prüfungsfragen zu medizinischen Themen zu stellen, die gerade auch durch die Schlagzeilen der Laienpresse geisterten.

In Deutschland gab es zu dieser Zeit großangelegte Versuche, Neuroblastome bei Kindern mit Hilfe von Laboruntersuchungen frühzeitig zu entdecken, lange bevor sie sich durch irgendwelche Symptome bemerkbar machen konnten. Die Zellen der Neuroblastome haben eine Eigenart: Sie produzieren Katecholamine. Das sind Hormone wie das Adrenalin und seine näheren Verwandten. Die Abbauprodukte dieser Hormone, insbesondere die Homovanillin-Mandelsäure, lassen sich relativ einfach im Urin nachweisen, oft lange, bevor eine Erkrankung anderweitig in Erscheinung tritt. Millionen von Urinproben gesunder Neugeborener wurden damals auf Spuren von Homovanillin-Mandelsäure untersucht. Das Thema war *en vogue* und hatte sich bis in die Medizinspalten der Tagespresse herumgesprochen. Es war nicht unwahrscheinlich, dass es auch bis in meine Prüfung dringen könnte.

Ich fraß mich also durch die entsprechende Literatur und wurde zum Gläubigen. Dieser Test schien mir damals das nahezu ideale Früherkennungsprogramm. Er konnte nur eine Erfolgsgeschichte werden. Der Nachweis der Homovanillin-Mandelsäure war einfach, billig und völlig gefahrlos für die Kinder. Darüber hinaus war der Test relativ zuverlässig. Die Gefahr falsch positiver Resultate war relativ gering, das Risiko falsch negativer Ergebnisse minimal.[17]

Ich fühlte mich bestens präpariert und ging guten Mutes zur Prüfung. Leider war der erwartete Prüfer kurzfristig verhindert und musste sich vertreten lassen. Meine wahrscheinlich brillanten Ausführungen zu den Feinheiten des Neuroblastom-Screenings hat also nie ein Sterblicher zu Gehör bekommen.

Was aber viel schlimmer war: Zu meiner großen Überraschung verlief auch das Neuroblastom-Screening-Programm selbst enttäuschend. Sieben Jahre nach meinem dritten Staatsexamen wurden die Ergebnisse dieses Riesenprogramms veröffentlicht. Zwischen 1996 und 1999 waren in Deutschland über 1,5 Millionen Urinproben von einjährigen Kindern untersucht worden. Seltsamerweise war die Neuroblastom-Sterblichkeit in dieser Gruppe nicht geringer als in einer Kontrollgruppe von 2,2 Millionen Kindern, deren Urin nicht untersucht worden war. Im Gegenteil: Das Risiko, an einem Neuroblastom zu sterben, war bei den getesteten Kindern sogar geringfügig höher als bei Kindern ohne Vorsorgeuntersuchung.[18] Eine ähnliche Studie aus Kanada, die im selben Jahr publiziert wurde und bei der die Kinder schon im Alter von sechs Wochen und sechs Monaten untersucht wurden, kam zu ähnlich frustrierenden Ergebnissen.[19]

Bei genauerem Blick auf die Daten wird die Geschichte noch mysteriöser. Seltsamerweise ist die Rate an Neuroblastom-Erkrankungen in der Gruppe der Kinder, die sich dem Urintest unterzogen haben, mehr als doppelt so hoch wie üblich. Sie lag deutlich über der Erkrankungswahrscheinlichkeit in der Kontrollgruppe. Da der Test selbst das Erkrankungsrisiko nicht beeinflussen kann, lassen die Daten nur eine Interpretation zu: Die positive Urinuntersuchung löste eine ganze Kaskade an Folgeuntersuchungen mit ungeahnten Folgen aus. Durch diese Untersuchungen wurden schlummernde Erkrankungen entdeckt und meist auch behandelt, lange bevor sie sich anderweitig bemerkbar machen konnten. Solche Erkrankungen mussten auch bei der Kontrollgruppe vorhanden sein. Sie schienen zum Teil aber wie von Geisterhand wieder zu verschwinden, ohne dass Menschenhände in den natürlichen Lauf der Dinge eingegriffen hatten.

Sollte sich diese Vermutung bestätigen, dann bricht das Neuroblastom mit einer der wichtigsten Regeln, die wir über den Krebs gelernt haben. Tatsächlich ist die Rate von Spontanremissionen – also die unerwartete spontane Heilung oder Besserung – bei Neuroblastomen viel, viel höher als bei allen anderen Krebserkrankungen. Das gilt vor allem für lokal begrenzte Tumoren mit einem bestimmten genetischen Profil und für das merkwürdige Stadium 4s.

Diese Varianten des Neuroblastoms treten überproportional oft bei sehr kleinen Kindern auf. Obwohl es sich bei dem Stadium 4s um eine generalisierte Krebserkrankung handelt, die sich durch eine diffuse Aussaat von Krebszellen aus dem Ursprungstumor in die Haut, in die Leber oder das Knochenmark auszeichnet, hat diese Form des Neuroblastoms eine ausgezeichnete Prognose. Kinder mit solchen Erkrankungen sprechen nicht nur gut auf vergleichsweise milde Behandlungen an; oft verschwindet die Erkrankung sogar von selbst.

Daher geben inzwischen viele Experten den Eltern dieser Kinder den gewöhnungsbedürftigen, aber gut begründeten Rat, nichts zu tun und abzuwarten.[20] Paradoxerweise scheint ausgerechnet bei einer Krebserkrankung, die fast nur bei Kleinkindern auftritt, Abwarten und Zuschauen unter Umständen die richtige Strategie zu sein, ein Konzept, das sonst allenfalls bei sehr langsam wachsenden Tumoren sehr alter Menschen etwas taugt.[21] Die Gründe für das seltsame Verhalten vieler Neuroblastome liegen zum Teil noch im Dunkeln.[22] Ein Teil des Phänomens entsteht allerdings vermutlich tatsächlich dadurch, dass es Auslöser zu geben scheint, die die unreifen Zellen ausreifen lassen, so dass sich aus den bösartigen Neuroblastomen gutartige Ganglioneurome entwickeln.

Es gibt noch eine weitere Lektion, die uns die Geschichte der Neuroblastome lehrt. In diesem Fall hat der genetische Hintergrund des Tumors selbst ein entscheidendes Wörtchen dabei mitzureden, wie oft ein Wunder stattfindet.[23] Obwohl wir noch fast nichts über das Phänomen der Spontanheilung von Krebserkrankungen wissen, sind eine Reihe von weltlichen Erklärungen für das vermeintliche Wunder denkbar.[24]

Bisher haben wir diese Erklärungen im Tumor oder seinem Wechselspiel mit dem Körper verortet. Wie steht es aber mit der Macht des Geistes? Hat auch er einen Einfluss auf das Wachstum von Tumoren? Mit dieser Frage rühren wir an ein Problem, das in die Tiefe unseres Weltverständnisses reicht.

Die lange Hand Gottes?
Oder beeinflusst die Psyche diese Welt?

Placebo: »Ich werde gefallen.« Nichts anderes bedeutet einer der meist-missverstandenen Begriffe der Medizin im Wortsinn. Das Missverständnis, das ich meine, ist die Gleichsetzung von Placebo und Wirkungslosigkeit. Das Gegenteil ist der Fall. Der Placebo-Effekt ist echt, messbar und reproduzierbar. Er ist sozusagen der wissenschaftliche Nachweis für die Macht des Geistes über den Körper.

Ich erinnere mich noch gut an eine knapp 50-jährige Patientin, die vor einigen Jahren auf unserer Station lag. Sie war eine schwere Asthmatikerin und hatte immer wieder akute und recht dramatische Anfälle. Ich war damals noch Assistenzarzt und hatte Nachtdienst. Mir war klar, dass mir eine unruhige Nacht bevorstand. Kurz vor 21 Uhr war es wieder so weit: Mein Piepser ging, und eine verzweifelte Schwester berichtete, Frau Z. habe schon wieder akute Atemnot. Ich lief in ihr Zimmer und fand sie schwer keuchend und bläulich angelaufen im Bett. Das Pulsoxymeter zeigte bereits einen bedrohlichen Abfall der Sättigung des Blutes mit Sauerstoff.

Da sie bereits mit sämtlichen zur Verfügung stehenden Asthma-Medikamenten versorgt war, wusste ich mir nicht anders zu helfen, als rasch eine Spritze mit Kochsalz-Lösung aufzuziehen. Ich injizierte ihr die völlig wirkstofffreie Lösung in die Vene, natürlich nicht ohne zu versichern, es handele sich um ein rasch wirksames und hochpotentes Medikament. Dann setzte ich mich auf die Bettkante, nahm ihre Hand und redete weiter beruhigend auf sie ein. Die Wirkung war verblüffend. Schon nach einer Minute atmete sie deutlich ruhiger. Auch die objektiv messbaren Größen veränderten sich. Ihre Sauerstoffwerte lagen schon nach wenigen Minuten wieder im normalen Bereich.

Solche dramatischen Effekte von Placebos sind keine Einzelfälle. Die reale Existenz des Placebo-Effekts ist besser belegt als die Wirkung mancher Medikamente.[25] Ich habe daher nie ganz verstanden, warum die meisten überzeugten Homöopathen gekränkt sind, wenn die Wirkung der Homöopathika vor allem dem Placebo-Effekt zugeschrieben wird. Nach meiner Meinung ist die Homöopathie im Wesentlichen ein teilweise sehr subtiles, in Jahrhunderten gewachsenes und daher ausgefuchstes System der Fremd- und der Autosuggestion. Das schmälert weder ihre Bedeutung noch die Sinnhaftigkeit eines homöopathischen Behandlungsversuchs in bestimmten Situationen. Die ehrliche Überzeugung vieler Homöopathen, ein wirksames Medikament in den Händen zu halten, schadet dabei nichts – im Gegenteil. Sie verstärkt vermutlich noch die suggestive Kraft des Placebos.

Aber wie kann ein immaterieller Geist – im Grunde eine Tautologie – in die Räderwerke des materiellen Körpers greifen? Ich möchte mir nicht anmaßen, hier *en passant* dieses uralte philosophische Problem des cartesianischen Schnitts[26] lösen zu wollen. Vermutlich ist schon die Frage falsch gestellt. Was mir bleibt, ist die Bewertung beobachtbarer Phänomene. Das Besondere am Gehirn ist, dass es Zustände produziert, die wir momentan nur mit nebelhaft immateriellen Begriffen wie Bewusstsein und Bedeutung umschreiben können. Die Heimat dieser beiden Begriffe liegt außerhalb des Geltungsbereichs der Biologie. Wie aus dem Konzert der Neuronen, dem Tanz der Transmitter und dem Gewitter der Ionenströme Bedeutung und Bewusstsein entstehen, ist ein Rätsel, vor dem ich – ein Onkologe, der gewohnt ist, oft bereits an der Komplexität einer einzelnen Zelle zu verzweifeln – mich in Demut und Ehrfurcht verneige. Glücklicherweise müssen wir aber gar nicht verstehen, wie das Gehirn Bedeutung und Bewusstsein produziert, um die Frage zu klären, ob wir tatsächlich Geister oder Götter bemühen müssen, um Phänomene wie Geistheilung zu erklären. Wenn wir das Offensichtliche akzeptieren, sind Geistheilung und Placebo-Effekt zwei Seiten einer Medaille und beide auch innerhalb eines wissenschaftlichen Weltbildes zu verstehen.

Nehmen wir zum Beispiel die Vorgänge beim Betrachten eines Bildes. Der menschliche Erfindungsgeist hat raffinierte Maschinen wie die Digitalkamera oder den Computer ersonnen, die genau wie wir Bilder »betrachten« können. Diese Geräte nehmen die optischen Informationen eines Bildes in sich auf, übersetzen und speichern sie digital, um jederzeit detailgenau jedes Bild reproduzieren und ausgeben zu können. An Detailtreue und Reproduktionsgenauigkeit sind diese Abbildungen dem Gehirn sogar deutlich überlegen. Für eine andere Kategorie von Information hingegen sind sie vollkommen blind. Anders als wir übersehen sie den semantischen Gehalt eines Bildes. Pixel für Pixel werden exakt nebeneinandergelegt, trotzdem entsteht im Computer oder gar in einer Kamera keine Repräsentation der Bedeutung der Abbildung.

Ganz anders im Gehirn: Es legt seine Folien der Erfahrung über das wahrgenommene Bild, gleicht die Strukturen und Informationen ab und bewertet sie. So produzieren Bilder in Menschen affektive Zustände wie Zuneigung oder Abneigung, Gleichgültigkeit oder Interesse, Zustände von Lust, Freude, Abscheu, Wut, Furcht oder Trauer.

Die Verarbeitung optischer Information ist nur ein Beispiel. Auch Geräusche, Träume, Gedanken, Erwartungen und Vorstellungen, sogar Gerüche haben emotionale Konnotationen und können in uns ganze Vorstellungswelten zum Blühen bringen.

Und hier schließt sich der Kreis. Emotionale Zustände manifestieren sich in sehr handfesten physiologischen Prozessen, die man messen und quantifizieren kann. Nervenzellen feuern, und ihre elektrischen Potentiale kann man ableiten und beobachten. Das Gehirn betreibt dabei auch die Ausschüttung einer Vielzahl von chemischen Signalen durch Neurotransmitter, Hormone und Endorphine, die vielen endogenen Drogen unseres Körpers. Der Anblick einer nackten Venus hinterlässt andere biochemische Spuren als das Lachen eines Kindes, die Fratze eines Folterknechts oder der Anblick eins gequälten Körpers.

Die chemischen Spuren unserer Gefühlswelt lassen sich nicht nur nachweisen, sie wirken natürlich auch außerhalb des Gehirns. Die großen kybernetischen Systeme unseres Körpers, das Nervensystem, das endokrine System der Hormone und das Immunsystem existieren nicht in getrennten Parallelwelten; sie sind hocheffizient quervernetzt und beeinflussen sich wechselseitig.

Wir haben damit das Problem des cartesianischen Schnitts damit natürlich nicht gelöst, sondern lediglich kurzgeschlossen. Für unsere Zwecke genügt das. Im Detail haben wir noch wenig Ahnung davon, wie und wie weit der Geist in den Körper hineinregieren kann. Es besteht aber kein Zweifel daran, dass es passiert. Damit könnten Phänomene wie Geistheilung im Sinne einer Heilung durch die Kraft des *eigenen* Geistes erklärt werden, ohne fremde Geister bemühen zu müssen. Selbst die Geistheilung von Krebserkrankungen ist innerhalb eines geschlossenen naturwissenschaftlichen Weltbildes zumindest denkbar, ohne die Grundfesten des Systems zu erschüttern.

Wir haben allerdings keine Ahnung, ob dieses Phänomen tatsächlich existiert. Die unzähligen Anekdoten, Gerüchte und Legenden über Geistheilungen lassen jedenfalls viel Raum für andere, oft deutlich plausiblere Erklärungsmuster. Wirft man einen Blick in die größte Sammlung wissenschaftlich dokumentierter Fälle von Spontanheilungen, stellt man fest, dass in den wenigsten Fällen über eine besondere spirituelle Haltung oder über ungewöhnliche mentale Anstrengungen der wundersam Geheilten berichtet wurde.[27] Trotzdem fällt denen, die glauben, ihrem Geist ein Stückchen Macht über den Krebs einräumen zu können, der Umgang mit ihrer Erkrankung möglicherweise leichter. Sie dürfen nur nicht zur leichten Beute von Scharlatanen werden. Denn wenn ein Geist heilt, dann ist es am ehesten der Patienten eigener Geist.

Fazit – Irdische Erklärungen für wundersame Ereignisse: Mögliche Ursachen von Spontanheilungen

Wunder gibt es. Selbst der Krebs muss sie ab und an zulassen. Schon dieses Wissen kann wertvoll sein. Ich habe Imogen die Geschichten über Spontanheilungen vor allem deswegen erzählt, weil sie schön sind und weil sie kleine Pflaster auf brennende Wunden waren. Aber sie sind auch für Onkologen interessant. Sie enthalten Fingerzeige, aus denen wir vielleicht etwas darüber lernen können, wie dem Glück auf die Sprünge zu helfen wäre. Wir wissen nicht, ob alle diese Wunder von dieser Welt sind. Die Antwort auf diese Frage hängt mehr mit dem persönlichen Blick auf die Welt als mit der Kenntnis der Fakten zusammen. Aber wir können Ockhams Messer ansetzen und merken, dass es in vielen Fällen sehr plausible Erklärungsmuster für Phänomene wie Spontanheilungen gibt.

Das Immunsystem ist der heißeste Kandidat, wenn wir in unserem Körper nach den Ursachen von Spontanheilungen fahnden. Trotzdem haben wir im Detail wenig Ahnung davon, welche Ereignisse das eingeschläferte Immunsystem wieder wachgeküsst haben. Bei manchen Tumoren mag auch der plötzliche Entzug von Hormonen oder anderen Wachstumsfaktoren der Auslöser einer wundersamen Heilung sein. Bei den seltenen Krebsformen, die aus sehr unreifen, stammzellähnlichen Zellen entstehen, scheinen Tumorzellen manchmal wie von selbst wieder auf die rechte Bahn zu finden und sich zu reifen und gutartigen Zellen weiterzuentwickeln.

Der Gedanke klingt verlockend, dass auch das Gehirn, also letztendlich wir selbst, eine gewisse Macht auf den Krebs ausüben kann. Denkbar wäre das. Doch sind das zum großen Teil Spekulationen. Eigentlich wissen wir über das Wunder der Spontanheilung bisher fast nichts. Alle bisherigen Kapitel wurden wie Insekten oder Schaltiere von einem Exoskelett zusammengehalten. Dieser Panzer war das, was die Medizin an objektiven Fakten über den Krebs zusammengetragen hat, eine hoffentlich tragfähige Konstruktion, auch wenn sie an der einen oder anderen Stelle noch ziemlich dünn oder gar löchrig ist. Im letzten Kapitel fällt dieser schützende Panzer weg, und die Innenansicht der Krankheit tritt zutage. Leider führt der Krebs immer noch fast die Hälfte aller Erkrankten immer weiter an die Ränder ihrer Existenz. Wie lässt es sich leben im Bewusstsein, eine Krankheit zu haben, die zum Tode führt?

12. Kapitel

Im Intermediärorbit –
Wie kann man mit dem Krebs leben?

Nicht nur der Sommer endete am 25. August 2009

An diesem Tag ging unsere Welt unter. In kaum fünf Sekunden stürzte sie in sich zusammen. So lange brauchte die Spule des Computertomographen, um Imogens Thorax von der Lungenspitze bis hinunter zu ihrem Zwerchfell abzutasten. Ich stand im Schaltraum vor dem Monitor, nur durch eine Glasscheibe von meiner Frau und den Röntgenstrahlen getrennt, und fühlte, wie mir eine eiskalte Faust langsam den Magen zusammendrückte.

Im Gegensatz zum 10. April 2008, dem Tag, als alles begann, schien dieses Mal die Sonne. Der kälteste Tag meines Lebens war ein schöner, warmer Spätsommertag. An diesem Mittwoch drängte sich ein unheimlicher Dritter endgültig und unwiderruflich zwischen uns, ergriff Besitz von unserem kleinen Leben. Diesen unheimlichen Fremden würden wir, das wussten wir beide, nicht wieder loswerden. Es galt, sich mit diesem kältesten aller Gäste einzurichten.

...

Dieses Kapitel bricht mit dem Prinzip aller vorherigen. Die bisherige Form des Frage- und Antwortspiels hat ein Ende. Imogen und ihre Krankheit werden jetzt zu meinen Lehrmeistern. Es geht in diesem letzten Kapitel um nichts weniger als um die Frage, ob ein gutes Leben auch mit dem Krebs gelingen kann. Und es geht um das Sterben. Das sind Fragen, die mit den Werkzeugen der Wissenschaft nicht mehr bearbeitet werden können. Nicht mehr Heilung, nicht einmal Lebensverlängerung, sondern gelungenes Leben ist das Ziel – trotz der Krebserkrankung. Auch dazu kann und muss die Medizin ihren Beitrag leisten. Dieser Medizin unter geänderten Vorzeichen gehört der erste Teil dieses Kapitels.

Wichtiger ist aber, was im Kopf eines Menschen vor sich gehen kann, der weiß, dass er oder sie an einer chronischen, nicht mehr heilbaren Krebskrankheit leidet. Davon wird im zweiten Teil des Kapitels die Rede sein.

Der andere Blick: Palliativmedizin

Bisher haben wir vor allem über den Krebs geredet. Jetzt ändert sich der Blickwinkel. Wir reden über die Krebskranken. Wenn eine Krebserkrankung chronisch wird und nicht mehr heilbar ist, dann ist die Medizin noch nicht am Ende. Spätestens dann aber muss sie mehr sein als nur angewandte Biologie. Diese Art der Medizin, die Palliativmedizin, taugt nur etwas, wenn sie sich so weit wie möglich die Perspektive des Betroffenen zu eigen macht. Dieser Wechsel des Standpunkts ist ebenso notwendig wie radikal.

Die Notwendigkeit des Perspektivenwechsels ist aber vielen Ärzten und auch manchen Patienten nicht wirklich bewusst. Auch in dieser Phase der Krankheit orientieren sich Ärzte noch zu oft an dem objektiv Erreichbaren. Sie streben letztendlich irrelevante Etappenziele an und verlieren dabei das eigentliche Ziel aus den Augen. Solange das ärztliche Handeln nicht die subjektive Qualität des Lebens mit dem Krebs verbessert, produziert es Pyrrhussiege. Im schlimmsten Fall raubt die Therapie dem Kranken wertvolle Lebenszeit, die er besser außerhalb der oft wenig freundlichen Gemäuer unserer Krankenhäuser verbracht hätte.

Aber nicht nur der Arzt muss spätestens jetzt jede patriarchalische Attitüde ablegen. Auch der Kranke muss begreifen, dass er selbst und niemand sonst der Herr des Verfahrens ist. Er muss entscheiden und seine Prioritäten setzen, die sich am Prinzip subjektiv empfundener Lebensqualität orientieren. Gute Palliativmedizin kann die Umwertung vieler der Werte des üblichen Medizinbetriebs notwendig machen. Wenn gelungenes Leben zum Maßstab wird, kann es vernünftig sein, die professionell geäußerten Bedenken des behandelnden Arztes zur geplanten Bergtour in den Wind zu schlagen und einfach aufzubrechen. Es kann vernünftig sein, sich Ratschläge aus dem weiten Feld der Komplementärmedizin zu holen, wenn es dem subjektiven Wohlbefinden dienlich ist. Und es kann vernünftig sein, Dinge zu tun, die nicht in das Koordinatensystem eines Lebens vor dem Krebs gepasst hätten. Im glücklichen Fall erweitert sich die Heilkunde zur Lebenskunde.

Gäbe es eine Skala der Therapieformen des Krebses, so fände sich am einen Ende die Hochdosis-Chemotherapie akuter Leukämien und am anderen Ende die Palliativmedizin. Ihre Ziele und ihre Methoden könnten kaum gegensätzlicher sein. Die Hochdosis-Chemotherapie ist ein Alles-oder-Nichts-Spiel mit hohem Einsatz und hohem Risiko, aber mit der Aussicht auf den Jackpot.[1] Die Zeit während der Behandlung ist weitgehend geraubte Lebenszeit, doch am Ende können Heilung und ein Leben *nach* der Leukämie stehen. Die Natur dieser Krankheit lässt sowohl den Ärzten als auch den Patienten kaum eine andere Wahl.

Die meisten Krebserkrankungen sind aber anders. Wenn sie nicht definitiv geheilt werden, nisten sie sich ein und werden zum Dauergast. Das Leben ist dadurch noch nicht am Ende. Aber es beginnt eine andere Art von Leben, ein Leben mit dem Krebs. So schrecklich eine unheilbare Krebserkrankung ist – nicht jede führt in wenigen Monaten zum Tode. Ein Leben mit dem Krebs kann im Extremfall Jahrzehnte dauern. Gemessen an der Prognose für die Lebenserwartung unterscheiden sich viele Krebserkrankungen nicht von manchen anderen Erkrankungen. Auch andere Krankheiten haben einen chronischen Charakter, ohne dass sie im klassischen Sinn heilbar sind. Gerade die großen Volksleiden, die Zuckerkrankheit, die Verengung der Herzkranzgefäße und die anderen chronischen Schäden der Gefäßsystems durch Arteriosklerose, die Parkinsonsche Erkrankung, Lungenkrankheiten wie die Lungenfibrose und das Lungenemphysem oder auch der schleichende zirrhotische Umbau der Leber auf dem Boden einer chronischen Hepatitis oder durch permanenten Konsum von Alkohol sind chronische Krankheiten. Auch sie können die verbleibende Lebenszeit oft deutlich limitieren. In Deutschland fallen immer noch mehr Menschen den Krankheiten des Herzens und der Gefäßsysteme zum Opfer als dem Krebs.[2] Bei all diesen Erkrankungen ist die Medizin nicht in der Lage, das Rad an den Ausgangspunkt zurückzudrehen. Sie greift daher zu Strategien, die das Leben mit der Krankheit optimieren.

In dieser Hinsicht nehmen die unheilbaren, chronifizierten Krebserkrankungen also keinen Sonderstatus ein. Die Bandbreite der Verläufe von Krebserkrankungen ist allerdings gewaltig. Manche Formen des Krebses sind träge, fast gutmütige Gesellen. Wir haben gelernt, dass langsam wachsende Formen des Prostatakrebses unter Umständen überhaupt nicht behandelt werden müssen, wenn sie bei Männern jenseits des 70. oder 75. Lebensjahrs entdeckt werden.[3] Selbst manche Varianten der chronischen Leukämien wie die chronisch lymphatische Leukämie oder auch die Haarzell-Leukämie glimmen oft so langsam vor sich hin, dass Menschen mit diesen Erkrankungen oft viele Jahre ohne jede Form der Behandlung oder mit begrenzten therapeutischen Interventionen gut zurechtkommen. Ähnliches gilt auch für manche langsam wachsende Sarkome oder für bestimmte Spielarten der sogenannten niedrigmalignen Formen von Lymphdrüsenkrebs. Werden solche Krebserkankungen erst jenseits des 70. Lebensjahres entdeckt, so ist die statistische Lebenserwartung der Betroffenen kaum geringer als die gesunder Altersgenossen. Auch wenn Metastasen manifest werden, können sich Krebserkankungen über viele Jahre hinziehen. Solche Verläufe beobachten wir vor allem beim Nierenzellkrebs, bei manchen Formen von Sarkomen und selbst bei manchen Patientinnen mit Brustkrebs.

Meine Großmutter entdeckte kurz vor ihrem 92. Geburtstag einen großen Knoten in ihrer Brust. Die Therapie, die folgte, verletzte fast alle gültigen Regeln der Brustkrebsbehandlung. In Absprache mit uns, der Familie, entschlossen sich die Frauenärzte angesichts ihres hohen Alters zum therapeutischen Minimalismus. In lokaler Betäubung wurde ausschließlich der Tumorknoten selbst ausgeschält, die restliche Brustdrüse aber belassen. Obwohl bereits Lymphknotenmetastasen in der Achselhöhle zu tasten waren, ließen die Chirurgen diese Knoten in Frieden. Sie verordneten lediglich eine tägliche Tablette Tamoxifen, das Medikament, das dem Krebs die Östrogenzufuhr abschneidet.[4] Auch die sonst übliche Nachbestrahlung unterblieb. Aus der Retrospektive sollte sich diese Strategie in ihrem speziellen Fall als ausgesprochen glücklich gewählt herausstellen. Meine Großmutter starb in ihrem 102. Lebensjahr an einer Lungenentzündung, ohne dass der Krebs sie jemals wieder behelligt hätte.

Leider gibt es aber auch ganz andere, aggressive Krebserkrankungen; diese multiresistenten Tumoren wuchern so rasch, dass sie binnen weniger Wochen ihre Zellmasse verdoppeln können. Solche Formen des Krebses lassen dem Leben so gut wie keine Zeit mehr und drängen die Phase der palliativen Medizin auf wenige Monate zusammen. Solche schnellen, unerbittlichen Verläufe finden sich oft bei aggressiven Krebsarten: beispielsweise beim Bauchspeicheldrüsenkrebs, beim Speiseröhrenkrebs in seinen verschiedene Varianten, beim Lungenkrebs, insbesondere bei den rasch wachsenden kleinzelligen Bronchialkarzinomen, bei bösartigen Hirntumoren wie der Glioblastoma multiforme oder bei der anaplastische Variante des Schilddrüsenkrebses. Leider sollte auch Imogens Form von Brustkrebs eher zu dieser zweiten Kategorie von Krebserkrankungen gehören.

Ganz gleich, welche Art von Krebs sich ins Leben stiehlt, eines passiert gewiss: Diese Krankheit erschüttert das trügerische Gefühl von Planbarkeit, das sich im Leben der meisten von uns eingenistet hat. Je nach Naturell kommen die Betroffenen mit diesem emotionalen Erdbeben unterschiedlich gut zurecht. Im Allgemeinen tun sich Menschen mit solchen Verwerfungen leichter, die gelernt haben, die Unsicherheit in ihr Lebensgefühl zu integrieren; sie sind vielleicht fähig und sogar bereit, dem Nebel über der Zukunft gute Seiten abzugewinnen. Solche Menschen sind es eher gewohnt, Ad-hoc-Strategien zu entwickeln und sich an wechselnde Probleme anzupassen.

In der ohnehin tristen Landschaft deutscher Fernsehunterhaltung gibt es ein Genre, das mich jedes Mal reflexartig den Stecker ziehen lässt. Ich meine die Fernsehserien über Ärzte oder Krankenhäuser. Einer der vielen Gründe für meine Abneigung gegen diese Art der Unterhaltung ist ihr fataler Hang zum Klischee – und Kitsch. Einer der abgegriffensten Sätze, die solche Filmchen zu bieten haben, ist die Frage: »Herr Doktor, wie lange habe ich noch?« Abgesehen davon, dass mir selbst diese Frage im Laufe meines Berufslebens fast nie gestellt wurde, dürfte sie kaum zu beantworten sein.

Eine nummerische Antwort auf diese Frage gerät meistens zur Falle. Ärzte arbeiten mit statistischen Überlebenszeiten, um die Wirksamkeit verschiedener Therapieformen untereinander zu vergleichen. Dazu taugen solche Zahlen. Aber sie sind mathematische Abstraktionen, die in die Irre führen, wenn sie auf den Einzelfall angewendet werden.

Nehmen wir eine Gruppe von zehn Patienten mit einer bestimmten Krankheit, von der wir und die Betroffenen selbst wissen, dass sie im Durchschnitt noch ein Jahr leben. Tatsächlich wäre es denkbar, dass diese zehn Menschen 350, 352, 354, 355, 364, 368, 373, 376, 378 und 380 Tage nach der Prognose sterben. Unter solchen Umständen käme die Angabe der mittleren statistischen Lebenserwartung der tatsächlichen Prognose für jeden Einzelnen so nahe, dass ihre Angabe auch aus der Perspektive des einzelnen Betroffenen einen gewissen Sinn macht.

Die Realität sieht allerdings vollkommen anders aus. Eine mittlere statistische Lebenserwartung von einem Jahr kommt auch dann zustande, wenn dieselben zehn Patienten nach 10, 33, 54, 78, 110, 235, 365, 561, 860 und 1344 Tage sterben. Und dieses Szenario kommt der Wirklichkeit deutlich näher. Bezogen auf den Einzelfall entspricht in diesem Fall der Satz: »Sie haben noch ein Jahr zu leben«, nur noch bei einem der zehn Patienten der Wahrheit, auch wenn die mittlere statistische Lebenserwartung der Gruppe natürlich immer noch ein Jahr beträgt. Bei zwei weiteren Patienten liegt die Prognose um immerhin 50 Prozent daneben. Bei allen anderen versagt sie völlig. Schon aus diesem Grund sollte jeder Arzt mit Prognosen hinsichtlich der Lebenserwartung eines Patienten äußerst vorsichtig umgehen. Denn der Patient kann kaum anders, als eine solche Zahl misszuverstehen. Ein solches Missverständnis kann fatale Folgen haben, weil es den Keim zu einem Leben im Gefühl permanent zerrinnender Zeit sät. Unter dem Menetekel der tickenden Zeitbombe zerfällt dann auch die erlebte Zeit zu kaum mehr als wertlosem Staub.

Nicht nur die Unsicherheit über den tatsächlichen Verlauf der Erkrankung, auch die individuellen Besonderheiten der einzelnen Krebsformen und die verschiedenen Verteilungsmuster der Krankheitsherde im Körper stellen die Palliativmedizin vor ein breites Spektrum unterschiedlichster Probleme.[5]

Palliativmedizin wird oft mit Schmerztherapie assoziiert. Tatsächlich gehören chronische Schmerzen zu den häufigsten Problemen, mit denen Krebspatienten kämpfen. Schmerzen lassen sich aber mehr als manche anderen medizinischen Probleme wirksam behandeln. Die Palette wirksamer Schmerzmedikamente ist breit, und es gibt inzwischen viele Möglichkeiten, eine Schmerztherapie auf die individuellen Bedürfnisse eines Patienten zuzuschneiden. Obwohl wir über viele Medikamente verfügen, und jeder Arzt die Stufenschemata der Schmerztherapie kennt, liegt die Schmerzbehandlung chronisch Krebskranker in Deutschland noch immer im Argen; sie könnte wesentlich besser sein.

»Ohne Morphium möchte ich kein Arzt sein.« Dieser Satz stammt von Albert Schweitzer. Tatsächlich sind stark wirksame Schmerzmittel wie Morphium, ein Medikament aus der großen Familie der Opiate, eine ganz zentrale Säule der Palliativbehandlung von Krebspatienten. Trotzdem werden solche Schmerzmittel leider oft zu spät, zu unregelmäßig, zu gering dosiert oder in ungeeigneten Kombinationen verabreicht. Selbst unter Ärzten scheint es noch leider nach wie vor noch unbegründete Vorbehalte dagegen zu geben, Morphium und seine Anverwandten einzusetzen.[6]

Tumorschmerzen sind kein gottgegebenes Schicksal. Oft reicht das reine Lehrbuchwissen nicht aus, um eine Schmerzbehandlung so anzupassen, dass sie wirksam ist und die gewonnene Lebensqualität nicht gleichzeitig wieder durch die Nebenwirkungen der Medikamente aufgefressen wird. Zögern Sie also nicht, sich zusätzlichen Rat bei schmerztherapeutisch weitergebildeten Internisten, Onkologen, Palliativmedizinern oder Narkoseärzten zu holen. Die durch Knochenmetastasen verursachten Schmerzen können über die Strahlentherapie hinaus nachhaltig und spürbar gelindert werden.

Andere medizinische Probleme chronisch Krebskranker sind oft widerspenstiger als die Schmerzen. Das Spektrum möglicher Beschwerden und Symptome ist groß.[7] Chronische Müdigkeit (Fatigue), Luftnot, unstillbarer Husten, Appetitlosigkeit und Übelkeit, Erbrechen, Schluckauf, Durchfall, Verstopfung, Juckreiz, anhaltendes oder nachlaufendes Bauchwasser oder Ergüsse im Rippfellspalt gehören zu den Schwierigkeiten, mit denen Krebskranke zu kämpfen haben. Hinzu können neurologische, neuropsychologische und selbst psychiatrische Probleme wie Angst, Verwirrung, Depression, Lethargie, Ruhe- oder Schlaflosigkeit kommen.

Es spricht sehr vieles dafür, dass *ein* Arzt die Federführung bei der Betreuung eines Krebskranken übernehmen sollte. Ein guter Arzt zeichnet sich dadurch aus, seine Grenzen zu kennen. Er zögert nicht, Spezialisten anderer Fachgebiete hinzuzuziehen, wenn Probleme auftauchen, die außerhalb seines eigenen Spezialgebiets liegen. Ich bin den beiden Lungenspezialisten der Tübinger Universitätsklinik heute noch sehr dankbar dafür, dass sie zu fast jeder Tages- und Nachtzeit bereitstanden, um die Flüssigkeit in Imogens Rippfellspalt zu drainieren, wenn wieder einmal quälende Beschwerden auftauchten.

Die Palliativmedizin muss sich der kompletten Palette medizinischer Behandlungsverfahren und Praktiken einschließlich Chemotherapie,[8] Strahlentherapie und sogar der Chirurgie bedienen können. Darüber hinaus gibt es fast kein Medikament, das unter palliativen Aspekten nicht schon bei Krebspatienten zum Einsatz gekommen wäre. Palliativmedizin bedeutet aber auch die Sicherstellung ausreichender Ernährung, die Versorgung mit Flüssigkeit, das Training des kranken Körpers, Bewegungs- und Physiotherapie und vieles andere mehr. Dem Einsatz medizinischer Verfahren sind keine Grenzen gesetzt. Entscheidend ist allerdings, nie den Zweck der Übung aus den Augen zu verlieren. Palliativmedizin ist kein Kampf gegen den Krebs, sie ist ein Kampf für den Patienten. Ihr einziges Erfolgskriterium ist die Verbesserung der Qualität eines Lebens mit dem Krebs.

Vom Umgang mit dem ungebetenen Dritten

Die Palliativmedizin ist wichtig für Menschen mit chronischen Krebserkrankungen. Sie ist der Beitrag, den die Medizin leisten muss, um das Leben mit dem Krebs erträglicher zu machen. Darüber hinaus sind mentale Strategien notwendig, um mit dem ungebetenen Gast zurechtzukommen und um das Leben mit der Krankheit erfolgreich zu »bewältigen«. Auch der souveräne Umgang mit der Krankheit wird nie den mentalen Zustand vor dem Ausbruch der Krankheit wieder herstellen können. Vielleicht ist das auch gar nicht erstrebenswert. Darüber hinaus sind die Menschen, ihre Krankheitsgeschichten und ihr individuelles soziales Gefüge derart unterschiedlich, dass es unmöglich ist, ein allgemein verbindliches Regelwerk für ein Leben mit dem Krebs aufzustellen.

Meiner Meinung nach gibt es Grundfragen, die aus dem Ausnahmezustand entstehen und sich irgendwann in das Leben von fast jedem unheilbar am Krebs erkrankten Menschen einschleichen. Auch wenn Antworten auf solche Fragen in keinem Lehrbuch zu finden sind, kann es hilfreich sein, sich zumindest die Fragen einmal bewusst zu machen.

Warum gerade ich?

Dieses Buch setzt mit einer Szene ein,[9] die in dieser oder anderer Form viele Krebspatienten mit sich allein oder mit ihren Angehörigen durchleben. Auf den alten Steinmauern der romanischen Kapelle über dem Luganer See stellte sich Imogen die Frage nach persönlicher Schuld. Sie fragte nach *ihrer* Verantwortung für die Erkrankung.

Genau genommen versuchen die ersten drei Kapitel dieses Buches einzig und allein zu verdeutlichen, dass diese Frage für den Einzelfall nicht beantwortet werden kann. Und dass sie auch gar nicht beantwortet werden muss. Um zu erklären, *warum* Menschen an Krebs erkranken, brauchen wir die Naturwissenschaft und nichts als die Naturwissenschaft. Jeder Mensch und auch nahezu jeder andere vielzellige Organismus trägt die Disposition zum Krebs in sich. Es ist die Geschichte von Darwins Dilemma in der besten aller möglichen Welten.[10] Unser Verhalten und unsere Umwelt haben allerdings einen gewissen Einfluss auf die Wahrscheinlichkeit, mit der Katastrophe ›Krebs‹

konfrontiert zu werden. Die Veranlagung zum Krebs ist die zwangsläufige Folge der biologischen Konstruktion unseres Körpers. Ohne Mutationen unserer Gene würden wir nicht existieren.

Jeder dritte Mitteleuropäer erkrankt im Laufe seines Lebens an Krebs – Tendenz steigend. Die Frage aber, warum gerade ein *bestimmter* Mensch am Krebs erkrankt, ist nicht zu beantworten. Natürlich kumulieren in jeder einzelnen Biographie Risikofaktoren, die wir oder unsere Umwelt unserem Körper zumuten; sie können die Wahrscheinlichkeit zu erkranken beeinflussen. Möglicherweise gibt es auch so etwas wie ein »gesundes« Leben, das dem entgegenwirkt und die Krebsgefahr verringert.[11] Trotzdem herrscht im Kern fast jeder Krebserkrankung der Zufall. Krebs entsteht nie zwangsläufig aus einer bestimmten genetischen oder biographischen Konstellation heraus. Eine der wenigen klar identifizierten externen Gefahrenquellen ist das Rauchen.

Irgendeine Form von klar identifizierbarem Risikoverhalten war aber nicht das, was Imogen beschäftigte. Die Mehrzahl der meist krebskranken Menschen treibt nicht diese offensichtliche, aber triviale Form von Verantwortlichkeit um. Die Frage »Warum gerade ich?« leitet oft eine grüblerische Suche nach intimeren Formen persönlicher Verantwortung ein. Je nach Weltsicht landen die Menschen auf ihrer Suche nach einer Antwort bei psychosomatischen, esoterischen oder religiösen Erklärungsmustern. Die Krankheit wird als eine Folge unbewältigter Konflikte, psychischer Traumata, unbewältigter Stressoren, negativen Denkens, destruktiver Energien, als unbewusster Todesdrang oder gar als Strafe oder Prüfung Gottes gedeutet.[12] Die Psychologen reden an dieser Stelle von subjektiven Krankheitstheorien.

• • •

Auch Imogen suchte lange nach Wurzeln der Krankheit in ihrer Biographie. Sie wollte wissen, warum ausgerechnet sie mit gerade 35 Jahren an Brustkrebs erkrankte: »Martin, an welchem Punkt in meinem Leben habe ich die entscheidenden Fehler gemacht?« Diese Frage stellte sie mir in Lugano nicht zum ersten Mal, und diese Frage sollte uns lange begleiten, denn Imogen ging nie einer zu einfachen Antwort auf den Leim. Vom objektiven Hochsitz des Unbeteiligten aus betrachtet scheint die Lösung ebenso naheliegend wie einfach. Wir müssten nur Ockhams berühmtes Messer[13] ansetzen und die spekulativ wuchernden subjektiven Krankheitstheorien einfach abschneiden, um die ebenso fruchtlose, weil vergebliche und manchmal quälende Suche nach persönlicher Verantwortung zu beenden. Die Gefahr ist in der Tat groß, dass diese Suche in endlosen, selbstquälerischen Grübeleien endet.

Das ist der Grund, warum ich die ersten drei Kapitel dieses Buches geschrieben habe. Sie geben auf das Wesentliche verdichtet die nächtelangen Gespräche mit meiner Frau wieder. Die Lektüre soll verdeutlichen, dass wir keine Erklärung jenseits der Medizin brauchen, um zu verstehen, warum Menschen an Krebs erkranken: Es herrscht der Zufall. Er übt als Zünglein an der Waage den letztlich entscheidenden Einfluss aus. Objektiv betrachtet ist das Ereignis hinreichend erklärt, aber für denjenigen, den es trifft, muss der Gedanke unbefriedigend sein, dass letztendlich der Zufall Schicksal spielt. Auch Imogen hatte lange gebraucht, sich mit meinen Ausführungen anzufreunden. Konnte sie diese wirklich vorbehaltlos akzeptieren? Ich weiß es bis heute nicht.

Der Wunsch, den Zufall um jeden Preis zu bannen und ihn durch eine andere, zwingendere Erklärung zu ersetzen, ist ebenso verständlich wie gefährlich.

Subjektive Krankheitstheorien unterstellen oft eine persönliche Verantwortung für das Geschehene. Das schmerzt, und lässt gleichzeitig das Gefühl aufkommen, den Körper doch noch ein wenig kontrollieren, steuern und lenken zu können. Krebs greift unsere persönliche Autonomie gefühls- und rücksichtslos, direkt und gewalttätig an. Tief in uns wütet plötzlich ein Feind, der nicht von außen eingedrungen, sondern durch Metamorphose des eigenen Fleisches entstanden ist. Unser Körper lässt uns ohne ersichtlichen Grund im Stich und wendet sich gegen uns. Subjektive Krankheitstheorien sind verlockend. Sie bieten für diesen beängstigenden Vorgang scheinbar logische oder zumindest pseudologische Erklärungen. Sie loten die eigene Biographie aus und verorten die Wurzeln der Erkrankung in ihr, um die Krankheit wieder in den Bereich unserer Zugriffsmöglichkeiten zu rücken – zumindest in der Theorie. Darum werden auch sehr rationale Geister für solche Spekulationen anfällig. Wer selbst an Krebs leidet, sollte versuchen, sich bewusst zu machen, wie sehr ihn die Suche nach persönlicher Verantwortlichkeit umtreibt. Solche Gedanken lassen sich weder einfach ausreden, noch sollte man sie zu verdrängen suchen.

Wer sich prüft und fündig wird, könnte versuchen, den Blick zu drehen.

Die Vergangenheit ist weniger interessant als die Zukunft. An die Stelle des rückwärtsgewandten »Was habe ich falsch gemacht?« sollte eine andere Frage treten.

...

Dienstag, 16. Februar 2010

*E*s war wieder so weit. Am Freitag zuvor hatte ein erneutes Computertomogramm die niederschmetternde Wahrheit über die zwei letzten Therapiezyklen ans Licht gebracht. Anfang Januar hatten wir zunächst den Anschein einer Hoffnung, dass die neue Chemotherapie eine gewisse Wirkung zeigte – die Laborwerte hatten sich verbessert –, so gab es spätestens an diesem Tag nichts mehr an dem Desaster herumzudeuteln: In den letzten Wochen waren die Metastasen in Imogens Körper beängstigend rasch gewachsen.*

Die Behandlungen rund um die Operation eingeschlossen, hatten sich inzwischen zehn unterschiedliche Medikamente in fünf unterschiedlichen Kombinationen an Imogens Krebserkrankung abgearbeitet. Die Magazine der Pharmazie waren leer. Eine weitere Therapie gab es nicht. Das war die ärztliche Sicht der Dinge.

Viel wichtiger war – Imogen wollte von jetzt an nicht mehr gegen den Krebs ankämpfen. Mit dieser Entscheidung gab sie sich selbst keineswegs auf. Kurz bevor wir die Pforte zur Medizinischen Klinik erreichten, nahm sie mich in den Arm und sagte: »Martin, ich werde mir anhören, was du und deine Kollegen zu sagen haben. Aber ich glaube, ich hab' mich entschieden. Ich brauche keine Therapien gegen Krebs mehr. Ich muss herausfinden, wie ich noch ein bisschen mit ihm leben kann. Jetzt beginnt endgültig meine Zeit im Intermediärorbit.«

Wir sollten bald merken, dass das Leben in diesem Zwischenreich anderen Regeln gehorcht. Und dass es sogar Momente ungekannter Schönheit und Nähe bereithält.

Was kann ich ändern? Das Leben im Intermediärorbit

Psychotherapie heilt keinen Krebs! Auch wenn ich diesen Satz sofort unterschreiben würde, stammt er nicht von mir. Geschrieben hat ihn ein bekannter deutscher Paar- und Psychotherapeut.[14] Es gibt – trotz aller Spekulationen im letzten Kapitel – zumindest keine Beweise dafür, dass die Kraft des Geistes tatsächlich eine metastasierte Krebserkrankung noch einmal zurückdrängen oder ihr Fortschreiten auch nur verzögern könnte.[15]

In dem Moment aber, wo sich der Betroffene von dem Gedanken verabschiedet, alles dem Primat der Heilung oder dem Kampf *gegen* den Krebs unterordnen zu müssen, erscheint alles in einem neuen, in einem anderen Licht. Wenn jetzt Dinge im Leben noch geändert werden, dann nur um des Lebens selbst willen, nicht mit dem Ziel des Kampfes gegen den Krebs. Es gilt, dem Leben mehr Qualität abzuringen. Damit verschieben sich die Maßstäbe, denn alles, was das Leben *mit* dem Krebs erträglicher macht, hat jetzt seine Berechtigung – völlig unabhängig von irgendwelchen objektiven Kriterien harter Wissenschaftlichkeit.

Die meisten Menschen kommen irgendwann im Verlauf ihrer Erkrankung an diesen Punkt. Bemerkenswerterweise empfinden viele diese Einsicht oft als Befreiungsschlag. Plötzlich müssen wir nicht mehr das tun, was *dem Krebs* das Leben erschwert, sondern was *uns* das Leben erleichtert und es lebenswert macht. Dieser elementare Perspektivwechsel eröffnet völlig neue Optionen. Natürlich gehört auch die Palliativmedizin zum Maßnahmenkatalog »Lebensqualität« sowie die Dinge, die im erweiterten Sinn immer noch als Therapie verstanden werden können. Damit meine ich die Ernährung, Sport und Bewegung, Massagen, Bäder, Physiotherapie, Entspannung, Meditationen oder auch Angebote aus der Komplementärmedizin, aber auch die Psychotherapie.

Der entscheidende Punkt ist aber ein anderer: Im Grunde sollte das komplette bisherige Leben auf den Prüfstand gestellt werden. Lebensqualität umfasst die körperliche Verfassung ebenso wie das psychische Befinden, die Beziehungen zu den Menschen, die uns wichtig sind, aber auch Chancen für Momente der Selbstbestätigung unter den veränderten Rahmenbedingungen der Krankheit. Mehr als andere brauchen Krebskranke die Fähigkeit, den Augenblick zu greifen und zu leben:

Ein süßer Geiz, der Stunde zählt
und jede prüft auf ihren Glanz –
O Sorge, dass uns keine fehlt;
Und gönn uns jede Stunde ganz.[16]

Die magischen Momente im Leben können ganz nach Veranlagung und Vergangenheit sehr unterschiedlich sein: ein Lied in einer Vollmondnacht, ein Spaziergang im Rauhreif, ein Essen mit guten Freunden, ein tiefer Gedanke, die gleißende Sonne am Mittelmeer, an den Küsten des Lichts oder ein Abend am Lagerfeuer im Arm der Geliebten. Die Sinne für den unverhofften Zauber des Augenblicks zu schärfen, das ist wichtig und ausschlaggebend. Gelingt das Leben im Moment, ist es gleichermaßen Glück und Befreiung. Aufgehend im Augenblick, hadern wir weder mit der Vergangenheit noch fürchten wir die Zukunft. Dieser Sinn für Magie kann weder erklärt noch verordnet werden.

Ist meine eigene Erfahrung, als Imogen ihre Entscheidung gefällt hatte, typisch oder nicht? Ich weiß es nicht – ich kann nur sagen: Der Krebs wurde für Imogen und für mich zum Lehrmeister.[17] So verstanden ist Krebs sogar eine Gelegenheit. Er fordert uns heraus, wirklich zu leben. Wer diese Chance ergreifen kann, wird durch die Krankheit positiv radikalisiert. Krebs ordnet die Lebensprioritäten vollständig neu. Alles wird durch das große grobe Sieb geschüttelt. Kleinigkeiten, kleine Sorgen, Nickeligkeiten und Ängste, die sich wie Mehltau über den Alltag legen, fallen unbeachtet durch die Maschen. Hängen bleiben die großen, die wichtigen, die richtigen Dinge. Sich von unwichtigen belastenden Nebensächlichkeiten zu befreien ist eine Sache. Wirklich leben bedeutet, ungelebte Träume zu leben, falsche Rücksichten hinter sich zurückzulassen. Die ganz neuen, bisher ungeahnten oder nicht gewagten Prioritären und das Gespür für den Augenblick bilden – grob skizziert – den neuen Kompass, an dem wir uns orientieren können. Was in unserem Leben hat Gewicht? Was lässt sich leichten Herzens über Bord werfen, weil es gewogen und für zu leicht befunden wird?

Gewichtig sind ohne Zweifel menschliche Beziehungen, die Verbindung zu Freunden, zur Familie und vor allem zum Partner. Krebs wirkt auf das soziale Netz wie Scheidewasser. Er trennt Wichtiges von weniger Wichtigem. Oberflächlichere, nur lose geknüpfte Bindungen zu Mitmenschen und reine Zweckbündnisse lösen sich in diesem extremen Milieu oft sang- und klanglos auf.

Krebs ist eine Zumutung. Auch für die Umgebung des Krebskranken. Viele Menschen sind verunsichert und wissen nicht, wie sie mit dem Thema Krebs und wie sie mit den Krebskranken umgehen sollten. Aus Angst vor falschen Tönen meiden sie das Thema und oft den Kranken selbst. Oder man flüchtet sich, getrieben aus echter Sorge und geprägt von Konventionen, bei telefonischen Nachfragen gern und oft abrupt in den Satz, der vor allem den Anrufenden entlasten soll: »Du weißt, melde dich, wenn du etwas brauchst ...« und beendet das Gespräch, das nie wirklich begonnen hat. Falsche Scheu und unsichere Zurückhaltung sind Formen sozialer Passivität. Sie schonen den Kranken keineswegs – ganz im Gegenteil verstärken sie sein Gefühl, nicht mehr zur Gemeinschaft der Lebenden zu gehören und durch die Krankheit zum sozialen Paria geworden zu sein.

Ähnlich problematisch ist auch ein zweites, leider ebenso häufiges Kommunikationsmuster, die »fröhliche Bagatellisierung«. Typisch für diese Form des Umgangs sind pseudooptimistische Bemerkungen wie: »Du wirst das schon schaffen. Du warst immer eine Kämpfernatur.« Solche Bemerkungen wollen aufmuntern, entlasten aber in erster Linie den Sprecher und erlauben ihm, nachdem schließlich alles gesagt ist, wieder rasch zum Tagesgespräch überzugehen.

Krebs, dieser ungebetene Dritte, drängt sich aber auch in die vertrautesten Partnerschaften und verwandelt die Qualität dieser Beziehungen. Viele Partnerschaften habe ich erlebt, die diese Belastung nicht ausgehalten haben und am Krebs zerbrochen sind.

Das Gefühl bedingungsloser Solidarität ist ein typischer erster Reflex. Dieser Anspruch wird oft erhoben, scheitert aber sehr schnell an der Realität. Viele Beziehungen zerbrechen, weil sich die Beteiligten nicht eingestehen, dass der Krebs sie zwingt, ihre über die Jahren stabilisierte Harmonie der Zweierbeziehung völlig neu einzustellen. In langjährigen Partnerschaften stellt sich und spielt sich mit den Jahren ein subtiles und individuell sehr unterschiedlich austariertes, mehr oder weniger flexibles Gleichgewicht von Geben und Einfordern, Dominanz und Unterwerfung, Streben nach Autonomie und Bedürfnis von Zweisamkeit ein. Sich an veränderte Verhältnisse anzupassen scheint vor allem den Partnern schwerzufallen, die über die Jahre rigid fixierte Rollen kultiviert haben und nicht mehr dynamisch zwischen den Polen hin und her wechseln können.

Die Krankheit kann Abhängigkeit verstärken – objektiv, weil der kranke

Partner pflegebedürftig wird und nicht mehr sein gewohntes Leben leben kann –, aber auch subjektiv, weil die Situation den Kranken dazu treibt, plötzlich ein Maß der Fürsorglichkeit einzufordern, das er oder sie vorher nie in Anspruch genommen hätte.

Über den Abschied und das Sterben

»Drei Tage entsetzlicher Qualen und darauf der Tod. Kann nicht etwas Ähnliches jetzt gleich oder in jedem Augenblick auch mir drohen?«, dachte er und hatte eine Minute hindurch Angst. Doch da kam ihm, er wusste selber nicht, wie, plötzlich der gewohnte Gedankengang zu Hilfe, das dieses ja nur dem Iwan Iljitsch zugestoßen sei und keineswegs ihm selber, und dass ihm so etwas nie zustoßen dürfte und wohl auch nicht könnte: und dass er, indem er solchen Gedanken nachhinge, sich einer finsteren Stimmung hingäbe, was zweifellos nicht nötig sei, wie es Schwarzens Antlitz auf das Augenscheinlichste bewies. Nachdem Pjotr Iwanowitsch diese Betrachtungen beendet hatte, beruhigte er sich dabei und begann sich voller Interesse nach den Einzelheiten von Iwan Iljitschs Tod zu erkundigen, so, als wäre das Sterben ein Abenteuer, das nur in Iwan Iljitschs Natur liegen konnte, nicht aber in seiner.«[18]

Auch ich war ein Pjotr Iwanowitsch – bis meine Frau an Krebs erkrankte. Diese Form des gespaltenen Bewusstseins mag ein klassischer Schutzreflex von Ärzten sein, die tagtäglich mit Todkranken zu tun haben. Bis zum 10. April des Jahres 2008 waren in meinem Kopf die Rollen klar verteilt: Die Patienten sind krank. Zu einer zweiten Kategorie von Menschen gehören die Ärzte. Ihre Aufgabe ist es, sich um die Kranken zu kümmern. Für die Onkologen ist der Krebs wie eine Gedenkmedaille; sie leuchtet an der Wand, an der sie tagtäglich vorübergehen. Jede Verästelung ihrer Gravur glauben sie in- und auswendig zu kennen. Was den Ärzten aber weitgehend verborgen bleibt, ist die Kehrseite der Medaille, der Blick in die Seele hinter die Krankheit. Gerade weil Krebs für sie kein Ausnahmezustand, sondern Teil der alltäglichen Routine ist, wird er nicht zum *Memento mori*.

Diese Form des Umgangs mit der Möglichkeit des eigenen Todes ist aber nicht allein eine professionelle Deformation von Medizinern. Jeder Mensch weiß, dass am Ende seines Lebens der Tod steht. Trotzdem spaltet ihn das Alltagsbewusstsein ab und transferiert ihn in eine Welt, die Äonen entfernt und nichts mit dem Leben auf der Erde zu tun zu haben scheint. Hierzulande vollzieht sich das Sterben meistens streng von der normalen Lebenswelt getrennt. Die wenigsten Menschen sterben zu Hause im Kreis ihrer Familie. Der Tod geschieht diskret und in aller Stille hinter den Mauern von Krankenhäusern, Hospizen und Altenheimen, in Parallelwelten, die kaum ein in der Mitte des Lebens Stehender je betreten hat.

Noch stärker abstrahiert und dadurch zur Unkenntlichkeit verfremdet wird der Tod durch die Medien. Dieser Tod, das ist der Terroranschlag in Kabul, ein Erdbeben in Japan, die Cholera in Haiti, der Hunger in Somalia, oder – wenn es hart kommt – ein Amoklauf an einer schwäbischen Realschule. Endgültig zur Fiktion mutiert und zur Kunstform erhoben wird der jeden Sonntagabend nach der Tagesschau im wöchentlichen *Tatort* zelebrierte Tod. Wir sehen zu, unterhalten uns und gehen danach wieder zur Tagesordnung über. Diese Art der Wahrnehmung, vermittelt durch das Fernsehen und andere Formen der medialen Aufarbeitung, verwischt weit die Grenzen zwischen dem literarischen Tod, der Kopfgeburt eines Roman- oder Drehbuchautoren und den Ereignissen in der realen Welt.

Tritt aber der unheimliche Krebs in unser Leben, rückt der Tod, der wirkliche, plötzlich wieder ganz nahe, zu nahe, verdichtet sich und zeigt sich als das, was er ist. Dieses Gefühl will ich nicht in dürre Prosa übersetzen. Daher haben ich mir Rilkes Zeilen geliehen:

Der Tod ist groß.
Wir sind die Seinen,
lachenden Munds.
Wenn wir uns mitten im Leben meinen,
wagt er zu weinen
mitten in uns.[19]

Der Tod wird wieder als das wahrgenommen, was er ist: ein gewaltiges, außerordentliches Ereignis, bestimmender als alles, was uns im Leben bisher begegnete, weil es übermächtiger ist als das Leben selbst.

Mein trügerisches Gefühl der Sicherheit klarer Grenzen ging schon am ersten Tag von Imogens Krankheit ein für allemal in die Brüche. Ein launisches

Schicksal hatte die Medaille unseres Lebens mit einem Mal gedreht, und ich bekam die Kehrseite der Krankheit zu Gesicht.

Wer Krebs hat, steht dem Tod gegenüber. Selbst wer dem Krebs entkommt und ins Leben zurückfindet, hat die verborgene »Nachtseite des Lebens«[20] erblickt. Viele Menschen haben Krebs und Tod in ihren Vorstellungen fast gleichgesetzt, und das, obwohl die Mehrheit der Krebserkrankungen heute geheilt werden können. Der ominöse Ruf, der dieser Krankheit immer noch vorauseilt, tut dazu sein Übriges. Der Gedanke an den Tod ist also präsent. Umso schlimmer, wenn die Kranken mit ihm alleingelassen werden.

Selbst wenn der Krebs weit fortgeschritten ist und keine Hoffnung auf Heilung besteht, kreisen die Gespräche zwischen Arzt und Patient viel öfter um die Krankheit, ihre Symptome, die Probleme, die sie verursacht, als um das eigentliche Problem, das Sterben und den Tod. Viele Ärzte wagen es nicht, dieses Thema anzuschneiden, weil sie befürchten, ihre Patienten zu verunsichern. Vielleicht haben sie zum Tod auch wenig zu sagen, haben sich zu selten mit ihm auseinandergesetzt, obgleich er ihnen immer wieder begegnet. Für Ärzte ist es verlockend, sich auf medizinische Probleme zurückzuziehen. Medizinische Etappensiege sind wichtig, und Optimismus kann Lebensqualität bedeuten.

Aber fast jede unheilbare Krebserkrankung kommt zu dem Punkt, an dem der Körper eindeutige Signale sendet und ein Krebskranker seine Hoffnung nicht mehr mit seiner Wirklichkeit zur Deckung bringen kann. Für den Arzt und mehr noch für den Partner des Kranken ist es wichtig, diesen Punkt zu antizipieren und zu erkennen. Der Kranke erlebt diese Situation ambivalent. Angst ist die hässliche Schwester der Hoffnung. Und Hoffnung ist für den Krebskranken nur im Duett mit dieser unmöglichen Schwester zu haben. Stirbt die Hoffnung, zieht sich paradoxerweise manchmal auch die Angst schlagartig zurück und hat einen schwereren Stand.

Mitte Februar 2010 hatte die Krankheit Imogen so viel von ihrem Körper geraubt, dass sie merkte, ihr weiterer Weg werde sie nicht ins Leben zurückführen, nicht einmal mehr für ein kurzes Intermezzo. Sie zeigte mir deutlich, dass sie sich vollkommen darüber im Klaren war, dass ihr Tod unmittelbar bevorstand. Alles Hadern hatte damit ein Ende. Sie war jetzt die Seine, wenn auch nicht lachenden Mundes. Sie hielt ihn immer noch für einen seltsamen Dämon, aber sie besaß die Größe, mir klar zu machen, dass sie vor dem Tod keine Angst mehr hatte. Sie war sogar in einem gewissen Sinn lebenssatt. Das war für mich nicht nur ungeheuer beruhigend. Es bot uns die Chance eines Abschieds, der nichts unerledigt ließ.

Die letzten zwei Wochen ihres Lebens verbrachte sie im Bett, das wir mitten in unser Wohnzimmer geschoben hatten. So konnte die späte Wintersonne auf ihre Decke scheinen, und sie war der Mittelpunkt ihrer Familie, umgeben von mir, ihren Eltern und Geschwistern und natürlich unserer kleinen Tochter. Sie konnte nicht mehr aufstehen, weil eine Metastase in ihrem Hirnstamm die Nervenbahnen, die die Muskulatur der Beine ansteuern, zerstört hatte. Aber sie war bis zu ihrem letzten Abend bei vollem Bewusstsein. Wir haben oft und selbst noch in dieser Zeit über die positiven Seiten unseres Lebens mit dem Krebs geredet. Tatsächlich hatte Imogen die Gabe entwickelt, die Schwärze der Krankheit als kontrastierende Folie zu nutzen und so die lichten Momente des Lebens mit der Krankheit umso heller wahrzunehmen. Eine Sache war ihr daher sehr wichtig: Sie wünschte auch mir über ihren Tod hinaus die Chance, ein anderes, intensiveres und unmittelbareres Leben zu leben.

Jeder Mensch ist seine Welt. Diese Welt stirbt mit ihm – unwiderruflich und unwiederbringlich. Damit stößt der Trost an seine Grenzen. Krebs ist die Wunde, die nicht heilen *kann*. Der Tod der Liebsten aber ist eine Wunde, die nicht heilen *soll*. Die Erinnerung an den Schmerz und an den Tod ist nicht nur quälend. Sie ist auch heilsam und notwendig. Der Schmerz ist der Preis dafür, dem Leben eine neue Qualität abgewinnen zu können. Die Erinnerung immunisiert nicht zwangsläufig gegen jeden Rückfall in die Welt kleingeistiger Sorgen und aufgeschobener Gelegenheiten. Aber wer sie zulässt, verfügt damit über ein mächtiges Instrument, seine Maßstäbe wieder ins Lot zu rücken, wenn diese Maßstäbe unter dem erodierenden Einfluss des manchmal grauen Tagesgeschäfts in Schieflage zu geraten drohen.

Begriffe wie Trauerarbeit, Trauerzeit und Bewältigung sind mir ein Gräuel, machen sie doch glauben, Gefühle ließen sich reparieren, um dann weiterzuleben wie zuvor. Solch eine »Reparatur« ist in meinen Augen weder möglich noch erstrebenswert. Denn so ein Leben wäre nur um den Preis vollständiger Amnesie zu haben.

Mit der Zeit verändert sich die Trauer – natürlich. Die Bilder verblassen, und sie verschieben sich, verschwinden aber nicht – zum Glück. Diese Erfahrung habe ich nicht allein gemacht. Der Psychiater Gordon Livingston verlor innerhalb von 13 Monaten zwei seiner Kinder, den Ältesten durch Selbstmord, den jüngsten durch die Leukämie. Auch er hat »wie alle, die Ähnliches erlebt haben, [...] das Wort Trauerjahr [...] hassen« gelernt, »mit dem ja stillschweigend gesagt wird, dass Trauer etwas Begrenztes ist.«[21] Auch er empfindet den Gedanken, die Geliebten irgendwann nicht mehr zu vermissen, als obszön. Und es ist mehr als das: Wäre eine Rückkehr zum Status quo möglich, so hätte der Tod den letzten Sieg davongetragen, und Imogen wäre vollständig aus meinem Leben gelöscht.

Imogens Vermächtnis bleibt. Der Tod ist ein ungeheures, übermächtiges Ereignis, schrecklich und im wahren Sinn des Wortes: unfassbar. Ist es möglich, die Gewalt der Erschütterung zu nutzen, um ein Leben näher an den wirklichen Zielen zu leben? Die Vorstellung, dass ich und unsere kleine Tochter Lina ein gutes Leben leben würden, war Imogen ein großer und tiefer Trost.

»Was wir als Hoffnung ansehen, ist dies: dass die Menschen, die wir verloren haben, eine Liebe in uns wach werden ließen, die wir uns gar nicht zugetraut hätten. Und diese bleibende Veränderung ist ihr Vermächtnis. Uns obliegt es nun, diese Liebe jenen entgegenzubringen, die uns noch brauchen.«[22] Es ist an uns, die auf der Welt geblieben sind, dieses Vermächtnis zu nutzen.

In den frühen Morgenstunden des 15. März des Jahres 2010 starb Imogen in meinen Armen. »Worüber man nicht reden kann, davon soll man schweigen.«[23] Ich greife diesen Satz Wittgensteins nicht nur deshalb auf, weil er aus dem Mund eines Philosophen, dessen Werkzeug das Wort und dessen Profession die Rede ist, bescheiden und weise zugleich klingt.

Der Wunsch, der Tod sei nicht das Ende, sondern eine Metamorphose, ist eine der beiden großen Quellen aller Weltreligionen. Die Selbstgewissheit des Gläubigen ist mir verwehrt. Ich weiß nicht, was kommt und was bleibt, und tröste mich mit dem Gedanken, dass die Grenzen des Wissens nicht die Grenzen der Welt sind. Mir versagt die Stimme; daher lasse ich ein Gedicht sprechen:

Ihr steht an meinem Grabe:
Hier bin ich nicht.
Ich bin im lauen frischen Sommerwind
Ich bin im süßen schweren Blumenduft.
Ich bin mit den Vögeln hoch in der Luft
Im Sonnenstrahl, im Mondenschein,
im kühlen Wasser; im ruhenden Stein,
im Gleichklang der bunten Schmetterlings-Schwingen,
im Grillenzirpen, im Drosselsingen,
im Glanz der Sterne, im Morgenlicht.
Ihr sucht mich an meinem Grab: Hier bin ich nicht.[24]

Mehr habe ich nicht zu sagen.

Anmerkungen

Dieses Buch wollte ich nie schreiben ...

1 Sontag, S.: *Krankheit als Metapher,* Fischer TB, Frankfurt a. M. 1981.
2 Deutsch »Lehre vom Krebs«.
3 Sontag: *Krankheit als Metapher,* S. 5.

1. Kapitel: Nur Indizien und Verdächtige – Wer oder was ist Krebs?

1 Westendorf, W.: *Erwachen der Heilkunst. Die Medizin im Alten Ägypten,* Artemis & Winkler, Zürich 1992.
2 Porter, R.: *Die Kunst des Heilens,* Spektrum Akademischer Verlag, Heidelberg/Berlin, 2000.
3 Offray de La Mettrie, Julien: *L'homme machine / Die Maschine Mensch.* Übers.u. hg. v. Claudia Becker, Meiner, Hamburg 2009.
4 Buch Daniel 1, 11–16.
5 Goldacre, B.: *Die Wissenschaftslüge,* S. Fischer Verlag, Frankfurt a. M. 2007.
6 Auch heute noch kursieren viele obskure und parawissenschaftliche Theorien zur Krebsentstehung. Dabei gelten einfache Regeln, die darüber entscheiden, ob eine Theorie wirklich ernstzunehmen ist: 1. Sie muss empirisch überprüfbar sein. – 2. Sie sollte etablierten wissenschaftlichen Grundprinzipien möglichst nicht widersprechen. – 3. Falls sie das doch tut, müssen die Argumente für die Theorie überwältigend gut sein. – 4. Sie muss durch gut dokumentierte Experimente oder zumindest durch sorgfältige kontrollierte Beobachtungen (sogenannte epidemiologische Daten) gestützt werden. – 5. Sie sollte mehr Fragen beantworten als aufwerfen.
7 Ackroyd, P.: *London: Eine Biographie,* Albrecht Knaus Verlag, München 2002.
8 »Chirurgical observations relative to the cataract, the polypus of the nose, cancer of the scrotum, different kinds of rupture, and the mortification of the toes and feet.«
9 Henry, S. A.: *Cancer in the scrotum in relation to occupation,* Oxford University Press 1946.
10 Umso erstaunlicher ist, dass wir uns der Gefährlichkeit des Rauchens noch nicht sehr lange bewusst sind. Zwischen 1920 und 1950 verfolgten die Ärzte in Europa und Nordamerika die Entwicklung der »Krebs-Epidemie« ohne die mindeste Ahnung, wer der Hauptverursacher des grassierenden und unheimlichen Krebs-Phänomens sein könnte.
11 Proctor, R. N.: *Blitzkrieg gegen den Krebs. Gesundheit und Propaganda im Dritten Reich,* Klett-Cotta, Stuttgart 2002, S. 136.
12 Wynder, E. L., und Graham, E. A.: Tobacco smoking as a possible etiologic factor in bronchogenic carcinoma; a study of 684 proved cases. *J Am Med Assoc* 143 (1950): 329–336.
13 Das Experiment ist das mächtigste Instrument der Naturwissenschaft auf der Suche nach Erkenntnis. Die Grundstruktur des Experimentierens in der Medizin ist immer ähnlich: Ein Modellsystem (Zellkulturen, Versuchstiere, im Einzelfall auch Freiwillige ...) wird einem genau definierten Einfluss, einer sogenannten Intervention, ausgesetzt. Verändert sich dadurch eine vorher festgelegte Messgröße in die vermutete Richtung oder tut sie das nicht? Um sicherzugehen, dass die vermutete Ursache (die Intervention) tatsächlich für die beobachtete oder gemessene Veränderung verantwortlich ist, muss das Experiment erstens hinreichend oft wiederholt, und zweitens müssen geeignete Kontrollversuche durchgeführt werden. In einem Kontrollversuch wird dasselbe Modell exakt den gleichen Bedingungen ausgesetzt, nur die kritische Intervention selbst findet nicht statt. Das Verlockende am Experiment sind die weitgehend kontrollierbaren Rahmenbedingungen. Durch die Laborbedingungen redu-

ziert man die Komplexität und die Unübersichtlichkeit einer Situation, um Störgrößen so weit wie möglich zu eliminieren. Die Gefahr, dass versteckte systematische Unterschiede zwischen Versuchs- und Kontrollgruppe und nicht das untersuchte Medikament oder die gewählte Intervention die wahre Ursache der gemessenen Veränderung sind, lässt sich nicht vollständig ausräumen. Die Chance bei einer intelligenten experimentellen Strategie ist jedoch recht hoch, dass die im Modell gemessene Wirkung tatsächlich der vermuteten Ursache entspricht. Die Reduktion der Komplexität des Lebens bringt immer eine Unzulänglichkeit mit sich, denn es stellt sich sofort die Frage, ob man die Laborsituation auch auf die Realität außerhalb des Labors übertragen kann. Die Suche nach einem geeigneten Modell und das korrekte Design der notwendigen Kontrollversuche gehören zu den schwierigsten Problemen der experimentellen Forschung.

14 Doll, R. et al.: Mortality in relation to smoking: 50 years' observations on male British doctors. *Brit. Medical Journal* 328 (2005): 1519ff.
15 Wynder, E. L. et al.: Experimental production of carcinoma with cigarette tar. *Cancer Res* 13 (1953): 855–864.
16 Vgl. 5. Kapitel, S. 194ff.
17 Doll, R., und Peto, R.: The causes of cancer: Quantitative estimates of avoidable risks of cancer in the United States today. *J. National. Cancer Inst* 66 (1981): 1191–1308.
18 Golowin, S.: *Paracelsus. Mediziner – Heiler – Philosoph*, Schirner Verlag, Darmstadt 2007.
19 Vom Kalium-Zyanid (Zyankali) reicht schon weniger als ein Gramm für einen Giftmord. Bei der vielleicht giftigsten Substanz überhaupt, einem Eiweiß des Bakteriums Clostridium botulinum, wirken bereits wenige Millionstel Gramm tödlich. Trotzdem wird selbst dieses Gift in geringster Verdünnung genutzt, um die Falten des Alterns aus unseren Gesichtern zu verbannen und sich zum Preis von einigen hundert Euro für ein paar Monate eine jugendlichere Fassade zu erkaufen.
20 Im Gegensatz zu den klassischen Giften ist allerdings nicht ganz klar, ob Kanzerogene einen Schwellenwert haben, unterhalb dessen sie grundsätzlich unbedenklich sind. Vermutlich sind Kanzerogene in jeder Dosierung kanzerogen. Bei sehr geringen Dosen ist allerdings der Effekt so klein, dass er auch mit sehr großen Fallzahlen statistisch nicht mehr nachzuweisen ist.
21 Wishart, A.: *Einer von Dreien*, C. H. Beck, München 2008, S. 55ff.
22 Während die aplastische Anämie eine außerordentlich seltene Krankheit des Knochenmarks ist, aber keine Krebserkrankung im eigentlichen Sinn, ist die Leukämie ein Krebs, der vom Knochenmark seinen Ausgang nimmt. Sollten die Strahlen irgendetwas mit den Stammzellen des Blutes im Knochenmark anstellen, was auch zur Entstehung einer Krebserkrankung führen kann?
23 Im deutschen Sprachraum wird die Strahlung Röntgen zu Ehren immer noch Röntgenstrahlung genannt. Im Englischen ist Röntgens eigener Terminus *X-ray* gebräuchlich.
24 Die Wellenlänge von Röntgenstrahlen wird in Nanometern (nm) angegeben (1nm = 1/1 000 000 000 Meter).
25 Röntgen, W. C.: *Über eine neue Art von Strahlen.* Sitzungsberichte der Würzburger physik.-medic. Gesellschaft, 1896, S. 2–16.
26 Vgl. 6. Kapitel, S. 264.
27 Vgl. 8. Kapitel, S. 326.
28 Martland, H. S.: Some Unrecognized Dangers in the Use and Handling of Radioactive Substances. *Proceedings of the New York Pathological Society* 25 (1925): 88–92.
29 Bis heute ist nicht bekannt, wie viele Frauen tatsächlich Opfer ihrer Arbeit mit dem Radium geworden sind. Der Zusammenhang zwischen der Radium-Exposition und den Nekrosen des Kiefers sowie den Krebserkrankungen im Mund und im Rachen ist inzwischen eindeutig nachgewiesen. Vgl. Martland, H. S. & Humphries, R. E:. Osteogenic sarcoma in dial painters using luminous paint. *Archives of Pathology* 7 (1929): 406–417. – Von den 1600 Frauen, die nach offiziellen Registern vor 1927 mit Radium in der Uhrenindustrie arbeiteten, entwickelten mindestens 86 Krebserkrankungen, die vermutlich mit Radium in Zusammenhang standen. Bis 1929 starben außerdem 29 Frauen an anderen Folgen der Radium-Exposition. Die hohen

Strahlendosen verursachten nicht nur Krebs, sondern zerstörten ganz unmittelbar auch den Unterkieferknochen. Die Tumorerkrankungen des Mund- und Rachenraums bei Zifferblattmalerinnen sind inzwischen als Radium-bedingte Berufskrankheit anerkannt. 1941 legte das National Bureau of Standards basierend auf dieser desaströsen Erfahrung endlich maximal zulässige Grenzwerte für die berufliche Exposition mit Radium fest. Vgl. dazu: A Glow in the Dark, and a Lesson in Scientific Peril. *New York Times*, 6. Oktober 1998 (http://www.ny times.com/1998/10/06/science/a-glow-in-the-dark-and-a-lesson-in-scientific-peril.html).

30 Miller, R. W.: Delayed effect of external radiation exposure: A brief history. *Radiation Research* 144 (1995): 160ff.

31 Jungk, R:. *Heller als tausend Sonnen*, Rowohlt Verlag, Hamburg 1964.

32 Bei der Explosion durch die Spaltung von Uran 235 werden gewaltige Mengen von Gammastrahlung und radioaktiven Isotopen freigesetzt. Die Menschen, die Hitze und Druck überlebt, sich aber innerhalb eines Umkreises von etwa 1500 Metern um das Epizentrum der Explosion aufgehalten hatten, wurden Bestrahlungsdosen von oft deutlich mehr als fünf *Sievert* ausgesetzt, einer Strahlendosis, die mehr als das 200-Fache des Grenzwerts für die Jahres-Ganzkörperdosis von berufsbedingt strahlenexponierten Menschen beträgt. – Solche hohen Strahlendosen zerstören die blutbildenden Zellen im Knochenmark und die empfindlichen, sich schnell teilenden Zellen der Darmschleimhaut. Diese Menschen starben meist innerhalb von Tagen oder Wochen an Blutungen, schweren Infektionen infolge von Immundefekten oder an Durchfall. Ihr Tod war die Folge einer direkten Schädigung besonders strahlenempfindlicher Gewebe durch sehr hohe Dosen von Gammastrahlung. Diese Art der Strahlenkrankheit hat allerdings nichts mit einer Krebserkrankung zu tun.

33 Je nach Entfernung zum Epizentrum wurden dabei Untergruppen gebildet. Von den 86611 Überlebenden, bei denen eine Abschätzung ihrer Strahlenbelastung möglich war, waren 38 507 (45 %) einer Dosis von vermutlich weniger als 5 Millisievert ausgesetzt. Weitere 29 960 Menschen wurden mit Dosen zwischen 5 und 100 Millisievert bestrahlt. 12 329 Personen wurden mit Dosen zwischen 100 bis 500 Millisievert belastet und 5815 Opfer erhielten eine Strahlendosis von mehr als 500 Millisievert.

34 Brenner, D. J. et al.: Cancer risks attributable to low doses of ionizing radiation: assessing what we really know. *Proc. Nat. Acad. Sci. USA* 100 (2003): 13761–13766. – Diese Daten sind die Hauptquelle unseres Wissens über die Bedeutung geringer Dosen radioaktiver Strahlung für die Entstehung von Krebserkrankungen. Vgl. UNSCEAR: *Sources and effect of ionizing radiation*, United Nations, New York 2000. Die genannten Zahlen unterschätzen übrigens das Erkrankungsrisiko, weil bis zum Jahr 2000 nur die Krebsmortalität, also die Zahl der krebsbedingten *Todes*fälle erfasst wurde und nicht die Inzidenz, also die Anzahl der *Erkrankungen*. Sie liegt mindestens doppelt so hoch, weil ein erheblicher Teil der Erkrankten ja geheilt werden konnte. Vgl. BEIR VII: Health Risks from Exposure to Low Levels of Ionizing Radiation. *National Academies Press*, Washington (www.nap.edu).

35 Preston, D. L. et al.: Studies of mortality of atomic bomb survivors. Report 13: Solid cancer and noncancer disease mortality: 1950–1997. *Radiat Res* 160 (2003):381–407.

36 (Franz.) *Cancer à deux* würde ins Deutsche übersetzt etwa »Pärchenkrebs« bedeuten.

37 Friedrich Gustav Jacob Henle: *Pathologische Untersuchungen* (1840), zitiert nach: Porter, R.: *Die Kunst des Heilens*, Spektrum Akademischer Verlag, Heidelberg/Berlin 2000.

38 Porter: *Die Kunst des Heilens*, 14. Kap.

39 Vgl. unten 2. Kapitel, S. 92–95.

40 Brandis, H., und Pulverer, G.: *Lehrbuch der medizinischen Mikrobiologie*, Gustav Fischer Verlag, Stuttgart/New York, 6. Aufl. 1988.

41 Varmus, H., und Weinberg, R. A.: *Gene und Krebs*, Spektrum Akademischer Verlag, Heidelberg/ Berlin 1994, 3. Kap.

42 Rous, P.: Sarcoma of the fowl transmissible by an agent separable from the tumor cells. *J. Exp. Med.* 13 (1911): 397–411.

43 Butenandt, A. et al.: *Molekularbiologie als Fundament der modernen Medizin*, J. F. Lehmanns Verlag, München 1967.

44 Gunvén, P. et al.: Epstein-Barr virus in Burkitt's lymphoma and nasopharyngeal carcinoma. Antibodies to EBV associated membrane and viral capsid antigens in Burkitt lymphoma patients. *Nature* 228 (1970):1053–1056.
45 De Vita, V., und Rosenberg, S.: *Cancer. Principles and Practice of Oncology*, Lippincott Williams & Wilkins, Philadelphia, 8. Aufl. 2008.
46 Hausen, H. zur: Condylomata acuminata and human genital cancer. *Cancer Research* 36 (1976): 530ff.
47 Boshart, M. et al.: A new type of papillomavirus DNA, its presence in genital cancer and in cell lines derived from genital cancer. *EMBO J.* 3 (1984): 1151–1157.
48 Dürst, M. et al.: A papillomavirus DNA from a cervical carcinoma and its prevalence in cancer biopsy samples from different geographic regions. *Proc. Nat. Acad. Sci. USA.* 80 (1983): 3812–3815.
49 Hausen, H. zur, Reuter, K.: *Gegen Krebs – Die Geschichte einer provokativen Idee*, Rowohlt Verlag, Hamburg 2010.
50 Vgl. unten 3. Kapitel, S. 110–120, 155 f.
51 Vgl. unten 3. Kapitel, S. 125 f.
52 De Vita, V., und Rosenberg.
53 www.nih.org
54 www.pubmed.com
55 Mendel, J. G. (1865): *Versuche über Pflanzen-Hybriden. Verhandlungen des naturforschenden Vereines in Brünn*, Bd. IV (1866), S. 3–47.
56 Ebd.
57 Heute würden wir sagen: zwei identische Allele eines Gens.
58 Garrod, A. B.: *Inborn Errors of metabolism* (1909), 2. Aufl. 1923.
59 Greaves, M.: *Krebs – Der blinde Passagier der Evolution*, Springer Verlag, Berlin/Heidelberg/New York 2000, S. 90.
60 Broca, P.: *Traité des tumeurs*, P Aselin, Paris 1866.
61 Andrews, E.: The diseases, death and autopsy of Napoleon Bonaparte. *J Am Med Assoc* (1895): 1081–1085. – Zittlau, J., *Matt und elend lag er da. Berühmte Kranke und ihre schlechten Ärzte*, Ullstein Verlag, München 2009.
62 Andrews, E.: The diseases.
63 Sokoloff, B.: Predisposition to cancer in the Bonaparte family. *Am J Surgery* 40 (1994): 673–678.
64 De Vita, V., und Rosenberg.
65 Autosomal bedeutet, dass die kritischen Gene nicht auf den Geschlechtschromosomen, sondern auf einem der übrigen 22 Chromosomenpaare beheimatet sind.
66 Vgl. unten 6. Kapitel, S. 259.
67 Lindor, N. M. et al.: *Concise Handbook of Familial Cancer Susceptibility Syndromes.* J. Nat. Cancer Inst. 38, 2. Aufl. 2008.
68 Neale, M. C., und Cardon, L. R.: *Methodology for genetic studies of twins and families.* Kluwer Academic Publishers, Dordrecht (NL) 1992.
69 Lichtenstein, P. et al.: Environmental and heritable factors in the causation of cancer. *New Engl J Med* 343 (2) (2000): 78–85.

2. Kapitel: Der Kern des unheimlichen Phänomens – Wie und wo entsteht Krebs?

1 Kean, S.: *Die Ordnung der Dinge – Im Reich der Elemente*, Hoffmann & Campe, Hamburg 2011.
2 Vgl. oben 1. Kapitel, S. 25 ff.
3 Latein. *cellula* = kleine Kammer, Zelle

4 Lodish, H. et al.: *Molekulare Zellbiologie*. (2001) 4. Auflage. Spektrum Akademischer Verlag. Heidelberg/Berlin.
5 In der Biochemie nennt man sie Makromoleküle.
6 Vgl. Abbildung 4, S. 90.
7 Nüsslein-Volhard, C.: *Das Werden des Lebens: Wie Gene die Entwicklung steuern*, C.H. Beck, München 2004, S. 27ff.
8 Dahm, R.: Discovering DNA: Friedrich Miescher and the early years of nucleic acid research. *Hum Genet* 122 (2008): 565–581.
9 »Es ist unserer Aufmerksamkeit nicht entgangen, dass die paarige Anordnung der DNA, die wir beschreiben, möglicherweise einen Kopiermechanismus für genetisches Material abgibt.« In: Watson, J., und Crick, F.: A structure for desoxyribose nucleic acid. *Nature* 171 (1953): 737–738.
10 Vgl. oben 1. Kapitel, S. 62ff.
11 Meine – in der Fachliteratur nicht gebräuchliche – Rückübersetzung des englischen Fachterminus *housekeeping-genes*.
12 Vgl. unten 3. Kapitel, S. 115ff.
13 Zum Vergleich: Dieses Buch enthält etwas weniger als 1 Million Buchstaben. Unser Genom würde also mehr als 3000 Bücher füllen, von denen Sie jetzt eines in Händen halten.
14 Leibniz, G. W.: *Versuche in der Theodicée über die Güte Gottes, die Freiheit des Menschen und den Ursprung des Übels.* In: Leibniz, G. W.: Philosophische Werke in vier Bänden, in der Zusammenstellung von Ernst Cassirer, Neuausgabe 1996, Bd. 4, Felix Meiner Verlag, Hamburg, S. 96f.
15 Voltaire: *Candide oder Der Optimismus*, dtv, München 2005.
16 Einzellige Lebewesen.
17 Vgl. 2. Kapitel, S. 83–87.
18 Nüsslein-Volhard, C.: *Das Werden des Lebens*.
19 Die Geschichte, wie es zur Metazoen-Revolution kam, muss an anderer Stelle erzählt werden.
20 M für Mitose oder Meiose – im Fall der Teilung von Keimzellen.
21 Vgl. unten 3. Kapitel, S. 131–134.
22 Doll, R., und Peto, R.: The Causes of Cancer. *J National Cancer Inst* 66 (1981): 1191–1308.
23 Vgl. unten 5. Kapitel, S. 202–210; 212–230.
24 Betrachten wir dieses Drama einmal ganz nüchtern aus der Perspektive der Wahrscheinlichkeitsrechnung: Wer einen einzigen Lottoschein ausfüllt, landet selten einen Treffer. Wenn aber ein Zufallsgenerator viele Milliarden von Sechserkombinationen generiert und jeden davon in einen Tippschein einträgt, werden die berühmten »sechs Richtigen« tatsächlich irgendwann einmal wahr.
25 Vgl. unten 3. und 4. Kapitel, S. 114–118; 120ff., 176.

3. Kapitel: Zurück zum Egoismus – Was läuft schief in Krebszellen?

1 Fontane, T.: *Effi Briest*, Fischer TB, Frankfurt a. M. 2008, S. 88.
2 www.sanger.ac.uk/genetics/CGP/Census/
3 Es gibt Schätzungen, dass etwa 500 der etwa 20000–25000 menschlichen Gene sich schlussendlich auf dieser Liste wiederfinden werden; vgl. Wagener, C, Müller, O.: *Molekulare Onkologie*, 3. Aufl., Georg Thieme Verlag, Stuttgart/New York. 2010, 5. Kap.
4 Boveri, Th.: *Zur Frage der Entstehung maligner Tumoren*, Gustav Fischer Verlag, Jena 1914, S. 1–64.
5 Nowell, P. C., und Hungerford, D. A.: A minute chromosome in human granulocytic leukemia. *Science* 132 (1960):1497.
6 Rowley, J. D.: A new consistent chromosomal abnormality in chronic myelogenous leukaemia identified by quinacrine fluorescence and Giemsa staining. *Nature* 243 (1973): 290.

7 Martin, G. S.: The road to Src. *Oncogene* 23 (2004): 7910–7917.
8 Huebner, R. J., Todaro, G. J., Oncogen of RNA Tumor Viruses as determinants of cancer. *PNAS* 64 (1969): 1087–1094.
9 Vgl. 2. Kapitel, S. 80f., 92: messenger RNA.
10 Vgl. Temin, H. M. et al.: A DNA-dependent DNA polymerase and a DNA endonuclease in virions of Rous sarcoma virus. *Nature* 228: (1970): 424–427; Baltimore, D.: RNA-dependent DNA polymerase in virions of RNA tumour viruses. Nature 226 (1970): 1209 ff. – Noch im selben Jahr behaupteten die Virologen Peter Duesberg, Steve Martin und Peter Vogt, auch das Rous-Sarcoma-Virus baue sein kritisches, transformierendes Gen ins Genom seiner Wirtszelle ein und verwandele diese dadurch in eine Tumorzelle. Vor der Entdeckung der Retroviren und ihrer reversen Transkriptase wäre eine solche Behauptung komplett verworfen worden. Aber die einzigartige Fähigkeit der reversen Transkriptase, biologische Information gegen den Strom von der RNA auf die DNA zu übertragen, machte das Undenkbare plötzlich denkbar. Sobald die geeigneten Methoden verfügbar waren, begannen Forscher den genetischen Text der transformierenden und der nicht-transformierenden Varianten des Rous-Sarcoma-Virus miteinander zu vergleichen. Tatsächlich entdeckten die Wissenschaftler relativ rasch, dass im Virusgenom ein einzelnes Gen steckte, das die krebsauslösenden (transformierenden) Eigenschaften des Virus verursachte. Dieses Gen wurde später v-src genannt. (Gene werden in der Regel mit Dreierkombinationen von Buchstaben bezeichnet. Das Präfix *v* zeigt an, dass es sich um ein virales Gen handelt, und src steht für *sarcoma*.) Mit Hilfe von Antikörpern gelang es schließlich Ende der 1970er-Jahre, ein 60 Kilodalton (Dalton ist ein Maß für atomare Massen. Ein *Dalton* (D) entspricht etwa der Masse eines Wasserstoffatoms: 1 Kilodalton = 1000D) schweres Protein zu identifizieren, bei dem es sich offensichtlich um das Src-Protein handelte; vgl. Brugge, J. S., und Erikson, R. L.: Identification of a transformation-specific antigen induced by an avian sarcoma virus. *Nature* 269 (1977): 346 ff.
11 *Medical World News* (1974); zitiert nach Mukherjee, S.: *The Emperor of all Maladies. A Biography of Cancer*, Scribner, New York 2010, S. 349.
12 Gene, die aus Zellen und nicht aus Viren stammen, werden mit dem Präfix *c* gekennzeichnet.
13 Zum Beispiel die für tierische Gene typische Abfolge codierender und nicht codierender Sequenzen (Exon-Intron-Struktur).
14 Shalloway, D. et al.: Molecular cloning and characterization of the chicken gene homologous to the transforming gene of Rous sarcoma virus. *Cell* 24 (1981): 531–541; Takeya, T., und Hanafusa, H.: Structure and sequence of the cellular gene homologous to the RSV Src gene and the mechanism for generating the transforming virus. *Cell* 32 (1983): 881–890.
15 In der Terminologie der Molekulargenetik: *gain of function*-Mutation.
16 Streng genommen muss eine solche Mutation gar nicht im Gen selbst liegen, sondern sie kann auch die davorgeschalteten Regionen im Genom, die sogenannten *Promotor-Regionen*, betreffen. Solche Promotor-Regionen sind Abschnitte im genetischen Text, die selbst nicht in die Sprache der Eiweiße übersetzt werden. Es sind die Schalter, die durch entsprechende Transkriptionsfaktoren umgelegt werden müssen, wenn das Gen, das unter ihrer Kontrolle steht, abgelesen werden soll. Diese Schalter sind spezifische Bindungsstellen für eine komplexe Maschinerie von Enzymen, die das Ablesen eines Gens in die Wege leiten.
17 Shalloway, D. et al.: Overexpression of the c-src protein does not induce transformation of NIH 3T3 cells. *Proc Natl Acad Sci USA* 81 (1984): 7071–7075.
18 Wagener, C., und Müller, O.: *Molekulare Onkologie*. 3. Aufl. Georg Thieme Verlag, Stuttgart/New York 2010, S. 220 ff.
19 Wishart, A.: *Einer von Dreien*, C. H. Beck, München 2008, S. 174 ff.
20 Wigler, M. et al.: Biochemical transfer of single-copy eucaryotic genes using total cellular DNA as donor. *Cell* 14 (1978): 725–731.
21 Wishart, A.: *Einer von Dreien*, S. 174 ff.
22 Shih, C. et al.: Transforming Genes of Carcinomas and Neuroblastoma introduced into Mouse Fibroblasts. *Nature* 290 (1981): 261 ff.

23 Der Terminus technicus der Molekularbiologie für das Lesen genetischer Texte.
24 Tabin, C. et al.: Mechanisms of Action of Human Oncogene. *Nature* 300 (1982): 143 ff.
25 Barbacid, M. et al.: Oncogene in human Tumor Cell Lines: Molecular Cloning of a transforming Gene from human Bladder Carcinoma. *PNAS* 79 (1982): 2845–2849.
26 Das ras-Protein gehört zur Familie der sogenannten GTPasen. Die Endung -asen wird in der Biochemie für Enzyme benutzt, die andere Moleküle spalten. Eine GTPase ist demnach ein GTP (=Guanosintriphosphat)-spaltendes Protein. Ras-Proteine sind über eine Fettsäure auf der Innenseite der Membran verankert (vgl. Abbildung 6). Sie sind eine wichtige Umschaltstation in einer Signalkette, die Botschaften von Wachstumsfaktoren an der Zellmembran aufnehmen und in Richtung Zellkern weiterleiten. Im Zellkern wird dann die Nachricht an die Zelle in die Tat umgesetzt: Die Zelle reagiert mit der Produktion wachstums- und teilungsfördernder Eiweiße.

Das ras-Protein kann mit einem Schalter in einem Stromkreis verglichen werden. In normalen, ruhenden Zellen ist der Schalter durch die chemische Bindung an kleines Molekül namens Guanosin-Diphosphat (GDP) abgeschaltet und die Signalübertragung unterbrochen. – Die Aktivierung des *ras*-Schalters funktioniert etwa folgendermaßen: Ein Wachstumsfaktor bindet an den passenden Rezeptor auf der Zelloberfläche. Diese Bindung verändert die Gestalt des Rezeptors und aktiviert dadurch an den Rezeptor gebundene Rezeptor-Tyrosinkinasen (RTK). Wir haben gesehen, dass solche Kinasen Eiweiße sind, die andere dadurch beeinflussen, dass sie Phosphatgruppen anhängen. Die aktive Rezeptor-Tyrosinkinase rekrutiert ein Eiweiß namens GRB2 (Growth Factor Receptor bound 2). Wenn GRB2 an die Rezeptor-Tyrosinkinase gebunden hat, ist das die Einladung für ein weiteres Eiweiß mit dem merkwürdigen Namen *son of sevenless (SOS)*, an diesen Komplex zu binden. Diese Bindung stellt den Kontakt zum Ras-Protein her. SOS ist ein sogenannter *Guaninnukleotid*-Austauschfaktor. Bei direktem Kontakt mit einem Protein wie dem *ras* tauscht er das kleine Molekül GDP (Guanosin-Diphosphat) gegen GTP (*Guanosin-Triphosphat*) aus. Dadurch wird der Schalter umgelegt. Das *ras*-Protein ist aktiviert, und das Signal wird in die Zelle weitergegeben.

Stromabwärts von *Ras* liegt der sogenannte *MAPK-(Mitogen-aktivierter Protein-Kinase)-*Signalweg. Die Eiweiße dieser Signalkette (MAPKK 1/2 und ERK 1/2) werden schrittweise nacheinander aktiv, was schlussendlich dazu führt, dass ein Eiweißkomplex namens *AP-1* in den Zellkern verschoben wird. AP-1 ist ein Transkriptionsfaktor. Im Zellkern bindet AP-1 an speziell auf ihn zugeschnittene Textstellen im Genom. Diese Textstellen sind selbst keine Gene, sondern Promotorregionen, also Sequenzen, die denjenigen Genen vorgeschaltet sind, die unter der Kontrolle des betreffenden Transkriptionsfaktors stehen. Bindet ein Transkriptionsfaktor an die Promotorregion, wird das dahinterliegende Gen aktiv. Es entsteht eine mRNA-Kopie des Gens, und schließlich wird das entsprechende Eiweiß produziert. Neben vielen anderen Genen aktiviert AP-1 ein Gen mit der Bauanleitung für ein Eiweiß namens Cyclin D1. Das Cyclin D1-Protein ist einer der Hauptakteure der Zellteilung.
27 Barbacid, M.: Ras-Genes. *Ann Rev Biochem* 56 (1987): 779–827.
28 Malumbres, M., und Barbacid, M.: RAS oncogenes: the first 30 years. *Nat Rev Cancer* 3 (2003): 7–13.
29 Balmain, A.: Cancer Genetics: From Boveri and Mendel to Microarrays. *Nat Rev Cancer* 1 (2001): 77–82.
30 Vgl. oben 1. Kapitel, S. 66f.
31 Ebenda.
32 Cavenee, W. K. et al.: Expression of recessive alleles by chromosomal mechanisms in Retinoblastoma. *Nature* 305 (1983): 779–781.
33 www.pubmed.com
34 Vgl. oben 2. Kapitel, S. 100f.
35 Das Mammakarzinom ist das, was wir üblicherweise unter »Brustkrebs« verstehen – ein Krebs, der von den Zellen der Milchgänge oder Milchdrüsen ausgeht.
36 Vgl. oben 2. Kapitel, S. 74f., 83f. und unten 6. Kapitel, S. 274f.
37 Vgl. unten 9. Kapitel, S. 360f., 364–368, 373–376, 396–400.

38 Jones, S. et al.: Comparative lesion sequencing provides insights into tumor evolution. *Proc Natl Acad Sci USA* 105 (2008): 4283–4288.
39 Vgl. unten 10. Kapitel, S. 424f.
40 Wood, L. D. et al.: The genomic landscapes of human breast and colorectal cancers. *Science* 318 (2007): 1108–1113.
41 Sjoblom, T. et al.: The consensus coding sequences of human breast and colorectal cancer. *Science* 314 (2006): 268–274; Fodde, R. et al.: APC, signal transduction and genetic instability in colorectal cancer. *Nat Rev Cancer* 1 (2001): 55–67; Wood, L. D. et al.: The genetic landscapes of human breast and colon cancer. *Science* 318 (2007): 1108–1113.
42 Loeb, L. et al.: Errors in DNA-replication as a basis for malignant change. *Cancer Res* 34 (1974): 2311–2321.
43 Lodish, H., Berk, A., Matsudaira, P., Kaiser, C. A., Krieger, M., Scott, M. P., Zipursky, S. L., Darnell, J. (2004): *Molecular Biology of the Cell*, W. H. Freeman, New York, 5. Aufl., S. 963. – Schon die interne Chemie der Zellen kann den genetischen Text in vielfältiger Weise beschädigen. Die Bausteine der DNA, die Nukleotide, können oxidiert werden, oder es werden kleine Gruppen, bestehend aus Kohlenstoff und Wasserstoff, an die Ringe der Basen angehängt. Die Chemiker nennen solche Vorgänge Alkylierung oder Methylierung. Manchmal wird auch das Nukleosid vom Rückgrat der DNA, der Zucker-Phosphatkette, abgerissen. Diese Vorgänge werden als Desaminierung oder Depurinierung bezeichnet. Es gibt noch weitere chemische Phänomene, die Fehlpaarungen von Basen im Verlauf der Verdopplung der DNA provozieren können (vgl. auch 2. Kap.).
44 Sehr kurzwellige und damit energiereiche elektromagnetische Wellen.
45 Vgl. Abbildung 5, S. 94.
46 *Onkogen* = krebsauslösend.
47 Diese Systeme arbeiten wie Scheren. Sie schneiden die geschädigte Base oder das komplette Nukleotid (Base + Zucker + Phosphatgruppe) heraus und ersetzen sie durch einen zum komplementären Strang passenden Baustein. Sie werden daher base excision repair (BER)- oder nucleotide excision repair (NER)-Systeme genannt.
48 Hopper, J. L. et al.: Population-based estimate of the average age-specific cumulative risk of breast cancer for a defined set of protein-truncating mutations, in: BRCA1 und BRCA2, Australian Breast Cancer Family Study. *Cancer Epidemiol Biomarkers Prev* 8 (1999): 1021–1027.
49 Die erste Form von erblichem Darmkrebs, die familiäre adenomatöse Polypose, habe ich oben S.64–66 beschrieben.
50 Vgl. unten 5. Kapitel, S. 190–235.
51 Vgl. oben 1. Kapitel S. 63–66.
52 Vgl. unten 5. Kapitel, S. 192–194, 201–204.
53 Vgl. oben Abbildung 5, S. 94.
54 Um seltene Ausnahmen von dieser Regel geht es im 11. Kapitel, S. 440–452.
55 Harris, A. J.: Hypoxia – A key regulator of tumour growth. *Nat Rev Cancer* 2 (2002): 38–47.
56 EC = Epirubicin/Cyclophosfamid: Von dieser Zweifach-Kombination hatte Imogen zwischen April und Juli 2008 vier Zyklen erhalten.
57 Dvorak, H. F.: Tumors: Wounds that do not heal. *New Engl J Med* 315 (1986): 1650–1659.
58 Olumi, A. F. et al.: Carcinoma-associated fibroblasts direct tumor progression of initiated human prostatic epithelium. *Cancer Res* 59 (1999): 5002–5011.
59 Vgl. unten S. 144, 154f., und 5. Kapitel, S. 192.
60 Vgl. unten 4. Kapitel, S. 165, 173f.
61 Hahn, W. C. und Weinberg, R. A.: Creation of human cells with defined genetic elements. *Nature* 400 (1999): 464–468.
62 Greaves. M.: *Krebs – Der blinde Passagier der Evolution*, Springer Verlag, Berlin/Heidelberg/New York 2003, Kap. 1.
63 Vgl. unten 6. Kapitel, S. 249–274.

64 Weinmann, M.: *Direkte und indirekte Mechanismen Hypoxie-vermittelter Resistenz in malignen Tumorzellen.* Habilitationsschrift der Medizinischen Fakultät der Eberhard-Karls-Universität Tübingen 2006.
65 Vgl. unten 9. und 10. Kapitel, S. 398f., 428ff.
66 Weinmann, M. et al.: Cyclic exposure to hypoxia and reoxygenation selects for tumor cells with defects in mitochondrial apoptotic pathways. *FASEB J* 18 (2004): 1906ff.
67 Greaves, M.: *Krebs – Der blinde Passagier der Evolution.*
68 Vgl. unten 4. Kapitel, S. 165–173.
69 Der Terminus technicus für die Blutvergiftung lautet Sepsis und bedeutet eine Vermehrung von Bakterien im Blutstrom.
70 Vgl. unten 8. Kapitel, S. 317–321.
71 Paget, S.: The distribution of secondary growths in cancer of the breast. *Lancet* 1 (1889): 571ff.
72 Hart, I. R., und Fidler, I. J.: Role of organ selectivity in the determination of metastatic patterns of B16 melanoma. *Cancer Res* 40 (1980): 2281–2287.
73 Olumi, A. F. et al.: Carcinoma-associated fibroblasts direct tumor progression of initiated human prostatic epithelium. *Cancer Res* 59 (1999): 5002–5011.
74 Vgl. unten 11. Kapitel, S. 451f.
75 Mintz, B., und Illmensee, K.: Normal genetically mosaic mice produced from malignant teratocarcinoma cells. *Proc Natl Acad Sci* 72 (1975): 3585–3589.
76 Eines Teratokarzinoms.
77 Vgl. unten 10. Kapitel, S. 411f.
78 Dolberg, D. S., und Bissell, M. J.: Inability of Rous sarcoma virus to cause sarcomas in the avian embryo. *Nature* 309 (1984): 552–556.
79 Dolberg, D. S. et al.: Wounding and its role in RSV-mediated tumor formation. *Science* 230 (1985): 676ff.
80 Guerra, C. et al.: Chronic pancreatitis is essential for induction of pancreatic ductal adenocarcinoma by K-ras oncogene in adult mice. *Cancer Cell* 11 (2006): 291–303.
81 Weaver, V. M. et al.: Reversion of the malignant phenotype of human breast cells in three-dimensional culture and *in vivo* by integrin blocking antibodies. *J Cell Biol* 137 (1997): 231–245.
82 Sieweke, M. H. et al.: Mediation of wound-related Rous sarcoma virus tumorigenesis by TGF-β. *Science* 248 (1990): 1656–1660.
83 Zhu, Y. et al.: Neurofibromas in NF1: Schwann cell origin and role of tumor environment. *Science* 296 (2002): 920ff.; Bhowmick, N. A. et al.: TGF-beta signaling in fibroblasts modulates the oncogenic potential of adjacent epithelia. *Science* 303 (2004): 848–851.
84 Vgl. unten 5. Kapitel, S. 155.
85 Die Rede ist von den Adenokarzinomen des unteren Drittels der Speiseröhre und des Übergangs zum Magen.
86 Hanahan, D., und Weinberg, R. A.: Hallmarks of cancer. *Cell* 100 (2000): 67–70.

4. Kapitel: Wettrüsten – Wie setzt sich ein Körper gegen Krebs zur Wehr?

1 Vgl. Abbildung 3 S. 85.
2 Was sollen wir nicht alles tun, um das Immunsystem aufzupeppen: Heubäder, Saunagänge, kalte Aufgüsse, Vitamine, Globuli, Pillen, Pflanzenextrakte aller Art, Yoga, Reiki, Sport oder Bewegung. Diese Liste könnte ohne weiteres um Dutzende weiterer mehr oder weniger seriöser Vorschläge erweitert werden.
3 Das hier skizzierte Bild wird also zwangläufig holzschnittartig sein und dient allein dem Zweck, dem Leser die nötige Orientierung geben. Welche Chancen und Möglichkeiten hat das Immunsystem im Kampf gegen den Krebs? Wo liegen die Schwierigkeiten und Grenzen

der immunlogischen Abwehr einer Krebserkrankung? Für diese beiden Fragen möchte ich den Leser im Folgenden sensibilisieren.
4 MALT: Akronym für mucosa associated lymphatic tissue.
5 Eine immunologisch blinde Nische bildet nur der vordere Teil des Auges. Daher sind Hornhäute die einzigen Gewebe, die zwischen genetisch nicht identischen Individuen ohne Probleme transplantiert werden können. In allen anderen Geweben sind immunkompetente Zellen vorhanden oder können bei Bedarf aus der Umgebung oder aus dem Blut rekrutiert werden.
6 Griech: *leukós* = weiß.
7 Zum Beispiel durch eine Chemotherapie – vgl. unten 9. Kapitel, S. 368–376, 379–398.
8 Das Akronym PAMP steht für pathogen associated molecular pattern (pathogen assoziierte molekulare Muster).
9 Es gibt viele weitere Beispiele. Man schätzt, dass sich im angeborenen Immunsystem von höheren Säugetieren in den Jahrmillionen seit der Entstehung der vielzelligen Organismen über 1000 verschiedene Detektoren für solche PAMPs entwickelt haben.
10 In der deutschsprachigen Literatur gibt es nur den sehr sperrigen Begriff signaltransduktionsvermittelnde PRRs oder selten auch Toll-artiger Rezeptor.
11 Fliegengenetiker scheinen einen ausgeprägten Spieltrieb zu haben, wenn es um Terminologie geht. Dieselbe in Schwaben beheimatete Gruppe nannte ein anderes Gen, das mit Toll interagiert, allen Ernstes das »Spätzle«-Gen.
12 Svedmyr, E. und Jondal, M.: Cytotoxic effector cells specific for B Cell lines transformed by Epstein-Barr virus are present in patients with infectious mononucleosis. *Proc Natl Acad Sci USA* 72(4) (1975): 1622–1626.
13 Engl: *maior histocompatibility complex*.
14 Transplantationen zwischen Individuen verschiedener Arten werden *xenogene* Transplantationen genannt. Innerhalb einer Art spricht man bei Transplantation zwischen genetisch nicht identischen Individuen von *allogener* Transplantation. Die einzige Form der Transplantation, die keine Reaktion des Immunsystems provoziert, ist die *autologe* Transplantation, also die Re-Transplantation von körpereigenem Gewebe oder Zellen, oder die *syngene* Transplantation zwischen eineiigen Zwillingen.
15 Janeway, C.: *Immunologie*, Spektrum, Heidelberg 2009.
16 Mit dem Begriff Klone sind genetisch vollkommen identische T-Zellen mit identischen Rezeptoren gemeint. Alle Zellen eines Klons weisen nach dem Rearrangement der am Rezeptor beteiligten Genabschnitte eine identische Gengruppe auf, die den T-Zell-Rezeptor bildet.
17 Daher die Namen: T-Zellen reifen im Thymus, B-Zellen entstehen im Knochenmark (engl. *bone marrow*).
18 Als Serum bezeichnen die Mediziner den flüssigen Anteil des Blutes nach Abtrennung der Zellen und der Eiweiße des Gerinnungssystems.
19 Vgl. oben 3. Kapitel, S. 118f.
20 Ehrlich, P.: Über den jetzigen Stand der Karzinomforschung. *Ned. Tijdschr. Geneeskd.* 5 (1909), 273–290.
21 Prehn, R. T., und Main, J. M.: Immunity to methylcholanthrene-induced sarcomas. *J Natl Cancer Inst* 18 (1957), 769–778
22 Burnet, F. M.: Cancer – A biological approach. *BMJ* 1 (1957): 841–847.
23 Hewitt, H. B., Blake, E. R., Walder, A. S.: A critique of the evidence for active host defence against cancer, based on personal studies of 27 murine tumours of spontaneous origin. *Br. J. Cancer* 33 (1976): 241–259.
24 Stutman, O.: Tumor development after 3-methylcholanthrene in immunologically deficient athymic-nude mice. *Science* 183 (1974): 534ff.
25 Van Pel, A., Boon, T: Protection against a nonimmunogenic mouse leukemia by an immunogenic variant obtained by mutagenesis (1982). *Proc. Natl. Acad. Sci. USA* 79 (2003): 4718–4722.
26 Vgl. unten 11. Kapitel, S. 439–446.

27 Malignes Melanom: med. Fachbegriff für den »Schwarzen Hautkrebs«.
28 Van der Bruggen, P. et al.: A gene encoding an antigen recognized by cytolytic T lymphocytes on a human melanoma. Science 254 (1991): 1643–1647.
29 Boon, T. et al.: From defined human tumor antigens to effective immunization? Immunol. Today 16 (1995): 334ff.
30 Dighe, A. S. et al.: Enhanced in vivo growth and resistance to rejection of tumor cells expressing dominant-negative IFN gamma receptors. Immunity 1 (1994): 447–456; Shankaran, V. et al.: IFN gamma and lymphocytes prevent primary tumour development and shape tumour immunogenicity. Nature 410 (2001), 1107–1111.
31 Sokolski, M.: Recognition of tumor cells by the innate immune system. Curr. Opinion. Immunology 13 (2001): 154–162.
32 Galon, J. et al.: Type, density and location of immune cells within human tumors predict clinical outcome. Science 313 (2006): 1960–1964.
33 Finn, O. J.: Cancer Immunology. New Engl. J. of Medicine 358 (2008): 2704–2715.
34 Roithmaier, S. et al.: Incidence of malignancies in heart and/or lung transplant recipients: a single institution experience. J Heart Lung Transplant 26 (2007): 845–849.
35 Imai, K. et al.: Naturasl cytotoxicity of peripheral blood lymphocytes and cancer incidence: a 11-years follow up study of a general population. Lancet 356 (2000): 1795–1799.
36 Willimsky, G., und Blankenstein, T.: Sporadic immunogenic tumours avoid destruction by inducing T-cell tolerance. Nature 437 (2005): 141–146.
37 Lu, B., und Finn, O. J.: Cell death and cancer immunotolerance. Cell Death & Differentiation 15 (2008): 70–79.
38 Da Englisch seit dem Zweiten Weltkrieg die Lingua franca der Naturwissenschaften ist, gibt es für viele moderne Termini keine deutschen Entsprechungen.
39 Dunn, G. P. et al.: The Immunobiology of cancer immunosurveillance and immunoediting. Immunity 21 (2004): 137–148.
40 Tschuschke, V. et al.: Associations between coping and survival time of adult leukemia patients receiving allogenic bone marrow transplantation: results of a prospective study. Journal of Psychosomatic Research 50 (2001): 277–285.
41 Watson, M. et al.: Influence of psychological response on survival in breast cancer: a population-based cohort study. Lancet 354 (1999): 1331–1336.
42 Vgl. unten 11. Kapitel, S. 452–455.
43 Richard Guy; zitiert nach: Greaves, M.: Krebs – der blinde Passagier der Evolution, Springer, Heidelberg 2003, siehe dort 3. Kapitel.
44 Greaves, M.: Krebs – der blinde Passagier, siehe dort 3. Kapitel.
45 Vgl. unten 12. Kapitel, S. 465f.

5. Kapitel: Unseres Glückes Schmied ... – Können wir unser Krebsrisiko beeinflussen?

1 Reuter, K., und Hausen H. zur: Gegen Krebs. Die Geschichte einer provokanten Idee. Rowohlt Verlag, Hamburg 2010.
2 www.rki.de (Epidemiologisches Bulletin des Robert-Koch-Instituts, 2. August 2010), S. 280.
3 Tumoren des Darmausgangs.
4 Vgl. oben 1. Kapitel, S. 50.
5 Kanzerogene.
6 Vgl. oben 1. Kapitel, S. 33f.
7 Doll, R., und Peto, R.: The Causes of Cancer: Quantitative estimates of avoidable risks of cancer in the United States today. J. Natl. Cancer Inst. 66 (1981): 1191–1308.
8 Vgl. oben 1. Kapitel, S. 34–40.
9 Kratylos 402 A = A6.

10 Beliveau, R., und Gingras, D.: *Krebszellen mögen keine Himbeeren*, 7. Aufl. Kösel, München 2008, S. 19.
11 2009.
12 Stryer, L.: *Biochemie*, 4. Aufl. Spektrum, Heidelberg/Berlin/Oxford 1997.
13 Im Gegensatz zu den Tumoren am Mageneingang und am Übergang zur Speiseröhre.
14 Sie entstammen oft Milieus, die dazu neigen, die Überprüfbarkeit einer Behauptung zugunsten der Kompatibilität mit einer in sich geschlossenen und eher von Überzeugungen als von Fakten geprägten Weltsicht zu opfern.
15 Vgl. oben 1. Kapitel, S. 24–29.
16 Um es vorweg zu sagen: Ich rechne mich zwar grundsätzlich und quasi von Berufs wegen eher dem zweiten Lager zu. Trotzdem halte ich es für einen Trugschluss, das Kind mit dem Bade auszuschütten und pauschal Entwarnung zu geben.
17 Vgl. oben 1. Kapitel, S. 36–40; ferner 2. Kap. S. 105 und 5. Kap. S. 199f.
18 Doll, R., und Peto, R.: The Causes of Cancer: Quantitative estimates of avoidable risks of cancer in the United States today. *J. Natl. Cancer Inst.* 66 (1981): 1191–1308.
19 Vgl. oben 1. Kapitel, S. 28ff.
20 www.iacr.fr (Globocan 2003).
21 Einzelne Krebsformen wie das Leberzellkarzinom finden sich gegen diesen allgemeinen Trend allerdings häufiger in Asien, was allerdings mit der Verbreitung von Virusinfektionen der Leber zu tun hat.
22 Waterhouse, J. et al. (Hrsg.): *Cancer Incidence in five Continents*. Bd IV, IACR-WHO, Lyon.
23 SEER: Cancer incidence public use database, 2006.
24 Beim Lungenkrebs ist es umgekehrt. Seit den achtziger Jahren sinkt die Zahl der männlicher Raucher und mit entsprechender Zeitverzögerung auch die Zahl der Krebsfälle. Die Frauen werden folgen, weil endlich auch die Zahl der Raucherinnen sinkt.
25 Key, T. J. et al.: The effect of diet on the risk of cancer. *Lancet* 360 (2002): 861–868.
26 Calle, E. E. et al.: Overweight, obesity and mortality from cancer in a prospectively studies cohort of U.S. adults. *New Engl J med* 348 (2002): 1625–1638; Calle, E. E. et al.: Overweight, obesity and cancer: epidemiological evidence and proposed mechanisms. *Nat Rev Cancer* 4 (2004): 579–591.
27 Key, T. J. et al.: Body mass index, serum sex hormones, and breast cancer risk in postmenopausal women. JNCI 95 (2003): 1218–1226.
28 www.krebsinformationsdienst.de – Frauen kennen die Wirkungen der Östrogene nur zu gut aus der Zeit der Schwangerschaft oder im Zusammenhang mit dem Aufbau der Gebärmutterschleimhaut vor der monatlichen Regelblutung. Viele solcher Botenstoffe und Hormone wirken mitogen. Das bedeutet, sie wecken Zellen aus ihrer G0-, das heißt der Ruhe-Phase und treiben sie im Zellzyklus voran in Richtung Zellteilung. Mitogene Substanzen sind nicht im eigentlichen Sinn kreb*serregend,* aber sie haben das Potential, in Entstehung befindliche Krebszellen auf ihrem Weg voranzutreiben.
29 Key, T. J. et al.: Body mass index, serum sex hormones, and breast cancer risk in postmenopausal women. *JNCI* 95 (2003): 1218–1226.
30 Die starke Zunahme von übergewichtigen Jugendlichen und jungen Erwachsenen senkt den Altersdurchschnitt dieser Zuckerkranken immer mehr, so dass viele Internisten sich mittlerweile fragen, ob die Bezeichnung »Altersdiabetes« überhaupt noch angemessen ist. – Die Entstehungsmechanismen des Diabetes mellitus Typ-II auf dem Boden von Übergewicht sind mittlerweile gut untersucht. Sie sind ausgesprochen komplex und müssen uns hier nicht im Detail interessieren. Entscheidend ist, dass Menschen mit dieser Form des Diabetes ständig erhöhte Mengen des zuckersenkenden Hormons Insulin produzieren. Außerdem fällt bei ihnen eine Veränderung des Spektrums sogenannter Insulin-ähnlicher Wachstumsfaktoren (IGF = Insulin-like-Growth-Factors) im Blut auf. Auch die biologische Aktivität von IGF-1 scheint mit dem Körperfettanteil zu steigen.
31 Long, L. et al.: Regulation of the Mr 72.000 type IV collagenase by the type I insulin-like growth factor receptor. *Cancer Research* 58 (1998): 3243–3247; Dunn, S. E. et al.: Insulin-

like growth factor-1 (IGF-1) alters drug sensitivity of HBL100 human breast cancer cells by inhibition of apoptosis by diverse anticancer drugs. *Cancer Research* 57 (1997): 2687-,2693.
32 Grivennikov, S. I.: Immunity, inflammation and cancer. *Cell* 140 (2010): 883–899; vgl. auch oben 4. Kapitel, S. 176–178.
33 Vgl. oben 2. Kapitel, S. 78–80.
34 Cordain, L. et al.: Origins and evolution of the Western diet. Health implication for the 21st century. *Am. J. of Clinical Nutrition* 81 (2005): 341–354.
35 Long, L. et al.: Regulation of the Mr 72.000 type IV collagenase by the type I insulin-like growth factor receptor. *Cancer Research* 58 (1998): 3243–3247; Dunn, S. E. et al.: Insulin-like growth factor-1 (IGF-1) alters drug sensitivity of HBL100 human breast cancer cells by inhibition of apoptosis by diverse anticancer drugs. *Cancer Research* 57 (1997): 2687–2693.
36 World Cancer Research Fund/American Institute for Cancer Research (WCRF/AICR): *Food, Nutrition, Physical Activity and the Prevention of Cancer: A Global Perspective*, AICR, Washington DC.
37 Norat, T. et al.: Meat consumption and colorectal cancer risk: dose-response meta-analysis of epidemiological studies. *Int J* Cancer 98 (2002): 241–256; Norat, T. et al.: Meat, fish and colorectal cancer risk: the European Prospective Investigation into cancer and nutrition. *JNCI* 97 (2005): 906–916. – Ich möchte an dieser Stelle noch einmal betonen, dass keine statistisch noch so überzeugende Korrelation zwischen zwei Phänomenen die Gewähr dafür bietet, dass wir es hier mit Ursache und Wirkung zu tun haben. Auch wenn es eine hochsignifikante Korrelation zwischen dem Aufbruch der Zugvögel im Herbst und dem Anstieg von Erkältungskrankheiten gibt, besteht zwischen beiden Parametern natürlich kein kausaler Zusammenhang. In diesem Fall liegt der Korrelation ein dritter Faktor – das herbstliche Wetter – zugrunde, der die Ursache beider Phänomene ist. Solche verborgenen, kofundierenden Ursachen gibt es natürlich auch in der Medizin. Dort sind sie meist weit weniger offensichtlich und machen den Epidemiologen das Leben schwer. In unserem Fall könnte zum Beispiel die Energiebilanz ein kofundierender Faktor sein. Wer mehr Energie zu sich nimmt, als er verbraucht, nimmt an Gewicht zu. Hoher Fleischkonsum könnte das Surrogat einer Ernährung mit positiver Energiebilanz sein. Es spricht allerdings einiges dagegen, dass das Übergewicht der einzige Grund für die negativen Folgen eines hohen Fleischkonsums ist. Schon die Tatsache, dass vor allem rotes Fleisch als Risikofaktor angesehen wird, spricht gegen diese These.
38 Allen, N. E., und Key, T. J.: Plasma insulin-like growth factor-binding proteins, and prostate cancer risk. *J. Natl. Cancer Inst.*; 93 (2001): 649ff.
39 Yu, H., und Rohan, T.: Role of insulin-like growth factor-1 in cancer development and progression. *JNCI* 92 (2000): 1472–1498.
40 In New York habe ich sogar auf Mineralwasserflaschen schon den Vermerk *no cholesterol* (kein Cholesterin) entdeckt.
41 Polednak, A. P.: Estimating the number of U.S. incident cancers attributable to obesity and the impact on temporal trends in incidence rates for obesity-related cancers. *Cancer Detect Prev.* 32(3) (2008):190–199.
42 Servan-Schreiber, D.: *Das Anti-Krebs-Buch*, Antje Kunstmann, München 2008.
43 Ailhaud, G., und Guesnet, P.: Fatty acid composition of fats is an early determinant of childhood obesity: a short review and opinion. *Obesity Reviews* 5 (2004): 21–26. – Eine Gruppe französischer Wissenschaftler um Gérard Ailhaud machte eine bemerkenswerte Beobachtung. In den USA werden nicht nur die Erwachsenen immer dicker. Zwischen 1970 und 1990 verdoppelte sich auch das Fettgewebe von Säuglingen. Dieser Befund ist insofern bemerkenswert, als diese Kinder ja überwiegend oder ausschließlich gestillt wurden. McDonald's und Co. sind in diesem Zusammenhang also ausnahmsweise einmal nicht schuld. Ailhaud und seine Kollegen meinen, dass eine Veränderung der Balance von Fettsäuren in der Muttermilch für dieses Phänomen verantwortlich sein könnte.
44 Simopoulos, A. P., und Salem, N.: Omega-3 fatty acids in eggs from range-fed greek chickens. *New Engl J. Med.* 321 (1989): 1412.

45 Simopoulos, A. P.: The importance of the ratio of omega-6/omega-3 fatty acids. Biomed Pharmacother 56 (2002): 365-379.
46 Transfettsäuren sind ungesättigte Fettsäuren mit mindestens einer Doppelbindung in der trans-Konfiguration. Als »trans-Konfiguration« wird eine bestimmte räumliche Anordnung und Stellung der chemischen Bindung bezeichnet. Sie beeinflusst die Eigenschaften der jeweiligen Fettsäure und deren biologische Wirkung.
47 Transfettsäuren sind in der Ernährung unerwünscht – zu viel Fett ebenfalls. Stellungnahme Nr. 015/2006. Bundesinstitut für Risikobewertung, 30. Januar 2006.
48 Liu, X. et al.: Trans-fatty acid intake and increased risk of advanced prostate cancer: modification by RNASEL R462Q variant. *Carcinogenesis* 28 (2007):1232-1236.
49 Allen, N. E. et al.: Moderate alcohol intake and cancer incidence in women. *J. Natl. Cancer Inst.* 101 (2009): 296-305.
50 Beliveau, R., und Gingras, D.: *Krebszellen mögen keine Himbeeren*.
51 Huffman, M. A.: Self-medicative behavior in the African great apes: an evolutionary perspective into the origins of human traditional medicine. *Bioscience* 51 (2001): 651-661.
52 Singer, M. S. et al.: Self-Medication as Adaptive Plasticity: Increased Ingestion of Plant Toxins by Parasitized Caterpillars. PlOS ONE 4 (2009): e4796, 1-8.
53 Surh, Y. J.: Cancer chemoprevention with dietary phytochemicals. *Nat Rev Cancer* 3 (2003): 768-780.
54 Surh, Y. J.: Cancer chemoprevention with dietary phytochemicals. *Nat Rev Cancer* 3 (2003): 768-780.
55 Rabelais, F.: *Gargantua und Pantagruel*. Hrsg. von H. und E. Heintze, Insel.
56 Cato d. Ä.: De agri cultura / Über die Landwirtschaft, Reclam, Leipzig.
57 Verhoeven, D. T. H. et al.: Epidemiological studies on *Brassica* vegetables and cancer risk. *Cancer Epidemiol Biomarkers Prev* 5 (1990): 733-748.
58 Fahey, J. W. et al.: Sulforaphane inhibits extracellular, intracellular and antibiotic-resistant strains of Helicobacter pylori and prevents benzo[a]pyrene-induced stomach tumors. *Proc. Natl. Acad. Sci. U.S.* 99 (2002): 7610-7615.
59 Fahey, J. W. et al.: Broccoli sprouts: an exceptionally rich source of inducers of enzymes that protect against chemical carcinogens (1997). *Proc. Natl. Acad. Sci. U.S.* 94 (2002), 10367-10372.
60 Gingras, D. et al.: Induction of medulloblastoma cell apoptosis by sulforaphane, a diet anticarcinogen from *Brassica* vegetables. *Cancer Lett* 203 (2004): 35-43.
61 Fleischauer, A. T., und Arab, L.: Garlic and cancer. A critical review of the epidemiological literature. *J Nutrition* 131 (2001): 1032S-1040S.
62 Hsing, A. W. et al.: *Allium* vegetables and the risk of prostate cancer: A population-based study. *J. Natl. Cancer Inst.* 94 (2002): 1648-1651.
63 Giovannucci, E.: A review of epidemiologic studies of tomatoes, lycopene and prostate cancer. *Exp. Biol. Med* 227 (2002): 852-859.
64 Manthey, J. A. et al.: Biological properties of citrus flavonoids pertaining to cancer and prevention. *Curr. Med. Chem.* 8 (2001): 135-253.
65 Kresty, L. A. et al.: Chemoprevention of esophageal tumorigenesis by dietary administration of lyphilized black rasberries. *Cancer Res.* 61 (2001): 6112-6119.
66 Carlton, P. S. et al.: Inhibition of n-nitrosomethylbenzylamine-induced tumorigenesis in the rat esophagus by dietary freezed strawberries. *Carcinogenesis* 22 (2001): 821-826.
67 Labrecque, L. et al.: Combined inhibition of PDGF and VEGF receptors by ellagic acid, a dietary derived phenolic compound. *Carcinogenesis* 26 (2005): 821-826; vgl. auch oben 3. Kapitel, S. 113f.
68 Vgl. oben 3. Kapitel, S. 119.
69 Vgl. oben 4. Kapitel, S. 164ff.
70 Mehta, K. et al.: Antiproliferative effects of Curcumin (diferuloylmethane) against human breast cancer tumor cell lines. *Anti-Cancer Drugs* 8 (1997): 470-481.
71 Aggarwal, B. et al.: Curcumin suppresses the paclitaxel-induced nuclear factor kappa-B

pathway in breast cancer cells and inhibits lung metastases of human breast cancer in nude mice. *Clin. Cancer Res.* 11 (2005): 7490–7498.
72 Lamy, S. et al.: The dietary flavonols apigenin and luteolin inhibit PDGF-dependent vascular smooth muscle cell migration. *Cancer Prev. Res. (Phila.)* 1 (2008): 452–459.
73 Norat, T. et al.: Meat, fish, and colorectal cancer risk: the European Prospective Investigation into cancer and nutrition. *J. Natl. Cancer Inst.* 97 (2005): 906–916; Gago-Dominguez, M. et al.: Opposing effects of dietary omega-3 and omega-6 fatty acids on mammary carcinogenesis: The Singapore Chinese Health Study. *Brit. J. Cancer* 89 (2003): 1686–1692.
74 Rosen, D.: *The Book of green tea,* Storey publishing, 1998.
75 Jankun, J. et al.: Why drinking green tea could prevent cancer. *Nature* 387 (1997): 561.
76 Beliveau, R., und Gingras, D.: Green tea: prevention and treatment of cancer by nutrazeuticals. *Lancet* 364 (2004): 1021f.
77 Cao, Y., und Cao, R.: Angiogeneis is inhibited by drinking tea. *Nature* 398 (1999): 381.
78 Demeule, M. et al.: Matrix metalloproteinsae inhibition by green tea catechins. *Biochem Biophys Acta* 1478 (2000): 51–60.
79 Hajdu, S. I.: 2000 years of chemotherapy of tumors. *Cancer* 103 (2005): 1097–1102.
80 Renaud, S., und Lorgeril, M. de: Wine, alcohol and the French paradox for coronary heart disease. *Lancet* 339 (1992): 1523–1526; Di Castelnuovo, A. et al.: Meta-analysis of wine and beer consumption in relation to vascular risk. *Circulation* 105 (2002): 2836–2844.
81 Groenback, M. et al.: Type of alcohol consumed and mortality from all causes, coronary heart disease and cancer. *Ann. Int. Med.* 133 (2000): 411–419.
82 Vgl. oben 3. Kapitel, S. 143f., 152.
83 Jang, M. et al.: Cancer chemopreventive activity of resveratrol, a natural product derived from grapes. *Science* 275 (1997): 218ff.; vgl. auch oben 3. Kapitel, S. 184f.
84 Heywood, J., und Sharman, J. (Hrsg.): *The proverbs of John Heywood.* Being the »Proverbes« of that author printed 1546. Ed., with notes and introduction, G. Bell and sons, 1874, S. 54.
85 www.cdc.gov/nccdphp/sgr/sgr.htm – National Center for Chronic Disease Prevention and Health Promotion and Centers for Disease Control and Prevention Physical Activity and Health: A Report of the Surgeon General, 1996.
86 Holmes, M. D. et al.: Physical activity and survival after breast cancer diagnosis. JAMA; 293 (2005): 2479–2486.
87 Slattery, M. L.: Physical activity and colorectal cancer. *Sports Medicine;* 34(4) (2004): 239–252.
88 Pinto, B. M. et al.: Home-based physical activity intervention for breast cancer patients. *Journal of Clinical Oncology* 23 (2005): 3577–3587.
89 Schmidt, M. E. et al. Physical Activity and Postmenopausal Breast Cancer: Effect Modification by Breast Cancer Subtypes and Effective Periods in Life. *Cancer Epidemiol Biomarkers Prev* 17 (2008): 3402–3410.
90 McTiernan, A. (Hrsg.): Cancer Prevention and Management through Exercise and Weight Control Group, Taylor & Francis, Boca Raton 2006.
91 Meyerhardt, J. A. et al.: Physical activity and survival after colorectal cancer diagnosis. *Journal of Clinical Oncology* 24 (22) (2006): 3527–3534.
92 Giovannucci, E. L. et al.: A prospective study of physical activity and incident and fatal prostate cancer. *Archives of Internal Medicine* 165 (2005): 1005–1010.
93 Ornish, D. et al.: Intensive lifestyle changes may affect the progression of prostate cancer. *J. of Urology* 174 (2005): 1065–1069; Meyerhardt, J. A. et al.: Impact on physical activity on cancer recurrence and survival in patients with stage III colon cancer: findings from CALGB 89803. *Journal of Clinical Oncology* 24 (2006): 3527–3534.
94 GEPAR-Quinto-Studie der German Breast Group.
95 Vgl. oben 1. Kapitel, S. 28f., 37ff.
96 Dinse, G. E. et al.: Unexplained increases in cancer incidence in the United States from 1975 to 1994: possible sentinel health indicators? *Annual Reviews of Public Health* 20 (1999): 173–209.

6. Kapitel: Die Jagd auf ein Chamäleon – Wie tritt Krebs in Erscheinung und wie wird er entdeckt?

1 Vgl. oben 3. Kapitel, S. 127f.
2 www.rki.de (Epidemiologisches Bulletin des Robert-Koch-Instituts. 2. August 2010).
3 Die Geschichten sind wahr. Alle Namen von Patienten wurden aber selbstverständlich verändert.
4 Vgl. Abbildung 9, S. 240.
5 Stand 2006; Robert-Koch-Institut (www.rki.de).
6 Sacks, O.: *Der Mann, der seine Frau mit einem Hut verwechselte*, Rowohlt, Hamburg 1987.
7 Wehr, M., Weinmann, M.: *Die Hand: Werkzeug des Geistes*, Spektrum, Heidelberg 1997.
8 Vgl. oben 3. Kapitel, S. 111f., 121
9 Récamier, J.-C.-A.; *Recherches sur le traitement du cancer*, Paris 1829.
10 Vgl. oben 3. Kapitel, S. 126f., 148f.
11 Vgl. oben 4. Kapitel, S. 172–175.
12 Virchow, R.: *Weißes Blut*. Froriep's Notizen aus dem Gebiete der Natur- und Heilkunde 36 (1845): 151–156.
13 Vgl. oben 3. Kapitel, S. 110, 118, 125, 127, 132.
14 Vgl. oben 3. Kapitel, S. 119, 122, 129, 145, 153 ff..
15 Lat.: *Tumor* = Knoten, Schwellung. Auch diese Regel wird durch eine Ausnahme verletzt. Die seltenen Tumoren, die aus Ansammlungen leukämischer Zellen bestehen, werden Chlorome genannt.
16 Vgl. oben 4. Kapitel, S. 161 ff., 168, 172–176.
17 Vgl. unten 8. Kapitel, S. 321 ff.
18 Vgl. unten 9. Kapitel, S. 362 ff., 380 ff.
19 Willis, C. M. et al.: Olfactory detection of human bladder cancer by dogs: proof of principle study. *BMJ* 329 (2004), 25. Sept.: 712.
20 Vgl. oben 4. Kapitel, S. 171f., 179–184, und unten 10. Kapitel, S. 429–433.
21 von lat. *humor* = Flüssigkeit.
22 Vgl. unten 7. Kapitel, S. 301–305.
23 Prostatakrebs, Dickdarm- und Enddarmkrebs, Keimzell- und Lebertumoren (Hepatoblastome) bei Kindern und Jugendlichen, Leberkrebs, Neuroblastome, in Einzelfällen auch bei Verdacht auf Magenkrebs oder Bauchspeicheldrüsenkrebs.
24 Thomas, L. (Hrsg.): *Labor und Diagnose*. 7. Aufl. TH Books, Frankfurt a. M. 2007.
25 Vgl. unten 7. Kapitel, S. 280–284.
26 Röntgen, W. C.: *Über eine neue Art von Strahlen*. Sitzungsberichte der Würzburger physik.-medic.Gesellschaft, 1896, S. 2–16.
27 Vgl. oben 1. Kapitel, S. 45f.
28 Von lat. *scintilla* = Funke und griech. *gráphein* = schreiben.
29 Im Fachjargon ist eher der Terminus Sentinel-Lymphknoten (von engl. *sentinel* = Wächter) gebräuchlich.
30 Vgl. oben 3. Kapitel, S. 184f.
31 Beim Urknall entstand neben dem heute bekannten Teilchenzoo eine komplementäre Parallelwelt aus Antimaterie. In dieser Welt existierten Spiegelbilder zu den heute bekannten Teilchen, ausgestattet mit umgekehrten elektrischen Ladungen. Die spiegelbildlichen Schwestern verhalten sich wie Feuer und Wasser. Schon kurz nach dem Urknall wurde der größte Teil der materiellen Welt durch die Kollision von Antimaterie und Materie »vernichtet« und in Strahlungsenergie umgewandelt. Wir existieren nur dank einer leichten Asymmetrie zwischen Materie und Antimaterie. Ein kleiner Überschuss an Materie hatte die Katastrophe überlebt und blieb übrig.
32 In Organen wie dem Gehirn, dem Herzen und vor allem auch in sehr aktiver Muskulatur wird ebenfalls viel Glucose verbraucht. Daher können auch diese Gewebe in einem PET-Bild

kräftig aufleuchten. In einer solchen Umgebung ist also die Aussagekraft von PET-Bildern, die auf der Grundlage von F18-Glucose entstehen, sehr begrenzt. Auch entzündetes Gewebe neigt zu hohem Energieverbrauch und reichert deshalb F-18-Glucose an. Daher sind Krebserkrankungen im PET nicht immer eindeutig von anderen krankhaften Veränderungen des Gewebes zu unterscheiden.

33 Vgl. oben 1. und 2. Kapitel, S. 59–67, 86f., 95f.
34 Der gebräuchliche medizinische Terminus ist Sonographie.
35 Spinzustände.
36 Von engl. *spin* = schnelle Drehung.
37 Vgl. oben 1. Kapitel, S. 26, ferner 2. Kap. 74–83.
38 Vgl. oben 2. Kapitel, S. 84, 89.
39 Riede, U. N., Wehner, H. E.: *Allgemeine und spezielle Pathologie*, 3. Aufl. Thieme, Stuttgart 1993.
40 Vgl. oben 3. Kapitel, S. 124–128.
41 Vgl. oben 4. Kapitel, S. 171–175.
42 Vgl.oben 1. Kapitel, S. 25f.
43 Vgl. oben 3. Kapitel, S. 115–120.
44 Vgl. unten 10. Kapitel, S. 418f.
45 Vgl. oben 3. Kapitel, S. 117–122.
46 Vgl. unten 10. Kapitel, S. 414f.

7. Kapitel: Fluch und Segen – Nützen Screening und Krebsvorsorge?

1 Weymayr, C., und Koch, K.: *Mythos Krebsvorsorge. Schaden und Nutzen der Früherkennung*, Eichborn, Frankfurt a. M. 2003.
2 Girgenzer, G.: *Das Einmaleins der Skepsis. Über den richtigen Umgang mit Zahlen*, Berlin Verlag 2002.
3 Weymayr, C.: *Kennzahlen Mammographie-Screening*, Dokumentation, Version 1.2. Hrsg. v. Kooperationsgemeinschaft Mammographie, Köln 2010.
4 In Wirklichkeit ist die Zahl etwas geringer, weil die Frauen, bei denen während dieser Zeit Brustkrebs entdeckt wurde, aus dem Programm herausfallen.
5 Ebd.
6 S-3 Leitlinie zur Brustkrebsfrüherkennung. AGO der Deutschen Krebsgesellschaft (www.awmf.leitlinien.de) 2007.
7 Becker, N., Junkermann, H.: Nutzen und Risiko des Mammographiescreenings. *Deutsches Ärzteblatt* 105 (2007): 131–136.
8 Vergleicht man die großen internationalen Studien zum Thema, ist das Ergebnis wohl etwas ungünstiger, und man kommt auf eine Zahl von ein bis zwei geretteten Leben auf 1000 Frauen, die 20 Jahre lang in einem Mammographie-Screening-Programm kontrolliert werden.
9 Gøtzsche, P. C., und Nielsen, M.: Screening for breast cancer with mammography. *Cochrane Database of Systematic Review* (2006), Issue 4.
10 Fracheboud, J. et al.: Fifteen years of population based breast cancer screening in the Netherlands. *Seminars in Breast Disease* 10 (2007): 72–82.
11 Vgl. oben 2. und 6. Kapitel, S. 96f., 263f., 271ff.
12 Swedish Cancer Society and the Swedish National Board of Health and Welfare. Breast-cancer screening with mammography in women aged 40–49 years. *Int J Cancer* 68 (1996): 693–699.
13 www.awmf-leitlinien.de (Stufe-3-Leitlinie Brustkrebs-Früherkennung in Deutschland, 1. Aktualisierung 2008, erschienen am 20. 2. 2008 als Fortschreibung der Stufe-3-Leitlinie Brustkrebs-Früherkennung in Deutschland, erschienen am 18. 8. 2003).

14 Berrington, A. G., und Reeves, G.: Mammographic screening before age 50 years in the UK: comparison of the radiation risks with the mortality benefits. *Brit. J Cancer* 93 (2005): 590–596.
15 Mutationen im *BRCA-1* oder *BRCA-2*-Gen.
16 Stufe-3-Leitlinie Brustkrebs-Früherkennung, S. 59ff.
17 Wood, L. D. et al.: The genomic landscapes of human breast and colorectal cancers. *Science* 318 (2007): 1108–111.
18 Krebs in Deutschland 2005–2006. Häufigkeiten und Trends. 7. überarb. Aufl. Hrsg. v. Robert Koch-Institut und Gesellschaft der epidemiologischen Krebsregister in Deutschland e.V., Berlin 2010 (www.rki.de).
19 Tatsächlich ist dieses Verfahren in großen kontrollierten Studien getestet worden(Towler, B. P. et al.: Screening for colorectal cancer using faecal occult blood test, Hemoccult. *Cochrane Database Syst. Rev.* (2000)). Die erste Untersuchung dieser Art wurde auf Fünen, einer kleinen dänischen Insel durchgeführt. Die dänischen Wissenschaftler versorgten die Hälfte der Inselbevölkerung zwischen 45 und 75 Jahren, immerhin etwa 31000 Frauen und Männer, zehn Jahre lang alle zwei Jahre mit kleinen Testkärtchen zur Stuhluntersuchung. Die andere Hälfte der Bevölkerung bildete die Kontrollgruppe. In einem Beobachtungszeitraum von etwa zehn Jahren trat in beiden Gruppen fast genau die gleiche Anzahl an Erkrankungen auf. In der Testgruppe waren 481 Darmkrebsfälle zu verzeichnen, während in der Kontrollgruppe 483 Fälle beobachtet wurden. Wie in diesem Fall nicht anders zu erwarten, scheint der Test also keine *vorsorgende* Wirkung zu haben. Aufgrund der früheren Diagnose starben allerdings in der Gruppe, die an den Vorsorgeuntersuchungen teilnahm, nur 205 Menschen an ihrer Erkrankung, während in der Kontrollgruppe immerhin 249 Darmkrebstote zu beklagen waren. Rechnerisch verdankten also 45 Menschen ihr Leben dem Hämoccult-Test (Kronborg, O. et al.: Randomized study of screening for colo-rectal cancer with faecal-occult-blood test. *Lancet* 348 (1996): 1467ff.). Mittlerweile sind in Schweden, Großbritannien und den USA vergleichbare Studien durchgeführt worden. Alle kommen zu einem ähnlichen Ergebnis. –
Die Ergebnisse der geschilderten Untersuchungen sind verlässlich und sprechen eine relativ eindeutige Sprache. Außerdem sind die Tests auf Blut im Stuhl schnell, billig, und es geht von ihnen eindeutig keine körperliche Gefährdung des Untersuchten aus.
20 Gutartige Vorstufen des Darmkrebses verursachen außerdem in der Regel keine Blutungen, so dass der Hämoccult-Test nicht geeignet ist, die Vorstufen von Darmkrebs (Polypen oder Adenome) zu diagnostizieren. Schätzungen gehen davon aus, dass neun von zehn kleinen Polypen bei solchen Tests übersehen werden. Selbst Darmkrebserkrankungen verursachen nicht immer Blutungen, so dass ein negativer Test keine Garantie für einen gesunden Darm bietet. – Andererseits ist der Hämoccult-Test nicht sonderlich spezifisch. Daher ist ein positiver Test noch lange kein Grund zur Panik. Es gibt gut ein halbes Dutzend harmloserer Erklärungen für Blut im Stuhl. Jede kleine Blutungsquelle im Verlauf des gesamten Verdauungstraktes vom Zahnfleischbluten bis zur Hämorrhoide kann für einen positiven Hämoccult-Test verantwortlich sein.
21 Krebs in Deutschland 2005–2006. Häufigkeiten und Trends. Hrsg. v. Robert Koch-Institut und Gesellschaft der epidemiologischen Krebsregister in Deutschland e. V., 7. überarb. Aufl. Berlin 2010.
22 Vgl. oben 1.–3. Kapitel, S. 64–66, 92–94, 111–119, 128–136. Eine Ausnahme bilden wieder besondere Risikogruppen. Wir wissen, dass ein Teil der Darmkrebserkrankungen auf dem Boden ererbter, genetischer Hypotheken entstehen. Die familiäre adenomatöse Polypose (FAP) und das hereditäre nicht-polypöse Colon-Carcinom (HNPCC) sind zwei echte Erbkrankheiten mit definierten und bekannten Defekten einzelner Gene, die mit einem extrem hohen Darmkrebs-Risiko einhergehen. Darüber hinaus gibt es aber wohl noch weitere genetische Lasten, die vermutlich aus dem Zusammenspiel mehrerer, bisher noch nicht identifizierter Gene oder Genvarianten beruhen.
23 Entsprechende Spezialsprechstunden werden an den meisten Universitätskliniken angeboten.

24 Mandel, J. S. et al.: The effect of fecal occult-blood screening on the incidence of colorectal cancer. *New Engl. J. Med* 343 (2000): 1603–1607; vgl. außerdem oben 6. Kapitel, S. 258 f.
25 Vgl. oben 6. Kapitel, S. 246 ff.
26 Vgl. oben 1. und 2. Kapitel, S. 56–58.
27 Vgl. oben 5. Kapitel, S. 203–206.
28 Quinn, M. et al.: Effect on screening on incidence and mortality from cancer of cervix in England. *BMJ* 318 (1999): 1 ff.
29 Die Angabe ist bezogen auf die Mortalität: Todesfälle/100000 erkrankte Frauen.
30 Krebs in Deutschland 2003–2004. Häufigkeiten und Trends. 6. überarb. Aufl. Hrsg. v. Robert Koch-Institut und Gesellschaft der epidemiologischen Krebsregister in Deutschland e.V., Berlin 2008.
31 S2k-Leitlinie der AGO zum Cervixkarzinom (www.awmf-leitlinien.de).
32 Manchmal bereitet die Beurteilung der abgestreiften Zellen Schwierigkeiten. Solche Befunde gehen in die schwammige PAP-3-Kategorie ein. Diese Kategorie versammelt alle Befunde, die zwar verdächtig sind, aber nicht sicher als bösartig interpretiert werden können. Die Frauen, die in dieser Gruppe landen, sind diejenigen, die durch die Teilnahme an der Vorsorge auch handfeste Nachteile erleiden können. Viele von ihnen sorgen sich umsonst. Bevor Entwarnung gegeben werden kann, sind weitere Untersuchungen nötig. Zur Abklärung indifferenter PAP-3-Befunde kann entweder der PAP-Abstrich im Abstand von drei bis sechs Monaten wiederholt oder ein Test auf HP-Viren oder eine Lupenbetrachtung des Gebärmutterhalses, eine sogenannte Kolposkopie, durchgeführt werden. Oft wird das suspekte Areal mit Hilfe einer Biopsie überprüft, um nicht nur einzelne Zellen, sondern die komplette Gewebestruktur unter dem Mikroskop untersuchen zu können.
33 Dieses Verfahren heißt Laser-Vaporisation.
34 Bei zwei von hundert Frauen kann es dabei zu größeren Blutungen kommen. Problematisch ist die Konisation auch, wenn noch Kinderwunsch besteht, da nach diesem Eingriff die Rate an Fehlgeburten etwas erhöht ist.
35 Vgl. unten 8. Kapitel, S. 324 ff., 339–345.
36 Vgl. oben 3. Kapitel, S. 145–152.
37 www.rki.de – Zu diesen Fällen kommen pro Jahr noch etwa 30000 spinozelluläre oder auch Stachelzell-Karzinome der Haut. Diese Krebsform entsteht aus den Stachelzellen, einer Übergangsform zwischen Basalzellen und ausgereiften Keratinozyten. Spinozelluläre Karzinome sind ohne Zweifel »echte« Krebserkrankungen, die auch metastasieren können. Trotzdem werden die meisten dieser Tumoren rechtzeitig entdeckt und entfernt, bevor sie sich zum gravierenden Problem ausgewachsen haben. Diese beiden Erkrankungen, das Basaliom und das Stachelzellkarzinom, werden häufig zum »weißen Hautkrebs« zusammengefasst.
38 Oft verbergen sich hinter diesen Einzelfällen die tragischen Schicksale alter und vereinsamter oder auch geistig verwirrter Menschen, die den wachsenden Tumor zu lange nicht bemerken oder ernst nehmen. Leider sind gerade diese Menschen durch Vorsorge-Programme kaum zu erreichen. Die Sterblichkeit an »weißem Hautkrebs« wird also auch durch noch so ambitionierte Vorsorgeprogramme kaum zu senken sein. Die Vorsorge rettet in diesen Fällen zwar keine Menschenleben, aber sie kann manchen Patienten eine ausgedehnte Operation ersparen.
39 Krebs in Deutschland 2005–2006. Häufigkeiten und Trends. 7. überarb. Aufl. Hrsg. v. Robert-Koch-Institut und Gesellschaft der epidemiologischen Krebsregister in Deutschland e.V., Berlin 2010.
40 Vgl. unten 7. Kapitel, S. 294–298.
41 www.kid.de – Hautkrebs-Vorsorge.
42 www.kid.de – Hautkrebs-Vorsorge.
43 Das australische Bundesland Queensland ist die Region mit der höchsten Rate an Melanom-Erkrankungen weltweit. Dort haben sich all diesen Schwierigkeiten zum Trotz australische Mediziner entschlossen, eine solche groß angelegte Untersuchung durchzuführen. Die Ergebnisse lassen allerdings noch auf sich warten (Stand des Jahres 2011).

44 Eine australische Untersuchung nahm sich dieser Frage näher an: Unter den Hautveränderungen, die vom Allgemeinarzt als suspekt eingeschätzt wurden, befanden sich nur in 10 Prozent der Fälle echte Melanome. Neun der zehn entfernten suspekten Hautveränderungen stellten sich als harmlos heraus. Selbst wenn geschulte Fachärzte die Veränderung in Augenschein nahmen, lag ihre Trefferquote auch in Australien, dem Land des schwarzen Hautkrebses, nur knapp unter 50 Prozent. Siehe dazu: Aitken, J. F. et al.: A randomized trial of population screening for melanoma. *J Med Screening* 9 (2002): 33–37.
45 Vgl. oben 2. Kapitel, S. 74, 87, 99f.
46 Die *Basaliome* sind hier nicht mitgerechnet.
47 Krebs in Deutschland 2005–2006.
48 Vgl. oben 6. Kapitel, S. 252 f.
49 Vgl. oben 7. Kapitel, S. 303 ff.
50 Die Zahl der Prostatakrebserkrankungen hat sich seit Einführung des PSA-Tests deutlich erhöht. (Krebs in Deutschland 2005–2006). Durch den PSA-Test wird Prostatakrebs viel häufiger und auch in früheren Krankheitsstadien entdeckt als bisher. Der Anstieg der Krankheitszahlen legt nahe, dass jetzt viele Krankheiten ans Licht kommen, die besser nie entdeckt worden wären, weil sie in der verbleibenden Lebenszeit nicht symptomatisch werden und daher gar nicht behandelt werden müssen.
51 Manche Kritiker des PSA-Tests schütten an dieser Stelle das Kind mit dem Bade aus. Es gibt jedoch durchaus Kriterien, anhand derer die Entscheidung für oder gegen eine Therapie vernünftig begründet werden kann.
52 Interdisziplinäre Leitlinie der Qualität S3 zur Früherkennung, Diagnose und Therapie der verschiedenen Stadien des Prostatakarzinoms. Hrsg. v. Deutsche Gesellschaft für Urologie unter Federführung der Deutschen Krebshilfe e. V., 2009; NCCI-Consensus-Guidelines.
53 Interdisziplinäre Leitlinie der Qualität S3 zur Früherkennung, Diagnose und Therapie der verschiedenen Stadien des Prostatakarzinoms. Hrsg. v. Deutsche Gesellschaft für Urologie unter Federführung der Deutschen Krebshilfe e. V. 2009.
54 Roemeling, S. et al.: Management and Survival of Screen-Detected Prostate Cancer Patients who Might Have Been Suitable for Active Surveillance. *Eur Urol* 50 (2006): 475–482.
55 Klotz, L.: Active surveillance for prostate cancer: for whom? *J Clin Oncol* 23 (2005): 8165–8169; Robinson, D. et al.: South-East Region Prostate Cancer Group. Survival in prostate carcinoma – outcomes from a prospective, population-based cohort of 8887 men with up to 15 years of follow-up: results from three countries in the population-based National Prostate Cancer Registry of Sweden. *Cancer* 103 (2005): 943–951.
56 Krebs in Deutschland 2005–2006.
57 Vgl. unten 8. Kapitel, S. 324ff., 339–345.
58 www.kid.de
59 Bartens, W.: *Vorsicht Vorsorge! Wenn Prävention nutzlos oder gefährlich wird*, Suhrkamp, Frankfurt a. M. 2008.

8. Kapitel: »Früh, hart, schnell: Stahl oder Strahl?« – Wann kann man Krebs heilen?

1 Vgl. oben 3. Kapitel, S. 136–141.
2 Vgl. unten 9. Kapitel, S. 390–395.
3 Vgl. oben 1.–3. Kapitel, S. 25ff., 66, 76, 127.
4 Natürlich können auch Leukämien durch kritische Mutationen einer einzigen Zelle entstehen. Da ihre Ursprungszellen aber Blut-Stammzellen sind, zu deren Natur es gehört, rasch im gesamten System des Knochenmarks auszuschwärmen und deren Töchter permanent ins periphere Blut auswandern, können Leukämien nicht im Stadium einer lokal begrenzten Erkrankung entdeckt werden.

5   www.touregypt.net/edwinsmithsurgical.htm
6   Porter, R.: *Die Kunst des Heilens*, Spektrum, Heidelberg/Berlin 2000.
7   Vgl. 1. Kapitel, S. 23: »... es ist besser, die verborgen liegenden Tumoren nicht zu behandeln; denn werden sie behandelt, sterben die Patienten sehr bald, bleiben sie unbehandelt, so leben sie längere Zeit.«
8   Vgl. oben 1. Kapitel, S. 24.
9   Wie die anderen Wissenschaften auch war die Medizin bis weit ins Spätmittelalter eine scholastische Disziplin. Die Mediziner des Mittelalters überprüften ihre Lehrsätze nicht mittels Beobachtung. Die eigene Anschauung oder Experimente galten als untauglich, um neues Wissen zu gewinnen oder zur Überprüfung alter Lehrmeinungen. Die wichtigsten Quellen der Erkenntnis blieben die Schriften der antiken Lehrmeister (vgl. oben 1. Kapitel, S. 24–26).
10 Zitiert nach: Mukherjee, S.: *The Emperor of all Maladies. A Biography of Cancer*, Scribner, New York 2010, S. 49.
11 Vgl. oben 1. Kapitel, S. 25.
12 Hunter, J.: *Lectures on the principles of surgery*, Philadelphia 1839.
13 Lorenz Heister, zitiert nach: Wilmanns, J. C.: Zur operativen Behandlung des Mammakarzinoms seit Hippokrates von Kos. *Gynäkol Geburtshilfliche Rundsch* 35 (1995): 103–111; vgl. auch: www.mamazone.de/fileadmin/downloads/Grundsatzpapiere/grundsatzpapier_politik_pharma_und_selbsthilfe.pdf
14 Vgl. oben 1. Kapitel, S. 51–59.
15 www.biography.com/people/joseph-lister-37032
16 Wie gut selbst diese einfache Technik funktioniert, sollte ich genau 125 Jahre später als kleiner Junge am eigenen Leib erfahren, als mich ein Zahnarzt in einem kleinen Tübinger Vorort mit just derselben rustikalen Technik in den Schlaf versetzte, bevor er mir einen Backenzahn zog.
17 Virchow, R.: *Die Cellularpathologie in ihrer Begründung auf physiologische und pathologische Gewebelehre*, Berlin 1858.
18 Mukherjee, S.: *The Emperor*, S. 194.
19 Entfernung der kompletten Brustdrüse.
20 Vgl. oben 6. Kapitel, S. 270–274.
21 Vgl. oben 3. Kapitel.
22 Den Begriff In-situ-Karzinom und die Bedeutung der Basalmembran habe ich oben im 7. Kapitel, S. 293 ff., erläutert.
23 Zitiert nach: Mukherjee, S.: *The Emperor*, S. 68.
24 Zitiert nach: Ebd., S. 200.
25 Fisher B. et al.: Twenty-five year follow-up of a randomized trial comparing radical mastectomy, total mastectomy, and total mastectomy followed by irradiation. *New Engl J Med* 347 (2002): 567–575.
26 Vgl. oben 3. Kapitel, S. 124–135.
27 Vgl. unten 10. Kapitel, S. 424 ff.
28 Vgl. oben 6. Kapitel, S. 263 f., 273 f.
29 Sack, H.: Die Geschichte der Strahlentherapie. In: *Radioonkologie*, Bd. 1, Zuckschwert, München/Wien/New York 2009.
30 Zitiert nach: Sack, H.: Geschichte der Strahlentherapie, S. 8.
31 Die erste Veröffentlichung zu Strahlenreaktionen des Gewebes mit dem Titel »Dermatose et Alopecie« von Marcuse, Daniele und Delorme stammt aus dem Jahr 1896!
32 Grubbe, E. H.: Priority in the therapeutic use of X-rays. *Radiology* 21 (1933): 156–162.
33 Bernier, J., Hall, E., und Giaccia, A.: Radiation oncology: A century of achievements. *Nature Reviews Cancer* 4 (2004): 737–747.
34 Dubois, J. B., und Ash, D.: *Radiation Oncology: A century of achievements: 1895–1995*. Hrsg. v. J. Bernier, ESTRO Publication, Brüssel 1995, S., 79–98.
35 Vgl. oben 1. Kapitel, S. 45 f.

36 Es verwundert also nicht, dass in den ersten Jahren fast ausschließlich Hauttumoren und andere sehr oberflächlich gelegene Tumorerkrankungen im Fokus der Strahlentherapie standen. Die Röhren dieser Röntgengeräte arbeiteten außerdem sehr inkonstant und produzierten beträchtliche Mengen an Leckstrahlung. Die Ärzte konnten die Quantität der Strahlungsenergie, die diese Geräte abgaben, nur grob abschätzen.
37 Beclère, A.: Le traitement médical des tumeurs hypophysaires, du gigantism et de l'acromégalie par la radiothérapie. Société Médicale des Hôpitaux de Paris, 19. 2. 1909, S. 147.
38 Zitiert nach: Wishart, A.: *Einer von Dreien*, C. H. Beck, München 2008.
39 Belot, J.: La radiothérapie, ses applications aux affections cutanées, Paris 1904. Zitiert nach: Toellner, R.: Illustrierte Geschichte der Medizin. Dt. Ausg., Andreas Verlag, Vaduz 1992. Bd. 4, S. 2167.
40 Heinecke, H.: Über die Einwirkung von Röntgenstrahlen auf Tiere. *Münchner Medizinische Wochenschrift* 50 (1903): 2090ff.
41 Bergonie, J., und Tribondeau, L.: L'interprétation de quelques resultats de la radiothérapie et essai de fixation d'une technique traditionelle. *C. R. Séances Acad. Sci.* 143 (1906): 983ff.
42 Regaud, C., und Ferroux, R.: Discordance des effects de rayons X, d'une part dans le testicle, par de peau, d'autre part dans la fractionnement de la dose. *Soc. Biol. (Paris)* 97 (1927): 330. – Regauds Modell war in doppelter Hinsicht glücklich gewählt: Während die Keimzellen des Hodens eine gute Näherung an die Eigenschaften von Tumorzellen darstellen, repräsentieren die Hautzellen das Normalgewebe. Seine Toleranz begrenzt die Bestrahlungsdosis nach oben. Regauds Experiment zeigte, dass offensichtlich nicht nur die absolute Dosis, sondern auch die Behandlungszeit und die Anzahl der Einzelportionen die Wirkung der Strahlung auf die Zielzelle beeinflussen. – Wirklich bemerkenswert war vor allem die Beobachtung, dass diese Fraktionierungssensibilität je nach Zelltyp unterschiedlich ausgeprägt ist. Mit anderen Worten, die Hautzellen scheinen die Pausen zwischen den einzelnen Bestrahlungen offensichtlich nutzen zu können, um die entstandenen Schäden irgendwie zu reparieren, während dies den Keimzellen weniger gut gelingt.
43 Coutard, H.: Principles of X-rays therapy of malignant disease. *Lancet* 2 (1934): 1–12.
44 Sack, H.: Geschichte der Strahlentherapie.
45 Vgl. oben 3. Kapitel, S. 87f.
46 Die Quantenmechanik betrachtet die Wellen und Teilchen (~Photonen) als zwei Seiten einer Medaille, die wir aber aufgrund ihres widersprüchlichen Verhaltens nicht in einen einzigen anschaulichen Begriff fassen können. Je nachdem, von welcher Seite wir auf diese Medaille schauen, erkennen wir entweder ihre Wellen- oder ihre Teilchennatur.
47 Die kritische Grenze liegt bei einer Wellenlänge von etwa 249 Nanometern.
48 1 Gy [Gray] ist definiert als 1 J/kg.
49 Vgl. oben 3. Kapitel, S. 128–136.
50 Leist, M., und Jäättelä, M.: Four deaths and a funerals from caspases to alternative mechanisms. *Nat Rev Mol Cell Biol.* 2 (2001): 589–598.
51 Mukherjee, S.: *The Emperor*, S. 158f.
52 100 rad entsprechen einem Gray [Gy].
53 Coliez, R.: Les bases physiques de l'irradiation du cancer du col uterin par la curiethérapie et la radiothérapie combinées. *J. Radiol.* 7 (1923): 201–213; Failla, G.: An objective method for the administration of X-rays. *Acta Radiol* 4 (1925): 85–128.
54 Fuks, Z., und Feldman, M.: Henry S. Kaplan, 1919–1984: A physician, a scientist, a friend. *Cancer Surveys* 4 (1985): 294–311.
55 Hodgkin, T.: On some morbid appearances of the absorbent glands and spleen. *Medico-Chirurgical transactions* 17 (1832): 68–114.
56 Sternberg, C.: Über eine eigenartige, unter dem Bilde der Pseudoleukämie verlaufende Tuberkulose des lymphatischen Apparats. *Zeitschrift für Heilkunde* 19 (1898): 21–91.
57 Vgl. oben 4. Kapitel, S. 168–172.
58 Kaplan, H. S.: Clinical evaluation and radiotherapeutic management of Hodgkins's disease and the malignant lymphomas. *New Engl J Med* 278 (1968): 892–899.

59 Engl.: *extended field* = ausgedehntes Feld.
60 Gemeint sind die Stadien I und II. Stadium I ist definiert als Befall einer Lymphknotengruppe, das Stadium II als der Befall mehrerer Lymphknotengruppen, allerdings auf einer Seite des Zwerchfells.
61 Bagshaw, M. A, Kaplan, H. S., und Rosenberg, S. A.: Extended-field radiation therapy in Hodgkin's disease. A progress report. *Radiol Clin North Am* 6(1968): 63–70.
62 Vgl. oben 6. Kapitel, S. 264 ff.: Moderne »nicht-invasive« bildgebende Verfahren wie CT, MRT oder gar PET standen in den sechziger Jahren noch nicht zur Verfügung.
63 Cleaves, M. A.: Radium: A preliminary note of radium rays in the treatment of cancer. *Med. Records* 64 (1903): 601–606.
64 Griech.: *brachy*s= kurz, nah.
65 Abbé, R.: Technical note. *Arch Röntgenol* 15 (1910): 74.
66 Sack, H.: Geschichte der Strahlentherapie.
67 Auch im Deutschen hat sich dafür der Begriff Afterloading etabliert, der inzwischen fast zum Synonym der Brachytherapie geworden ist.
68 Die Strahlenbelastung des medizinischen Personals fiel weg, weil die Quelle über vorimplantierte Katheder ferngesteuert ans Ziel gebracht wurde. Auf der Basis der räumlichen Anordnung der Katheder im Körper und ihrer Lagebeziehungen zum Tumor ließ sich die Bestrahlung schon vorher in aller Ruhe planen und dabei die zu erwartende Verteilung der Dosis am Computer simulieren. Die räumliche Verteilung der Strahlendosis konnte außerdem individueller gestaltet werden, weil die Roboter von einem Rechnersystem so gesteuert werden, dass sie die Quelle an geeigneten Haltepunkten für genau definierte Zeiten anhalten lassen. Die heute gängigen Iridium-Quellen haben eine so hohe Aktivität, dass selbst Stopps für wenige Sekunden extrem hohe Dosen im Gewebe deponieren können.
69 Vgl. 8. Kapitel, S. 333.
70 Vgl. oben 6. Kapitel, S. 262–266.
71 Vgl. oben 6. Kapitel, S. 262 ff.: Außer in der Lunge, wo die Luft einen guten Kontrast liefert, taugen konventionelle Röntgenbilder in der Regel nicht zur Darstellung von Tumoren in Geweben; sie bilden nur Knochen exakt ab.
72 Die Form der bildgeführten Bestrahlung ist erst seit wenigen Jahren in der klinischen Erprobung. Sie wird im Fachjargon IGRT (Image Guided Radiotherapy) genannt. Abb. 12 zeigt eine solche Maschine mit integriertem CT.
73 Vgl. oben 1. Kapitel, S. 45–48.
74 Im relativistischen Weltbild der Physik kann die Gravitation großer Massen den Raum und damit die Bahn des Lichts krümmen, was aber im irdischen Maßstab der Strahlentherapie keine Rolle spielt.
75 Der Beweis des Gegenteils liegt vor, wenn beim Staging mit radiologischen Mitteln Metastasen gefunden oder diese gar durch Biopsie oder Resektion histologisch gesichert wurden.
76 Vgl. unten 9. Kapitel, S. 391 f.
77 Sauer, R. et al.: Preoperative versus postoperative chemoradiotherapy for rectal cancer. *New Engl J Med* 351 (2004): 1731–1740.
78 www.rki.de; Krebs in Deutschland 2005/2006. Häufigkeiten und Trends. 7. Ausg. 2010.

9. Kapitel: Die Jagd auf eine lernäische Schlange – Warum gibt es nicht die Pille gegen den Krebs?

1 Jukes, T. H.: Searching for the magic bullet: Early approaches to chemotherapy-antifolates, methotrexate – The Bruce F. Cain Award Lecture. *Cancer Res.* 47 (1987): 5528–5536.
2 Vgl. oben 1. Kapitel, S. 51 f: Eine dritte Spur: Viren, Bakterien und andere Mikroorganismen.
3 Der heute größte Chemiekonzern der Welt, die BASF, wurde als *Badische Anilin- und Sodafabrik* gegründet.

4 Vgl. oben 4. Kapitel, S. 177f.
5 Hajdu, S. I.: 2000 Years of Chemotherapy of Tumors. *Cancer* 103 (2005): 1097–1102.
6 Vgl. oben 1. Kapitel, S. 21–69.
7 Nach Mukherjee, S.: *The Emperor of all Maladies. A Biography of Cancer*, Scribner, New York 2010.
8 Podolsky, M. L.: *Cures out of chaos: How unexpected discoveries led to breakthroughs in medicine and health*, Overseas Publishers Association, Amsterdam 1997, S. 273.
9 Vgl. oben 3. Kapitel, S. 144, 152.
10 Vgl. oben 4. Kapitel, S. 161 ff., 171–175.
11 Mukherjee, S.: *The Emperor.*
12 »Cancer the Great Darkness.« By the Editors of Fortune Doubleday, Doran & Co., Toronto 1937.
13 Saunders, D. M., Capt. USN: *Poisonous inferno: World War II tragedy at Bari Harbour.* Airlife, Shrewsbury 2002.
14 Ebenda.
15 Krumbhaar, E. B., und Krumbhaar, H. D.: The blood and bone marrow in Yellow Cross Gas (Mustard Gas) poisoning: Changes produced in the bone marrow of fatal cases. *J Medical Research* 40 (1919): 497–508.
16 Dieses inzwischen geächtete Kampfmittel war im Ersten Weltkrieg auch unter der Bezeichnung »Gelbkreuz«-Gas bekannt und berüchtigt.
17 Vgl. oben 4. Kapitel, S. 162–165.
18 Gilman, A.: Therapeutic applications of chemical warfare agents. *Federation Proceedings* 5 (1946): 285–292.
19 Jukes, T. H.: Searching for the magic bullets.
20 Miller, D. R.: A tribute to Sidney Farber – the father of modern chemotherapy. *Brit J Haemotology* 134 (2006): 20–26.
21 Farber, S.: Temporary remission in acute leukemia in children produced by the Folic acid antagonist, 4-Amiopteryl-Glutamic Acid (Aminopterein). *New Engl. J. Med* 238 (1948): 787–793.
22 Vgl. oben 8. Kapitel; Abbildung 13, S. 343.
23 Diese Zahl entspricht fast der Gesamtzahl aller Mäuse, die in ganz Deutschland insgesamt in allen Forschungsfeldern pro Jahr in Tierversuchen eingesetzt werden.
24 »Solide Tumoren« sind Karzinome und Sarkome im Unterschied zu Leukämien und den Krebserkrankungen des lymphatischen Systems.
25 Vgl. oben 2. Kapitel, S. 87f.
26 Vgl. oben 2. Kapitel, S. 76f.
27 Vgl. oben 4. Kapitel, S. 161f.
28 Methylgruppen.
29 Vgl. oben 2. Kapitel, S. 83–96.
30 Medikamente wie Methotrexat oder Ralitrexed.
31 5-Fluoruracil und Capecitabine.
32 Zumindest in chemischer Hinsicht haben alle diese Kinder des Senfgases etwas von der brachialen Wahllosigkeit ihres bösartigen Stammvaters behalten. Alle diese Stoffe wirken als Alkylantien. Sie hängen Alkyl-Gruppen, kleine Seitenketten bestehend aus zwei Kohlenstoffatomen, an große Moleküle wie die DNA an, was Lesefehler und Fehlkopien verursacht. Viele Alkylantien grätschen der DNA noch zusätzlich in die Speichen. Kovalente Bindungen vernetzen die einzelnen Stränge der Helix miteinander. Diese Quervernetzungen stören aber auch das Ablesen von Genen und das Umschreiben des genetischen Textes in Boten-RNA (vgl. oben 2. Kap.). Dieser breitgefächerte chemische Großangriff kann die DNA (und auch die RNA) prinzipiell in allen Lebensphasen treffen. Die Alkylantien sind daher weniger Zellzyklus-spezifisch als die Antimetabolite. Es gibt daher auch kaum eine Krebsform, bei der nicht eine dieser Substanzen in irgendeiner Form zum Einsatz kommt. Auch das Cisplatin und seine Abkömmlinge wirken ähnlich wie die Alkylantien durch Bindung an die DNA und durch Quervernetzung. Zu den näheren Verwandten der Stickstoff-Lost-Verbindungen gehö-

ren auch die Nitrosoharnstoffe (ACNU), Carmustin (BCNU), Nimustin und Lomustin (CCNU) sowie Medikamente wie das Procarbazin und Dacarbazin. Diese Medikamente werden vor allem bei der Behandlung von bösartigen Hirntumoren eingesetzt.

33 Die US-Firma Santa Fé Natural Tobacco vermarktet sogar Zigarettenmarken wie die »American Spirit« als naturrein und hat damit leider erstaunlichen Erfolg.

34 Vgl. unten 10. Kapitel, S. 402–408, 425–434.

35 Vgl. oben 5. Kapitel, S. 212–230.

36 Als der Berliner Chemiker Friedrich Wöhler 1828 aus Ammoniumcyanat Harnstoff herstellte (Wöhler, F.: Über künstliche Bildung des Harnstoffs. *Annalen der Physik und Chemie* 87 (1828): 253–256) hatte er nicht nur einen neuen Syntheseweg für einen Stoff gefunden. Er riss damit auch eine Mauer ein, die sich seit Jahrtausenden durch die Köpfe der Menschen zog. Harnstoff ist eine organische Substanz, ein Molekül, das der belebten Welt zugeordnet wird. Solche organischen Verbindungen waren etwas, von dem viele dachten, sie könnten nur in Lebewesen entstehen. Ammoniumcyanat dagegen ist ein einfaches Salz, eine Substanz, die von alters her den unbelebten Sphären der Gesteine, Salze und Mineralien zugerechnet wird. – Wöhlers Experiment machte deutlich, dass es auf der Ebene der Moleküle keine prinzipielle Schranke zwischen belebter und unbelebter Welt oder zwischen Natur und Labor gibt. Auch die »Moleküle des Lebens« lassen sich im Reagenzglas heranzüchten, ineinander umwandeln und transformieren. Die Wirkung eines Moleküls ist einzig und allein durch seine Struktur bestimmt, nicht aber dadurch wie es entstanden ist. Auch wenn der grünen Küche der Natur keine Medikamente völlig neuer Art zu entlocken sind, ist sie doch eine reiche Quelle für eine Vielzahl wirksamer Arzneimittel. Viele potente Medikamente vom Aspirin bis zum Digitalis stammen aus Pflanzen, auch wenn sie inzwischen synthetisch hergestellt werden.

37 Es war dann vor allem Susan Horwitz vom Albert Einstein Medical Center in New York, die herausfand, auf welche Weise das Taxol den Krebszellen das Leben schwer machen konnte. Ähnlich wie die Vinca-Alkaloide ist Taxol ein Spindelgift. Es hemmt die Mitose durch Blockade des Spindelapparats. Im Gegensatz zu den Vinca-Alkaloiden blockiert Taxol aber nicht die Bildung der Microtubuli, sondern es friert sie quasi fest und verhindert den Rückbau des Apparats in seine Einzelbestandteile, die Tubuline. Kleine Unterschiede haben im subtil austarierten Innenleben der Zellen manchmal große Wirkungen. Das Taxol und anderer Vertreter der Taxane haben ein anderes Wirkungsspektrum als die Vinca-Alkaloide.

38 Antimetabolite stören die Produktion der DNA, Alkylantien starten einen Großangriff auf die Integrität ihrer Struktur, Vinca-Alkaloide und Taxane hemmen den Spindelapparat der Zelle. Es gibt aber noch weitere Möglichkeiten die vielfältigen Prozesse der Zellteilung zu stören. Bevor die DNA kopiert werden kann, muss die Doppelhelix entwunden und aufgedröselt werden. Erst am entspiralisierten Einzelstrang kann die genetische Information abgelesen und kopiert werden. Dieses Entwinden der Spirale ist das Geschäft von Enzymen, die Topoisomerasen genannt werden. – Inzwischen gibt es zwei Gruppen von Zytostatika, die genau diese Achillesferse nutzen und Topoisomerasen der Klasse I oder II hemmen. Die älteren beiden Zytostatika dieses Typs sind das Etoposid (VP16) und das Teniposid (VM26). Sie blockieren die Topoisomerase II und werden in der Therapie von Lymphomen, aber auch von Keimzelltumoren, beim Eierstockkrebs und bei Bronchialkarzinomen eingesetzt. – Die neueren Topoisomerase-Hemmer sind die sogenannten Camptothecine (CPT). Ihre beiden Vertreter, das Irinotecan (CPT-11) und das Topotecan, haben erst in der zweiten Hälfte der neunziger Jahre den Weg in die Klinik gefunden. Auch die Camptothecine sind pflanzlichen Ursprungs. Sie wurden aus Camptotheca accuminata isoliert, einem Baum, der vor allem im warmen Südwesten Chinas, in den Provinzen Szechuan und Yunnan gedeiht (Wall, M. E., und Wani, M. C.: Campothecin and Taxol: Discovery to the clinic – thirteenth Bruce. F. Cain Memorial Award Lecture. *Cancer Res* 55 (1995): 753–762). Die Camptothecine finden zunehmend bei der Therapie von Lungen- und Darmtumoren und beim Eierstockkrebs Verwendung. Auch sie sind vor allem in bestimmten Phasen des Zellzyklus wirksam.

39 Latein.: *homo homini lupus* = Der Mensch ist dem Menschen ein Wolf«; zitiert nach: Hobbes, T.: *De Cive*.

40 Vgl. Mukherjee, S.: *The Emperor*, S. 122ff.
41 Ebd., S. 123.
42 Der Wilms-Tumor (Nephroblastom) ist ein Krebs, der aus Resten embryonaler Zellen in den Nieren von Kindern entsteht und vor allem zwischen dem 2. und 3. Lebensjahr auftritt.
43 Andere Vertreter der Zytostatika aus der Substanzklasse der Antibiotika sind das Mitoxantron, das tiefblaue Mitomycin-C und das Bleomycin. Anthracyline gehören zu den Zytostatika, die neben dem Cisplatin und den Alkylantien das breiteste Wirkungsspektrum haben. Sie werden vor allem in der Therapie des Brustkrebses, beim Lungenkrebs, aber auch bei vielen anderen Karzinomen und Sarkomen eingesetzt. Ihre breite Wirkung beruht darauf, dass sie an mehreren Stellen gleichzeitig angreifen. Sie hemmen die Topoisomerase II, sie verursachen aber auch Quervernetzungen und Strangbrüche, und sie generieren – ähnlich wie auch ionisierende Strahlung – Sauerstoff-Radikale. (Vgl. oben 8. Kapitel, S. 337–345; daher ist auch die gleichzeitige Gabe von Antracyclinen und Bestrahlung problematisch, weil nebenwirkungsträchtig.) Diese kleinen reaktionsfreudigen Moleküle fügen der DNA zusätzlich Schaden zu.
44 ... oder auf einer anderen Form einer im ganzen Körper wirksamen Therapie. Aber das ist bisher weitgehend Zukunftsmusik (vgl. unten 10. Kapitel, S. 427f.).
45 Zitiert nach: Mukherjee, S.: *The Emperor*, S. 144.
46 Dazu gehörten Strategien die Blut-Hirn-Schranke zu überwinden, um auch Krebszellen zu erreichen, die ins zentrale Nervensystem vorgedrungen sind, eine Nische, die Medikamenten schlecht zugänglich ist und die vor allem bei lymphatischen Leukämien eine Quelle für Rückfalle war. Medikamente werden entweder direkt in das Hirnwasser injiziert oder diese Regionen des Körpers werden zusätzlich bestrahlt
47 Auch heute noch sterben Patienten an den Folgen der Therapie. Aber die Behandlung ist weit weniger risikoreich und auch besser verträglich als in den Anfangsjahren der Hochdosis-Chemotherapie. Strenge Hygiene und Antibiotika reduzieren das Risiko lebensgefährlicher Infektionen in der Phase, in der das Immunsystem durch die Therapie ausgeschaltet wird. Rote Blutkörperchen und Blutplättchen können durch Transfusionen ersetzt werden, und gentechnisch hergestellte Wachstumsfaktoren helfen, die Eigenproduktion weißer Blutkörperchen nach der Chemotherapie wieder anzukurbeln. Ein Riesenfortschritt dieser sogenannten Supportivtherapie war auch die Entwicklung wirksamer Medikamente gegen die furchtbare Übelkeit, die eine Chemotherapie verursachen kann.
48 Vgl. oben 4. Kapitel, S. 162, 182. Diese Gewebemerkmale werden von den MHC-Molekülen repräsentiert, die auch bei der Entdeckung von Eindringlingen wie Viren eine zentrale Rolle spielen.
49 Die heutige Standardtherapie des Morbus Hodgkin besteht aus zwei bis sechs Zyklen Chemotherapie kombiniert mit einer mäßig dosierten Bestrahlung, die nur noch die sichtbar vergrößerten Knoten einbezieht.
50 Auch Wilms-Tumor genannt.
51 Apoptose; vgl. oben 3. Kapitel, S. 124, 131.
52 Diese Feststellung trifft für praktisch alle Karzinome wie Lungenkrebs, Brustkrebs, Darmkrebs oder Prostatakrebs, aber auch für die deutlich selteneren Tumoren des Binde- und Stützgewebes, die Sarkome, zu.
53 Vgl. oben 6. Kapitel, S. 250, 273.
54 Eine weitere seltene Ausnahme von dieser Regel bilden einige Krebserkrankungen wie der Darmkrebs oder der Nierenzellkrebs, wenn nur eine einzelne oder sehr wenige Metastasen in der Leber oder in der Lunge auftauchen, und zwar möglichst lange Zeit, nachdem der Ursprungstumor entfernt wurde. Manchmal sind solche solitären Metastasen tatsächlich die einzigen Manifestation des Krebses, so dass die Krankheit durch eine operative Entfernung oder Bestrahlung dieser Herde geheilt werden kann.
55 Vgl. oben 6. Kapitel, S. 262–273: konventionelle Röntgenuntersuchungen und Computertomographie, Sonographie, Kernspintomographie, Szintigraphie, Positronen-Emissionstomographie.
56 Vgl. oben 6. Kapitel, S. 275.

57 Vgl. oben 8. Kapitel, S. 317–321.
58 Vgl. oben 8. Kapitel, S. 318–323.
59 Als der berühmte Chirurg im Jahr 1932 gebeten wurde, auf dem jährlichen Kongress der amerikanischen Chirurgie einen Vortrag zu halten, war er bereits vom Tod gezeichnet. Trotzdem schrieb Meyer einen ebenso engagierten wie ernüchternden Brief, der eine Bilanz über die Errungenschaften der Krebschirurgie der letzten Jahrzehnte ziehen sollte. Meyer starb sechs Wochen vor dem Kongress, aber sein Brief wurde im Auditorium verlesen.
60 DeVita, V. T.: Paul Carbone 1931–2002. *Oncologist* 7 (2002): 92f.
61 Das gilt *cum grano salis* natürlich auch, wenn der Ursprungstumor nicht operiert, sondern in kurativer Intention bestrahlt wurde.
62 Solche Gespräche sind geprägt von einem ähnlichen Dilemma wie die subtilen Überlegungen zum Netto-Nutzen der Maßnahmen zur Krebsvorsorge (Vgl. oben 7. Kapitel, S. 285 ff.) denn streng genommen müssen Äpfel mit Birnen verglichen und vollkommen ungleichwertige Güter gegeneinander abgewogen werden. Die Chemotherapie konnte ihre dritte Rolle als adjuvante Form der Krebstherapie erst finden, nachdem ihr eine ganz andere Art von Medikament ein Hintertürchen geöffnet hatte.
63 Huggings, C.: Endocrine-induced regression of cancers. *Science* 156 (1967): 1050–1054.
64 Beatson, G. T.: On the treatment of inoperable cases of carcinoma of the mamma: Suggestions for a new method of treatment, with illustrative cases. *Lancet* 2 (1896): 104–107). Heute würde jede Ethikkommission der Welt diesem experimentellen Kurzschluss mit Recht einen Riegel vorschieben. Beatson hatte schließlich nicht die blasseste Ahnung, was die Eierstöcke mit den Zellen des Brustkrebses verbinden könnte. Die Entschlüsselung der Geheimnisse der hormonellen Regelkreise des Körpers war noch lange nicht in Sicht. Ohne eine tragfähige theoretische Grundlage schien ein solches Konzept etwa so plausibel wie die Idee, »einem Patienten mit Hirntumor zur Therapie einen Teil seiner Lungen zu entfernen« (Vgl. Mukherjee, S.: *The Emperor*, S. 214).
65 Cole, M. P. et al.: A new anti-oestrogenic agent in late breast cancer: An early clinical appraisal for ICI46474. *Brit. Journal of Cancer* 25 (1971): 270–275.
66 Ovarektomie: Entfernung der Eierstöcke.
67 Thomson, A.: Analysis of cases in which Oophorectomy was performed for inoperable Carcinoma of the breast. *Brit. Medical Journal* 11/1902; 2(2184): 1538–1541.
68 Vgl. Mukherjee, S.: *The Emperor*, S. 214.
69 Jordan, V. C.: Effects of Tamoxifen in relation to breast cancer. *Brit. Medical Journal* 6075 (1977): 1534f. – Dieses Rätsel der Anti-Östrogentherapie wurde schließlich durch den Biochemiker Craig Jordan geknackt. In den Proben des Tumorgewebes der Patientinnen suchte er mit speziellen Färbetechniken nach dem Östrogen-Rezeptor (Vgl. oben 5. Kapitel, S. 204, 231f.). Dabei stellte er fest, dass etwa ein Drittel der Tumoren diesen Rezeptor verloren und sich offensichtlich von der Versorgung mit Östrogen unabhängig gemacht hatte. Nur diejenigen Tumoren sprachen auf die Therapie an, die ähnlich wie die gesunden Zellen der Brust Östrogen-Rezeptoren in ausreichender Menge auf ihre Zelloberfläche präsentierten.
70 Carbone, P.: Adjuvant Therapy of Breast Cancer 1971–1981. *Breast Cancer Research and Treatment* 2 (1985): 75–84.
71 Dieses Behandlungsschema wurde unter Onkologen als »CMF-Schema« berühmt.
72 In: *European Oncology Leaders*, Springer, Berlin 2005, zitiert nach: Mukherjee, S.: *The Emperor*, S. 220.
73 Vgl. oben 6. Kapitel, S. 238–248.
74 Vgl. Schlingensief, C.: *So schön wie hier kanns im Himmel gar nicht sein*. Kiepenheuer & Witsch. Köln 2009.
75 Vgl. oben 6. Kapitel, S. 250f.
76 Vgl. unten 12. Kapitel, S. 458–464.
77 Vgl. oben 6. Kapitel, S. 263–267; 270–273.
78 Akute Leukämien, manche aggressive Lymphome wie der Morbus Hodgkin, Keimzelltumoren und Blastome.

79 In bestimmten Konstellationen in Kombination mit einer kleinvolumigen Form der Strahlentherapie.
80 Viele gesunde Zellen würden ständig am Rande eines Abgrunds leben, wenn diese prekären Systeme nicht von der Evolution gut ausbalanciert und durch molekulare Gegenspieler gesichert worden wären. Jede Zelle verfügt über Gene, die solche Selbstmordprogramme hemmen. Paradebeispiel ist ein Gen mit dem unspektakulären Namen bcl-2. Nun tragen manche Varianten des Lymphdrüsenkrebses, die aus Vorläufern der B-Lymphozyten entstehen, leider eine Mutation, die zur ausgeprägten Überaktivität von bcl-2 führt. Solche Varianten sind von vornherein resistenter gegen die übliche Standardtherapie. Auch bei anderen Krebsformen wie dem Brustkrebs, dem Melanom oder dem nicht-kleinzelligen Lungenkrebs könnte das bcl-2-Gen für primäre Resistenzen gegen ansonsten wirksame Zytostatika verantwortlich sein.
81 Vgl. oben 1. Kapitel, S. 53.
82 Hepatozyten. – Daher hat die Evolution solche Zellen mit einer hohen Aktivität von Genen wie dem mdr-1 (mdr steht für *multi-drug resistance*, engl. für multiple Medikamenten-Resistenz) ausgestattet. Diese Gene produzieren molekulare Pumpen, die Gifte wieder aus der Zelle entsorgen können, wenn ihre Konzentration im Zellinnern ein erträgliches Maß überschritten hat. Mutieren solche Zellen zu Krebszellen, können sie sich mit Hilfe dieser Pumpen auch gegen Zytostatika zur Wehr setzen.
83 Mit diesem nicht nur für die Onkologie relevanten Problem beschäftigt sich inzwischen ein ganzer Wissenschaftszweig, die Pharmakogenomik.
84 Greaves, M.: Krebs – Der blinde Passagier der Evolution, Springer, Berlin/Heidelberg/New York 2003.
85 ... und natürlich auch durch die Abwehrmaßnahmen des Körpers (vgl. oben 4. Kapitel, S. 183 ff.).
86 Vgl. oben 3. Kapitel, S. 146 f.
87 Takebe, N. et al.: Targeting cancer stem cells by inhibiting Wnt, Notch, and Hedgehog pathways. *Nat Rev Clin Oncol.* 8 (2011): 97–106.
88 Vgl. oben 2. Kapitel, S. 96–105.
89 Die Rede ist von Karzinomen und Sarkomen im Erwachsenenalter.

10. Kapitel: Sanfte Träume – Gibt es eine Hoffnung auf alternative Krebstherapien?

1 www.floressence.de
2 Kapitel 1, S. 28.
3 latein.: post hoc ergo propter hoc = »danach, also deswegen«. Diese Schlussfolgerung ist ein logischer Fehler, weil das zeitlich frühere Ereignis zwar Ursache des späteren Ereignisses sein könnte, aber die zeitliche Abfolge allein reicht nicht aus, um eine Kausalverbindung zu begründen.
4 Vgl. unten 11. Kapitel, S. 443–447.
5 Vgl. oben 1. Kapitel, S. 24–29.
6 Vgl. unten 12. Kapitel, S. 458–463.
7 Inzwischen wurde diese Studie auch publiziert: O'Shaughnessy, J. et al.: Iniparib plus chemotherapy in metastatic triple-negative breast cancer. *New Engl. J. Med* 364 (2011): 205–214.
8 Vgl. oben 1. Kapitel, S. 28.
9 Die Mediziner sprechen an dieser Stelle von »Progressions-freiem Intervall«, einer Phase, in der der Tumor kein weiteres Wachstum zeigt.
10 Vgl. oben 9. Kapitel, S. 370–377.
11 Nicholl, D. S. T.: *Gentechnische Methoden*, Spektrum Akademischer Verlag, Heidelberg/Berlin/Oxford 1995.

12 Vgl. oben 3. Kapitel, S. 118–123.
13 Degos, L.: The history of acute promyelocytic leukaemia. *Brit J. Haematology* 122 (2003): 539–553.
14 1984 entdeckte Janet Rowley eine Translokation eines Genbruchstücks vom Chromosom 15 auf das Chromosom 17. Dadurch entsteht ein Fusions-Gen, das APL-Onkogen. Es produziert ein Protein, das die Differenzierung und Reifung der Promyelozyten hemmt und die unreifen Zellen in die Zellteilung treibt. Dieses Protein wird durch trans-Retinsäure blockiert.
15 Warrell, R. P. et al.: Acute promyelocytic leukemia. *New England J. Med* 329 (1993): 177–189.
16 Im Englischen, der internationalen Sprache der Naturwissenschaften, wird von »targeted therapy« (zielgerichteter Therapie) gesprochen.
17 Vgl. oben 3. Kapitel, S. 115–124.
18 Vgl. oben 3. Kapitel, S. 109–118: Die Liste der Krebsgene (www.sanger.ac.uk/genetics/CGP/Census).
19 Vgl. oben 3. Kapitel, S. 117–120.
20 Padhy, L. C. et al.: Identification of a phosphoprotein specifically induced by the transforming DNA of rat neuroblastoma. *Cell* 28 (1982): 865–871.
21 Gene werden grundsätzlich mit drei kleingeschriebenen Buchstaben bezeichnet. Die von ihnen codierten Eiweiße tragen in der Regel den Namen des Gens; nur werden sie großgeschrieben, um Verwechselungen zu vermeiden.
22 Coussens, L. et al.: 3 groups discovered the Neu-homolog (Her-2, also called Erb-b2). *Science* 230 (1985): 1132–1139.
23 Vgl. oben 3. Kapitel, S. 115–118.
24 Trotzdem schien die Idee so unkonventionell zu sein, dass die Geldgeber zunächst schwer zu überzeugen waren. Das hing sicher auch damit zusammen, dass Antikörper erst mühevoll »bearbeitet« werden müssen, damit sie als Medikament eingesetzt werden können. – Zunächst verwendet man meist Mäusezellen, um Antikörper im Reagenzglas herzustellen. Diesen Mäuseproteinen müssen auf gentechnischem Weg die Eigenschaften menschlicher Proteine verliehen werden. Sie müssen »humanisiert« werden, damit sie beim Patienten nicht Reaktionen des Immunsystems gegen das Medikament auslösen.
25 Bazell, R.: HER-2: The Making of Herceptin, a Revolutionary Treatment for Breast Cancer. Random House 1998.
26 Vgl. oben 9. Kapitel, S. 387–392.
27 Vgl. oben 3. Kapitel, S. 110–115. Die src-Story. – Die onkogenen Mutationen können dieses Netzwerk durch Störungen auf den verschiedensten Ebenen aus der Balance werfen. Fast jedes Glied der Kette, vom Rezeptor auf der Zelloberfläche bis hinunter zu den Schaltern, die das Ablesen der Gene im Zellkern steuern, kann durch eine Mutation krankhaft verändert werden. Zu den wichtigsten molekularen Schaltern dieser komplexen zellulären Regelkreise gehören die Eiweiße aus der großen Familie der Tyrosinkinasen. Sie küssen andere Proteine wach, in dem sie ihnen ein kleines Phosphat-Molekül anhängen und dadurch ihren Aktivitätszustand verändern. Wenn eine Aktivität der Zielproteine nicht mehr vonnöten ist, werden sie durch Phosphatase wieder abgeschaltet.
28 Vgl. oben 3. Kapitel, S. 113–117.
29 Im Englischen werden diese Medikamente in Abgrenzung zu den Antikörpern als »small molecules« oder zusammen mit den monoklonalen Antikörpern als »targeted drugs« (zielgerichtete Medikamente) bezeichnet.
30 Vgl. oben 3. Kapitel, S. 110.
31 Rowley, J. D.: A new consistent chromosomal abnormality in chronic myelogenous leukaemia identified by quinacrine fluorescence and Giemsa staining. *Nature* 243 (1973): 290.
32 Vgl. oben 2. Kapitel, S. 92f.
33 Druker, B. J.: Effects of a selective inhibitor of the Abl tyrosine kinase on the growth of Bcr-Abl positive cells. *Nature Medicine* 2 (1996): 561–566.
34 Mittlerweile war der Stoff in STI571 beziehungsweise Imatinib umgetauft worden.
35 Vgl. Wishart, A.: *Einer von Dreien*, C. H. Beck, München 2008.

36 Der erste Kontakt neuer Medikamente mit Patienten findet meist im Rahmen solcher sog. Phase I-Studien statt. Das sind Studien, bei denen zunächst einmal die Dosis ermittelt werden soll, die ein Mensch ohne gravierende Nebenwirkungen toleriert. Zu diesem Zweck werden die verabreichten Dosen von Patient zu Patient schrittweise gesteigert.
37 Druker, B. J. et al.: Safety and efficacy of a specific inhibitor of the Bcr-Abl tyrosine kinase in chronic myeloid leukemia. *New England. J. Med* 344 (2001): 1031–1037.
38 Die chronisch myeloische Leukämie ist und bleibt eine seltene Erkrankung. Skeptiker könnten dem Eindruck verfallen, hier wäre ein exotisches Konzept für eine seltene Orchidee unter den Krebserkrankungen entwickelt worden – ein Vorgang, der für die restlichen 99 Prozent aller Krebskranken keine Bedeutung hätte. Das Prinzip der selektiven Hemmung von wildgewordenen Kinasen ist aber ein neuer Therapieansatz, der inzwischen in der Mitte der Onkologie angekommen ist. Heute hat sich dieses Therapieprinzip auch bei anderen Krebserkrankungen fest etabliert.
39 Das hepatozelluläre Karzinom (HCC).
40 Vgl. oben 9. Kapitel, S. 384, 397.
41 Vgl. oben 9. Kapitel, S. 379–385. – Die Tyrosinkinase-Inhibitoren sind in der Wirklichkeit der Krebsmedizin angekommen. Bei den meisten metastasierten Krebserkrankungen sind auch die Tyrosinkinase-Inhibitoren palliative Formen der Therapie. Eine Heilung dieser häufigen Krebserkrankungen ausschließlich durch einzelne Tyrosinkinase-Inhibitoren ist bis auf Weiteres nicht zu erwarten. Gleichzeitig wurde deutlich, dass auch solche Medikamente nicht völlig ohne Risiken sind. Selbst wenn ihr Konstruktionsprinzip magisch präzise erscheint, sind nicht nur die Wirkungen und Nebenwirkungen durchaus irdischer Natur.
42 Schlingensief, C.: *So schön wie hier kanns im Himmel gar nicht sein*, Kiepenheuer & Witsch, Köln 2009, S. 251.
43 Vgl. oben 9. Kapitel, S. 384, 397.
44 Masarelli, E. et al.: KRAS mutation is an important predictor of resistance to therapy with epidermal growth factor receptor tyrosine kinase inhibitors in non-small cell lung cancer. *Clin Cancer Research* 13 (2007): 2890–2896.
45 www.citehr.com/129975-bill-gates-vs-general-motors.html#axzz1Ce3Qhs8S
46 Carr, P. A., und Church, G. M.: Genome engineering. *Nature Biotechnology* 27 (2009): 1151–1162.
47 Gregory, K. F. et al.: The DNA sequence and biological annotation of human chromosome 1. *Nature* 441(2006), 315–321.
48 Der Preis entspricht dem Stand im Sommer 2010 – Tendenz rasch fallend.
49 Andere Klassen selektiver Krebsmedikamente, zum Beispiel Hemmstoffe eines Moleküls namens mTOR (Abk. für mammalian target of rapamycin) sind bereist in Erprobung.
50 Einige wenige Ausnahmen bestätigen die Regel – vgl. oben 9. Kapitel, S. 384f., 397.
51 Hanahan, D., und Weinberg, R. A.: Hallmarks of cancer: The next generation. *Cell* 144 (2011): 646–674.
52 Vgl. oben 4. Kapitel, S. 175, 183.
53 Vgl. oben 4. Kapitel, S. 173–184.
54 Vgl. den Abschnitt über das Herceptin.
55 Grammatzki, M.: Antikörpertherapie. In: Huber, C. et al. (Hrsg.): *Krebsimmuntherapien*, Deutscher Ärzte Verlag, Köln 2008.
56 Vgl. oben 4. Kapitel, S. 158–163.
57 Deo, Y. M. et al.: Clinical significance of IgG Fc receptors and Fc gamma R-directed immunotherapies. *Immunology Today* 18 (1997): 127–135.
58 Es gelten die schon im 9. Kapitel, S. 385f.–397 zur Chemotherapie genannten üblichen Ausnahmen.
59 Vgl. oben 4. Kapitel, S. 182f.
60 Handgretinger, R. In: Huber, C. et al. (Hrsg.): *Krebsimmuntherapien*.
61 Vgl. oben 9. Kapitel, S. 381, 385.

62 Grivennikov, S. I.: Immunity, inflammation and cancer. *Cell* 140 (2010): 883–899.
63 Lu, B., und Finn, O. J.: Cell death and cancer immunotolerance. *Cell Death and Differentiation* 15 (2008): 70–79; Cavallo, F. et al.: The immune hallmarks of cancer. *Cancer Immunol Immunother* 60 (2011): 319–326.
64 Hepatitis B-Viren oder Papillom-Viren.
65 Vgl. oben 4. Kapitel, S. 170, 179f.
66 Ideal wären natürlich echte Neoantigene. Der Begriff Neoantigen bezeichnet Moleküle, die erst durch die Genmutationen des Tumors entstanden sind und in gesunden Zellen grundsätzlich nicht vorhanden sind. Solche Neoantigene oder auch »Tumor-spezifische Antigene« gibt es, aber sie stellen leider die Ausnahme dar.
Viel häufiger sind die sogenannten Tumor-assoziierten Antigene (TAA). Das sind Moleküle, die auch in gesunden Zellen vorkommen, aber von Krebszellen exzessiv überproduziert werden oder erst durch die Krebserkrankung mit dem Immunsystem in Kontakt gebracht werden. – Her2neu ist ein Beispiel für exzessive Überproduktion eines Proteins im Krebsgewebe. Eiweiße wie MAGE, RAGE oder BAGE kommen bei Gesunden nur in Nischen vor, die dem Immunsystem schlecht zugänglich sind. PSA oder Melan-A sind mögliche geeignete Ziele für einen Immunangriff, weil sie außer von den Krebszellen selbst nur von sehr wenigen gesunden Zelltypen des Körpers produziert werden. Weitere potentielleAntigene sind die sogenannten onkofetalen Proteine. Diese Eiweiße werden unter normalen Umständen nur in den Zellen von Embryonen produziert. Bei der Entstehung einer Krebszelle können diese stillgelegten Gene manchmal reaktiviert werden.
67 Vgl. oben 4. Kapitel, S. 170–174. – Antikörper erkennen aber meist nur eine Veränderung der Oberflächenstrukturen von Zellen, während B-Zell-Rezeptoren sich nur für Antigene auf der Oberfläche von professionellen Antigen-präsentierenden Zellen interessieren.
68 Vgl. oben 4. Kapitel, S. 165f.: Dort habe ich ausführlich beschrieben, wie Killer-T-Zellen Antigene aus dem Zellinnern erkennen.
69 Vgl. 4. Kapitel, S. 165f, 170f., 180f..
70 Vgl. oben 4. Kapitel, S. 168–173.
71 Morgan, D. J. et al.: Activation of low avidity CTL specific for a self epitope results in tumor rejection but not autoimmunity. *J. Immunology* 160 (1998): 643–665.
72 Ribas, A. et al.: Current developments in cancer vaccines and cellular immunotherapy. *Journal of Clinical Oncology* 21 (2003): 2415–2432.
73 Huber, C. et al. (Hrsg.): *Krebsimmuntherapien*, Kap. 3: Zielstrukturen.
74 Fotin-Mleczek, M. et al.: Messenger RNA-based vaccines with dual activity induce balanced TLR-7 dependent adaptive immune responses and provide antitumor activity. *J Imunother* 34 (2011): 1–15.
75 Vgl. oben 4. Kapitel, S. 174.
76 Co-stimulatorische Moleküle wie das B7-Protein festigen die Liaison zwischen der Antigenpräsentierenden Zelle und der T-Zelle und leisten so ihrer Aktivierung Vorschub. Oft bequemen sich die Killer-T-Zellen erst in dieser Konstellation zur Expansion und dazu, ihr Waffenarsenal gegen Zielzellen mit den entsprechenden Antigenen zu aktivieren.
77 Vgl. oben 4. Kapitel, S. 171–175.
78 Unreife Vorläufer dendritischer Zellen werden in Zellkulturen vermehrt und dort unter kontrollierten Bedingungen mit Antigenen beladen. Dann werden die Zellen mit Wachstumsfaktoren versetzt, die deren Reifung zu dendritischen Zellen vorantreiben. Anschließend wird diese Mixtur dem Körper wieder zurückgegeben; vgl. Brossart, P. et al.: Dendritic cells in cancer vaccines. *Exp. Hematology* 29 (2001): 1247–1255; Dhodapkar, M. V. et al.: Antigen-specific inhibition of effector T-cell function in humans after injection of immature dendritic cells. *J Exp Med*. 2001; 193:233.
79 Vgl. oben 4. Kapitel, S. 168f., 177f., 182ff. Auch die Helfer-T-Zellen werden durch eine Bindung an passende Peptid-Antigene aktiviert. Die Antigene der Helfer-T-Zellen sind allerdings nicht identisch mit den Eiweißfragmenten, die von den Killer-T-Zellen wahrgenommen werden. Außerdem erkennen die Helfer-T-Zellen in der Regel nur Peptide, wenn sie ihnen einge-

bettet in die speziellen MHC-Moleküle der Klasse II präsentiert werden. Während nahezu jede Körperzelle mit MHC-Klasse I-Molekülen ausgestattet ist, sind die Klasse II-Moleküle normalerweise nur auf Zellen zu finden, die zum exklusiven Club der professionellen Antigen-präsentierenden Zellen gehören. Die Peptide, die von Helfer-T-Zellen präsentiert werden, sind meist keine Fragmente der Zellproteine. Sie stammen normalerweise aus den Erregern oder auch aus körpereigenen Strukturen, zum Beispiel aus abgestorbenen Zellen, die von den B-Zellen oder den Antigen-präsentieren Fresszellen aktiv aufgenommen worden sind.

80 Melief, C. J. M., und Van den Burg, S. H.: Immunotherapy of established (pre)malignant disease by synthetic long peptide vaccines. *Nature Rev. Cancer* 8 (2008): 351–360.
81 Ipilimumab ist mittlerweile zur palliativen Therapie des metastasierten Melanoms zugelassen. – Seit kurzer Zeit gibt es Hinweise, dass mit Hilfe solcher Ansätze zur Überwindung immunsuppressiver Reaktionen die Wirkung einer Impfung verstärkt werden könnte. Wir sind noch weit davon entfernt, das Immunsystem und die vielfältigen Gegenstrategien eines Tumors in all ihren Facetten vollständig verstanden zu haben. Die Immunologen stehen vor einem ein Räderwerk von ehrfurchtgebietender Komplexität. – Vgl. dazu: Santegoets, S.: 25th Annual Meeting of the Internatioanl Society for biological Therapy of Cancer. In: Balwit, J. M. et al.: *Journal of Translational Medicine* 9 (2011): 2–11. Die Blockade von CTLA-4 scheint tatsächlich die Wirkungen der T-Zellen zu verstärken.
82 Stevanovic, S.: Identification of tumour-associated T-cell epitopes for vaccine development. *Nature Rev. Cancer* 2 (2002): 1–7.
83 Die chronisch myeloischen Leukämien und die Behandlung der seltenen gastrointestinalen Stromatumoren.

11. Kapitel: Dichtung und Wahrheit – Gibt es Spontanheilungen?

1 www.heiligenlexikon.de
2 Everson, T. C., und Cole, W. H.: Spontaneous regression of cancer, WB Saunders, Philadelphia 1966.
3 Boyd W. The spontaneous regression of cancer (1966)?? Charles C. Thomas Springfield, H.
4 Sommer 2011, weitere zwölf Monate später.
5 Coley, W. B.: The treatment of inoperable sarcoma by bacterial toxins (the mixed toxins of erysipels and the bacillus prodigiosus). *Practitioner* 83 (1909): 589–613.
6 Coley-Nauts, H.: *Immunotherapy of Cancer – The pioneer work of Coley*. Int. Symposium of Endotoxin: Structural Aspects of Immunology of host Responses, Bari 1986, S. 4.
7 Starnes, C. O.: Coley's toxins in perspective. *Nature* 357 (1992): 12.
8 Abdelrazeq, A. S.: Spontaneous regression of colorectal cancer: A review of cases from 1900–2005. *Int J Colorectal Dis* 22 (2007): 727–736.
9 Müller, C. I. et al.: Hematologic and molecular spontaneous remission following sepsis in acute monoblastic leukemia with translocation (9;11): A case report and review of the literature. *Eur J Haemotology* 73 (2004): 62–66.
10 Coley, W. B.: Some thoughts on the problem of cancer control. *American Journal of Surgery* 48 (1931): 605–619.
11 Vgl. oben 4. und 10. Kapitel, S. 183f., 411, 426.
12 Challis, G. B., und Stam, H. J.: Spontaneous regression of cancer. A review of cases from 1900 to 1987. *Acta Oncologica* (1990): 545–550.
13 Vgl. oben 9. Kapitel, S. 372 ff.
14 Ross, M. B. et al.: Spontaneous regression of breast carcinoma: Follow up and literature review. *J Surg Oncology* 19 (1982): 22 ff.
15 Lewinson, E. F.: Spontaneous regression of breast cancer. *Natl. Cancer Inst. Monography* 44 (1976): 23–26.

16 Vgl. oben 10. Kapitel, S. 413f.
17 Vgl. oben 7. Kapitel, S.282, 293, 297 und Schilling, F. H. et al.: Neuroblastoma Screening at one year of age. *New England J. Med* 346 (2002): 1047–1053.
18 Schilling, F. H. et al.: Neuroblastoma Screening, 1047ff.
19 Woods, W. G. et al.: Screening of infants and mortality due to neuroblastoma. *New England J. Med* 346 (2002): 1041–1046.
20 Dieser Rat gilt nur für bestimmte Untergruppen von Neuroblastomen ohne Metastasen und ohne eine bestimmte Genmutation, die Amplifikation von MYCN (vgl. Hero, B. et al., *J. Clinical Oncology* 26 (2008): 1504–1510).
21 Hero, B. et al.: Localized infant neuroblastomas often show spontaneous regression: results of prospective trials NB95-s and NB-97. *J. Clinical Oncology* 26 (2008): 1504–1510.
22 Brodeur, G. M.: Neuroblastoma: Biological insight into a clinical enigma. *Nature Reviews of Cancer* 3 (2003): 203–216.
23 In dem Moment, in dem die Tumoren eine Mutation erwerben, die zur Vermehrung (Amplifikation) eines Gens namens MYCN führt, wird nicht nur die Prognose der Erkrankung deutlich schlechter. Bei Erkrankungen mit dieser Mutation treten auch fast keine Spontanheilungen mehr auf.
24 Papac, R. J.: Spontaneous regression of cancer. *Cancer Treatment Reviews* 22 (1996): 295–423.
25 Vgl. Ernst, E., und Singh, S.: *Gesund ohne Pillen: Was kann Alternativmedizin?* Carl Hanser Verlag, München 2009, S. 76ff.
26 Der Philosoph René Descartes teilte die Welt in zwei streng voneinander getrennte Bereiche, die materielle Welt der Dinge *(res extensae)* und die geistige Welt der Gedanken *(res cogitans)*. Descartes war klar, dass es zumindest im menschlichen Gehirn eine Schnittstelle geben muss, über die beiden Teile miteinander interagieren. Wie diese Schnittstelle beschaffen sein könnte, war allerdings eine Nuss, die er nicht zu knacken vermochte. Nach meiner Meinung scheiterten auch alle anderen Dualisten nach ihm an diesem Problem.
27 Challis, G. B., und Stam, H. J.: Spontaneous regression.

12. Kapitel: Im Intermediärorbit – Wie kann man mit dem Krebs leben?

1 Vgl. oben 9. Kapitel, S. 380f.
2 In den USA scheint der Krebs allerdings langsam auf Platz 1 der Liste aller Todesursachen zu rücken.
3 Vgl. oben 7. Kapitel, S. 298–305.
4 Vgl. oben 9. Kapitel, S. 389ff.
5 Vgl. oben 6. Kapitel, S. 246–251, 276f.
6 De Ridder, M.: Das Fiasko der Schmerztherapie. In: *Wie wollen wir sterben?* 3. Aufl. DVA, München 2010.
7 Vgl. oben 6. Kapitel, S. 246f., 251–257, 276ff.
8 Vgl. oben 6. Kapitel, S. 261ff.
9 Vgl. oben 1. Kapitel, S. 21.
10 Vgl. oben 2. Kapitel, S. 96–105.
11 Vgl. oben 5. Kapitel, S. 190–230.
12 Jellouschek, H.: *Bis zuletzt die Liebe*, Herder Verlag, Freiburg i. Br. 2002.
13 Vgl. oben 11. Kapitel, S. 440, 442.
14 Jellouschek, H.: *Bis zuletzt die Liebe*.
15 Vgl. oben 11. Kapitel, S. 438ff., 452–456.
16 Fontane, T.: O trübe diese Tage nicht. In: *Gedichte* (1905), J. G. Cottasche Buchhandlung Nachf., S. 8.

17 Vieles von dem, was ich in dieser Zeit erlebt und vage in Gedanken übersetzt habe, fand ich in einem klugen Buch wieder, das das Leben und Erleben einer Beziehung im Schatten der Krebskrankheit oft in sehr prägnanten Sätze beschreibt: Jellouschek, H.: *Bis zuletzt die Liebe*.
18 Tolstoi, L.: *Der Tod des Iwan Ilitsch*. Reclam Verlag, Stuttgart 2008.
19 Rilke, R. M.: Schlussstück. Aus: *Das Buch der Bilder,* 1902.
20 Sontag, S.: *Krankheit als Metapher*, Fischer Verlag, Frankfurt a. M. 1981.
21 Livingston, G.: *Zu früh alt und zu spät weise?* Dt. Taschenbuchausgabe, Wilhelm Heyne Verlag, München 2010.
22 Ebd.
23 Wittgenstein, L.: *Tractatus logico-philosophicus*, Suhrkamp Verlag, Frankfurt a. M.
24 Zitiert nach: Jellouschek, H.: *Bis zuletzt die Liebe*.

Personenregister

A

Abbé, Robert 346
Abbott, Gilbert 315
Achong, Bert 55
Aggarwal, Bharat 222
Alguire, Glenn 138
Altmann, Richard 86
Aulus, Cornelius Aulus 53
Avery, Oswald 87–88, 333, 370

B

Bacon, Francis 25
Baltimore, David 111
Barkles, Arthur 377
Barr, Yvonne 55
Bashford, Ernest 441
Beard, J. W. 54
Beasley, R. Palmer 56
Beatson, George 390
Beclère, Antoine 329–330
Becquerel, Antoine Henri 45–46, 264, 325–326, 331
Behring, Emil Adolf von 171
Beijerinck, Willem Martinus 52–53
Belot, Joseph 330
Bennett, John Hughes 255
Bergonie, Jean 331
Bertapaglia, Leonard 311
Biermer, Michael Anton 363
Billroth, Theodor 316–317
Bishop, Mike 111–113
Bissell, Mina 153–154
Bonadonna, Gianni 391–392
Bonaparte, Familie 64–65
Boon, Thierry 179
Born, Max 269
Boveri, Theodor 87, 109, 122, 124, 132
Boyd, William 439
Bradfield, Barbara 416
Broca, Paul 64
Burkitt, Denis Parsons 55
Burnet, Sir Frank Macfarlane 178–179
Butlin, Sir Henry 31

C

Carbone, Paul 391
Cato der Ältere (Marcus Porcius Cato) 216
Cavennee, Webster 124
Chamberlain, Charles 52
Chargaff, Erwin 89
Churchill, Winston 326
Cleaves, Margaret A. 345
Cole, Mary 390–391
Cole, Warren 439
Coley, William Bradley 443–446
Coolidge, William 335, 338
Correns, Carl Erich Franz Joseph 63
Coutard, Henri 333
Craig Jordan, Virgil 391, 505
Crick, Francis 89, 130, 370
Crile, George Washington 322
Curie, Marie 43–44, 325, 331–332
Curie, Pierre 46, 325, 331

D

Darwin, Charles 60–61, 96, 146, 183, 213
De Gouvea, Hilario 66
De Vries, Hugo 63
Degos, Laurent 413–414
Descartes, René 24
Dhar, Ravi 118
Dolberg, David 153
Doll, Sir Richard 35–38, 40, 56, 105, 199
Donnall Thomas, Edward 382
Doppler, Christian 61
Druker, Brian 419–420
Dvorak, Harold 142

E

Ehrlich, Paul 177, 179, 184, 359–362
Einstein, Albert 269
Epstein, Anthony 55–56
Everson, Tilden 439

F

Farber, Sidney 366–369, 372, 376, 378–380, 382–383
Fidler, Isaiah 151
Fisher, Bernhard 322
Fisher, Bernie 391
Folkman, Judah 139
Franklin, Rosalind 89
Frei, Emil 381
Freireich, Emil 381
Freud, Sigmund 187
Friedrich, Walter 45

G

Galen (Aelius Galenus), griech./röm. Arzt 23–24, 137, 187, 311–312, 314
Galilei, Galileo 24
Garrod, Sir Archibald Edward 63
Gehrman, George 33
Gilbert, René 341
Gilman, Alfred 365–366, 368, 374, 376
Goodman, Louis 365–366, 368, 374, 376
Graefe, Albrecht von 66
Greenblatt, Melvin 138
Grubbe, Emil 327
Guy, Richard 187

H

Halsted, William Stewart 318–323, 344
Hannahan, Douglas 156
Hart, Ian 151
Hartwell, Jonathan 377
Harvey, William 26
Hausen, Harald zur 56–57
Heinicke, Hermann 331
Heister, Lorenz 313
Henle, Friedrich Gustav Jacob 51
Heraklit 195
Hevesy, George de 264
Hewitt, Harold 179
Hibakusha (Überlebende von Hiroshima) 49
Hill, Austin Bradford 35, 37–38, 56
Hippokrates 22–23, 216, 228, 311, 314
His, Wilhelm 85
Hodgkin, Thomas 340
Holley, Robert W. 92
Hooke, Robert 76
Horwitz, Susan 503

Höyges, Endre 326
Huebner, Robert 111–112
Hueper, Wilhelm 33–34
Huggins, Charles 389
Hungerford, David A. 110
Hunter, John 312–313

I

Ide, Gordon 138
Illmensee, Karl 152–153
Imhotep, ägypt. Arzt 310–311

J

Joliot-Curie, Irène 44

K

Kaplan, Henry 336, 339–345, 384
Kepler, Johannes 24
Khorana, Har Gobind 92
Kipling, Paul 45
Kitasato, Shibasaburo 171
Knudson, Alfred 122–124
Koch, Robert 51–52, 54, 171, 359, 362
Köhler, Georges 416
Kölliker, Albert von 45
Kolumbus, Christoph 36
Kopernikus, Nikolaus 24
Kossel, Albrecht 86
Krumbhaar, Edward 365
Krumbhaar, Helen 365

L

Langzog, Gustav 366
Laue, Max von 45
Lauterbur, Paul 270
Laziosi, Peregrinus 438
Le Dran, Henri François 249
Lee, Rose 327
Leibniz, Gottfried Wilhelm 25, 97
Leonardo da Vinci 25
Leuwenhoeck, Antoni 76
Levene, Phoebus 86
Lichtenstein, Paul 69
Linné, Carl von 223
Lister, Joseph 314

Livingston, Gordon 474
Löw, Rabbi 75
Luce, Henry 363

M

Maggia, Amelia 46
Main, Joan 178
Mansfield, Sir Peter 270
Mayer, Adolf Eduard 52
McDonald, Ellice 33
McLeod, Ian 39
Meloney, Marie 43
Mendel, Johann (Gregorius) 61–63, 88, 333
Meselson, Matthew 90
Mettrie, Julien Offray de la 26
Meyer, Willy 387, 391
Miescher, Friedrich 84–87
Milstein, Cesar 416
Minot, George 366
Mintz, Beatrice 152–153
Morton, William 315
Moses, Harold 155
Müller, Franz Hermann 36–37

N

Napoleon I. 36, 64–65
Newton, Isaac 25, 97
Nirenberg, Marshall W. 92
Noble, Robert Laing 376
Nordling, Carl O. 122
Nowell, Peter C. 110
Nüsslein-Volhard, Christiane 164

O

Ockham, Wilhelm von 442
Oppenheimer, J. Robert 48

P

Padhy, Lakshmi Charon 415
Paget, Stephen 151–152
Papanicolaou, George Nicolas 292
Paracelsus 40–41, 228
Parada, Luis 155
Pasteur, Louis 51–52, 217, 314, 359
Paus, Pieter (Petrus Parwis) 66

Peters, Vera 341
Peto, Richard 105, 199
Pott, Sir Percivall 30–31
Prehn, Richmond 178

R

Rabelais, François 216
Récamier, Joseph-Claude-Anthelme 249
Regaud, Claude 332–333
Rehn, Ludwig 33
Rogers, E. H. 44
Romine, Bud 420
Röntgen, Wilhelm Conrad 44–46, 324–326, 335
Rosenberg, Barnet 369
Rous, Francis Peyton 54–55, 110
Rudolph, Irene 47

S

Sabin, Alfred 57
Sandler, Robert 367–368
Schleiden, Matthias 76
Schlingensief, Christoph 421
Schwann, Theodor 76
Schweitzer, Albert 462
Shelley, Mary 75
Shih, Chiaho 117
Shubik, Philippe 138
Slamon, Dennis 416
Smith, Edwin 310
Sontag, Susan 17
Speyer, Maria 362–363
Stahl, Franklin 90
Stehelin, Dominique 113
Stenbeck, Thor 328
Stern, Otto 269
Sternberg, Carl 340
Subbarao, Yellapragada 367

T

Tabin, Cliff 118
Temin, Howard 111
Thomas, E. Donnall 383
Todaro, George 111–112
Tribondeau, Louis 331
Tschermak, Erich 63

U

Ullrich, Axel 416
Unger, Franz 61

V

Van Pel, Aline 179
Varmus, Harold 112–113
Verhoeff, Fredrick Herman 66
Veronesi, Umberto 391
Vesalius, Andreas 25, 311–312
Virchow, Rudolf 66, 76, 127, 177, 181, 255, 309–310, 360, 363
Volkmann, Richard von 318
Voltaire 97

W

Waksman, Selman 378–379
Walkhoff, Otto 46
Wall, Monroe 377
Wang, Zhen-Yi 413–414
Wani, Mansukh 377
Warburg, Otto 205
Watson, James 89, 130, 370
Weinberg, Robert 115–118, 145, 156, 415
Whalpole, Arthur 389–391
Wigler, Michael 115
Willis, Lucy 366
Wöhler, Friedrich 503
Wynder, Ernst 37–39

Sachregister

A

ABCD-Regel 296–297
ABCD-Regel, Asymmetrie 296
ABCD-Regel, Begrenzung 296
ABCD-Regel, Colorierung 297
ABCD-Regel, Durchmesser 297
Abhängigkeit 470
abl-Gen 419
ACTH (adrenocorticotropes Hormon) 253
Actinomycin D 378–379
Adenin 89, 373
Adenome 67, 288
adjuvante Bestrahlung 345
Adjuvantien 432
Adrenalin 450
Aflatoxine 197–198
AIDS 27, 58, 193
Albert Einstein Medical Center, New York 503
Alkaloide 376
Alkaptonurie 63
Alkoholkonsum 210–212, 226–227, 234
Alkoholsucht 211
Alkylantien 374, 502–504
Allele 62–64, 123
Allicin 218
Alternativmedizin 401–403, 405–407, 417
Altersregel 240, 246, 276
Altes Testament 28
Aminopterin 367–368, 373, 379
Aminosäuren 78, 93, 164, 167, 214
Ammoniumcyanat 503
Analkarzinome 193, 354
Anämie 44
Anamnese 257–258
Anatomie 312, 403
Androgene 203
Anergie 184, 428
Angiogenese 157
Angst 463, 473
Anilinfarbstoffe 33–34, 106, 194
Anilinverbindungen 359
Anoikis 142
Anthocyanidine 220, 227
Anthracycline 379
Antibiotika 359–360, 378, 445–446, 504
Antigene 173, 179, 184, 429–431, 434
Antigen-Präsentation 432
Antigen-präsentierende Zellen 433
Antikörper 171–175, 275, 416, 418, 426–430, 435
Antimetabolite 372–373, 502–503
Antiserum 172
aplastische Anämie 44, 480
Apogenin 222
Apoptose (Zelltod) 102, 124, 131, 217–218, 334
Appetitlosigkeit 463
Asbest 34
Asepsis (Keimfreiheit) 313–314
Aspergillen 197
Asthma bronchiale 27
Äther 315
Atombombe 48–50
ATP (Adenosintriphosphat) 81
Augentumor 66
Ausdifferenzierung, spontane 449
Auskultation 260
Auto-GTPase-Aktivität 118
Autoimmunkrankheiten 253

B

Bäder 468
Bagatellisierung 470
Bakterien 25, 27, 51–53, 58, 88, 163–164, 171, 174–175, 197, 359, 361, 370, 378–379
Bakterien-Toxine 445
Basaliom 258, 295
Basalmembran 321
Basalzellkarzinome 295
Basilikum 222
Bauchspeicheldrüse 151, 211
Bauchspeicheldrüsenkrebs 35, 118, 150, 154, 195, 203, 392, 421, 460
bcl-2-Gen 506
Beeren 219–220
Benzol 34, 194
Beschwerden 240, 242, 244, 251, 445, 463
Bewegung 230–232, 234–235, 468
Bewegungstherapie 463
Bindegewebe 154–155
Bindegewebekrebs 443
Bindegewebs-Tumoren 69
Biologie 375, 404

Biopsie 263, 274, 283, 285, 299, 303, 308
Biopsie, transrektale 300
Biotechnologie 423
Blasen-Bilharziose 58, 144, 155
Blasenkrebs 33–35, 58, 125, 182, 195, 217, 260, 353
Blasten 445
Blastome 246, 384
Bleomycin 504
Blut 162, 165, 255–256
Blutbild 445–446
Blutgefäße 137, 142, 321
Blutgruppen 318
Blutkörperchen, rote (Erythrozyten) 162, 255, 363, 372, 504
Blutkörperchen, weiße (Leukozyten) 162, 165, 177, 181, 254–256, 331, 363, 365, 372, 504
Blutplättchen (Thrombozyten) 162, 255, 363, 372, 504
Blut-Stammzellen 255, 367, 382–383, 399, 427, 435
Blutzellen 255
Blutzuckerspiegel 205
B-Lymphozyten 340
Boten-RNA 424, 431
Botenstoffe 80, 103, 114, 253
Brachytherapie 346–347
breakpoint-cluster Region (bcr) 419
Bronchialkarzinom 503
Brustkrebs 13–14, 64, 69, 125, 127–129, 134–135, 150–151, 182, 195, 200–203, 217, 224, 230–232, 243–244, 246, 259, 263, 281, 283–286, 305, 309, 311–313, 317–323, 327, 353, 355, 373, 378, 384–387, 389–392, 395, 411, 416–417, 426–427, 435, 448–449, 460–461, 504–506
Brustkrebs, Vorsorge 305
BSI-201 411
Busulfan 374
B-Zellen 170, 172, 174, 429
B-Zell-Rezeptoren 171–174

C

Camptothecine (CPT) 503
Cancer à deux 51, 56
Cancer Chemotherapy National Service Center (CCNSC) 369
Cancer Genome Project 108
Caretaker-Gen 133
Carmustin (BCNU) 503
Carnosol 222
cartesianischer Schnitt 454–455
Cäsium132 347
Catechine 225
Catharanthe (Madagaskar-Immergrün) 375–376
cervikale intraepitheliale Neoplasien (CIN) 293
CGP57148 419
Chamberlain-Filter 52–53
Chargaff-Regeln 89
Chemie 359–360, 375, 404
Chemotherapeutika 368–369, 371–374, 379
Chemotherapie 140, 294, 357, 374, 379–385, 388, 392, 396–398, 400, 403, 405, 413–414, 426–427, 440, 445, 463
Chemotherapie, adjuvante 387–388, 391–392, 400, 416
Chemotherapie, palliative 394–396, 400, 408
China 235
China, pflanzliche Krebsmedikamente aus 503
Chinin 316
Chirurgie 310–316, 318, 321, 337, 344, 353–356, 363, 385–388, 392, 400, 403, 416, 447, 463
Chlorambucil 374
Cholera 25, 27, 51–52
Chorionkarzinom 450
Chromatin 84, 89
Chromosom 22 419
Chromosom 9 419
Chromosomen 84, 89, 109, 122, 132, 275, 371, 376, 423
chronische Müdigkeit (Fatigue) 463
Cisplatin 369–370, 502, 504
Clostridium botulinum 480
Compassionate use 410
Computer, Fortschritt und 423
Computer, Strahlentherapie und 348, 350–351
Computertomographie (CT) 50, 252, 262–264, 267, 271, 273, 337, 348–350, 352, 417
CTLA-4-Molekül 433
Curcumin 221–222
Cyclophosfamid 374, 392
Cytosin 89
Cytosin-Arabinosid 373

D

Dacarbazin 503
Darm 151–152
Darmkrebs 66, 69–70, 118, 129, 134, 150–151, 195, 200–203, 209, 211, 224, 230, 232, 246, 288–290, 305, 353, 355, 373, 384, 387, 392, 395, 427, 435, 446, 496, 503–504
Darmkrebs, Vorsorge 288–291, 305
Darmspiegelung 290–291
Datenbanken 60, 68, 125
Daunorubicin 379
Deletion 133
dendritische Zellen 431–432
Depression 463
Diabetes mellitus (Zuckerkrankheit) 27
Diabetes mellitus Typ II 204
Diagnostik 25, 126, 236–239, 241–243, 245, 250, 252, 257–261, 263–278, 297, 326, 336, 344
Diallyldisulfid (DADS) 218
Diallylsulfid (DAS) 218
Differentialdiagnose 239
Differentialdiagnostik 239
Diphtherie 52, 172, 174
DNA (Desoxyribonukleinsäuren) 53, 55, 79, 82, 88–95, 98, 101, 105, 107, 111–112, 116, 130, 328, 333–334, 370–371, 373–374, 376, 397, 423–424, 431, 483, 502–504
DNA-Addukte 198
DNA-Reparatur 131, 145, 156, 371
DNA-Reparaturenzyme 130
DNA-Replikation 370–371
DNA-Schäden 130–131, 135
DNA-Sequenzierung 117
DNA-Viren 56
Doppelhelix 89–90, 92, 371, 503
Dosis 381, 420
Doxorubicin 379
Durchfall 463

E

EGF-Familie 308
Eierstöcke 390, 505
Eierstockkrebs 134, 503
Eigeninitiative 191, 233
Eigenverantwortung 194
Eiweiße 166, 206, 214
Elektronen 266, 336, 338, 347

Ellagsäure 220
embryonale Zellen 449
end joining 133
Enddarmkrebs 355
Endorphine 455
Endoskopie 259
Endosonographie 269
Endothelzellen 137, 139
Energiebilanz 231
Entspannung 468
Enzyme (alkalische Phosphatase) 251
Enzyme (Nukleasen) 88
Enzyme (Proteasen) 88
Enzyme (Topoisomerasen) 503
Enzyme, Splicing- 116
Epidemiologie 37–39, 56, 58, 201
Epigallocatechin-Gallat (EGCG) 225
Epirubicin 379
Epoxide 198
Epstein-Barr-Viren 55, 58
Erbgut 100, 423
Erbinformation 87–89
Erbkrankheiten 60, 63, 68, 135, 412
Erblichkeit 59–60, 68, 123, 134, 156, 289, 298, 496
Erbrechen 463
Ernährung 28, 194, 196, 198–202, 204–205, 207, 212, 229, 233–235, 463, 468
Eukaryonten 361
Evolution 18, 73, 98–99, 101, 105, 133, 141, 146, 164, 167, 170, 183, 213, 375, 379, 398–399, 425
Evolutionsbiologie 70
Evolutionstheorie 96
Extended-Field-Bestrahlung 342
extrazelluläre Matrix (ECM) 142

F

familiäre adenomatöse Polypose (FAP) 496
Fatigue-Syndrom 232
Feldforschung 56
Fette 207–208, 214, 223
Fettsäuren 207–208, 214
Fettsäuren, essentielle 78
Fibroblasten 143–144, 147, 152
Fibrosarkom 245
Fibrozyten 143
Fieber 445–446
Fisch 223, 235
Flavanone 219, 227

Fleisch 206, 235
Fleischkonsum 206–208, 491
Fludarabin 373
5-Fluoruracil 392
Folsäure 366–367, 372–373
fraktionierte Bestrahlung 347
Fraktionierung, Prinzip der 333
freie Radikale 334
Fresszellen (Makrophagen) 144, 165, 173–174
Fresszellen (Mikrophagen) 165
Früherkennung 288–290, 293, 296–297, 299, 305
Fürsorglichkeit 471

Gift 32, 40–42
Gift, Krebsauslöser 29, 31
Gleason-Score 301–302
Glivec 420, 435
Glucose 204–205, 266
Golgi-Apparat 81
Gonorrhöe 51
Grading 150, 275, 386
Granulozyten 413
Granzym 166
Gray (Gy) 334, 338
Großbritannien 38
Guanin 89, 373
GvH(Graft versus Host)-Reaktion 383, 427

G

Gammastrahlen 264, 267, 345
Ganglioneurome 452
Gebärmutterhalskrebs 56–59, 70, 182, 193, 288, 292–294, 305, 345–346, 355, 429
Gebärmutterhalskrebs, Vorsorge 292, 294, 305
Gebärmutterkrebs 230, 280, 317, 346, 354–355
Gebärmutterschleimhaut 204
Gebärmutter-Tumoren 69
Gedächtnis, immunologisches 168, 170, 176
Gedächtnis-T-Zellen 433
Gefäßneubildung (Angiogenese) 139
Gehirn 211, 248, 251–252, 454–455
Gehirntumoren 353
Geistheilungen 454–455
Gelbfieber 53
Gen 18, 62, 68, 73, 88, 91–93, 95–96, 103–107, 109, 111–118, 120, 122–125, 129, 134–135, 146, 156, 163–164, 168, 275–276, 333, 412, 496, 506
Gendefekte 103
Genetik 412
genetische Instabilität 99
genetische Stabilität 104
genetischer Code 92
Genmutation 113
Genom 95–96, 103–104, 111, 412, 418, 423
Genotyp 88, 91
Gentherapie 412
Gentransfektion 115
Geschlechtshormone 448
Gesetz von Bergonie und Tribondeau 331 f., 334
Getreide 205

H

Hämatologie 364
Hämoccult-Test 289–290
Hämoglobin 100
Harnleiterkrebs 35
Harnstoff 503
Haselnüsse 220
Häufigkeitsregel 287, 299
Hautkrebs 179, 194, 288, 294–295, 353
Hautkrebs, Vorsorge 294–295, 297–298, 305
Hautkrebs-Screening 296–297
Hayflick-Limit 136
Helfer-T-Zellen 173–174, 432–433
Helicobacter pylori 144, 155, 217
Hepatitis B 56, 144, 155, 192
Hepatitis C 144, 155
hepatozelluläres Karzinom (HCC) 56
Her2/Neu 417–418, 426
Her2-Antikörper 417
her2-Gen 415
Her2-Protein 416–417
Herceptin 417, 426
hereditäres nicht-polypöses Colon-Carcinom (HNPCC) 134, 496
Herz 211
Herz-Kreislauf-Erkrankungen 32
Heterozygotie 62
Hinweis 285
Hippokrates 314
Hirnanhangdrüse 329
Hirntumoren 353, 355, 392, 460, 503
Hiroshima 48–49
Histone 101
Hochdosis-Chemotherapie 385, 459, 504
Hochdosis-Polychemotherapie 381

Hoch-Risiko-Tumoren 301–302
Hodenkrebs 30–31, 259, 355
Hoffnung 473, 475
Homöopathie 453
Homöostase 102–103, 126, 156
Homovanillin-Mandelsäure 450
Homozygotie 62–63
Hormone 186, 203–204, 253, 449–450, 455–456
Hormonrezeptoren 309
Human Genome Project 423
humane Papillom-Viren (HPV) 56–58
Hunde (in der Diagnostik) 260
Husten 463
Hygiene 313–314, 504
Hyperkalzämie 252

I

Ifophosfamid 374
Imatinib 420
Immunhistochemie 275
Immunität 170
Immunoediting 184
Immunogen 431
Immunologie 172, 185, 432
Immunsystem 27, 148, 160–163, 167, 175, 177, 179, 181–186, 188–189, 244, 253, 359, 383, 416, 425–427, 429–431, 433–435, 445, 447–448, 455–456, 504
Immunsystem, adaptives 167–168, 171, 174–175, 180
Immunsystem, angeborenes 164–165, 167, 174–176, 180, 361, 428, 449
Immunsystem, Psyche und 185–187
Immuntherapie 426–428, 435
Immunüberwachung (Immunosurveillance) 178, 184
Impfung 57, 170, 179, 192–193, 292, 429, 431–432, 510
Impotenz 304
Indien 235
Indien, Gewürze in 221–222
Indien, Krebsrisiko in 201–202
Infektionen 443–444, 446–447
Infektionen, Krebsrisiko durch 192
Infektions-Hypothese 54
Infektionskrankheiten 51–52, 54, 58
Influenza-Pandemie (1918–1920) 32
Ingwer 222
Inkontinenz 304
In-situ-Karzinome 293–294

Insulin 205, 231
Integrinen 154
Interferon-γ 447
Interleukin-1 447
Interleukin-2 447
Inuit/Inuit-Völker 200, 224
Ipilimumab 433
Iridium192 347
Irinotecan (CPT-11) 503
Isotope 264, 266, 326, 345, 347

J

Japan 48–49, 235
Japan, Krebsrisiko in 201
Jod 265
Juckreiz 463

K

Kakao 223
Kalzium 252
Kanzerogene 31, 41–43
Kaposi-Sarkome 58
Karotten 219
Karzinogene 41
Karzinome 240, 374, 385, 396, 504
Katecholamine 450
Kehlkopfkrebs 354–355, 392, 427
Kehlkopftumoren 354
Keimbahnmutation 123, 135
Keimzellen 449
Keimzelltumoren 153, 450, 503
Keratinozyten 295
Kernspin 269–270
Kernspintomographie 242
Killer-T-Zellen 430, 432–434, 447
Killerzellen, natürliche (NK-Zellen) 165–166, 175, 180–181, 186, 427, 430, 447
Kinasen 113, 119, 418
Kinderlähmung (Poliomyelitis) 53, 57
Klonalität 310
Knochen 251
Knochenbrüche 251
Knochenmark 162, 382–383, 427, 435
Knochen-Tumoren 69
Koevolution 70
Kohlenhydrate 204–205, 214
Kohlgemüse 216–217
Kokain 316

Kombinationsregel 277
Komplementärmedizin 458, 468
Konisation 294
Kontaktbestrahlung 345
Kontakte, soziale 468–469
Körpersäfte (antike Theorie) 24
Kortison 186, 253
Krankheitstheorien, subjektive 465–466
Krebs des Binde- und Stützgewebes 354
Krebs des Mund-, Nasen- und Rachenraums 35, 353–355, 392, 427, 435
Krebsarten 126–128, 317, 323–324, 354, 424, 426, 459–460
Krebschirurgie 317–320, 322–324, 387
Krebsfamilien 64
Krebsformen 275–276, 288, 310, 352, 379, 391, 400, 447–449, 456, 460, 462, 502
Krebsforschung 18
Krebs-Früherkennung 282
Krebsgene/Onkogene 109, 113–118, 121, 125, 415–416, 418
Krebsimpfung 429, 433–435
Krebsmedikamente 128, 204, 233, 296, 324, 334, 354, 356, 359–362, 368–369, 371–373, 375–376, 378–381, 383–388, 391, 394–400, 411, 414, 416–417, 420–422, 424–426, 434–435
Krebsprophylaxe 429
Krebstherapie 18, 336, 343, 360–361, 366, 368, 370, 372, 374, 423–425, 459
Krebstherapie, multimodale 385, 387, 392–393
Krebstherapie, Wunder in der 417, 438–439, 442–443, 452, 455–456
Krebsmedikamente 366
Krebsvorsorge 287, 305–307
Krebszellen 55, 57, 106–108, 110, 112, 114–118, 120–122, 126–127, 129, 134, 137–138, 140–149, 151–155, 157–158, 160, 176–177, 179–181, 183–185, 188, 196, 202, 204–206, 213–214, 217, 220–223, 228, 230, 250–251, 253, 256, 259–261, 266, 273–276, 279, 281, 293–295, 301, 303, 309, 320–321, 323–325, 327–328, 332, 334, 339–340, 342, 344, 355, 360–363, 368, 371, 373–374, 380, 382, 397–400, 411–412, 414, 418–420, 422–424, 431, 446–447, 503
Krumbhaar-Effekt 365
Kürbis 219
Kurkuma 221–222

L

Laboruntersuchungen 260, 262
Lambert-Eaton-Syndrom 253
Laser 348
Latenz 107
Leben/Lebewesen 75–76, 82, 91, 98–99
Lebensalter, Krebs und 121–122
Lebenserwartung 461–462
Lebensmittelvergiftungen 197–198
Lebensqualität 463, 468
Lebensverlängerung 457
Leber 151, 155, 211
Leberentzündung 192
Leberkrebs 35, 56, 203, 211, 250, 353
Leberzellkrebs 155, 192, 198, 421, 429
Legende 439
Leinöl 224
Lepra 52
Lethargie 463
Leukämie 44, 49–50, 56, 106, 110, 118, 125, 127, 132, 183, 195, 203, 246, 254, 256–257, 276, 310, 340, 362–368, 373, 376, 380–382, 387, 396, 400, 412–413, 421, 427, 445–446, 459, 480
Leukämie, akute lymphatische (ALL) 362, 367, 384
Leukämie, akute myeloische (AML) 35
Leukämie, chronisch myeloische (CML) 419–421, 508
Leukämie, Promyelozyten- 413–414, 450
Ligasen 91
Linearbeschleuniger 336–337, 342, 345
Lomustin (CCNU) 503
London 29–30
Luftnot 463
Lunge 151
Lungenentzündung 27
Lungenkrebs 35–37, 39–40, 42, 70, 118, 150, 195, 201, 230, 246, 250, 252–253, 260, 317, 323, 353, 355, 378, 386, 392, 395, 421, 427, 460, 503–504, 506
Lungentumoren 125
Lycopin 218–219
Lymphdrüsenkrebs 365–366, 387, 395, 397, 506
Lymphdrüsenkrebs (Lymphome) 55, 58, 69, 127, 182–183, 203, 212, 237, 246, 259, 340, 427, 435, 444, 448, 460
Lymphgefäße 321
Lymphknoten 148–149, 162, 265, 317, 319–321, 340–341, 354, 416

Lymphome 373
Lymphozyten 148, 165, 168
Lymphsystem 148

M

Magen 151
Magen-Darm-Trakt 196
Magenkrebs 35, 50, 58, 65, 195, 198, 217, 317, 353, 392
Magnetresonanz-/Kernspintomographie (MRT) 269–273
Magnetresonanz-Mammographie (MRM) 271, 283
Makromoleküle 78–79
Makronährstoffe 214, 224
Malaysia, Krebsrisiko in 201
maligne Progression 146
MALT 161, 169
MALT-Lymphome 58
Mammakarzinome 13, 127, 308, 391
Mammographie 263, 281, 283–284, 286
Mammographie-Screening 281–286
Margarine 209
MARIE, Studie 231–232
Masern 53
Massagen 468
Mastektomie 319, 321–322
Matched-Pair-Analyse 36
Matrix-Proteasen 142
Mechlorethamin 365, 368, 373–374
Medikamente 27–28, 139, 171, 182, 199, 204, 212–214, 217, 252, 257, 315, 330, 337, 358, 360–361, 368, 404, 416, 419, 428, 433, 453
Meditation 468
Medizin 405–406, 458
Medizin, Geschichte der 24
Medulloblastom 384
Mehrfelder-Bestrahlung 329
Melanom 258, 448
Melanom, malignes 194, 295–298, 305
Melanozyten 296
Melphalan 374
Mendelsche Regeln 61–63, 66–67
mentale Strategien 464
6-Mercaptopurin 373
Metabionten 99
Metastasen (Tochtergeschwülste) 42, 126, 128, 145, 148–149, 151–152, 185, 222, 228, 232–233, 248–252, 258, 262–265, 267, 273, 295, 309, 316–317, 320–322,
327, 354, 385–386, 390–391, 396, 400, 416, 434
Metazoen 99–100
Methotrexat 392
MHC-I-Moleküle 166
MHC-Komplex 165–169, 173, 175, 177
MHC-Moleküle 166, 181
Microarrays 424
Mikroben 378
Mikrobiologie 51–52, 54, 359, 378
Mikrometastasen 321, 386
Mikroorganismen 314
Mikroskop 25, 27, 51, 53, 76, 78, 82
Milchprodukte 206, 208
Milz 151, 162, 165, 340
Mineralstoffe 214
Minze 222
Mismatch-Reparatursystem 134
Mitochondrien 81
Mitomycin-C 504
Mitose (Zellteilung) 100–101, 371, 376, 503
Mitoxantron 504
Mitteleuropa, Krebsrisiko in 201
Mittelmeerländer 235
Molekularbiologie 77, 414
Moleküle 73, 503–504
Morbus Hodgkin (Lymphdrüsenkrebs) 340–342, 344, 355, 384, 397, 421
Morphium 462
Multi-Hit-Theorie 129
Multi-Mutationen-Theorie 120
Mumps 53
Mutagene 105
Mutationen 96, 98–99, 103–104, 106–107, 109, 113–114, 116, 118, 120–123, 130–131, 134, 137, 143, 145, 155–156, 274–275, 295, 323, 334, 412, 415–416, 424–425, 449
Mutator-Gen 129
Mylotarg 427

N

Nachladetechnik 347
Nagasaki 48–49
Nahrungs-/Heilmittel 196–197, 204, 209, 212–213, 215–217, 221, 226, 315–316, 337, 358, 361, 375, 404
Nahrungs-/Heilmittel in Ägypten 217
Nahrungs-/Heilmittel, krebshemmende 214, 216–223, 225–226
Nahrungsmittelindustrie 208–210

524 • Sachregister

Narkose 315, 324
Nationales Krebsforschungszentrum der USA (NCI) 377
Nationalsozialisten, Antiraucherkampagne 37
Nebennierenrinde 252-253
Nebenwirkungen 366, 368, 371-372, 377-378, 382, 390, 394, 400, 420, 504
Negativität, dreifache 308
Nephroblastom 384, 450
Nervensystem 455
neu-Gen 415
Neu-Protein 415
Neuroblastom 384, 415, 448, 450-452
Neurophysiologie 405
Neurotransmitter 455
Nexavar 421
Niedrig-Risiko-Tumoren 302-303
Nieren 152
Nierenkrebs 35, 195, 203, 353, 379
Nierenzellkrebs 69, 212, 421, 448, 460, 504
Nimustin 503
Nitrosamine 34, 198
Nitrosoharnstoffe (ACNU) 503
Nuklein 85-86
Nukleinsäuren 87-88
Nukleoside 88-89
Nukleotide 79, 86, 90, 96, 105, 333, 370, 373

O

Ockhams Messer 442, 456, 465
Olivenöl 223-224
Omega-3-Fettsäuren 207-208, 223-224
Omega-6-Fettsäuren 208, 224
OMICS 424
Onkologie 18, 22, 353, 355, 369, 376, 378, 381, 388
Ontogenese 100
Opium 316
Oregano 222
Organismus 74, 76, 82, 98-100, 103
Orient 235
Orthovolt-Röhren 335
Orthovolt-Strahlung 335
Osteuropa, Krebsrisiko in 201
Östrogene 203-204, 231-232, 308, 389, 460, 505
Östrogen-Rezeptor 505
Ovarektomie 390-391

P

P53-Protein 125
PAA (Pteroylaspartam-Säure) 367
Pakistan, Krebsrisiko in 201
Palliativmedizin 407, 458-460, 462-464, 468
Palliativtherapie 394
Palpation 259
PAMP 164, 167
PAP-1-Befund 293
PAP-2-Befund 293
PAP-3-Befund 294, 497
PAP-4-Befund 294
PAP-5-Befund 294
Papillom-Viren 193, 292
Paprika 219
PAP-Test 293
paraneoplastische Syndrome 251, 253
Parasiten 58
Parathormon-ähnliche Peptide (PTHrP) 253
Partnerschaft 470-471
Pathogenese 27
Pathogenetik 276
Pathologie 274, 276, 291, 297, 308, 340, 355, 403
Patientenselektion 343
Penicillin 378
Peptide 167, 431
Perforin 166
Pest 25, 27, 51-52
PET-CT 267
Petersilie 222
Pfeffer 222
Pflanzeninhaltsstoffe 216
Phänotyp 88, 91, 99
Philadelphia-Chromosom 110, 132, 275-276, 418
Philippinen 375
Photonen 45-46, 266, 333-334, 336, 338, 347
Photonen-Strahlen 328, 335, 345, 349
Physik 404
Physiotherapie 463, 468
Pilze 163-164, 220, 378
Pilzgifte (Mykotoxine) 197
Piperin 222
Placebo-Effekt 405, 452-454
Plattenepithelkarzinome 241, 258
Pneumokokken 87
Pocken 57
Polychemotherapie 381-382
Polymorphismen 135

Polypen 288, 291
Polyphenole 220, 223, 225–227
Positronen 266
Positronen-Emissions-Tomographie (PET) 266f.
Postmitose 75
Präformationstheorie 77
Prävalenz 287
Proanthocyanidine 223, 227
Procarbazin 503
Progesteron 203, 232, 308
Prokaryonten 361
Promyelozyten 413
Prostata 298
Prostatahyperplasie, benigne 298–299
Prostatakarzinome 300–301
Prostatakrebs 69, 150–151, 200–203, 209, 218, 230, 246, 260, 288, 298, 301, 304–305, 353, 384, 387, 389, 448, 459
Prostatakrebs, Vorsorge 298–299, 301, 305
Proteine 78, 84, 93–94, 103, 164, 376, 424, 431
Proteom 95, 424
Proto-Onkogene 113, 156
Protozoen 98
PSA (prostataspezifisches Antigen) 300
PSA-Test 300, 303–305
PSA-Wert 300–303, 305
psychischer Stress, Krebs und 185
Psychoanalyse 187
Psychose 252
Psychotherapie 468
Pyrrolizidin-Alkaloide 214

Ras-Protein 118–119
ras-Proto-Onkogen 145
Rauchen 35–41, 70, 106, 194–196, 211, 234, 465
Referenzpunkt 348
Regel von Bergonie und Tribondeau *siehe* Gesetz ...
Resveratrol 227–228
Retikulum, endoplasmatisches 81
Retinoblastom 66, 123, 125, 134, 384
Retinoblastom-Gen (rb-Gen) 124–125, 156
Retinoblastom-Protein (Rb-Protein) 124–125
Retinsäure 413–414
Rezeptoren 167–168, 308
Ribosomen 80–81, 92
Risikofaktoren 238, 242
RNA (Ribonukleinsäuren) 79–80, 93–95, 101, 111–112
RNA-Viren 111
Röntgenbilder 262, 264
Röntgenröhren 346
Röntgenstrahlen 45–46, 262, 267, 285, 328, 335, 351, 480
Rosmarin 222
Rote Bete 219
Rotwein 226–228
Rous-Sarkom-Virus (RSV) 110–112, 153–154
Ruhelosigkeit 463
Ruß 31
Ruß-Warze 30

R

Rachenraum, Krebs im 193
Radioaktivität 44, 50, 193, 264, 325
Radiologenkongress, Internationaler (1928) 333
Radiologie 263, 272–274, 278, 320, 326, 346, 353, 386, 396
Radioonkologie 331–332, 348, 350, 356
Radiopharmaka 265
Radiotherapie, fraktionierte 333
Radium 43–44, 47, 326, 346
Radium-Therapie 345–346
Radon 50
rag-2-Gen 180
Rapsöl 224
ras-Gen 117–120, 154, 157, 275, 414
ras-Onkogen 415

S

Salvarsan 360
Sarkome 127, 150, 237, 246, 259, 346–347, 353, 355, 374, 396, 443–445, 460, 504
Sauerstoffmangel (Hypoxie) 138
Scheidenkrebs 354
Schilddrüse 252
Schilddrüsenkarzinome 69
Schilddrüsenkrebs 70, 118, 150, 212, 323, 460
Schimmelpilze 198
Schimpansen 95, 104
Schlafkrankheit 360
Schlaflosigkeit 463
Schluckauf 463
Schmerztherapie 462
Schnupfen 27

Schokolade 223
Schornsteinfeger 30-31
Schulmedizin 15, 402-404, 406-407, 417
Schwermetalle 41
Schwesterchromatiden 133
Seed-and-soil-Hypothese 152
Selbstmedikation 212-213
Sellerie 222
Seneszenz (Alterungsprozess) 102, 131, 136
Senfgas 364-366, 374
Sensitivität 283, 287, 299
Sepsis 148, 445, 447
Sequenziertechnik 423-424
Serum-Therapie 172
Signatur, genetische 425
Slamon, Dennis 415, 417
Sonographie (Ultraschalluntersuchung) 268-269, 283
Speiseöle 208-209
Speiseröhre 155
Speiseröhrenkrebs 35, 150, 195, 353-355, 460
Spermatozoen (Samenzellen) 153
Spezifität 283, 287
S-Phase 91, 101, 125, 133, 370-371, 373
Spindelapparat 376
Spindelgifte 375, 503
Spontanheilungen 439-443, 446-452, 455-456
Sport 229-234, 468
src-Gen 110, 112-113, 115, 414
Stadium 4s 451-452
Staging 14, 344, 385, 501
Stammzellen 100, 136, 332, 365, 382-383, 397, 399, 449
Stammzelltransplantation 383
Statistik, epidemiologische 37
Staurosporin 418
Stenose 248
Sterben 457, 471-473, 475
Sterilität 313-314
Strahlenbelastung 43, 47-50, 106, 193, 285, 326-327, 346, 350, 481, 501
Strahlenbiologie 331, 334
Strahlendosis 338-339, 342, 344, 346-347, 350-352, 354, 501
Strahlenkrankheit 48
Strahlenschäden 325, 330-334, 343-344, 346, 352, 354
Strahlentherapie 294, 304, 324-338, 340-342, 344-345, 347, 350, 352-356, 363, 385-387, 392, 400, 403, 440, 445, 463, 506

Strahlentherapie, adjuvante 355
Strahlentherapie, neoadjuvante 355
Strategie der aktiven Überwachung (active surveillance) 302-303
Streptokokken 444
Streptomyceten 378
Stromazellen 143
Studie, klinische 28, 224, 339, 345, 405, 408
Studie, prospektive, randomisierte und kontrollierte 28
Substanz 606 360
Sulforaphan 217
Supportivtherapie 504
Suppressor-T-Zellen 433
Süßkartoffeln 219
Sutent 421
Symptome 238-240, 243-244, 246-251, 253-254, 256, 277
Syphilis 25, 36, 51-52, 360
Systemerkrankung 310, 321, 343, 400
Systemerkrankung, kryptogene 386
systemische Erkrankung 356, 386-387
Systemkrankheit 317, 321
Szintigraphie 265

T

T1-Tumoren 299
Taiwan 56
Tamoxifen (ICI 476474) 389-391, 460
Tarceva 421, 435
Tastuntersuchung, digital-rektale 299
Taxol 377, 503
Taxotere 377
Teeanbau/-konsum 225-226
Teeanbau/-konsum in China 225
Teeanbau/-konsum in Japan 225-226
Teer 31
Teerstühle 247
Teletherapie 346-347
Telomerase 136-137
Telomere 136
Teratokarzinome 153
Teratom 153
Terpene 222
Test 281-283, 287, 289-290, 299, 305, 420
Testosteron 298, 389
Tetanus 52, 174
Thailand 235
Thailand, Krebsrisiko in 200-202

Theaflavine 225
Theorie der multiplen Treffer 122
therapeutischer Korridor 342–343
Therapie, adjuvante, antihormonelle 391
Therapie, adjuvante, medikamentöse 391
Therapie, systemische 358
Thrombose 247
Thymian 222
Thymin 89, 373
Thymusdrüse 162, 168–170
Tierversuche 178–180
T-Lymphozyten 168
Tod in den Medien 472
Tod und ärztliche Perspektive 471, 473
Tod und Realität 472–473
Toll-like-Rezeptor 164–165
Tollwut 53
Tomate 218–219
Topoisomerase II 504
Topotecan 503
Toxintherapie 447
tp53-Gen 125, 156
Tracer 264–266
Transfektion 412
Transfette 209
Transfettsäuren 208–209
Transkription 92
Transkriptionsfaktor 114, 221
Transkriptom 93, 424
Translation 93–94
Transplantation 182, 382–383
Transplantation, allogene 383, 427–428, 435
Transplantationschirurgie 183
Trauer 474–475
Treponema pallidum 360
Trofosfamid 374
Trypanosoma gondii 360
Tschernobyl (Reaktor-Unfall 1986) 70
Tuberkulose 25, 27, 32, 51–52
Tumor Angiogenese Faktor (TAF) 139
Tumor-Antigene 180, 447
Tumorchirurgie 312, 317, 323
Tumoren 15, 22–23, 31, 39–40, 54–55, 106, 128, 138–139, 142–144, 146, 150, 155, 177–179, 182, 237, 245–246, 249, 251, 253, 260, 262–263, 267, 273–275, 287–288, 292–293, 295–296, 299, 308–313, 316–317, 322–323, 345–348, 351–352, 366, 369, 376, 378, 389, 395, 398–399, 416, 425, 428, 434, 443, 447, 449, 451–452, 456, 460
Tumoren, semimaligne 295

Tumorimmunologie 179, 181, 184, 428, 431, 435, 445
Tumormarker 260–261
Tumor-Nekrose-Faktor-α 447
Tumorsuppressor-Gen 124–125, 130, 133, 156
Tumorzellen 109, 111, 121, 137, 139, 142–143, 147, 152, 160, 176, 179, 181, 183–184, 196, 205, 214, 220–221, 225, 249–251, 253, 265, 274, 301, 319, 321, 328, 330, 332, 334, 342, 350, 354–355, 368, 370–371, 373, 377, 398, 400, 411, 426, 447
Typhus 52
Tyrosinkinase-Inhibitoren 419–421, 508
Tyrosinkinasen 113, 419, 422, 435
T-Zellen 168–170, 172, 177–178, 182–184, 428–431
T-Zell-Rezeptoren 168–169, 171

U

Übelkeit 463
Überdiagnose 297
Übergewicht 202–204, 207, 235
Übertherapie 294, 297, 303–304, 321, 343
Untertherapie 343

V

VAMP (Polychemotherapie) 381
Verdrängung 244
Vereinigte Staaten 39, 235
Vereinigte Staaten, Krebsrisiko in 201
Vergiftungs-Hypothese 31, 34, 40, 42
Verstopfung 463
Verwirrung 463
Vielzeller (Metabionten) 163
Vier-Wochen-Regel 277
Vinblastin 376
Vinca-Alkaloide 376–377, 503
Vincristin 376
Vinylchlorid 34
Viren 27, 51, 53–55, 57–58, 106, 164, 166, 176–177
Virus-Hypothese 55–56
Vitamin B_{12} (Cobalamin) 366
Vitamin B_6 (Folsäure) 366
Vitamin C 219
Vitamin-A-Säure 413–415

Vitamine 78, 214
Vorsorgeuntersuchung 267, 278–282, 284–287, 296, 306–307
Vorsorgeuntersuchung, gynäkologische 293
v-src-Gen 112

W

Wachstumsfaktoren (EGF) 308
Wachstumsfaktoren (IGF) 204
Wachstumsfaktoren (PDGF) 220
Wachstumsfaktoren (VEGF – vascular endothelial growth factor) 139–140, 142, 220, 492
Wächterlymphknoten 308–309
Walnussöl 224
Wein 226–227
Weltgesundheitsorganisation 197
Westeuropa, Krebsrisiko in 201
Wilms-Tumor 379
Wirtszellen 155
Wundbrand 314
Wunden 244
Wundfieber 313–314
Wundinfektion 171
Wundrose 444

X

X-Strahlen 45, 325–326, 331

Z

Zelle 18, 26–27, 73–80, 82–84, 91–92, 95, 98, 100–101, 104, 106–107, 134, 136–137, 141, 145, 274–275, 288, 292, 295, 297, 309, 328, 330–334, 360, 368, 397, 503
Zellgifte 376, 427
Zellkern 83–84, 89, 92, 104, 333
Zellmembran 79–80
Zellteilung 84, 90–91, 136, 411
Zelltypen 397
Zellulartheorie 316
Zellzyklus 101–102, 147, 370, 382, 412, 503
Zellzyklus-Spezifität 373, 502
Zentrifugaltheorie 319, 321
Zervixkarzinome 292–294
Zevalin 427
Zielvolumina 350
Zimt 220
Zitrusfrüchte 219
Zivilisationskrankheiten 224
Zucker 204–205, 235
Zufall 466
Zwillinge 68–69
Zyankali 480
Zygote 74, 100
Zytogenetik 275
zytologische Technik 292
Zytoplasma 77, 80–81
Zytostatika 357, 371, 376–377, 379, 382, 391–392, 397–398, 400, 422, 437, 445, 503–504, 506
Zytostatikaresistenz 397–398, 506